"十二五"职业教育国家规划教材

经全国职业教育教材审定委员会审定

供高职高专药学类、药品类等专业使用

药 物 分 析

（第三版）

主　编　张士清　孟彦波

副主编　刘清新　郝海鸥　陈　志

编　者　（按姓氏汉语拼音排序）

陈　志（安庆医药高等专科学校）

郭俐麟（广州医科大学卫生职业技术学院）

郝海鸥（南阳医学高等专科学校）

梁　可（惠州卫生职业技术学院）

刘　灿（中国药科大学高等职业技术学院）

刘清新（沧州医学高等专科学校）

孟　夏（邢台医学高等专科学校）

孟彦波（邢台医学高等专科学校）

吴　颖（贵阳护理职业学院）

张慧莉（湖北三峡职业技术学院）

张士清（中国药科大学高等职业技术学院）

张颖熠（长沙卫生职业学院）

赵克霞（皖西卫生职业学院）

科学出版社

北 京

·版权所有   侵权必究·

举报电话:010-64030229;010-64034315;13501151303(打假办)

内 容 简 介

本书为"十二五"职业教育国家规划教材。全书共 17 章,主要围绕化学结构已经明确的合成药物和天然药物及其制剂、有代表性的中药制剂和生化药物进行质量分析及体内药物分析展开,主要介绍了药物的结构与性质、鉴别试验、杂质检查和含量测定方法,培养学生从药物的结构、性质与分析方法的关系中找出规律性内容。书中还介绍了一些国外药典和药品质量标准制定的内容,既开拓学生的视野,又使其了解当今医药的新动态。

本书可供高职高专药学、药剂学、中药学、制药工程、制剂工程、医学检验、医药市场营销等专业使用,也可作为医药行业职工培训和自学用书。

图书在版编目(CIP)数据

药物分析 / 张士清,孟彦波主编. —3 版. —北京:科学出版社,2015.1
"十二五"职业教育国家规划教材
ISBN 978-7-03-042874-5

Ⅰ. 药… Ⅱ.①张… ②孟… Ⅲ. 药物分析-高等职业教育-教材 Ⅳ. R917

中国版本图书馆 CIP 数据核字(2014)第 308436 号

责任编辑:秦致中 格桑罗布 / 责任校对:邹慧卿
责任印制:赵 博 / 封面设计:范璧合

版权所有,违者必究。未经本社许可,数字图书馆不得使用

科 学 出 版 社 出版
北京东黄城根北街 16 号
邮政编码:100717
http://www.sciencep.com

安泰印刷厂 印刷
科学出版社发行 各地新华书店经销
*
2005 年 7 月第 一 版   开本:787×1092 1/16
2015 年 1 月第 三 版   印张:21
2018 年 1 月第九次印刷   字数:508 000
定价:54.80 元
(如有印装质量问题,我社负责调换)

前　言

本书为"十二五"职业教育国家规划教材。本次再版在保持前两版特色和优势的基础上,强调适应高职高专教育、教学的发展趋势,体现"以就业为导向,以能力为本位,以发展技能为核心"的职业教育培养理念,强调理论知识"必须、够用",强化技能培养,突出实用性,真正体现"以学生为中心"的教材编写理念,特在每章正文内容之外设学习目标、链接、案例或工艺流程、目标检测、实训指导,在书后附、目标检测题参考答案、大纲,并配课程全部教学内容的PPT课件。

全书共17章,包括6个方面的内容:药物分析概论、药典概况、药物分析各论、各种制剂分析、体内药物分析和药品质量标准的制定。药物分析各论全面介绍药物的结构与性质、鉴别试验、杂质检查和含量测定,其分析方法主要采用《中国药典》(2010年版)的方法。

本书注重讲解如何根据药物的化学结构与理化特性确定分析方法,沿着基础理论、技术方法、实用操作技能、应用案例剖析、实践训练理解提高、知识拓展和自我检测等环节的教学思路展开,使教学内容重点突出、贴近岗位工作实际需要,可以使学生建立药品质量第一的观念,掌握常用药物的鉴别、检查及含量测定的原理和操作技术,并能根据药品质量标准独立完成常用药品质量的检验工作,有利于学生职业技能、职业能力和职业素质的培养。同时,为了开拓学生视野,书中也介绍了一些其他国家药典的内容,有利于学生的发展和创造。

本书内容及其组合是一种尝试。受限于编者水平,书中难免有疏漏和错误之处,恳请读者批评指正。

全书编写人员如下:第1章张士清(中国药科大学高等职业技术学院),第2章郭俐麟(广州医科大学卫生职业技术学院),第3章、第6章刘清新(沧州医学高等专科学校),第4章张颖熠(长沙卫生职业学院),第5章、第9章郝海鸥(南阳医学高等专科学校),第7章吴颖(贵阳护理职业学院),第8章梁可(惠州卫生职业技术学院),第10章孟彦波(邢台医学高等专科学校),第11章、第16章刘灿(中国药科大学高等职业技术学院),第12章、第13章陈志(安庆医药高等专科学校),第14章赵克霞(皖西卫生职业学院),第15章张慧莉(湖北三峡职业技术学院),第17章孟夏(邢台医学高等专科学校)。

本教材可供药学、药剂学、中药学、制药工程、制剂工程、医学检验、医药市场营销等专业使用,也可作为医药行业职工培训和自学用书。

张士清

2014 年 10 月

目　　录

第1章　药物分析概况

第1节　药物分析的性质与主要任务

(一) 药品与药物分析

互动话题:药品是特殊商品?

1. 药品　药品不同于一般产品,是用于预防、治疗、诊断人的疾病,有目的地调节人的生理功能,并规定有适应症和用法用量的物质,包括化学原料药、抗生素、生化药品及其制剂,放射性药品,血清疫苗,血液制品,诊断药品,中药材和中成药等。

2. 药物分析　药物分析是研究药物及其制剂的组成、理化性质、真伪鉴别、纯度检查和有效成分含量测定等内容的一门学科。

药物分析是药学领域的一个重要组成部分,是药学专业的一门专业课程,主要运用化学、物理化学或生物化学的方法和技术,研究化学结构已经明确的合成药物或天然药物及其制剂的质量控制方法,也研究有代表性的中药制剂和生化药物及其制剂的质量控制方法,从各个环节全面地控制和不断提高药品的质量,以保证人民用药安全、合理、有效。

(二) 药物分析的主要任务

1. 对药品质量进行检验分析　为确保药品的质量,应严格按照国家规定的药品质量标准,对药品进行严格的分析检验,作出真伪与优劣的判断,提供能否供药用的依据,以确保用药安全并有效。为此,许多国家设有专门负责药品检验的法定机构,如中国药品生物制品检定所,省、市(县)各级药品检验所,药厂、医药公司、医院药剂科质量检验部门等,对药品质量进行各个环节的层层把关。

2. 对药品的生产过程进行质量控制　任何药物的质量都是生产出来的,而不是单纯检验出来的。为了全面控制药品质量,必须对药物的生产过程进行质量控制。因此应积极开展药品从原料到成品的生产全过程的质量分析检验工作,不断促进生产工艺改进,提高药品的质量,提高药品质量的科学管理水平,以保证为临床提供优质的药品。

3. 对药品贮存过程的质量进行监督与控制　药物分析工作应与药品供应部门密切协作,对药品贮存过程的质量进行观察、检测与养护,以便采取科学合理的贮藏条件和管理方法,以确保药物的疗效与安全。

4. 积极开展临床药物分析　药品质量的优劣和临床用药是否合理,直接影响临床疗效。为了保证临床合理用药,应积极开展临床药物分析即体内药物分析工作,其中包括①运用适当的分离分析方法,测定药物制剂的生物利用度及动力学数据;②研究药物在人体内的吸收、分布、生物转化和排泄过程,有利于更好地指导临床用药,减少药物的毒副作用;③研究药物的作用机制,为寻求开发疗效更好、毒性更小的新药提供信息。

(三) 分析新技术的应用

追踪国际分析新技术的发展前沿,改进和自主开发质量控制平台和分析技术,以使我国药品质量研究与世界同步,进而达到药品标准的国际化。

(四) 药物分析的发展趋势

①新剂型制剂的分析;②新化学合成品的结构确认;③天然产物活性成分结构确认;④中药

及其复方制剂质量的综合评价;⑤药物在体内动力学过程及代谢产物的研究。

药物分析发展的趋势是由静态的常规分析到深入到工艺流程,反应历程、生物体内代谢过程和综合评价的动态分析。

第2节 药品的质量和质量标准

药品的质量直接关系到人民的身体健康与生命安全。因此只有质量合格的药品才能供药用,不合格的药品一律不得使用。每个药学工作者及医务工作者必须牢固地树立药品质量第一的观点。

(一) 药品质量

评价药品的质量应从以下两方面考虑。

1. 药物的疗效和毒副作用 合格的药品应有肯定的疗效、尽量小的毒性及不良反应。一般疗效好的药物,应在治疗剂量范围内不产生严重的毒性反应,不良反应较小,不影响疗效。

2. 药物的纯度 是指药物的纯净程度,又称药用纯度或药用规格。由于药物的纯度会影响药物的疗效和毒副作用,故药物必须达到一定的纯度标准,才能安全有效以供药用。

药物中的杂质是指药物在生产和贮存过程中可能引入的除药物以外的其他化学物质。杂质的存在,有的能引起生理危害性,产生毒副作用,如乙醚在麻醉中的过氧化物及醛对呼吸道有刺激性,能引起肺水肿及肺炎等,严重时甚至引起死亡;有的能影响药物的稳定性,促使其氧化变质,如阿司匹林中引入水分能促使其水解失效。

药品的纯度可由药物的性状、物理常数、杂质限量、有效成分的含量、生物活性、毒性实验等方面来体现,这些均能反映出药品的质量。

药品质量标准即药物质量标准中的检查项目,多是对药品中一些指明的主要杂质的控制检查,是反映药物纯度的一个重要方面。但必须结合鉴别、含量测定等全面综合考虑,才能评价药物的纯度。

> **知识链接**
>
> 药品的质量特性有①疗效确切;②使用安全,毒副作用小;③稳定性好,有效期长;④给药方便;⑤价格便宜;⑥包装适合,便于贮存、运输和使用。其中前两条为关键的质量特性,可概括为有效性和安全性。

(二) 药品的质量标准

在一个国家内,药品的质量应该有一个统一的规定,这个统一的规定就是国家药品质量标准即药物质量标准。药品的质量标准是国家对药品的质量规格和检验方法所做的技术规定,对保证药品质量、促进药品生产和管理、确保用药的安全与有效均有极其重要的作用。药品的质量标准是药品现代化生产和质量管理的重要组成部分,是药品生产、供应、使用和监督管理部门必须遵循的法定技术依据,具有法律的约束力,也是药品生产和临床用药水平的重要标志。我国制定药品质量标准的指导思想:中药标准立足于特色,西药标准立足于赶超。

我国现行的药品质量标准为国家药品标准,其标准如下。

1.《中华人民共和国药典》 简称《中国药典》(Chinese Pharmacopoeia,简称ChP),是由国家药典委员会编纂,经国家食品药品监督管理局批准颁布实施的,是我国记载药品质量标准的国家法典,是对药品质量要求的准则,其具有全国性的法律约束力。《中国药典》中收载的是防病治病必需,疗效肯定,副作用小,有一定的标准规定能控制或检定质量的品种,以及确能反映我国医药科研成果的新药。

2. 国家食品药品监督管理局颁布的药品标准　简称《局颁标准》。列入《局颁标准》的品种有①国家食品药品监督管理局审核批准的药品,包括新药、仿制药品和特殊管理的药品等;②上版《中国药典》收载而现行版未列入的,疗效肯定,国内几省仍生产、使用并需修订的药品。国家食品药品监督管理局制订的《局颁标准》,也具有全国性的法律约束力。

除国家药品标准外,目前尚有各省、自治区、直辖市的《地方标准》,收载的药品均是国家药品标准中未收载的地方标准品种,多是本辖区使用较多、疗效较好、生产较稳定的品种,在辖区内具有法律的约束力。但由于各地生产水平参差不齐,往往同一品种,不同地区制定的标准存在差异,扩大国家标准药品的收载范围,减少地方标准,有利于标准地统一和水平地提高。

药品只有合格和不合格两种,是以药品质量标准为准绳来判断。凡属药品质量标准收载的药品,其质量不符合标准规定的为不合格药品,均不得生产、不得出厂、不得使用。制造与供应不符合药品质量标准的药品是违法行为,将依据《中华人民共和国药品管理法》追究相应的责任,对构成犯罪的将依法追究刑事责任。

目前世界上许多国家都编了本国的药典。可供药物分析参考的国外药典主要有《美国药典》(The United States Pharmacopoeia)简称(USP)、《英国药典》(British Pharmacopoeia,简称 BP)、《日本药局方》,简称 JP 等,另外还有区域性药典如《北欧药典》、《欧洲药典》和《亚洲药典》等,世界卫生组织(World Health Organizaition,WHO)还编了《国际药典》(The International Pharmacopoeia,简称 Ph. Int)。

作为药物分析工作者,应正确地理解与使用药品质量标准,熟练地掌握药物分析方法、原理和操作技能。

随着科学技术的发展、生产工艺技术的提高,药品质量标准在经过一段时间的应用后,可根据具体情况,修订原有质量标准。有关药品质量标准制定的内容本书将在后面章节中介绍。

自 2001 年 12 月 1 日起施行的《中华人民共和国药品管理法》中第三十二条规定"药品必须符合国家药品标准",明确取消了地方药品标准。从 2001 年 12 月 1 日起至 2002 年 11 月 30 日,国家食品药品监督管理局对《药品管理法》修订前按照当时实行的地方药品标准批准生产的药品品种,逐个进行审查,经审查,对符合《中华人民共和国药品管理法》有关规定的,纳入国家药品标准,可以继续生产;对不符合规定的,立即停止该品种的生产并撤销其批准文号。

《药品法》第十二条规定药品生产企业必须对其生产的药品进行质量检验;不符合国家药品标准或者不按照省、自治区、直辖市人民政府药品监督管理部门制定的中药饮片炮制的,不得生产,不得出厂,不得销售。

(三)《中国药典》的基本结构和内容

《中华人民共和国药典》为我国药典的全称,简称《中国药典》,其后用括号注明是哪一年版,如最新的药典可表示为《中国药典》(2010 年版),如用英文表示为 Chinese Pharmacopoeia,缩写为 ChP。

药典的内容一般分为凡例、正文、附录和索引四部分。

1. 凡例(General Notices)　解释和使用《中国药典》,正确进行质量检定的基本原则,并把与正文品种,附录及质量检查有关的共性问题加以规定,避免在全书中重复说明。

2. 正文(Monographs)　是药典的主要内容,记载了药品或制剂的质量标准。主要包括:品名(中文名、汉语拼音名与英文名)、结构式、分子式与分子量、来源或有机药物的化学名称、含量或效价规定、处方、制法、性状、鉴别、检查和含量测定等。

3. 附录(Appendix)　包括制剂通则,通用检测方法和指导原则。按分类编码,共归纳为 19

类,即:制剂通则、一般杂质检查方法、一般鉴别试验、有关物理常数测定法、试剂配制法及色谱法、光谱法等内容。

4. 索引(Index) 中文索引(汉语拼音索引)和英文名称索引。

第3节 药品检验工作的基本程序

药品检验工作是药品质量控制的重要组成部分,其目的是保证人民用药安全、有效、合理。因此,药物分析工作者必须树立药品质量第一观念,具备高度的责任感,养成严谨求实的科学态度和工作作风,具有熟练、正确的操作技能,从而保证药品检验工作的公正性和客观性。

药品检验工作的基本程序如下。

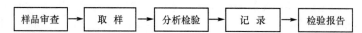

(一)样品审查

在收到送检样品后,应对样品进行全面审查,如样品数量、包装情况、外观性状、检验目的等,并确定检验的依据,即药品质量标准,如《中国药典》,正确理解药品质量标准规定的检验项目和方法,然后再进行分析。

(二)取样

分析任何药品首先需要取样。要从大量的样品中取出能代表试样整体质量的小量样品进行分析,应特别注意样品的代表性与真实性,否则就失去了检验的意义。

取样的基本原则是科学、均匀、合理,如固体原料药的取样,需用取样探子等。

取样量 设样品总件数为 x:

当 $x \leqslant 3$ 时,每件取样;

$$当 3 < x \leqslant 300 时,按 \sqrt{x} + 1 随机取样;$$

$$当 x > 300 时,按 \sqrt{x}/2 + 1 随机取样。$$

(三)分析检验

分析检验时必须按照药品质量标准中规定的项目严格、准确地操作,并作出正确的判断。分析检验的内容主要包括鉴别、检查、含量测定三个方面。

1. 鉴别(Identification) 鉴别是根据药物的组成、化学结构与理化性质进行试验,包括外观性状、物理常数的测定及鉴别试验,如化学鉴别、光谱鉴别和色谱鉴别等。通过分析核对,鉴别其真伪,得出"是"与"否"的结论。

选用鉴别方法的原则:必须准确、灵敏、简便、快捷、能准确无误地作出结论。在鉴别时,对某一药品不能以一个鉴别试验作为判断的唯一依据,同时须考虑其他有关项目的试验结果,全面考察才能得出结论。

例:苯甲酸

[性状] 本品为白色有丝光的鳞片或针状结晶或结晶性粉末;质轻;无臭或微臭;在热空气中微有挥发性;水溶液显酸性反应。

本品在乙醇、三氯甲烷或乙醚中易溶,在沸水中溶解,在水中微溶。

熔点 本品的熔点(附录ⅥC)为 121~124.5℃。

[鉴别] (1)取本品约 0.2g,加 0.4% 氢氧化钠溶液 15ml,振摇,滤过,滤液中加三氯化铁试液 2 滴,即生成赭色沉淀。

（2）本品的红外光吸收图谱应与对照的图谱（光谱集 233 图）一致。

2. 检查 药品的鉴别结果符合规定后，按照药品质量标准规定的检查项目逐一进行试验。《中国药典》检查项目下包括药物的有效性、均一性、纯度要求和安全性四个方面。

（1）药品的有效性：是以动物试验为基础，最终以临床疗效评价。

（2）药品的均一性：主要指制剂含量的均匀性，溶出度或释放度的均一性，装量差异及生物利用度的均一性。

（3）安全性：异常毒性、降压物质、热源、细菌内毒素、无菌等。

（4）纯度要求：对各类杂质的纯度检查要求即药物的杂质检查，亦称限度检查、纯度检查（detection of impurities）及主药的含量测定。

本教材所述检查是指纯度检查。

药品中的杂质按其存在的情况可以分为一般性杂质和特殊性杂质，药物中杂质的检查是利用药品与杂质的物理性质、化学性质、物理化学性质及生物活性等差异进行检查的。

3. 含量测定（Assay） 药品在鉴别无误、检查项目合格的基础上，须进行含量测定。含量测定就是测定药物中有效成分的含量，不仅能反映药物的纯度，而且也是保证药物疗效的一个重要环节。

含量测定常用化学分析法或物理分析法，通过测定药品中主要有效成分的含量，以确定药品含量是否符合药品标准的规定要求。

综上所述，鉴别是用来判断药物的真伪，而检查和含量测定则用来判断药物的优劣。判断一个药品的质量是否符合要求，必须全面考虑，药品的鉴别、检查和含量测定的各项检查结果都应符合规定，才为合格品，若有任何一项与规定不符合，则为不合格品。

（四）记录

药品检验记录必须真实、完整、科学。检验记录包括：供试品名称、批号、数量、来源（送检或抽检单位）、取样方法、包装情况、外观性状、检验目的、检验依据、收到日期、报告日期等逐一写清楚。在检验过程中应将观察到的现象、操作步骤、检验数据、结果、结论、处理意见等完整书写，不得涂改。如果记录写错，应将错处划出（用钢笔划），并在其旁边改正。记录本应妥善保存至规定时间，以供备查。

涂改方式：划两条细线，在右上角写正确数字，并签名。

检验记录（省略上半页）

[性状]　白色粉末　　　　　　　　　符合规定

[鉴别]　样 0.2g + 1 滴 NaOH T. S. →黑色↓符合规定

[检查]　溶液颜色　　　$A_{440}=0.02$　　　符合规定

炽灼残渣　6#　16.5572g + 样 1.0124g→

$$700℃ →放置 45' →17.5693g$$

$$\frac{16.5572+1.0124-17.5693}{1.0124}×100\% = 0.03\%　符合规定$$

[含量测定]　碘液 0.1026mol/L

$$9.8425$$

$$-9.6347$$

$$\overline{}$$

$$0.2078$$

$$0.00→22.95ml$$

$$\frac{22.95 \times 0.008806 \times 0.1026}{0.2078 \times 0.1} \times 100\% = 99.8\% \quad 符合规定$$

记录完成后,需复核。复核后的记录,属内容和计算错误的,由复核人负责,属检验操作错误的,由检验人负责。

品名　　　　　　　包装规格
批号　　　　　　　厂牌来源
数量　　　　　　　取样日期
取样数量　　　　　报告日期
检验依据
检验记录
结论
复核人　　　　　　检验人

例　检验报告书(省略上半页)

检验项目	检验标准	检验结果	检验结论
[性状]	应为白色粉末	白色粉末	符合规定
[鉴别]	应生成黑色↓	生成黑色↓	符合规定
[检查]			
溶液颜色	$A_{440} \leqslant 0.07$	$A_{440} = 0.02$	符合规定
炽灼残渣	$\leqslant 0.1\%$	0.03%	符合规定
[含量]	$\geqslant 99.0\%$	99.8%	符合规定

结论
本品经检验符合(中国药典 2010 年版)规定
负责人 罗 红　　**复核人** 罗 红　　**检验人** 张 杰
结论

1. 全面检验均符合质量标准。如:
本品为"维生素 C";符合中国药典(2010 年版)的规定。

2. 全面检验后有个别项目不符合规定,但尚可药用。如:
本品为"葡萄糖";检"乙醇溶液的澄清度"不符合规定,其他各项检验均符合中国药典(2010 年版)的规定。认为可改作"口服葡萄糖"用,但不得供制备注射剂用。

3. 全面检验后不合药用者,或虽未全面检验、但主要项目不合规定,已可作不得供药用处理。如:
本品为"葡萄糖注射液",其热原检查不符合中国药典(2010 年版)的规定,不得供药用。

4. 根据送检者要求,仅作个别项目检验者。如:
本品(维生素 B_{12} 注射液)的 pH 为 5.5,检"pH"符合中国药典(2010 年版)的规定。
pH 应为 4.0~6.0

(五)检验报告

根据分析检验的结果,写出检验报告书。报告书中主要内容有检品名称、数量、外观性状、检验目的、检验依据、检验结果、报告日期、检验人员和复核人员的签章、结论等。检验报告必须明确、肯定、有依据。要作出"符合某规定"或"不符合某规定"的结论。

检验报告上必须有检验者、复核者及部门负责人签名或盖章,签名或盖章应写全名,否则无效。

第 4 节　药物分析中常用的分析方法

经典化学分析 $\begin{cases}容量分析法 \\ 重量分析法\end{cases}$　　现代仪器分析技术 $\begin{cases}光谱分析法 \\ 色谱分析法 \\ 电化学分析法\end{cases}$

一、容量分析法

容量分析法(滴定分析法) $\begin{cases}酸碱滴定法 \\ 氧化还原滴定法 \\ 络合滴定法 \\ 沉淀滴定法 \\ 非水溶液滴定法\end{cases}$

优点:精密度好、操作简便、快速、结果准确。

缺点:专属性差。

原料药含量测定首选方法。

二、重量分析法

优点:精密度好、准确度高、快速、结果准确。

缺点:专属性差、样品量大、操作较繁、需时较长。

在不能采用容量分析法测定原料药的含量时,再考虑重量分析法。

三、光谱分析法

光谱分析法 $\begin{cases}紫外\text{-}可见分光光度法\ UV\text{-}Vis \\ 红外分光光度法\ IR \\ 原子吸收分光光度法\ AAS \\ 原子发射分光光度法\ AES \\ 荧光分析法\end{cases}$

1. 紫外分光光度法

优点:灵敏度高、操作简便、样品用量少。

缺点:准确度不如重量法、容量法,专属性差。

主要用于测定含量低的制剂。

2. 可见分光光度法

优点:灵敏度高、操作简便、样品用量少。

缺点:准确度不如重量法、容量法专属性差。

用于测定有色物质或经显色反应生成颜色的物质。

四、色谱分析法

色谱分析法 $\begin{cases}高效液相色谱法(HPLC) \\ 气相色谱法(GC) \\ 薄层色谱法(TLC)\end{cases}$

特点:兼备分离分析功能,对复杂样品分析有利。

1. HPLC法

优点:分离度高、灵敏度好、样品用量少、重复性好,定量、鉴别同时进行。

缺点:准确度不如重量法、容量法。

(1) 主要用于制剂、复方制剂含量测定。

(2) 用于原料药多组分或杂质干扰时的含量测定。

(3) 抗菌素、激素类药物的测定。

2. GC法

优点:分离度高、灵敏度好、样品用量少、重复性好。

缺点:只适用于分析易气化或能被衍生化的样品。

主要用于原料药中残留溶剂和挥发性杂质的检查。

五、电化学分析法

$$
电化学分析法\begin{cases} 电导法 \\ 电位法 \\ 电解法 \\ 伏安法 \end{cases}
$$

此外,经常运用的分析方法还有红外(IR)、核磁共振(NMR)、质谱法(MS)、高效毛细管电泳(HPCE)及各种联用技术,如电感耦合等离子体原子发射光谱(ICP-AES)、气-质联用(GC-MS)、液-质联用(HPLC-MS)、傅里叶变换-红外分光光度法(FT-IR)、傅里叶变换-核磁共振(FT-NMR)、傅里叶变换-质谱法(FT-MS)。

第2章 药典概况

学习目标

1. 掌握《中国药典》(2010年版)二部凡例的有关内容。
2. 熟悉《中国药典》(2010年版)进展。
3. 了解《中国药典》的沿革。
4. 了解常用的国外药典的概况。

第1节 《中国药典》沿革

我国是世界上最早颁布全国性药典的国家。早在唐高宗显庆四年(公元659年),李绩、苏敬等编撰了《唐新本草》,又称《唐本草》,由官府颁行,这是国家颁定药典的创始,它是我国历史上第一部药典。全书共53卷,收载药物800多种,且图文并茂(其中附有图经7卷,药图25卷),比欧洲最早的药典——意大利的佛罗伦斯药典(1494年)早了800多年,比欧洲第一部全国性药典《法国药典》也早1100多年。民国十九年(1930年)国民政府卫生署编纂了《中华药典》第一版,有正文763页,附录208页,索引145页。

中华人民共和国成立后,于1950年召开了第一届全国卫生工作会议,并于同年成立了第一届中国药典编纂委员会,编纂出版了第一版《中华人民共和国药典》1953年版,简称《中国药典》1953年版。1955年6月,经卫生部同意,中国药典编纂委员会改组并名为"中国药典委员会"。到目前为止,我国已先后出版了1953年版、1963年版、1977年版、1985年版、1990年版、1995年版、2000年版、2005年版、2010年版共9版《中国药典》。

1. ChP 1953年版(第1版) 仅1部,结合当时的国情进行编纂。共收载品种531种,其中化学药品215种、植物药与油脂类65种、动物药13种、抗生素2种、生物制品25种,各类制剂211种。存在未收载中药的缺陷。

2. ChP 1963年版(第2版) 分2部,共收载品种1310种。一部收载中药材446种和中药成方制剂197种;二部收载化学药品667种;各有凡例和有关的附录。此外,一部记载药品的"功能与主治",二部增加了药品的"作用与用途",以便指导合理用药。

3. ChP 1977年版(第3版) 分2部,共收载品种1925种。一部收载中草药(包括少数民族药材)、中草药提取物、植物油脂及单味药制剂等882种,成方制剂(包括少数民族药成方)270种,共1152种;二部收载化学药品、生物制品等773种。本版是在由于"文革"而停顿的药典编制工作重新开始后颁布。

4. ChP 1985年版(第4版) 分2部,共收载品种1489种。一部收载中药材、植物油脂及单味制剂506种,中药成方制剂207种,共713种;二部收载化学药品、生物制品等776种。同时出版了药典二部注释选编,并开始出版相应的英文版中国药典。1985年7月1日《中华人民共和国药品管理法》正式执行,该法规定"药品必须符合国家药品标准或省、自治区、直辖市标准"。明确"国务院卫生行政部门颁布的《中华人民共和国药典》和药品标准为国家药品标准"。"国务院卫生行政部门的药典委员会,负责组织国家药品标准的制定和修订"。进一步确定了药品标准的法定性质和药典委员会的任务。

5. ChP 1990年版(第5版) 分2部,共收载品种1751种。一部收载中药材、植物油脂等

509 种,中药成方及单味制剂 275 种;二部收载化学药品、生物制品等 967 种。根据实际情况对药品的名称作了适当修订。药典二部品种项下规定的"作用与用途"和"用法与用量",分别改为"类别"和"剂量",另组织编著《临床用药须知》一书,以指导临床用药。有关品种的红外光吸收图谱,收入《药品红外光谱集》另行出版,该版药典附录内不再刊印。

6. ChP 1995 年版(第 6 版) 分 2 部,共收载品种 2375 种。一部收载 920 种,其中中药材、植物油脂等 522 种,中药成方及单味制剂 398 种;二部收载 1455 种,包括化学药品、抗生素、生化药品、放射性药品、生物制品及辅料等。二部药品外文名称改用英文名,取消拉丁名;中文名称只收载药品法定通用名称,不再列副名。另编著出版:二部注释和一部注释选编、《药品红外光谱集》(第 1 卷)、《临床用药须知》(第 2 版)、《中药彩色图集》、《中药薄层色谱彩色图集》及《中国药品通用名称》,形成了国家药品标准配套体系。

7. ChP 2000 年版(第 7 版) 分 2 部,确立了一部"突出特色,立足提高",二部"赶超与国情相结合,先进与特色相结合"的编写指导思想,共收载品种 2691 种。一部收载 992 种,二部收载 1699 种。附录作了较大幅度的改进和提高,现代分析技术在药品标准中得到进一步扩大应用,二部附录首次收载了药品标准分析方法验证要求等六项指导原则。为了严谨起见,将"剂量"、"注意"项内容移至《临床用药须知》(第 3 版),另编著出版《药品红外光谱集》(第 2 卷)。

8. ChP 2005 年版(第 8 版) 分 3 部,共收载品种 3217 种。明确了"坚持继承与发展、理论与实际相结合的方针";确定了"科学、实用、规范"的药典编纂原则;决定将《中国生物制品规程》并入药典,设为药典三部;并编制首部中成药《临床用药须知》。一部收载 1146 种,二部收载 1970 种,三部收载 101 种。附录亦有较大幅度调整,3 部共同采用的附录分别在各部中予以收载,并进行了协调统一。并对药品的安全性问题更加重视。药典一部增加了有害元素测定法和中药注射剂安全性检查法应用指导原则。药典二部增加了药品杂质检查分析指导原则等;静脉注射剂大都增订了不溶性微粒检查,增修订了细菌内毒素检查;残留溶剂测定法和限度参照 ICH 的要求。药典三部增订了反转录酶活性检查法等。将原《澄明度检查细则和判断标准》修订为"可见异物检查法",以加强注射剂等药品的用药安全。另编著出版《药品红外光谱集》(第 3 卷),化学药品《临床用药须知》(第 4 版)。

9. ChP 2010 年版(第 9 版) 分 3 部,为现行版中国药典,具有以下特色。

(1) 收载的品种增加的幅度较大:一部收载 2165 种,二部收载 2271 种,三部收载 131 种,共收载品种 4567 种。基本覆盖了国家基本药物目录品种范围。对于部分标准不完善、多年无生产、临床不良反应多的药品,亦加大了调整力度。本版未收载 2005 年版中的品种共计 36 种,如毒毛花苷 K 及其注射液、甲型肝炎减毒活疫苗等。

(2) 进一步扩大现代分析技术的应用:除了在附录中扩大收载成熟的新技术、新方法外,品种正文中进一步扩大了对新技术的应用,如附录中新增离子色谱法、核磁共振波谱法等。中药品种中采用了 LC-Ms、DNA 分子鉴定等方法,以提高分析灵敏度和专属性。化学药品中采用了具有特殊分离效能的离子色谱法和毛细管电泳法。生物制品的部分品种采用了体外方法替代单位试验用于活性/效价测定。

(3) 进一步加强药品的安全性:除在凡例和附录中加强安全性检查总体要求外,在品种标准正文中增加或完善安全性检查项目,如凡例中规定所有来源于人或动物的供注射用的原料药,均增订"制法要求"。制剂通则中规定,眼用制剂按无菌制剂要求;滴眼剂和静脉输液制剂增订渗透压摩尔浓度检查项等。附录中新增抑菌剂效力检查法指导原则等。药典一部对易霉变的桃仁等新增黄曲霉毒素检测,二部扩大了对抑菌剂与抗氧剂等的控制,三部严格了生物制品生产过程中抗生素的使用等。

(4) 对药品质量可控性、有效性的技术保障得到进一步提升。除在附录中新增和修订相关检查方法和指导原则外,在品种标准正文中增加或完善有效性检查项目,如新增 ICP 法、离子色谱法,修订原子吸收光谱法、重金属检查法等,组成较完整的控制重金属和有害元素的检测方法体系。药典一部大幅增加符合中药特点的专属检测方法,二部中含量均匀度检查项目的适用范围进一步扩大至部分规格为 25mg 的品种。

(5)药品标准内容更趋科学、规范、合理。为适应药品监督管理的需要,与制剂通则相结合,新增了药用辅料总体要求;不溶性微粒检查法中进一步统一了操作方法等。药典一部规范和修订中药材拉丁名;明确入药者均为饮片,从标准收载体例上明确了[性味与归经]、[功能与主治]、[用法与用量]为饮片的属性。

(6)鼓励技术创新,积极参与国际协调。积极推进自主创新,建立了能够反映中药整体质量特性的色谱指纹图谱方法,以保障质量的稳定、均一。积极引入了 ICH 在药品杂质控制、无菌检查法等方面的要求和限度。本版药典也体现了对野生资源保护与中药可持续发展的理念,不再收载濒危野生药材。积极倡导绿色标准,力求采用毒害小、污染少、有利于节约资源、保护环境、简便实用的检测方法,如在绝大多数高氯酸非水溶液滴定测定中,不再使用醋酸汞试液。

与《中国药典》2010 年版配套出版的还有《药品红外光谱集》(第 4 卷),《临床用药须知》(中药材和饮片第 1 版,中成药第 2 版,化学药品第 5 版),《中药材显微鉴别彩色图鉴》及《中药材薄层色谱彩色图集》(第 1 册、第 2 册)。ChP2010 是我国保证药品质量的现行法典,具有科学性、先进性、规范性和权威性。

ChP2010 客观地反映了我国当前医药工业、临床用药及检验技术的水平;及时借鉴了国外先进国家和地区药品质量控制的技术和经验;在解决制约药品质量与安全的突出问题、提高药品标准质量控制水平、提升我国药品的生产和质量管理水平等方面,都将发挥积极的作用。《中国药典》各版收载情况见表 2-1。

表 2-1 《中国药典》各版收载情况

版次	出版年份	分部情况	共收载药品(种)	一部收载药品(种)	二部收载药品(种)	三部收载药品(种)	英文版	其他
1	1953	1 部	531					1957 年出版《中国药典》第一增补本
2	1963	2 部	1310	643	667			
3	1977	2 部	1925	1152	773			包括少数民族药材和成方制剂
4	1985	2 部	1489	713	776		有	1985 年版英文翻译版正式出版
5	1990	2 部	1751	784	967		有	
6	1995	2 部	2375	920	1455		有	编制出版《药品红外光谱集》第 1 卷
7	2000	2 部	2691	992	1699		有	编制出版《药品红外光谱集》第 2 卷(2000 年版)
8	2005	3 部	3217	1146	1970	101	有	首次将《药品生物检定规程》并入药典,设为药典三部
9	2010	3 部	4567	2165	2271	131	有	首次明确药典制定颁布依据、明确增补本的药典地位、明确附录的法律约束力

第 2 节 《中国药典》的内容

《中华人民共和国药典》简称《中国药典》,是依据《中华人民共和国药品管理法》组织制定和颁布实施的。国务院药品监督管理部门颁布的《中国药典》和药品标准为国家药品标准,是药品研制、生产、经营、使用和监督管理等均应遵循的法定依据。所有国家药品标准应当符合中国药典凡例及附录的相关要求。药典收载的凡例、附录对药典以外的其他药品国家标准具同等效力。

《中国药典》的英文名称为 Pharmacopoeia of The Peoples's Republic of China;英文简称为 Chinese Pharmacopoeia;英文缩写为 Ch. P 或简化为 ChP。

《中国药典》2010 年版(ChP2010)经过第九届国家药典委员会(Chinese Pharmacopoeia Commission)执行委员会议审议通过,为中华人民共和国第九版药典,已由卫生部(Ministry of Health of The Peoples's Republic of China)2010 年第 5 号公告颁布,自 2010 年 10 月 1 日起执行。《中国药典》一经颁布实施,其同品种的上版标准或其原国家标准即同时停止使用。即:凡中国药典收载的品种,自执行之日起,原收载于历版药典、卫生部颁布药品标准、国家食品药品监督管理局颁布新药转正标准和地方标准上升国家标准的同品种药品标准同时废止。

《中国药典》(2010 年版)由一部、二部、三部及其增补本组成,内容分别包括凡例、品名目次、正文、附录和索引。除特别注明版次外,《中国药典》均指现行版。

药典一部收载药材和饮片、植物油脂和提取物、成方制剂和单味制剂等,品种共计 2165 种,包括 439 个饮片标准;药典二部收载化学药品、抗生素、生化药品、放射性药品及药用辅料等,品种共计 2271 种;药典三部收载生物制品,品种共计 131 种。

(一) 凡例

凡例是解释和正确使用《中国药典》进行质量检定的基本原则,是对《中国药典》正文、附录及与质量检定有关的共性问题地统一规定,避免在全书中重复说明。"凡例"中的有关规定具有法定的约束力。药品分析人员应当正确理解并执行。

凡例和附录中采用"除另有规定外"这一用语,表示存在与凡例或附录有关规定不一致的情况时,则在正文品种中另作规定,并按该规定执行。

凡例中有关药品质量检定的项目规定包括:名称及编排,项目与要求,检验方法和限度,标准品、对照品、对照药材、对照提取物或参考品,计量,精确度,试药、试液、指示剂,动物试验,说明书、包装、标签等。与所收载药品的特征相应,各部药典所规定的项目类别和条目数,具有一定的差异。其内容在药物分析课程特别是实验课程学习中起着非常重要的作用,为便于学生完整理解及使用,依据《中国药典》(2010 年版)二部"凡例",将其内容摘录如下。

总　　则

一、《中华人民共和国药典》简称《中国药典》,依据《中华人民共和国药品管理法》组织制定和颁布实施。《中国药典》一经颁布实施,其同品种的上版标准或其原国家标准即同时停止使用。

《中国药典》由一部、二部、三部及其增补本组成,内容分别包括凡例、正文和附录。除特别注明版次外,《中国药典》均指现行版《中国药典》。

本部为《中国药典》二部。

二、国家药品标准由凡例与正文及其引用的附录共同构成。本部药典收载的凡例、附录对药典以外的其他中药国家标准具同等效力。

三、凡例是为正确使用《中国药典》进行药品质量检定的基本原则,是对《中国药典》正文、附录及与质量检定有关的共性问题的统一规定。

四、凡例和附录中采用的"除另有规定外"这一用语,表示存在与凡例或附录有关规定不一致的情况时,则在正文中另作规定,并按此规定执行。

五、正文中引用的药品系指本版药典收载的品种,其质量应符合相应的规定。

六、正文所设各项规定是针对符合《药品生产质量管理规范》(Good Manufacturing Practices, GMP)的产品而言。任何违反 GMP 或有未经批准添加物质所生产的药品,即使符合《中国药典》或按照《中国药典》没有检出其添加物质或相关杂质,亦不能认为其符合规定。

七、《中国药典》的英文名称为 Pharmacopoeia of The People's Republic of China,英文简称为 Chinese Pharmacopoeia;英文缩写为 Ch. P。

正　文

八、正文系根据药物自身的理化与生物学特性,按照批准的处方来源、生产工艺、贮藏运输条件等所制定的、用以检测药品质量是否达到用药要求并衡量其质量是否稳定均一的技术规定。

九、正文项下根据品种和剂型不同,按顺序可分别列有:①品名(包括中文名称、汉语拼音与英文名);②有机药物的结构式;③分子式与分子量;④来源或有机药物的化学名称;⑤含量或效价规定;⑥处方;⑦制法;⑧性状;⑨鉴别;⑩检查;⑪含量或效价测定;⑫类别;⑬规格;⑭贮藏;⑮制剂等。

附　录

十、附录主要收载制剂通则、通用检测方法和指导原则。制剂通则系按照药物剂型分类,针对剂型特点所规定的基本技术要求;通用检测方法系各正文品种进行相同检查项目的检测时所应采用的统一的设备、程序、方法及限度等;指导原则系为执行药典、考察药品质量、起草与复核药品标准等所制定的指导性规定。

名 称 编 排

十一、正文收载的中文药品名称系按照《中国药品通用名称》收载的名称及其命名原则命名,《中国药典》收载的药品中文药品名称均为法定名称;药品英文名除另有规定外,均采用国际非专利药名(International Nonproprietary Names,INN)。

有机药物化学名称系根据中国化学会编撰的《有机化学命名原则》命名,母体的选定与国际纯粹与应用化学联合会(International Union of Pure and Applied Chemistry,IUPAC)的命名系统一致。

十二、药品化学结构式采用世界卫生组织推荐的"药品化学结构式书写指南"书写。

十三、正文品种按药品中文名称笔画顺序排列,同笔画数的字按起笔笔形一丨丿丶一的顺序排列;单方制剂排在原料药后面;药用辅料集中编排;附录包括制剂通则、通用检测方法和指导原则,按分类编码;索引分列按汉语拼音顺序排序的中文索引、英文名和中文名对照索引排列。

项目要求

十四、制法项下主要记载药品的重要工艺要求和质量管理要求。

（1）所有药品的生产工艺应经验证，并经国务院药品监督管理部门批准，生产过程均应符合《药品生产质量管理规范》的要求。

（2）来源于动物组织提取的药品，其所用动物种属要明确，所用脏器均应来自经检疫的健康动物，涉及牛源的应取自无牛海绵状脑病地区的健康牛群；来源于人尿提取的药品，均应取自健康人群。上述药品均应有明确的病毒灭活工艺要求以及质量管理要求。

（3）直接用于生产的菌种、毒种、来自人和动物的细胞、DNA重组工程菌及工程细胞，来源途径应经国务院药品监督管理部门批准并应符合国家有关的管理规范。

十五、性状项下记载药品的外观、臭、味，溶解度以及物理常数等。

（1）外观性状是对药品的色泽和外表感观的规定。

（2）溶解度是药品的一种物理性质。各正文品种项下选用的部分溶剂及其在该溶剂中的溶解性能，可供精制或制备溶液时参考；对在特定溶剂中的溶解性能需作质量控制时，应在该品种检查项下另作具体规定。药品的近似溶解度以下列名词术语表示，见表2-2。

表2-2　近似溶解度名词术语

术语	含义
极易溶解	系指溶质1g(ml)能在溶剂不到1ml中溶解
易溶	系指溶质1g(ml)能在溶剂1~不到10ml中溶解
溶解	系指溶质1g(ml)能在溶剂10~不到30ml中溶解
略溶	系指溶质1g(ml)能在溶剂30~不到100ml中溶解
微溶	系指溶质1g(ml)能在溶剂100~不到1000ml中溶解
极微溶解	系指溶质1g(ml)能在溶剂1000~不到10000ml中溶解
几乎不溶或不溶	系指溶质1g(ml)在溶剂10000ml中不能完全溶解

试验法：除另有规定外，称取研成细粉的供试品或量取液体供试品，置于25℃±2℃一定容量的溶剂中，每隔5分钟强力振摇30秒钟；观察30分钟内的溶解情况，如无目视可见的溶质颗粒或液滴时，即视为完全溶解。

（3）物理常数包括相对密度、馏程、熔点、凝点、比旋度、折光率、黏度、吸收系数、碘值、皂化值和酸值等；测定结果不仅对药品具有鉴别意义，也反映药品的纯度，是评价药品质量的主要指标之一。

十六、鉴别项下规定的试验方法，系根据反映该药品的某些物理、化学或生物学等特性所进行的药物鉴别试验，不完全代表对该药品化学结构的确证。

十七、检查项下包括反映药品的安全性与有效性的试验方法和限度、均一性、纯度等制备工艺要求等内容；对于规定中的各种杂质检查项目，系指该药品在按既定工艺进行生产和正常贮藏过程中可能含有或产生并需要控制的杂质（如残留溶剂、有关物质等）；改变生产工艺时需另考虑增修订有关项目。

对于生产过程中引入的有机溶剂，应在后续的生产环节予以有效去除。除正文已明确列有"残留溶剂"检查的品种必须依法进行该项检查外，其他未在"残留溶剂"项下明确列出的有机溶剂与未在正文中列有此项检查的各品种，如生产过程中引入或产品中残留有机溶剂，均应按附录"残留溶剂测定法"检查并且符合相应的限度规定。

供直接分装成注射用无菌粉末的原料药,应按照注射剂项下的要求进行检查,并符合规定。
各类制剂,除另有规定外,均应符合各制剂通则项下有关的各项规定。

十八、含量测定项下规定的试验方法,用于测定原料及制剂中有效成分的含量,一般可采用化学、仪器或生物测定方法。

十九、类别系按药品的主要作用与主要用途或学科的归属划分,不排除在临床实践的基础上作其他类别药物使用。

二十、制剂的规格,系指每一支、片或其他每一个单位制剂中含有主药的重量(或效价)或含量的(%)或装量;注射液项下,如为"1ml：10mg",系指1ml中含有主药10mg;对于列有处方或标有浓度的制剂,也可同时规定装量规格。

二十一、贮藏项下的规定,系为避免污染和降解而对药品贮存与保管的基本要求,以下列名词术语表示,见表2-3。

表2-3　贮藏项下的名词术语

术语	含义
遮光	系指用不透光的容器包装,如棕色容器或黑纸包裹的无色透明、半透明容器
密闭	系指将容器密闭,以防止尘土及异物进入
密封	系指将容器密封以防止风化、吸潮、挥发或异物进入
熔封或严封	系指将容器熔封或用适宜的材料严封,以防止空气与水分的侵入并防止污染
阴凉处	系指不超过20℃
凉暗处	系指避光并不超过20℃
冷处	系指2~10℃
常温	系指10~30℃

除另有规定外,贮藏项下未规定贮藏温度的一般系指常温。

二十二、制剂中使用的原料药和辅料,均应符合本版药典的规定;本版药典未收载者,必须制定符合药用要求的标准,并需经国务院药品监督管理部门批准。

同一原料药用于不同制剂(特别是给药途径不同的制剂)时,需根据临床用药要求制定相应的质量控制项目。

检验方法和限度

二十三、本版药典正文收载的所有品种,均应按规定的方法进行检验;如采用其他方法,应将该方法与规定的方法做比较试验,根据试验结果掌握使用,但在仲裁时仍以本版药典规定的方法为准。

二十四、本版药典中规定的各种纯度和限度数值以及制剂的重(装)量差异,系包括上限和下限两个数值本身及中间数值。规定的这些数值不论是百分数还是绝对数字,其最后一位数字都是有效位。

试验结果在运算过程中,可比规定的有效数字多保留一位数,而后根据有效数字的修约规则进舍至规定有效位。计算所得的最后数值或测定读数值均可按修约规则进舍至规定的有效位,取此数值与标准中规定的限度数值比较,以判断是否符合规定的限度。

二十五、原料药的含量(%),除另有注明者外,均按重量计。如规定上限为100%以上时,系指用本药典规定的分析方法测定时可能达到的数值,它为药典规定的限度或允许偏差,并非真实含有量;如未规定上限时,系指不超过101.0%。

制剂的含量限度范围,系根据主药含量的多少、测定方法误差、生产过程不可避免偏差和贮存期间可能产生降解的可接受程度而制定的,生产中应按标示量100%投料。如已知某一成分在生产或贮存期间含量会降低,生产时可适当增加投料量,以保证在有效期(或使用期限)内含量能符合规定。

标准品、对照品

二十六、标准品、对照品系指用于鉴别、检查、含量测定的标准物质。标准品与对照品(不包括色谱用的内标物质)均由国务院药品监督管理部门指定的单位制备、标定和供应。标准品系指用于生物检定、抗生素或生化药品中含量或效价测定的标准物质,按效价单位(或 μg)计,以国际标准品进行标定;对照品除另有规定外,均按干燥品(或无水物)进行计算后使用。

标准品与对照品的建立或变更批号,应与原批号标准品、对照品或国际标准品、对照品进行对比,并经过协作标定和一定的工作程序进行技术审定。

标准品与对照品均应附有使用说明书,标明批号、用途、使用方法、贮藏条件和装量等。

计　量

二十七、试验用的计量仪器均应符合国家技术监督部门的规定。

二十八、本版药典采用的计量单位

(1)法定计量单位名称和符号见表2-4。

表2-4　法定计量单位名称和符号

名称	符号
长度	米(m)、分米(dm)、厘米(cm)、毫米(mm)、微米(μm)、纳米(nm)
体积	升(L)、毫升(ml)、微升(μl)
质(重)量	千克(kg)、克(g)、毫克(mg)、微克(μg)、纳克(ng)、皮克(pg)
物质的量	摩尔(mol)、毫摩尔(mmol)
压力	兆帕(MPa)、千帕(kPa)、帕(Pa)
温度	摄氏度(℃)
动力黏度	帕秒(Pa·s)、毫帕秒(mPa·s)
运动黏度	平方米每秒(m^2/s)、平方毫米每秒(mm^2/s)
波数	厘米的倒数(cm^2)
密度	千克每立方米(kg/m^3)、克每立方厘米(g/cm^3)
放射性活度	吉贝可(GBq)、兆贝可(MBq)、千贝可(kBq)、贝可(Bq)

(2)本版药典使用的滴定液和试液的浓度,以 mol/L(摩尔/升)表示者,其浓度要求精密标定的滴定液用"XXX 滴定液(YYYmol/L)"表示;作其他用途不需精密标定其浓度时用"YYYmol/L XXX 溶液"表示,以示区别。

(3)有关的温度描述,一般以下列名词术语表示,见表2-5。

（4）符号"%"表示百分比，系指重量的比例；但溶液的百分比，除另有规定外，系指溶液100ml 中含有溶质若干克；乙醇的百分比，系指在 20℃时容量的比例。此外，根据需要可采用下列符号，见表2-6。

表 2-5　温度的名词术语

术语	含义
水浴温度	除另有规定外,均指 98~100℃
热水	系指 70~80℃
微温或温水	系指 40~50℃
室温(常温)	系指 10~30℃
冷水	系指 2~10℃
冰浴	系指约 0℃
放冷	系指放冷至室温

表 2-6　根据需要采用的"%"的含义

符号	含义
%（g/g）	表示溶液 100g 中含有溶质若干克
%（ml/ml）	表示溶液 100ml 中含有溶质若干毫升
%（ml/g）	表示溶液 100g 中含有溶质若干毫升
%（g/ml）	表示溶液 100ml 中含有溶质若干克

（5）缩写"ppm"表示百万分比，系指重量或体积的比例。

（6）缩写"ppb"表示十亿分比，系指重量或体积的比例。

（7）液体的滴，系指在 20℃时，以 1.0ml 水为 20滴进行换算。

（8）溶液后记示的"（1→10）"等符号，系指固体溶质 1.0g 或液体溶质 1.0ml 加溶剂使成 10ml 的溶液；未指明用何种溶剂时，均系指水溶液；两种或两种以上液体的混合物，名称间用半字线"-"隔开，其后括号内所示的"："符号，系指各液体混合时的体积（重量）比例。

（9）本版药典所用药筛，选用国家标准的 R40/3系列，分等如下，见表2-7：

粉末分等如下，见表2-8。

表 2-7　药筛等级

筛号	筛孔内径（平均值）（μm）	目号（目）
一号筛	2000±70	10
二号筛	850±29	24
三号筛	355±13	50
四号筛	250±9.9	65
五号筛	180±7.6	80
六号筛	150±6.6	100
七号筛	125±5.8	120
八号筛	90±4.6	150
九号筛	75±4.1	200

表 2-8　粉末等级

等级	含义
最粗粉	指能全部通过一号筛,但混有能通过三号筛不超过 20% 的粉末
粗粉	指能全部通过二号筛,但混有能通过四号筛不超过 40% 的粉末
中粉	指能全部通过四号筛,但混有能通过五号筛不超过 60% 的粉末
细粉	指能全部通过五号筛,并含能通过六号筛不少于 95% 的粉末
最细粉	指能全部通过六号筛,并含能通过七号筛不少于 95% 的粉末
极细粉	指能全部通过八号筛,并含能通过九号筛不少于 95% 的粉末

（10）乙醇未指明浓度时，均系指 95%（ml/ml）的乙醇。

二十九、计算分子量以及换算因子等使用的原子量均按最新国际原子量表推荐的原子量。

精 确 度

三十、本版药典规定取样量的准确度和试验精密度。

（1）试验中供试品与试药等"称重"或"量取"的量,均以阿拉伯数码表示,其精确度可根据数值的有效数位来确定,如称取"0.1g"系指称取重量可为 0.06~0.14g;称取"2g",系指称取重量可为 1.5~2.5g;称取"2.0g",系指称取重量可为 1.95~2.05g;称取"2.00g",系指称取重量可为 1.995~2.005g。

"精密称定"系指称取重量应准确至所取重量的千分之一;"称定"系指称取重量应准确至所取重量的百分之一;"精密量取"系指量取体积的准确度应符合国家标准中对该体积移液管的精确度要求;"量取"系指可用量筒或按照量取体积的有效数位选用量具。取用量为"约"若干时,系指取用量不得超过规定量的±10%。

（2）恒重,除另有规定外,系指供试品连续两次干燥或炽灼后称重的差异在 0.3mg 以下的重量;干燥至恒重的第二次及以后各次称重均应在规定条件下继续干燥 1 小时后进行;炽灼至恒重的第二次称重应在继续炽灼 30 分钟后进行。

（3）试验中规定"按干燥品（或无水物,或无溶剂）计算"时,除另有规定外,应取未经干燥（或未去水,或未去溶剂）的供试品进行试验,并将计算中的取用量按【检查】项下测得的干燥失重（或水分,或溶剂）扣除。

（4）试验中的"空白试验",系指在不加供试品或以等量溶剂替代供试液的情况下,按同法操作所得的结果;含量测定中的"并将滴定的结果用空白试验校正",系指按供试品所耗滴定液的量（ml）与空白试验中所耗滴定液量（ml）之差进行计算。

（5）试验时的温度,未注明者,系指在室温下进行;温度高低对试验结果有显著影响者,除另有规定外,应以 25±2℃ 为准。

试药、试液、指示剂

三十一、试验用的试药,除另有规定外,均应根据附录试药项下的规定,选用不同等级并符合国家标准或国务院有关行政主管部门规定的试剂标准。试液、缓冲液、指示剂与指示液、滴定液等,均应符合附录的规定或按照附录的规定制备。

三十二、试验用水,除另有规定外,均系指纯化水。酸碱度检查所用的水,均系指新沸并放冷至室温的水。

三十三、酸碱性试验时,如未指明用何种指示剂,均系指石蕊试纸。

动 物 试 验

三十四、动物试验所使用的动物应及其管理应按国务院有关行政主管部门颁布的规定执行。

动物品系、年龄、性别等应符合药品检定要求。

随着药品纯度的提高,凡是有准确的化学和物理方法或细胞学方法能取代动物试验进行药品和生物制品质量检测的,应尽量采用,以减少动物试验。

说明书、包装、标签

三十五、药品说明书应符合《中华人民共和国药品管理法》及国务院药品监督管理部门对说明书的规定。

三十六、直接接触药品的包装材料和容器应符合国务院药品监督管理部门的有关规定,均应无毒、洁净,与内容药品应不发生化学反应,并不得影响内容药品的质量。

三十七、药品标签应符合《中华人民共和国药品管理法》及国务院监督管理部门对包装标签的规定,不同包装标签其内容应根据上述规定印制,并应尽可能多地包含药品信息。

三十八、麻醉药品、精神药品、医疗用毒性药品、放射性药品、外用药品和非处方药品的说明书和包装标签,必须印有规定的标识。

(二) 品名目次

品名目次即目录,位于凡例之后,按中文名称笔画顺序排列,同笔画数的字按起笔笔形一丨丿、一顺序排列。本目次单味制剂排在原料后面,只排列药品品名,不排列附录项目,如维生素C片的质量标准位于维生素C质量标准的后面。中国药典第二部中,品名目次分正文第一部分和正文第二部分。正文第一部分主要是化学药等,第二部分主要为辅料。

(三) 正文

正文部分为所收载药品或制剂的质量标准。正文(药品标准)系根据药物自身的理化与生物学特性,按照批准的来源、处方、生产工艺、贮藏运输条件等所制定的、用以检测药品质量是否达到用药要求并衡量其质量是否稳定均一的技术规定。

正文品种按中文药品名称笔画顺序排列,同笔画数的字按起笔笔形一丨丿、一顺序排列。单味制剂排在原料药后面,如维生素C片的质量标准位于维生素C质量标准的后面。

药品质量的内涵包括三个方面:真伪、纯度和品质优良度,三者的集中表现即使用过程中的有效性和安全性。因此,每一品种项下根据品种和剂型的不同,按顺序可分别列有:①品名(包括中文名、汉语拼音名与英文名);②有机药物的结构式;③分子式与分子量;④来源或有机药物的化学名称;⑤含量或效价规定;⑥处方;⑦制法;⑧性状;⑨鉴别;⑩检查;⑪含量或效价测定;⑫类别;⑬规格;⑭贮藏;⑮制剂等。

正文中引用的药品系指本版药典收载的品种,其质量应符合相应的规定。如药典中收载的"阿司匹林片"标准中,引用的"阿司匹林",系指符合阿司匹林药品标准中各项规定的阿司匹林原料药。同一原料药由于其制剂给药途径不同,需有不同的质量要求时,应在有关项目中予以注明。

中药和生物制品标准的内容与化学药品标准存在一定的差异,如中药标准中还包含:炮制、性味与归经、功能与主治等;生物制品标准中则包含:制造、检定、使用说明等。

正文中所设各项规定是针对符合《药品生产质量管理规范》(Good Manufacturing Practices, GMP)的产品而言。任何违反 GMP 或有未经批准添加物质所生产的药品,既使符合《中国药典》或按照《中国药典》没有检出添加物质或相关杂质,亦不能认为其符合规定。

任何一项检验工作都是从查阅检验依据,选定质量标准开始。阿司匹林质量标准收载在《中国药典》(2010 年版)二部 384 页,全文如下。

本品为 2-(乙酰氧基)苯甲酸。按干燥品计算,含 $C_9H_8O_4$ 不得少于 99.5%。

【性状】 本品为白色结晶或结晶性粉末;无臭或微带乙酸臭,味微酸;遇湿气即缓缓水解。

本品在乙醇中易溶,在三氯甲烷或乙醚中溶解,在水或无水乙醚中微溶;在氢氧化钠溶液或碳酸钠溶液中溶解,但同时分解。

【鉴别】

(1) 取本品约 0.1g,加水 10ml,煮沸,放冷,加三氯化铁

阿司匹林

Asipilin

Aspirin

$C_9H_8O_4$ 180. 16

试液 1 滴,即显紫堇色。

(2) 取本品约 0.5g,加碳酸钠试液 10ml,煮沸 2 分钟后,放冷,加过量的稀硫酸,即析出白色沉淀,并发生乙酸的臭气。

(3) 本品的红外光吸收图谱应与对照的图谱(光谱集 209 图)一致。

【检查】 溶液的澄清度 取本品 0.50g,加温热至约 45℃的碳酸钠试液 10ml 溶解后,溶液应澄清。

(1) 游离水杨酸:取本品约 0.1g,精密称定,置 10ml 量瓶中,加 1% 冰醋酸甲醇溶液适量,振摇使溶解,并稀释至刻度,摇匀,作为供试品溶液(临用新制);取水杨酸对照品约 10mg,精密称定,置 100ml 量瓶中,加 1% 冰醋酸甲醇溶液适量使溶解并稀释至刻度,摇匀,精密量取 5ml,置 50ml 量瓶中,用 1% 冰醋酸甲醇溶液稀释至刻度,摇匀,作为对照品溶液,照高效液相色谱法(附录 Ⅴ D)试验。用十八烷基硅烷键合硅胶为填充剂;以乙腈:四氢呋喃:冰醋酸:水(20:5:5:70)为流动相;检测波长为 303nm。理论板数按水杨酸峰计算不低于 5000,阿司匹林峰与水杨酸峰的分离度应符合要求。立即精密量取供试品溶液,对照品溶液各 10μl,分别注入液相色谱仪,记录色谱图。供试品溶液色谱图中如有与水杨酸峰保留时间一致的色谱峰,按照外标法以峰面积计算,不得过 0.1%。

(2) 易炭化物:取本品 0.5g,依法检查(附录 Ⅷ O),与对照液(取比色用氯化钴液 0.25ml、比色用重铬酸钾液 0.25ml、比色用硫酸铜液 0.40ml,加水使成 5ml)比较,不得更深。

表 2-9 样品梯度洗脱方法		
时间(分钟)	流动相 A(%)	流动相 B(%)
0	100	0
60	20	80

(3) 有关物质:取本品约 0.1g,置 10ml 量瓶中,加 1% 冰醋酸甲醇溶液适量,振摇使溶解并稀释至刻度,摇匀,作为供试品溶液;精密量取 1ml,置 200ml 量瓶中,加 1% 冰醋酸甲醇溶液稀释至刻度,摇匀,作为对照品溶液;精密量取对照液 1ml,置 10ml 量瓶中,加 1% 冰醋酸甲醇溶液稀释至刻度,摇匀,作为灵敏度试验溶液(表 2-1)。照高效液相色谱法(附录 Ⅴ D)试验。用十八烷基硅烷键合硅胶为填充剂;以乙腈:四氢呋喃:冰醋酸:水(20:5:5:70)为流动相 A;乙腈为流动相 B,按表 2-9 进行梯度洗脱;检测波长为 276nm。阿司匹林峰的保留时间约为 8 分钟,理论板数按阿司匹林峰计算不低于 5000,阿司匹林峰与水杨酸峰的分离度应符合要求。分别精密量取供试品溶液、对照溶液、灵敏度试验溶液及水杨酸检查项下的水杨酸对照品溶液各 10μl,分别注入液相色谱仪,记录色谱图。供试品溶液色谱图中如有杂质峰,除水杨酸峰外,其他各杂质峰面积的和不得大于对照溶液主峰面积(0.5%)。供试品溶液色谱图中任何小于灵敏度试验溶液主峰面积的峰可忽略不计。

(4) 干燥失重:取本品,置五氧化二磷为干燥剂的干燥器中,在 60℃减压干燥至恒重,减失重量不得过 0.5%(附录 Ⅷ L)。

(5) 炽灼残渣:不得过 0.1%(附录 Ⅷ N)。

(6) 重金属:取本品 1.0g,加乙醇 23ml 溶解后,加乙酸盐缓冲液(pH3.5)2ml,依法检查(附录 Ⅷ H 第一法),含重金属不得过百万分之十。

【含量测定】 取本品约 0.4g,精密称定,加中性乙醇(对酚酞指示液显中性)20ml 溶解后,加酚酞指示液 3 滴,用氢氧化钠滴定液(0.1mol/L)滴定。每 1ml 氢氧化钠滴定液(0.1mol/L)相当于 18.02mg 的 $C_9H_8O_4$。

【类别】 解热镇痛非甾体抗炎药、抗血小板聚集药。

【贮藏】 密封,在干燥处保存。

【制剂】 (1) 阿司匹林片;(2) 阿司匹林肠溶片;(3) 阿司匹林肠溶胶囊;(4) 阿司匹林泡

腾片;(5) 阿司匹林栓。

上述标准中从品名至性状的确定在"凡例"中均有严格的要求;各鉴别项、检查项的设定,包括杂质的由来与检查方法原理,以及含量测定的基本原理将在后续章节阿司匹林部分中阐述。有关项目后括号内"附录××"内容将在下文说明。

类别和贮藏在凡例中均有严密的规定,类别按药品的主要作用与主要用途或学科的归属划分,不排除在临床实践的基础上作其他类别药物使用;"密封"系指容器密封以防止风化、吸潮、挥发或异物进入。

(四) 附录

附录主要包括制剂通则、通用检测方法和指导原则。制剂通则系按照药物的剂型分类、针对剂型特点所规定的基本技术要求。通用检测方法系正文品种进行相同检查项目的检测时所应采用的统一的设备、程序、方法及限度等。指导原则系为执行药典、考察药品质量、起草与复核药品标准等所制定的指导性规定。药典附录按分类编码,一部的附录共归纳有 18 类 112 个,二部附录共归纳有 19 类 152 个,三部附录共归纳有 17 类 149 个。三部共同采用的附录分别在各部中予以收载,并尽可能做到统一协调、求同存异、体现特色。

二部附录主要包括制剂通则、药用辅料、一般鉴别试验、分光光度法、色谱法、理化常数测定法、容量滴定法、一般杂质检查法、非特定杂质检查法和光谱法、制剂有效性检查法、安全性检查法、生物测定法、放射性药品检定法、生物检定统计法、试药试液和标准物质、制药用水、灭菌法、原子量表和指导原则。

每一类的附录项下,大都包括多个单项内容。例如,二部附录"制剂通则"项下包括片剂、注射剂、胶囊剂、气雾剂等 21 个单项,"分光光度法"项下包括紫外-可见分光光度法、红外分光光度法等 5 种方法,"色谱法"项下包括纸色谱法、薄层色谱法、柱色谱法、高效液相色谱法等 9 种方法,"一般杂质检查法"项下包括氯化物、重金属、砷盐、水分、炽灼残渣等 18 个单项。而"药用辅料"、"一般鉴别试验"、"灭菌法"等类仅含有一个单项。

可见,药典附录是进行药品的质量研究、起草药品标准,对药品的安全性、有效性和质量可控性依照药品标准进行分析检验与评价的法定技术参考依据。

在药品标准中,用括号加注的附录,即为所用方法的依据。例如,在阿司匹林的药品标准中引用了"高效液相色谱法(中国药典二部附录 Ⅴ D)、易炭化物检查法(中国药典二部附录 Ⅷ O)、干燥失重测定法(中国药典二部附录 Ⅷ L)、炽灼残渣检查法(中国药典二部附录 Ⅷ N)、重金属检查法(中国药典二部附录 Ⅷ H 第一法)"等。

药典中凡例、正文和附录三部分的内容是紧密相连、缺一不可的。共同构成了药品标准的法定技术基础,对药典以外的其他药品国家标准具同等效力。

(五) 索引

为方便使用和检索,《中国药典》(2010 年版)除了中文品名目次是中文笔画及起笔笔形顺序排列外,书末分列中文索引和英文索引,中文索引按汉语拼音顺序排列;英文索引按英文字母顺序排列。这些索引可供方便、快速地查阅药典中有关内容。

第 3 节　主要国外药典简介

世界上已有数十个国家和地区编制出版药典,对我国药品的生产和管理具有参考价值的主要国外药典包括美国药典(USP-NF)、英国药典(BP)、欧洲药典(EP)、日本药局方(JP)和国际药典(Ph. Int.)。

（一）美国药典

《美国药典》(The Pharmacopoeia of the United States of America, USP)，与美国国家处方集(National formulation, NF)，合并出版 US Pharmacopeia-National Formulary《美国药典-国家处方集》(简称 USP-NF)。由美国政府所属的美国药典委员会(The United States Pharmacopeia Convention)编辑出版。USP 于 1820 年出第 1 版，1950 年以后每 5 年出一次修订版，到 2013 年已出至第 36 版。NF 于 1883 年出第 1 版，1980 年从第 15 版起并入 USP，但仍分两部分，前面为 USP，后面为 NF。美国药典最新版本为 USP36-NF31，法定生效时间为 2013 年 5 月 1 日。USP-NF 是唯一由美国食品药品监督管理局(FDA)强制执行的法定标准。美国药典会在发行其印刷版的同时，还发行光盘版(CD-ROM)，两者内容相同，均可使用。

主要组成如下。

1. 凡例(General Notices) 该药典凡例是为解释和使用美国药典的标准、检查、检定和其他规格提供简要的基本指导，避免在全书中重复说明。当"凡例"与正文各论规定不一致时，使用了"除非另有规定"(unless other wise specified)这一修饰语，则应优先考虑该各论的规定，未加以特别说明的地方，"凡例"与药典的正文各论或附录一样具有法定约束力。现将有关内容举例说明。

"凡例"分为十九项，依次为书名、法定名称及法定品种、原子量和化学式、缩略语、有效数字与允许偏差、附录、药典论坛(Forum)、增补本、试剂标准、参照试剂、USP 参比标准品、效价单位、试剂成分及工艺、检查和含量测定、处方和配方、保存、包装、贮藏和标签、植物和动物药、重量和度量及浓度。

(1) 法定名称及法定品种：药典收载的药品名称均为法定名称。尽管目前美国药典(USP)和国家处方集(NF)收载于同一册中，但它们是作为两个部分而分别概述的。

当某一产品的成分与药典规定的成分不同时，或含有一种对规定的检定和检查法有干扰的物质，此产品应使用与药典承认的任一名称有明显区别的名称，而不能以法定名称出现，避免混淆。

药典所列的品种都是法定品种。当该品种的各论发表在药典包括其增补本、附录或其他临时修订本上，并为其规定了生效日期，则此品种为药典所承认。

当某一制剂符合各论和通则的要求，其含有的一种或数种营养物质才可用"USP"标示；反之如果某一制剂不符合药典有关要求，即使含有 USP 认可的营养或饮食添加物，也不得将这些营养成分标示为符合 USP 质量标准。

(2) 有效数字与允许偏差

1) 有效数字：在正文和试验中规定的限度，不论是百分数还是绝对数字，都认为最后一位是有效的。当以数字表示限度时，范围的上限和下限也包括在内，此范围包括这两个数值本身及所有的中间数值。对于滴定操作是按每 1ml 滴定液相当于分析物重量时，滴定液浓度的有效数字位数应与被分析物重量的有效数字位数相当。所有滴定法用于含量测定时，均应进行空白校正。

2) 允许偏差：除另有规定外，药典品种正文中对药物及营养、饮食添加剂或成品制剂均应规定限度。药典正文项下活性成分含量测定使用的分子式，系指具有 100% 纯度的化学实体。

制剂应按所述每一种成分的标示量来配方。如已知某成分的含量随时间而减少，生产时的投料量可超过标签标示量，以保证在有效期内含量均符合要求。药典品种各论中规定的允许偏差和限度，依据采用符合 GMP 要求的原料生产的产品预期能达到的质量特点而定。应注意勿将测定值与真实值混为一谈。

从实验或计算得到的分析结果，须与规定的限度比较后，判断是否符合规定。测定值或计算值往往比规定的限度含有更多的有效数字，应按限度表示进行舍入。具体规则为：在规定限度范围内，只考虑计算值或测定值的小数最后一位数右边的一个数字，如这个数小于 5，则将其舍去,前一位数不变;如这个数大于 5 或等于 5,亦将其舍去,前一位数加 1。

(3) 药典论坛:用于 USP 标准进展及药典修订的杂志,是 USP 修订委员会对药典通用部分及注意点交流的内部资料,同时向公众提供对 USP 和 NF 修订标准提出建议的机会。在药典论坛中有药典预览、正在修订中、对药典修订的建议、术语、临时修订通告、法定参考标准等栏目,还有药物需求,药物中的其他组分(赋形剂)及营养添加剂等目录。

(4) 增补本:系定期出版的标准原文,包括药典论坛预先发表作为正式执行的质量标准原文,它与药典一样具有法定效力。

(5) 对照试剂:指非普通商品或供 USP 某些检查或检定专用的特殊试剂。

(6) USP 参比标准品:通过增补本或药典论坛临时修订通告栏发布,并符合药典各论要求的药典品种,作为药典检查和检定用的参比标准品,在各论中简写为"RS"。

(7) 检查及检定:量和同一性均为已知的"其他杂质",采用色谱法检查。因生产工艺改变,导致产品中的未知杂质超过 0.1% 时,应按 USP 各品种正文规定的方法对其进行检测和定量,除另有规定外,所有"其他杂质"与单一检测的杂质的总和不得大于 2.0%。发酵产品、半合成衍生物、放射性药品、生物制品、生物技术衍生化产品、肽、草药,以及由动物或植物来源未经加工的产品,不按"其他杂质"检查要求检测。已知有毒的物质不列于"其他杂质"检查项下。

检查结果、统计和标准　本项对经法定检查和检定得到的结果与统计及标准的关系进行了说明。重复性试验、逸出数据的统计处理及总体样本结果的外推,均取决于试验的客观性,其数据处理可按 ISO(国际标准化组织)、IUPAC(国际理论与应用化学协会)和 AOAC(美国分析化学家协会)有关规定进行。

2. 正文　原料药质量标准的组成为:英文名、结构式、分子式、分子量、化学名与 CA 登记号、含量限度、包装和贮藏、USP 参考标准品、鉴别、物理常数、检查、含量测定;制剂质量标准的组成为:英文名、含量限度、包装和贮藏、USP 参考标准品、鉴别、检查、含量测定。

3. 附录　USP 附录中一般检查和检定共分为 6 类,分别为:检查和含量测定的一般要求,所用仪器,微生物试验,生物试验和含量测定,化学试验和含量测定,物理试验和测定及一般信息。每一类中又包含数项,各不相等。

物理试验和测定类中的内容最多,计有 50 条。各条内容按英文字顺序排列,它们是空气溶胶、乙醇量测定法、密度、色谱法、颜色和消色、溶液澄清度、总有机碳量、水的电导率、凝固温度、容器等。电泳法、质谱法、核磁共振法、分光光度法和光散射、X-射线衍射法等现代分析方法均在此类中。

除了一般检查和检定外,还附有"一般信息",共计有原子发射化学合成装置、生物指示剂、颜色-仪器测定法、法定品种中的杂质、剂型在体外和体内的等效性、体内生物等效性的指导、相-溶解度分析、片剂脆碎度方法的认证、制药用水等。

为了配合美国药典的应用与实施,美国药典委员会还出版了多个配套参考资料。

1. 色谱试剂(Chromatographic Reagents)　提供了照 USP-NF 标准中的规定进行色谱试验所需的详细信息。列出了自 1980 年以来,在"药典论坛"上发表的各标准修订或制定时,所用气相或液相色谱分析的色谱柱类型和品牌信息,以及法定标准方法验证时的色谱试验条件。USP-NF 通道"药典论坛"对色谱试剂的品牌信息,每 2 个月进行一次定期更新。

2. 药剂师药典(USP Pharmacists' Pharmacopeia)　USP-NF 虽然也包含了对药剂师配方十分有用的许多标准正文和相关信息,但是,主要还是用于规范药品和食品补充剂的生产。为了更好地满足药剂师在配方时的需要,USP 专门编著了药剂师药典,以为他们提供配方相关的简明USP-NF 标准和法定信息。

3. 美国药品通用名称和国际药品名称字典(USP Dictionary of USAN and International Drug Names)　该字典提供药品最新的美国药品通用名称(United States Adopted Names of drugs),

USP-NF 法定药品名称、国际非专利药品名称、药品商品名称、化学名称,结构式,分子式和分子量,CAS 登记号和编码,药品生产商信息,以及药理和治疗类别。该名称字典的目的是确保药品的标签,药品的报告、论文和答复,药品的 FDA 注册申报,以及药品包装说明的准确无误。该字典现每年修订出版 1 次,是 FDA 确定的药品命名的法定技术参考资料。

4. 美国药典产品目录(USP Catalog) 美国药典标准正文中,常常规定要使用 USP-NF 法定标准物质(Reference Standards)时药品进行检验,以确保药品质量稳定均一,并可方便不同的检验机构(第一、第二和第三方)对所有药物产品或配方进行准确的分析检验。USP-NF 标准物质可登录 USP 网页 www.usp.org 进行查询和订购。

由于 USP-NF 标准建立过程的公开性、公正性、科学性,使用技术的先进性,使得 USP-NF 标准具备了广泛的权威性,而在许多国家和地区被直接用作法定的药品标准。

(二) 英国药典

《英国药典》(British Pharmacopoeia,BP)由英国药典委员会编制,该委员会也是欧洲药典委员会的主要成员。英国药典出版周期不定,BP 自 1864 年起,通过通用的权威的药品标准的设立,以保障公众健康,在全球药品质量管理方面影响广泛,并获得许多国家的法定认可。英国药典最新版本为 2013 版,2012 年 8 月出版,2013 年 1 月 1 日生效,共 6 卷,附有红外参考光谱,增补内容和索引。

英国药典收载的药品标准中,许多是直接收录自欧洲药典(EP)标准的内容。所以,由 BP 可方便地获得绝大多数在欧洲国家使用的药品标准。目前,BP 在全球近 100 个国家的药物研发、生产和临床使用中都发挥着重要的参考作用。

统一的"凡例"内容,编排在各卷收载内容之前,以方便查阅和参考。凡例分 3 部分,第 1 部分说明 BP 中所收录欧洲药典及 ICH 协调的药品标准的标记;第 2 部分为 BP 的凡例规定;第 3 部分为转录的凡例规定。

BP 凡例中,对于法定标准、温度、称量和量取、恒重、浓度表示、水浴、试剂、指示剂、灭菌方法、辅料、性状、鉴别、检查、含量测定、化学标准物质、贮藏、标签、作用与用途等作了明确的规定。

BP 标准正文中,原料药标准的格式包括:药品英文名称,结构式,分子式和分子量,CA 登记号,作用和用途,制剂、化学名称和含量限度(Definition),性状(Characteristics),鉴别,检查,含量测定,贮藏,并包含可能的有关物质的结构式和名称等内容。制剂标准的格式包括:药品英文名称、作用和用途、性状规定(Definition)和含量限度、鉴别、检查、含量测定、贮藏、标签等内容。

BP 辅助性指导原则(Supplementary Chapters)的内容包括:有关物质控制、多晶型研究、细菌内毒素检查、天然和半合成药品的结构与命名、药品标准起草中的方法与验证、生物检定法统计法、色谱试验材料等。

英国药典委员会为配套药典使用还出版了《英国药品通用名称》(British Approved Names,BAN),其中也收录了 INN 名称。药物的化学系统名称或其他科学名称通常比较复杂,不便日常交流使用。"药品通用名称"科学和简明地对药物进行命名,以方便使用。

(三) 日本药局方

日本药典名称是《日本药局方》(The Japanese Pharmacopoeia,缩写为 JP),现行版为第 16 版,2011 年 4 月 1 日生效。

日本药局方的编制遵循 5 项宗旨:尽量收载所有重要的维护健康和临床治疗价值的药品标准;及时修订药品标准,以便实施良好的药品生产和监督管理;积极促进 ICH 交流与合作;保障药品标准的更新和修订的公正与透明;促进新分析技术的应用,及时修改完善现有分析检验技术,不断提高标准物质水平。

收载内容包括凡例,动植物原料药物及生物制品通则,制剂通则,通用试验方法、步骤和仪器[收载有化学分析法及一般杂质检查法、物理分析法(色谱法、光谱法)],其他物理检查法(干燥失重、炽灼残渣、水分测定、旋光度、热分析等),粉末特征测定法,生物/生化/微生物检查法,原料药检查,制剂质量检查,包装器材检查,灭菌等其他检查,标准物质/标准溶液/试剂/试液与仪器等,法定药品标准,标准红外图谱,标准紫外-可见图谱,通用测定法指导原则等。

JP 原料药标准项下依次列出了药品 INN 名称、药品日文名称、化学结构式、分子式和分子量、化学系统名称/CAS 登记号/含量限度、性状、鉴别、检查、含量测定和贮藏(保存条件和容器),少量品种列出了有效期限。

JP 制剂标准项下依次列出了:药品 INN 名称、药品日文名称、含量限度、制法、性状、鉴别、检查、含量测定和贮藏。

可见,JP 的内容和编排在许多方面和 ChP 具有一定的相似性。

(四) 欧洲药典

《欧洲药典》(European Pharmacopoeia,缩写为 Ph. Eur)由欧洲药典委员会编制、出版,为 27个成员国及欧共体所认可。现行版为第 8 版,于 2013 年 7 月出版发行,2014 年 1 月 1 日生效。其有英文和法文两种法定文本。以后在每次欧洲药典委员会全会做出决定后,通过非累积增补本更新,每年出 3 个增补本。

欧洲药典的基本组成有凡例、通用分析方法[包括一般鉴别试验,一般检查方法,常用物理、化学测定法(如折光、旋光、红外光谱法、紫外光谱法、色谱法、质谱法),常用含量测定方法、生物检查和生物分析、生药学方法]、对盛装容器和材料的要求、试剂、正文等。

《欧洲药典》正文品种的内容包括品名(英文名称,拉丁名)、分子结构式、分子式与分子量、含量限度及化学名称、性状、鉴别、检查、含量测定、贮藏、可能杂质的结构。

(五) 国际药典

《国际药典》(International Pharmacopoeia,Ph. Int.)是由世界卫生组织(WHO)国际药典和药物制剂专家咨询组编纂,收载药物原料、药用辅料、药物制剂、标准物质的标准,以及它们的分析检验方法等内容,由世界卫生大会批准出版。主要目的是满足 WHO 成员国中的发展中国家实施药品监管的需要。经成员国法律明确规定执行时,Ph. Int. 才具有法定效力。

药典中所收载的测定法尽量使用经典、成熟、简便、方便易行的化学分析技术,当需要使用复杂的仪器分析方法时,必须同时明确规定简便易行的其他测定法;所收载的药品主要为全球广泛使用疗效确切的药物,并要符合 WHO 的健康计划要求的"基本药物目录(list of essential drugs)";并特别收载那些易分降解或难于生产制备的药品标准,以加强它们的质量控制。

为了统一药物术语和明确规范药物制剂与组成的目的,国际药典的编纂 1874 年即发起,1902 年才在比利时政府的倡导下于布鲁塞尔举行首次会议,形成的共同文件于 1906 年由 19 个参与国签署。经过反复多次协调落实,第 1 版 Ph. Int. 于 1951 年用英语、法语和西班牙语出版了第 1 卷,1955 年出版第 2 卷,1959 年出版其增补版;同时翻译为德语和日语版。Ph. Int. 第 2 和第 3 版分别于 1967 年和 1979 年开始出版。

Ph. Int. 现行版为第 4 版。第 1、2 两卷于 2006 年出版。第 1 卷收载药典凡例和大多数原料药标准;第二卷则收载余下的原料药标准、制剂标准、放射性药品标准、通用测定法、试剂和索引。2008 年出版第 4 版的修订增补本,同时发行了第 4 版的完整 CD-ROM 版。

第 4 节 科学地全面控制药品的质量及管理

药品的质量包括产品质量和产品服务质量,形成于药品的研究、生产、经营和使用等过程的各个环节,每个环节都对药品质量产生重要的影响。随着国际医药市场由重点关注产品质量到关注质量管理水平和质量保证能力的转移,世界各个国家除了颁布药品质量标准用以明确产品质量外,都在积极推行产品质量管理标准。药品质量标准是国家对药品的质量规格和检验方法所做的技术规定,是药品生产、经营、使用、检验和监督管理部门共同遵守的法定依据。药品质量标准是否科学、合理、可行,直接关系到药品质量的可控性、安全性和有效性。研发药物需对其质量进行系统的、深入地研究,制订出合理的、可行的质量标准,并不断地修订和完善,以控制药品的质量、保证药品的安全有效,因此一个有科学依据、切合实际的药品质量标准应该是从药物的研究试制开始,直至临床使用整个过程中研究工作的成果。但是要确保药品的质量能符合药品质量标准的要求,对药物存在的各个环节加强管理是必不可少的,许多国家都根据本国的实际情况制订了一些科学管理规范和条例。我国根据《中华人民共和国药品管理法》和《中华人民共和国药品管理法实施条例》制定了一系列的药品质量控制的法令性文件,即药品质量管理规范。主要包括《药品非临床研究质量管理规定》、《药品生产质量管理规范》、《药品经营质量管理规范》、《药品临床试验管理规范》。

(一)《药品非临床研究质量管理规定》(Good Laboratory Practice,GLP)

药品非临床研究系指为了评价药品安全性,在实验室条件下,用实验系统进行的各种毒性试验,包括单次给药的毒性试验、反复给药的毒性试验、生殖毒性试验、遗传毒性试验、致突变试验、致癌试验、局部毒性试验、免疫原性试验、各种刺激性试验、依赖性试验及与评价药品安全性有关的其他毒性试验,不包括人体实验或临床研究及为检测受试品是否另具有潜在用途的研究。实验系统系指用于毒性试验的动物、植物、微生物和细胞等。

GLP 正是为提高药品非临床研究的质量,确保实验资料的真实性、完整性和可靠性,保障人民用药安全,根据《中华人民共和国药品管理法》而制定的,适用于为申请药品注册而进行的非临床研究。从事非临床研究的机构必须遵循本规范。

GLP 是药品首次应用到人类的最后一道安全关卡,其监管要点包括:机构的负责人、机构中质量保证单位的负责人、检测研究项目的负责人、确实在岗位上负起责任。建立、健全质量保证部门,并全过程实施监督检查作用。各级人员在承担检测研究项目的数量和能力上相适应。仪器设备与承担项目在数量、质量和运转上相适应。实验动物在质量、管理上符合要求。各项操作具备可执行的、并被严格遵守的"标准操作规程"。检测和研究项目的全过程必须按照程序执行,必须有完整的原始记录,并妥善保管。供试品、对照品及标本必须按照要求立档、存档并妥善保管。其主要目的在于组织和管理科学技术人员的研究行为,提高实验数据的质量和有效性,保障实验结果,实现试验数据的国际相互认可。GLP 是国际通行的药物临床前安全性的研究规范,许多国家都已经制定并实施了 GLP。

我国于 1994 年 1 月 1 日开始发布实施了《药品非临床研究质量管理规定(试行)》,1998 年 10 月重新修订,1999 年 11 月 1 日起施行。2003 年 8 月 6 日再次修订,正式颁布了《药品非临床研究质量管理规定》,自 2003 年 9 月 1 日起施行。

(二)《药品生产质量管理规范》(Good Manufacture Practice,GMP)

GMP 是对药品质量和生产进行控制和管理的基本准则,是确保生产的药品安全有效、质量稳定可控的重要措施。其目的是为了确保持续稳定地生产出适用于预定用途、符合注册批准或规定要求和质量标准的药品,并最大限度减少药品生产过程中的污染、交叉污染及混淆、差错的风险。

GMP 中列有"质量管理"专章,明确规定药品生产企业的质量管理部门应负责药品生产全过程的质量管理和检验的职责。主要职责有:制定和修订物料、中间产品和成品的内控标准和检验操作规程,制定取样和留样制度;制定检验用设备、仪器、试剂、试液、标准品(或对照品)、滴定液、培养基、实验动物等管理办法;对物料、中间产品和成品进行取样、检验、留样,并出具检验报告;评价原料、中间产品及成品的质量稳定性,为确定物料贮存期、药品有效期提供数据等,规定十分具体和明确。GMP 适用于药品制剂生产的全过程、原料药生产中影响成品质量的关键工序。

GMP 是现今世界各国普遍采用的药品生产管理方式,它对企业生产药品所需的原材料、厂房、设备、卫生、人员培训和质量管理等均提出了明确要求。

我国于 1988 年第一次颁布 GMP,1992 年做了第一次修订,1998 年再次进行修订,并于 1999 年 8 月 1 日起正式施行。后续的 10 余年间经过了十余稿的修订,新版 GMP 已经于 2011 年 3 月 1 日起正式施行。

(三)《药品经营质量管理规范》(Good Supply Practice,GSP)

为加强药品经营质量管理,保证人民用药安全有效,依据《中华人民共和国药品管理法》等有关法律、法规,制定本规范。GSP 是指在药品流通全过程中,为保证药品实物质量和服务质量,针对药品计划采购、购进验收、贮存养护、销售及售后服务等环节所制定的行为准则。

主要内容包括医药商品进、存、销三个环节为确保质量所必备的人员资格及职责、硬件设施设备、质量管理程序和制度及文件管理系统等。

药品经营是保持和完善药品质量特性的关键环节。药品经营过程的质量管理是药品生产质量管理的延伸,是药品使用质量管理的前提和保证。本规范适用于中华人民共和国境内的药品经营企业;药品生产企业涉及药品销售活动时,也应参照有关规定执行。

我国从 20 世纪 70 年代开始接受 GSP 的相关概念,其发展历程为 20 世纪七八十年代的概念接受和推广阶段,1984~1992 年的规范形成阶段,20 世纪 90 年代至 2004 年的规范推广实施阶段,2004 年至今的规范提高完善阶段。

(四)《药品临床试验管理规范》(Good Clinical Practice,GCP)

为了保证药品临床试验过程规范,结果科学可靠,保护受试者的权益并保障其安全,根据《中华人民共和国药品管理法》,参照国际公认原则而制定。GCP 是临床试验全过程的标准规定,包括方案设计、组织实施、监察、稽查、记录、分析总结和报告。凡进行各期临床试验、人体生物利用度或生物等效性试验,均须按本规范执行。

药物临床试验指任何在人体(患者或健康志愿者)进行药物的系统性研究,以证实或揭示试验药品的作用、不良反应和试验药品的吸收、分布、代谢和排泄,目的是确定试验药品的疗效及安全性。

我国从 1992 年开始起草 GCP,1998 年颁布《药品临床试验管理规范(试行)》,2003 年颁布《药品临床试验管理规范》,自 2003 年 9 月 1 日起施行。

GLP、GMP、GSP、GCP 四个科学管理规范的执行,加强了药品的研制、生产、经营和使用等环节的管理,有利于全面控制药品质量,有利于加速我国医药产业的发展,提高医药产业的国际竞争力。

除了药品研究、生产、供应和临床各环节的科学管理外,我国药品质量管理规范还包括《中药材生产质量管理规范》(GAP)、《中药材提取质量管理规范》(GEP)、《优良药房工作规范》(GPP)及《药品使用质量管理规范》(GUP)。

目 标 检 测

一、选择题

【A 型题】

1. 新中国成立后,第一版《中国药典》为哪版(　　　)

A. 1949 年　　　　　　　B. 1950 年

C. 1953 年

D. 1955 年

E. 1963 年

2.《中国药典》现行版为(　　　)

A. 2000 年版　　　　　　B. 2010 年版

C. 2004 年版　　　　　　D. 2005 年版

E. 2003 年版

3.《中国药典》所指的"精密称定",系指称重应准确至所取重量的( )

A. 百分之一   B. 千分之一

C. 万分之一   D. 十万分之一

E. 十分之一

4. 供试品连续两次干燥达到恒重的要求是两次称量的重量差异不得超过( )

A. 0.3g   B. 0.1mg

C. 0.3mg   D. 0.1g

E. 0.03mg

5.《中国药典》规定,精密标定的滴定液(如氢氧化钠及其浓度)正确表示为( )

A. 氢氧化钠滴定液(0.09998mol/L)

B. 氢氧化钠滴定液 0.9998mol/L

C. 0.09998mol/L 氢氧化钠滴定液

D. (0.09998mol/L)氢氧化钠滴定液

E. 以上均不对

6. 试验用水,除另有规定外,试验用水,均是制( )

A. 自来水   B. 蒸馏水

C. 过滤水   D. 离子交换水

E. 纯化水

7.《中国药典》现行版中规定的"阴暗处"是指( )

A. 放在阴暗处,温度不超过 2℃

B. 放在阴暗处,温度不超过 10℃

C. 避光,温度不超过 20℃

D. 温度不超过 20℃

E. 温度不超过 25℃

8. 乙醇未指明浓度时,均系指( )(ml/ml)的乙醇。

A. 50%   B. 95%

C. 98%   D. 100%

E. 以上均不对

【B 型题】

[9~13 题共用备选答案]

A. GSP   B. GAP

C. GMP   D. GCP

E. GLP

9.《药物非临床研究质量管理规范》简称( )

10.《药物临床试验质量管理规范》简称( )

11.《药品生产质量管理规范》简称( )

12.《药品经营质量管理规范》简称( )

13.《中药材生产质量管理规范》简称( )

[14~18 题共用备选答案]

A. ChP   B. USP

C. BP   D. JP

E. Ph. Eur

14.《英国药典》英文简称为( )

15.《日本药局方》英文简称为( )

16.《美国药典》英文简称为( )

17.《欧洲药典》英文简称为( )

18.《中国药典》英文简称为( )

[19~23 题共用备选答案]

A. 凡例   B. 正文

C. 附录   D. 索引

E. 药典

19. 一个国家制定药品质量标准的法典( )

20. 检索药典正品品种可用( )

21. 收载药物及其制剂的质量标准( )

22. 收载制剂通则及标准溶液配制及标定等在( )

23. 解释和使用《中国药典》正确进行质量检定的基本原则( )

【X 型题】

24. 药品质量的管理包括( )

A. GMP   B. GCP

C. GLP   D. GSP

E. GC

25.《中国药典》的内容一般包括( )

A. 凡例   B. 中文名

C. 英文名   D. 正文

E. 附录

26.《中国药典》现行版二部收载的药品有( )

A. 化学药品   B. 中药材

C. 生物制品   D. 辅料

E. 中药成方制剂

27. 下列哪些内容可在附录中查到( )

A. 特殊杂质检查法

B. 一般鉴别试验

C. 滴定液的配制

D. 抗生素类药物的用法

E. 类别

二、判断题(正确的打"√",错误的打"×")

1. 药典收载的药物的品种和数量是永久不变的。( )

2. 药品质量标准中的性状部分没有法定意义。( )

3. 酸碱度检查所用的水,均系指新沸并放冷至室温

的水。　　　　　　　　　　（　　）

4. 水浴温度除另有规定外,均指 98~100℃。

　　　　　　　　　　　　　（　　）

5. 原料药的含量如规定上限为 100% 以上时,是指其真实含有量可能达到的数值。　（　　）

三、综合练习

氯化钠注射液

本品为氯化钠的等渗灭菌水溶液。含氯化钠(NaCl)应为 0.850%~0.950%(g/ml)。

【性状】　本品为无色的澄明液体;味微咸。

【鉴别】　本品显钠盐与氯化物的鉴别反应。

【检查】　pH 应为 4.5~7.0。

重金属　取本品 50ml,蒸发至约 20ml,放冷,加醋酸盐缓冲液(pH3.5)2ml 与水适量使成 25ml,依法检查,含重金属不得过千万分之三。

不溶性微粒　取装量为 100ml 以上的本品 1 瓶,依法检查,应符合规定。

细菌内毒素　取本品,依法检查,每 1ml 中含内毒素量不得过 0.5EU。

其他　应符合注射剂项下有关的各项规定。

【含量测定】　精密量取本品 10ml,加水 40ml、2% 糊精溶液 5ml 与荧光黄指示液 5~8 滴,用硝酸银滴定液(0.1mol/L)滴定。每 1ml 硝酸银滴定液(0.1mol/L)相当于 5.844mg 的 NaCl。

【类别】　同氯化钠。

【规格】　(1)10ml:90mg(2)100ml:0.9g(3)250ml:2.25g(4)500:4.5g(5)1000ml:9g

【贮藏】　密闭保存。

1. 请找出画线部分的查询在《中国药典》(2010 年版)多少页?

2. "水"是指什么水?

3. "装量"是什么意思?

4. 2% 糊精溶液如何配制?

实 训 指 导

(一) 实训的目的

1. 能根据查阅内容选择药典及相应部分。

2. 认识药典的主要组成部分和体例格式。

3. 正确理解药典中的有关术语。

(二) 实训工具

《中国药典》(2010 年版)一、二、三部。

(三) 实训内容及报告

序号	查阅内容	药典(第几部,哪部分)	页码	查阅结果
1	乙醇			
2	苯巴比妥的鉴别			
3	氯化物检查			
4	氢氧化钠试液			
5	片剂的常规检查项目			
6	盐酸滴定液(0.1mol/L)			
7	"芳香第一胺类"鉴别试验			
8	溶出度测定法			
9	何谓"恒重"			
10	玉竹的质量标准			
11	人血白蛋白的质量标准			

第3章 药物的鉴别

学习目标

1. 掌握常用的药物鉴别试验项目与方法及常见的一般鉴别试验的原理、方法。
2. 熟悉各种鉴别试验方法的结果判定。
3. 了解药物鉴别的意义及反应条件对鉴别反应的影响。
4. 了解专属性与灵敏度对药物鉴别试验的意义。

药物的鉴别是根据药物的分子结构、理化性质,采用物理、化学或生物学方法来判断药物的真伪。它是药品质量控制的重要环节,是药检工作中的首项任务,只有在药物真伪鉴别无误的情况下,进行药物的杂质检查、含量测定等分析才有意义。各国药典所收载的药品项下的鉴别试验,均是指判断已知药物的真伪,即证实贮藏在贴有标签的容器中的药物是否为其所标示的药物,而不是对未知物进行定性分析。这些试验方法虽有一定的专属性,但不能完全确证其结构,因此不能赖以鉴别未知物。

第1节 鉴别试验项目

药物的鉴别试验项目通常包括性状鉴别和理化方法鉴别。

(一) 性状

药物的性状是其质量的重要标志之一,它除具有鉴别意义,在一定程度上也反映了药物的内在质量。性状项下一般记载药品的外观、臭、味、稳定性、溶解度和物理常数等。

1. 外观、臭、味 外观指药物的颜色、晶型、聚集状态等,臭是指药物本身固有的气味,味是指药物引起的特殊味道和感觉。例如,《中国药典》(2010 年版)对盐酸小檗碱的描述为"本品为黄色结晶性粉末,无臭,味极苦";对于甘油的描述为"本品为无色、澄清的黏稠液体,味甜"。

2. 溶解度 溶解度是药物的一种物理性质,也在一定程度上反映了药品的纯度,如有机碱的盐,若成盐不完全,则会影响其在水中的溶解度。《中国药典》(2010 年版)描述药物的近似溶解度时采用了"极易溶解、易溶、溶解、略溶、微溶、极微溶解、几乎不溶或不溶"等术语,如对阿司匹林描述为"本品在乙醇中易溶,在三氯甲烷或乙醚中溶解,在水或无水乙醚中微溶;在氢氧化钠溶液或碳酸钠溶液中溶解,但同时分解"。并在凡例中对以上术语的定义做了明确的规定。如"易溶"系指溶质 1g(ml)能在溶剂 1~10ml(不含)中溶解;"溶解"系指溶质 1g(ml)能在溶剂 10~30ml(不含)中溶解等。

3. 物理常数 物理常数是鉴定药品质量的重要指标,不但能够鉴别药物的真伪,还可用于药物的纯度检查及含量测定。《中国药典》(2010 年版)收载的物理常数包括:相对密度、馏程、熔点、凝点、比旋度、吸收系数、折光率、黏度、酸值、皂化值、羟值、碘值。现就几个常用的物理常数做简单介绍。

(1)熔点:指按规定方法测定药物由固体熔化成液体的温度、熔融同时分解的温度,或在熔化时自初熔至全熔的一段温度,是多数固体有机药物的重要物理常数。

根据药物性状的不同,《中国药典》(2010 年版)收载有 3 种测定方法。"第一法"系测定易粉碎的固体药品,"第二法"系测定不易粉碎的固体药品(如脂肪、脂肪酸、石蜡、羊毛脂等），"第三法"系测定凡士林或其他类似物质。一般未注明者均系指"第一法"。例如，地西泮项下所述："本品的熔点为 130～134℃"；沙丁胺醇项下所述："本品的熔点为 154～158℃，熔融时同时分解"。

（2）比旋度：平面偏振光通过含有某些光学活性的化合物液体或溶液时，能引起旋光现象，使偏振光的平面向左或向右旋转。旋转的度数，称为旋光度。这种特性是由于药物分子中含有手性碳原子所致。使偏振光向右旋转者称为右旋物质，常以"+"表示；反之，则称为左旋物质，常以"−"表示。

影响旋光度的因素很多，除化合物的特性外，还与测定波长、偏振光通过的供试液浓度与液层厚度以及测定时的温度有关。偏振光透过长 1dm 并每 1ml 中含有 1g 旋光性物质的溶液，在一定波长与温度下测得的旋光度称为比旋度，以 $[\alpha]_\lambda^t$ 表示，t 为测定时的温度，λ 为测定波长。《中国药典》（2010 年版）通常以测定温度为 20℃，使用钠光谱的 D 线（589.3nm），表示为 $[\alpha]_D^{20}$。它可反映手性药物的特性，既可以鉴别药物真伪，也可以检查某些药品的纯度及测定含量。例如，《中国药典》（2010 年版）收载的盐酸麻黄碱的比旋度测定："取本品，精密称定，加水溶解并定量稀释制成每 1ml 中约含 50mg 的溶液，依法测定，比旋度为−33°至−35.5°"。

（3）吸收系数：有机化合物分子结构中如含有共轭体系、芳香环等发色基团均可在紫外光区（200～400nm）或可见光区（400～760nm）产生吸收。

在一定的波长、溶剂和温度等条件下，吸光物质在单位浓度、单位液层厚度时的吸收度称为吸收系数。吸收系数有两种表示方式：摩尔吸收系数和百分吸收系数。《中国药典》（2010 年版）使用百分吸收系数，用 $E_{1cm}^{1\%}$ 表示，其物理意义为当溶液浓度为 1%（g/ml），液层厚度为 1cm 时的吸收度数值。它是吸光物质的重要物理常数，可用于药物的鉴别、检查和含量测定。例如，《中国药典》（2010 年版）收载的地西泮的吸收系数测定方法为"取本品，精密称定，加 0.5% 硫酸的甲醇溶液溶解并定量稀释成每 1ml 中约含 10μg 的溶液，照紫外-可见分光光度法，在 284nm 的波长处测定吸光度，吸收系数（$E_{1cm}^{1\%}$）为 440～468。

（二）一般鉴别试验

药物的一般鉴别试验是依据某一类药物的共同的化学结构或理化性质，通过化学反应来对药物进行定性分析。对无机药物是根据阴、阳离子的特殊反应进行鉴别；对有机药物则大都采用典型的官能团反应。因此，一般鉴别试验只能证实药物中含有某一离子或基团，而不能证实是哪一种药物，应结合正文中的其他鉴别试验和性状项下的描述，才能证实供试品的真实性。

《中国药典》（2010 年版）附录项下的一般鉴别试验包括的项目有：丙二酰脲类、托烷生物碱类、芳香第一胺类、有机氟化物类、无机金属盐类（钠盐、钾盐、锂盐、钙盐、钡盐、铵盐、铁盐、铝盐、锌盐、铜盐、银盐、汞盐、铋盐、锑盐、亚锡盐、镁盐）、有机酸盐（水杨酸盐、枸橼酸盐、乳酸盐、苯甲酸盐、酒石酸盐）、无机酸盐（亚硫酸盐或亚硫酸氢盐、硫酸盐、硝酸盐、硼酸盐、碳酸盐与碳酸氢盐、醋酸盐、磷酸盐、氯化物、溴化物、碘化物）。现以几个典型的无机离子及有机物官能团为例来简要阐明鉴别试验原理。

1. 无机酸根

（1）氯化物

1）取供试品溶液，加硝酸使成酸性后，加硝酸银试液，即生成白色凝乳状沉淀；分离，沉淀加氨试液即溶解，再加硝酸，沉淀复生成。如供试品为生物碱或其他有机碱的盐酸盐，须先加氨试液使成碱性，将析出的沉淀滤过除去，取滤液进行试验。

反应原理：其反应式为：

$$Cl^- + Ag^+ \longrightarrow AgCl \downarrow （白色）$$

$$AgCl + 2NH_3 \cdot H_2O \longrightarrow Ag(NH_3)_2^+ + Cl^- + 2H_2O$$

$$Ag(NH_3)_2^+ + Cl^- + H^+ \longrightarrow AgCl \downarrow + 2NH_4^+$$

2）取供试品少量,置试管中,加等量的二氧化锰,混匀,加硫酸湿润,缓缓加热,即产生氯气,能使湿润的碘化钾淀粉试纸显蓝色。

反应原理:其反应式为:

$$MnO_2 + 4Cl^- \longrightarrow MnCl_2 + Cl_2 \uparrow$$

$$Cl_2 + 2KI \longrightarrow I_2 + 2KCl$$

（2）硫酸盐

1）取供试品溶液,加氯化钡试液,即生成白色沉淀;分离,沉淀在盐酸或硝酸中均不溶解。

2）取供试品溶液,加醋酸铅试液,即生成白色沉淀;分离,沉淀在醋酸铵试液或氢氧化钠试液中溶解。

3）取供试品溶液,加盐酸不生成白色沉淀（与硫代硫酸盐区别）。

2. 无机金属盐

（1）钠、钾、钙、钡的焰色反应

1）钠盐:取铂丝,用盐酸湿润后,蘸取供试品,在无色火焰中燃烧,火焰即显鲜黄色。

2）钾盐:取铂丝,用盐酸湿润后,蘸取供试品,在无色火焰中燃烧,火焰即显紫色;但有少量钠盐混存时,须隔蓝色玻璃透视,方能辨认。

3）钙盐:取铂丝,用盐酸湿润后,蘸取供试品,在无色火焰中燃烧,火焰即显砖红色。

4）钡盐:取铂丝,用盐酸湿润后,蘸取供试品,在无色火焰中燃烧,火焰即显黄绿色;通过绿色玻璃透视,火焰显蓝色。

> **知识链接**　　　　　**钠的焰色反应试验中应注意的问题**
>
> 　　钠的焰色反应极灵敏,最低检出量约为 0.1ng 的钠离子,若由于试药和所用仪器引入微量钠盐时,均能出现鲜黄色火焰,故应在测试前,将铂丝烧红,趁热浸入盐酸中,如此反复处理,直至火焰不显黄色,再蘸取试样进行试验。

（2）铵盐

1）取供试品,加过量的氢氧化钠试液后,加热,即分解,发生氨臭;遇用水湿润的红色石蕊试纸,能使之变蓝色,并能使硝酸亚汞试液湿润的滤纸显黑色。

2）取供试品溶液,加碱性碘化汞钾试液 1 滴,即生成红棕色沉淀。

3. 有机酸盐

（1）水杨酸盐

1）鉴别方法:取供试品的稀溶液,加三氯化铁试液 1 滴,即显紫色。

2）反应原理:本品在中性或弱酸性条件下,与三氯化铁试液生成配位化合物,在中性时呈红色,弱酸性时呈紫色。其反应式为:

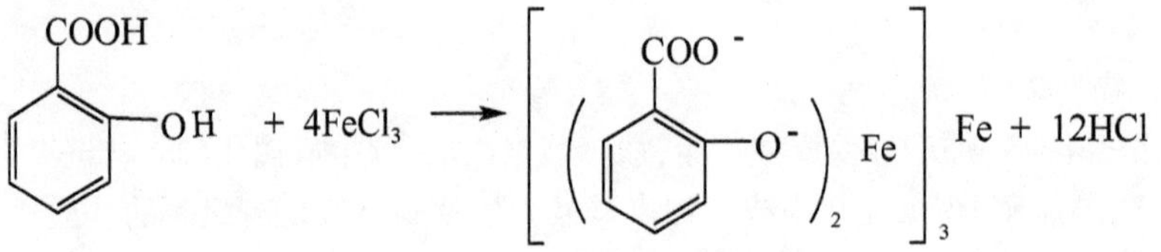

（2）酒石酸盐

1）鉴别方法:取供试品的中性溶液,置洁净的试管中,加氨制硝酸银试液数滴,置水浴中加热，银即游离并附在试管内壁成银镜。

2）反应原理：其反应式为：

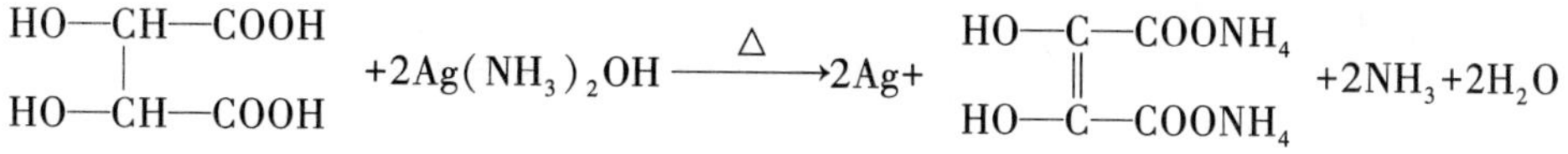
HO—CH—COOH
HO—CH—COOH
+2Ag(NH3)2OH
△
2Ag+
HO—C—COONH4
HO—C—COONH4
+2NH3+2H2O

（3）苯甲酸盐

1）鉴别方法：取供试品的中性溶液，滴加三氯化铁试液，即生成赭色沉淀；再加稀盐酸，变为白色沉淀。

2）反应原理：其反应式为：

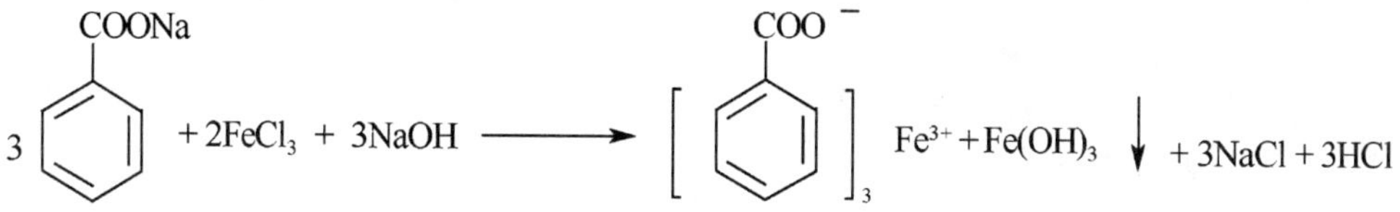
COONa
3
+2FeCl3 + 3NaOH
COO⁻
Fe3+ + Fe(OH)3
+ 3NaCl + 3HCl

（赭色）

4. 有机氟化物

（1）鉴别方法：取供试品约 7mg，照氧瓶燃烧法进行有机破坏，用水 20ml 与 0. 01mol/L 氢氧化钠溶液 6. 5ml 为吸收液，待燃烧完毕后，充分振摇；取吸收液 2ml，加茜素氟蓝试液 0. 5ml，再加 12% 醋酸钠的稀醋酸溶液 0. 2ml，用水稀释至 4ml，加硝酸亚铈试液 0. 5ml，即显蓝紫色；同时做空白对照试验。

（2）反应原理：有机氟化物经氧瓶燃烧法破坏，被碱性溶液吸收，成为无机氟化物，与茜素氟蓝、硝酸亚铈在 pH4. 3 溶液中形成蓝紫色络合物。反应式如下：

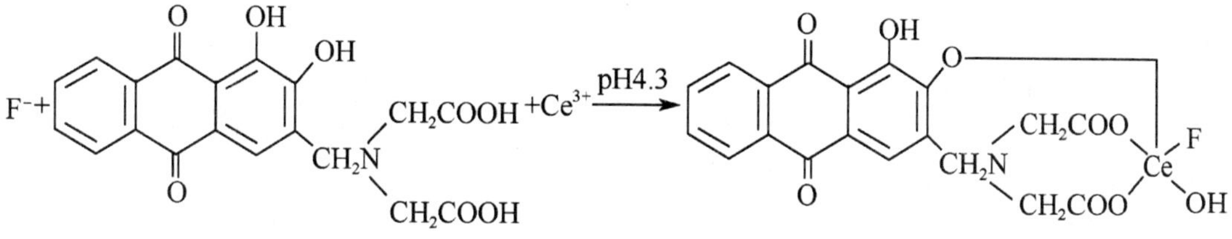
F⁻+
O
OH
OH
O
CH2N
CH2COOH
CH2COOH
+Ce3+
pH4.3
O
OH
O
O
CH2N
CH2COO
CH2COO
Ce
F
OH

（茜素氟蓝）　　　　（蓝紫色）

5. 芳香第一胺类

（1）鉴别方法：取供试品约 50mg，加稀盐酸 1ml，必要时缓缓煮沸使溶解，放冷，加 0. 1mol/L 亚硝酸钠溶液数滴，滴加碱性 β-萘酚试液数滴，视供试品不同，生成橙黄色到猩红色沉淀。

（2）反应原理：芳香第一胺可在酸性条件下与亚硝酸钠反应生成重氮盐，再在碱性条件下与 β-萘酚发生偶合反应，生成有色的偶氮化合物，即重氮化-偶合反应。此为芳香第一胺的特征反应。其反应式为：

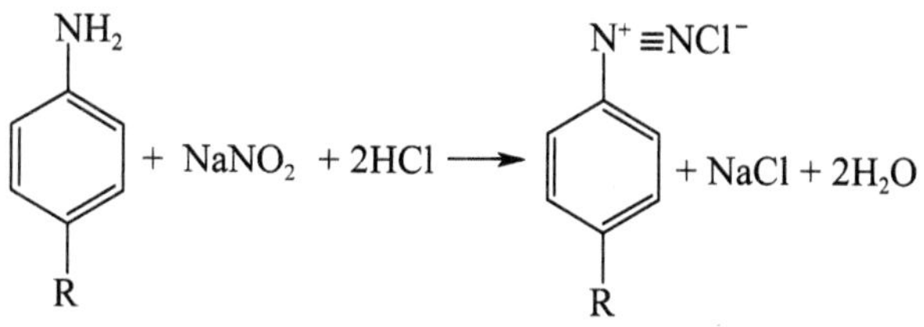
NH2
R
+ NaNO2 + 2HCl
N⁺≡NCl⁻
R
+ NaCl + 2H2O

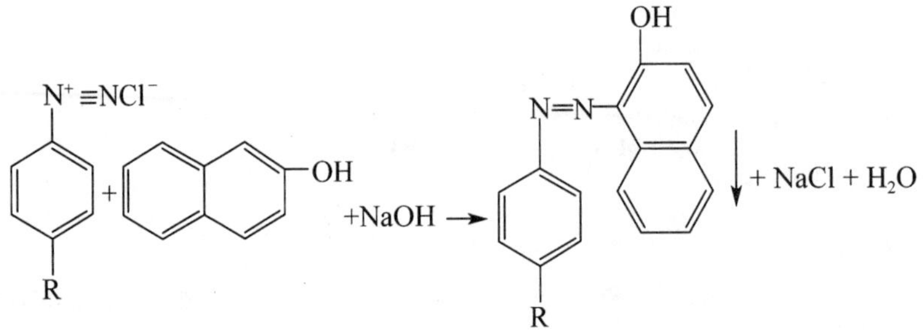

6. 托烷生物碱类

1) 鉴别方法:取供试品约 10mg,加发烟硝酸 5 滴,置水浴上蒸干,得黄色的残渣,放冷,加乙醇 2~3 滴湿润,加固体氢氧化钾一小粒,即显深紫色。

2) 反应原理:托烷生物碱类多数具有莨菪酸结构(后马托品不具莨菪酸结构,无此反应),有 Vitali 反应,为此类药物的特征反应。反应式如下:

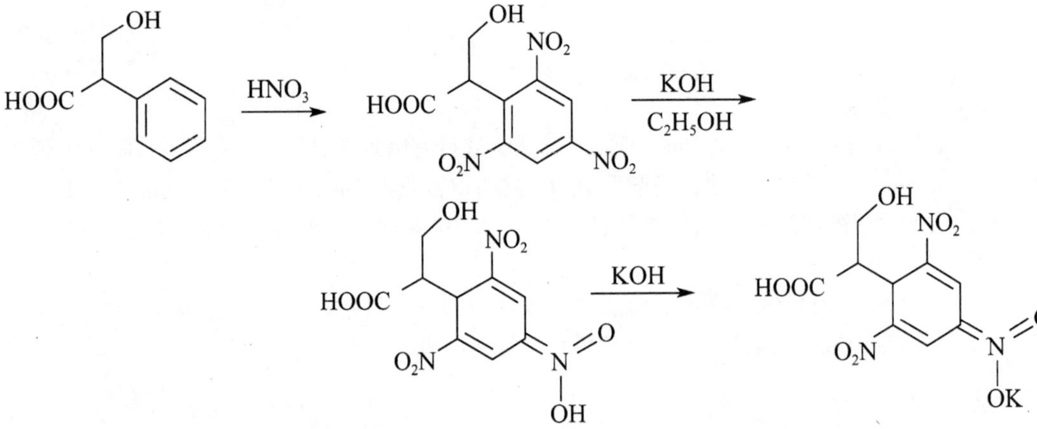

7. 丙二酰脲类

1) 取供试品约 0.1g,加碳酸钠试液 1ml 与水 10ml,振摇 2 分钟,滤过,滤液中逐滴加入硝酸银试液,即生成白色沉淀,振摇,沉淀即溶解;继续滴加过量的硝酸银试液,沉淀不再溶解。

反应原理:在碳酸氢钠溶液中,丙二酰脲类药物与硝酸银试液反应,先生成可溶性的一银盐,继续加入过量硝酸银试液,则生成难溶性的二银盐白色沉淀。反应式如下:

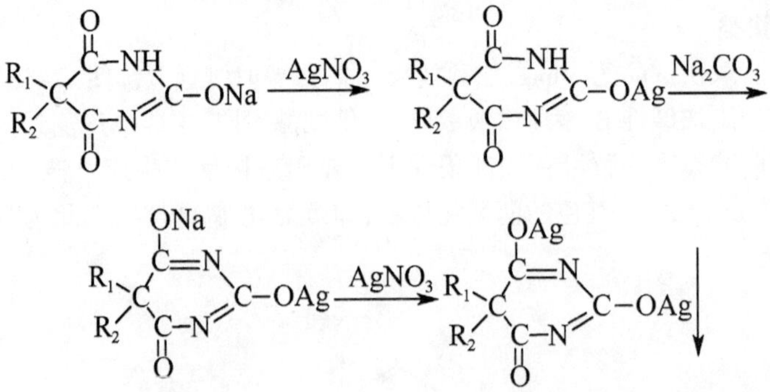

2) 取供试品约 50mg,加吡啶溶液(1→10)5ml,溶解后,加铜吡啶试液 1ml,即显紫色或生成紫色沉淀。

反应原理:本类药物在吡啶溶液中与铜吡啶试液反应可生成具有特征颜色的配位化合物,巴比妥类药物显紫色或紫堇色,含硫巴比妥类(如硫喷妥)药物显绿色。

（三）专属鉴别试验

药物的专属鉴别试验是证实某一种药物的依据，它是根据每一种药物化学结构的差异及其所引起的物理化学特性不同，选用某些特有的灵敏的定性反应，来鉴别药物的真伪。例如，甾体激素类药物均含有环戊烷并多氢菲母核，主要的结构差别在母核上的取代基不同，可利用这些结构特征进行鉴别确证，如黄体酮含有 C17-甲酮基，可在碱性条件下与亚硝基铁氰化钠反应显蓝紫色；地塞米松含有 C17-α-醇酮基，具有强还原性，可与斐林试液反应，生成红色沉淀；炔雌醇含有末端炔基，可与硝酸银试液生成白色沉淀等。各药物的专属鉴别试验可见有关章节。

综上所述，一般鉴别试验是以某些类别药物的共同化学结构为依据，根据其相同的物理化学性质进行药物真伪的鉴别，以区别不同类别的药物。而专属鉴别试验，则是在一般鉴别试验的基础上，利用各种药物的化学结构差异，来鉴别药物，以区别同类药物或具有相同化学结构部分的各个药物单体。

 知识考点

熔点、比旋度、吸收系数的概念；氯化物、硫酸盐、铵盐、水杨酸盐、酒石酸盐、苯甲酸盐、有机氟化物、芳香第一胺类、托烷生物碱类、丙二酰脲类药物的鉴别试验原理、方法、试验现象。

第 2 节　鉴 别 方 法

药物的鉴别方法要求有一定的专属性，重现性好，灵敏度高，操作简便、快速等。通常某一鉴别试验或鉴别方法只能体现药物的某一特征，不能全面反映药物的真实情况，故药物的鉴别试验一般采用 2~4 种方法，并结合药品质量标准中其他项目的检查来进行综合全面的考察，达到最终确证药物真伪的目的。

常用的鉴别方法有化学方法、物理常数测定法、仪器分析方法、生物学方法等，其中仪器分析方法常有光谱法和色谱法。

（一）化学鉴别法

化学鉴别法是指供试品与适当的试剂发生化学反应，通过观察反应现象（如颜色、荧光、发生沉淀或产生气体等）或测定生成物的熔点，而对药物进行的定性分析。

1. 呈色法　系指供试品溶液中加入适当的试剂，在一定条件下生成易于观察的有色产物的反应。常用的呈色反应类型如下几种。

（1）三氯化铁呈色反应：含有酚羟基或水解后产生酚羟基的药物，一般具有此反应。例如，对乙酰氨基酚遇三氯化铁试液显蓝紫色；阿司匹林加水煮沸，放冷，加三氯化铁试液，即显紫堇色。

（2）异羟肟酸铁反应：芳酸及其酯类、酰胺类等羧酸衍生物多具有此反应。

（3）重氮化-偶合反应：具有芳伯氨基或潜在芳伯氨基的药物，一般具有此反应。例如，盐酸普鲁卡因分子结构中含芳伯氨基，具有此反应；对乙酰氨基酚结构中虽无芳伯氨基，但其水解产物含有芳伯氨基，故《中国药典》（2010 年版）规定对乙酰氨基酚可用此法做鉴别。

（4）氧化-还原显色反应及其他颜色反应：如含有甾环的药物与浓硫酸显色，维生素 E 与硝酸显色等。

2. 沉淀法　系指供试品溶液中加入适当的试剂，在一定条件下生成特殊的颜色或形状的沉淀的反应。常用的沉淀反应如下几种。

（1）与重金属离子的沉淀反应：在一定条件下，药物和重金属离子反应，生成不同形式的沉淀，如磺胺类药物可与硫酸铜试液反应生成不同颜色的沉淀。

（2）与生物碱沉淀试剂的沉淀反应：生物碱类药物或一些具有含氮杂环的药物，一般可与生物碱沉淀试剂生成难溶于水的复盐或分子络合物，具有特征的颜色。常见的生物碱沉淀试剂有：碘化铋钾、碘化汞钾、碘-碘化钾试液、二氯化汞、氯化金、氯化铂等。

（3）氧化-还原沉淀反应及其他沉淀反应：如具有强还原性的药物（如维生素 C）可与斐林试液、多伦试液等氧化性试剂反应分别生成红色 CuO_2 的沉淀、黑色的单质 Ag 沉淀等。

3. 气体生成反应法

（1）大多数的胺（铵）类药物、酰脲类药物及某些酰胺类药物：可经强碱处理后，加热，产生氨气，有特臭，并可使湿润的红色石蕊试纸变蓝。

（2）化学结构中含硫的药物：可经强酸处理后，加热，发生硫化氢气体，有特臭，可使醋酸铅试纸变黑。

（3）含乙酸酯和乙酰胺类药物：经硫酸水解后，加乙醇可产生乙酸乙酯的香味。

4. 测定衍生物的熔点　对于某些熔点过高、对热不稳定或熔点不敏锐的药物，可使供试品与某试剂反应生成不溶性衍生物，经过滤、洗涤、干燥后，再测定此衍生物的熔点，可用于鉴别。但该法操作烦琐、费时，应用较少，《中国药典》（2010 年版）中仅有几种药物应用此法鉴别，如盐酸丁卡因的鉴别方法：取本品约 0.1g，加 5% 醋酸钠溶液 10ml 溶解后，加 25% 硫氰酸铵溶液 1ml，即析出白色结晶；滤过，结晶用水洗涤，在 80℃ 干燥，依法测定，熔点约为 131℃。

5. 焰色反应　金属离子在无色火焰上燃烧，火焰显特殊的颜色，可用于鉴别。

（二）光谱鉴别法

1. 紫外光谱法　具有共轭体系的有机药物分子在紫外和可见光区有明显吸收，结构不同的药物会显示特征的吸收光谱，可作为鉴别的依据，但吸收光谱仅能反映药物结构中发色基团部分的特征，若分子中其他部分的结构略有不同，对吸收光谱的影响不大，所以此法用作鉴别的专属性远不如红外光谱。

常用的鉴别方法有如下几种。

（1）对比吸收光谱的特征参数：包括最大吸收波长（λ_{max}）、最小吸收波长（λ_{min}）、规定浓度的供试品溶液在规定波长处的吸光度（A）、吸收系数（$E_{1cm}^{1\%}$）等，应符合规定。

（2）比较吸光度比值 $A_{\lambda 1}/A_{\lambda 2}$。

（3）比较吸收光谱的一致性：即将供试品与对照品制成相同溶剂、相同浓度的溶液，在一定波长范围内测定其吸收光谱，要求两者的吸收光谱应一致。

上述几种方法可以单用，也可以结合起来使用，以此可以提高方法的专属性。

应注意的是：采用紫外光谱法鉴别药物时，紫外分光光度计波长、吸光度的准确性直接影响着试验结果，故在首次使用前及使用过程中，应定期对仪器进行校验。而且溶剂的种类、溶液的浓度、pH 等因素也对试验结果有一定影响，也需引起注意。

案例 3-1

氟康唑的鉴别：取本品，加乙醇溶解并稀释制成每 1ml 中含 0.2mg 的溶液，照紫外-可见分光光度法测定，在 261nm 与 267nm 的波长处有最大吸收，在 264nm 的波长处有最小吸收。

硫酸吗啡的鉴别：本品 0.015% 的水溶液，照紫外-可见分光光度法，在 230~350nm 的波长范围内测定吸光度，在 285nm 的波长处有最大吸收，其吸光度约为 0.65；本品 0.015% 的 0.1mol/L 氢氧化钠溶液在 298nm 的波长处有最大吸收，其吸光度约为 1.1。

贝诺酯的鉴别：取本品，精密称定，加无水乙醇溶解并定量稀释制成每 1ml 中约含 7.5μg 的溶液，照紫外-可见分光光度法测定，在 240nm 的波长处测定吸光度，吸收系数（$E_{1cm}^{1\%}$）为 730~760。

丙酸倍氯米松的鉴别:取本品,精密称定,加乙醇溶解并定量稀释制成每 1ml 中约含 20μg 的溶液,照紫外-可见分光光度法测定,在 239nm 的波长处有最大吸收,吸收光为 0.57~0.60;在 239nm 与 263nm 波长处的吸光度比值应为 2.25~2.45。

问题:

上述各例中,所用溶剂有何不同?各采用哪种吸收光谱的特征参数?在贝诺酯的鉴别中,吸收系数如何计算?

2. 红外光谱鉴别法 化合物吸收红外辐射照射后,使分子的振动和转动运动由较低能级向较高能级跃迁,从而导致对特定频率红外辐射的选择性吸收,形成特征性很强的红外吸收光谱,它是分析物质化学结构和鉴别物质的有效手段,具有很强的专属性。《中国药典》(2010 年版)中,原料药物的鉴别广泛采用了此方法。

在用红外光谱进行鉴别试验时,中国药典采用标准图谱对照法。例如,《中国药典》(2010 年版)收载盐酸普鲁卡因的鉴别试验:"本品的红外光吸收图谱应与对照的图谱(光谱集 397 图)一致",见图 3-1。

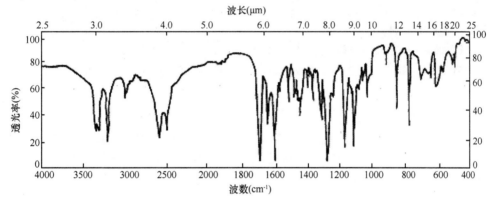

图 3-1 盐酸普鲁卡因的红外吸收光谱(氯化钾压片)

ν_{N-H}3315、3200 ν_{C-H}(面外)1455 ν_{Na^+-N}2585 酯 ν_{C-O}1271、1170、1115 酯 $\nu_{C=O}$1692 1,4 取代基环 ν_{C-H}(面外)773

苯环 $\nu_{C=C}$1604、1520(单位 cm⁻¹)

红外光谱在用于药物鉴别时,主要是比较供试品光谱与对照光谱全谱谱形,即首先是谱带的有与无,然后是各谱带的相对强弱。若供试品光谱图与对照光谱图一致,通常可判定两化合物为同一物质(只有少数例外,如有些光学异构体或大分子同系物等);若两光谱不同,则可判定两化合物不同。但下此结论时,须考虑供试品是否存在多晶型现象、纯度如何,以及其他外界因素的干扰。

(三) 色谱鉴别法

色谱法是利用物质在不同的两相中溶解、吸附、分配、离子交换或其他亲和作用的差异,使混合物中各组分达到分离的目的。不同物质在不同色谱条件下,产生各自的特征色谱行为,以此可作为鉴别的依据。常用的色谱方法有如下几种。

1. 薄层色谱鉴别法(TLC 法) 系用适宜的固定相涂布于玻璃板等载体上,制成均匀薄层板,将供试品溶液点样于薄层板上,经展开、检视(或显色后检视)后所得的色谱图与适宜的对照品按同法所得的色谱图作对比,用于药品的鉴别或杂质检查。

一般地,用于药物鉴别时,采用对照品(或标准品)比较法,通常规定供试品在色谱中所显主斑点的位置与颜色(或荧光),应与对照品在色谱中所显的主斑点相同。斑点位置以比移值(R_f值)表示。

$$R_f = \frac{从基线至展开斑点中心的距离}{从基线至展开剂前沿的距离}$$

除另有规定外,比移值(R_f值)应在0.2~0.8。

例如,倍他米松磷酸钠的鉴别:取本品与倍他米松磷酸钠对照品,分别加甲醇溶解并稀释制成每1ml中约含1mg的溶液,照薄层色谱法试验,吸取上述两种溶液各10μl,分别点于同一硅胶G薄层板上,以稀盐酸饱和的丁醇溶液为展开剂,展开,晾干,喷以硫酸-甲醇-硝酸(10:10:1),在105℃加热10分钟,供试品溶液主斑点的位置和颜色应与对照品溶液的主斑点相同。

2. 高效液相色谱法(HPLC法) 系采用高压输液泵将规定的流动相泵入装有填充剂的色谱柱,对供试品进行分离测定的色谱方法。注入的供试品,由流动相带入柱内,各组分在柱内被分离,并依次进入检测器,由积分仪或数据处理系统记录和处理色谱信号。此法专属性较强,但操作较费时,故一般在"检查"或"含量测定"项下已采用高效液相色谱法的情况下,才采用此法鉴别。

一般规定,按供试品"含量测定"项下的高效液相色谱条件进行试验,要求供试品和对照品色谱峰的保留时间(t_R)一致。例如,《中国药典》(2010年版)收载的苯丙酸诺龙的鉴别试验:在含量测定项下记录的色谱图中,供试品溶液主峰的保留时间应与对照品溶液主峰的保留时间一致。

3. 气相色谱法(GC法) 系采用气体为流动相(载气)流经装有填充剂的色谱柱进行分离测定的色谱方法。应用此法进行药物鉴别时,要求供试品和对照品色谱峰的保留时间(t_R)一致,如维生素E的鉴别试验。

4. 纸色谱法(PC法) 系以纸为载体,以纸上所含水分或其他物质为固定相,用展开剂进行展开的分配色谱。纸色谱法分离效能较低,使其应用受限,在药物鉴别中逐渐被薄层色谱法等其他色谱法所取代,现已少用。

(四)生物学法

生物学法是利用药效学和分子生物学等有关技术进行药物鉴别的方法。主要用于抗生素、生化药物和生物制品的鉴别。例如,《中国药典》(2010年版)收载的缩宫素注射液的鉴别:照缩宫素生物测定法(附录XII F)测定,应有子宫收缩的反应。

 知识考点

　常用鉴别方法分类;常用化学鉴别方法、紫外光谱鉴别法、红外光谱鉴别法、色谱鉴别法(TLC法、HPLC法、GC法、PC法)。

第3节 鉴别试验条件

鉴别试验是采用理化方法和手段,通过观察其特征变化对药物的真伪进行判断,而理化反应须在一定的试验条件下进行,否则将会影响结果的判断,故须按标准规定严格控制鉴别试验条件。影响鉴别的因素主要有溶液中被测物的浓度、反应液pH、反应温度、共存物等。

1. 溶液中被测物的浓度 鉴别试验一般通过观察沉淀的生成或溶解、颜色变化、气体的产生等现象,或测定各种光谱参数(λ_{max}、λ_{min}、A、$E_{1cm}^{1\%}$、A_1/A_2)或色谱参数(R_f、t_R)等来判定结果,若药物的浓度直接影响上述现象或参数,则必须严格按标准规定控制。

2. 反应液pH 许多鉴别反应都需要在一定酸碱度的条件下才能进行,合适的酸碱度能使各反应物有足够的浓度处于反应活化状态,而使反应生成物稳定并易于观测。例如,重氮化-偶合反应中,须在酸性条件下发生重氮化反应,而在碱性条件下发生偶合反应,从而生成有特征颜色的沉淀。

3. 反应温度 温度对各种理化反应都有一定影响,尤对化学反应影响很大,一般随温度的升高反应速度加快。

4. 共存物 若供试品中含有其他共存组分,如异构体、降解产物、制剂辅料或复方制剂中的其他组分等,也可能发生与鉴别试验相同的反应,而出现阳性结果,从而影响鉴别结果的判断。此时应先纯化再鉴别,或选择专属性更高的鉴别方法。

 知识考点

　　影响鉴别试验的主要因素。

第 4 节　鉴别试验的专属性和灵敏度

　　1. 鉴别试验的专属性　专属性系指在其他成分(如杂质、降解产物、辅料等)可能存在下,采用的方法能正确测定出被测物的特性。对于鉴别反应来说,应能与可能共存的物质或结构相似化合物区分;不含被测成分的样品,以及结构相似或组分中的有关化合物,均应呈负反应。如方法不够专属,应采用多个方法予以补充。

　　2. 鉴别试验的灵敏度　在实际工作中,要求供试品用量越少越好,反应程度越强越好,即应用很少的供试品,而获得很好的观测结果。在同样出现阳性反应的情况下,供试品用量越少,说明反应越灵敏。它可以用两个相互有关的量来表示,即最低检出量(又称检测限)和最低检出浓度(又称界限浓度)。

　　最低检出量系指试样中被测物能被检测出的最低量。最低检出量越小,反应越灵敏。但最低检出量没有考虑到溶剂体积的影响,要想全面地反映鉴别反应的灵敏度,还应明确最低检出浓度。

　　最低检出浓度是指在一定条件下,某反应能够检测出阳性结果的最低浓度。

　　对于灵敏度很高的反应,须采用高纯度的试剂和仪器,才不至于出现“假阳性”结果,如钠的焰色反应。

　　一般地,可以通过“空白试验”,来避免“假阳性”结果。空白试验系指在不加供试品或以等量溶剂替代供试液的情况下,按同法操作所得的结果。若空白试验不出现正反应,说明仪器、试剂等不影响测试。

　　另外,还常用“对照试验”来证明试验条件是否正常。对照试验是指用已知样品溶液代替供试品溶液,按同法操作所得的结果。若对照试验出现正反应,说明试验条件正常。以此可排除“假阴性”结果。

 知识考点

　　专属性、最低检出量的概念。

目标检测

一、选择题

【A 型题】

1. 托烷生物碱类的鉴别反应是(　　)

　　A. 异羟肟酸铁反应

　　B. 紫脲酸铵反应

　　C. Marquis 反应

　　D. Vitali 反应

　　E. Frohde 反应

2. 水杨酸盐可用下列哪种试剂鉴别(　　)

　　A. 三氯化铁　　　　　B. 硫酸铜

　　C. 氯化钠　　　　　　　D. 氢氧化钠

　　E. 氨试液

3. 以下哪个不是物理常数(　　)

　　A. 熔点　　　　　　　B. 吸收系数

　　C. 旋光度　　　　　　D. 比旋度

　　E. 馏程

4. 苯甲酸盐可与下列哪种试剂反应生成赭色沉淀
(　　)

　　A. 硫酸铜　　　　　　B. 三氯化铁

　　C. 硫酸锌　　　　　　D. 氯化汞

E. 硝酸银

5. 氯化物鉴别试验中,与硝酸银反应生成什么颜色的沉淀( )
 A. 黑色　　　　　　　B. 白色
 C. 淡黄色　　　　　　D. 黄色
 E. 无沉淀

6. 硫酸盐鉴别试验中,加醋酸铅试液,生成的白色沉淀溶于下列哪种试液中( )。
 A. 浓硫酸　　　　　　B. 浓硝酸
 C. 浓盐酸　　　　　　D. 氯仿
 E. 氢氧化钠试液

7. 芳香第一胺的鉴别反应为( )。
 A. 异羟肟酸铁反应
 B. 重氮化-偶和反应
 C. Marquis 反应
 D. Vitali 反应
 E. Frohde 反应

8. 芳香第一胺鉴别试验中,生成重氮盐的反应须在那种条件下进行( )
 A. 酸性　　　　　　　B. 强碱性
 C. 弱碱性　　　　　　D. 中性
 E. 以上均可

9. 钙盐的焰色反应为( )
 A. 黄色　　　　　　　B. 绿色
 C. 紫色　　　　　　　D. 蓝色
 E. 砖红色

10. 异羟肟酸铁反应可用于鉴别下列哪类物质( )
 A. 饱和烃类　　　　　B. 不饱和烃类
 C. 芳胺类　　　　　　D. 醚类
 E. 芳酸及其酯类

11.《中国药典》(2010 年版)中,比旋度的表示方法为( )
 A. α　　　　　　　　B. $[\alpha]_D$
 C. $[\alpha]_D^{20}$　　　　　　D. $[\alpha]$
 E. $[\alpha]^{20}$

【B 型题】
[12~16 题共用备选答案]
 A. 硝酸银　　　　　　B. 氯化钡
 C. 亚硝酸钠　　　　　D. 硝酸亚铈
 E. 发烟硝酸

12. 鉴别芳香第一胺类可用试剂( )
13. 鉴别氟化物可用试剂( )
14. 鉴别氯化物可用试剂( )

15. 鉴别托烷生物碱类可用试剂( )
16. 鉴别硫酸盐可用试剂( )

【X 型题】
17. 可用于鉴别的紫外吸收光谱的特征参数包括( )
 A. λ_{max}　　　　　　　B. λ_{min}
 C. R_f　　　　　　　　D. t_R
 E. $E_{1cm}^{1\%}$

18. 重氮化-偶合反应中,所用的试剂有( )
 A. 硝酸亚铈　　　　　B. 亚硝酸钠
 C. 茜素氟蓝　　　　　D. β-萘酚
 E. 硝酸钠

19. 氟化物的鉴别试验中,所用的试剂有( )
 A. 亚硝酸钠　　　　　B. 盐酸
 C. 硝酸亚铈　　　　　D. 茜素氟蓝
 E. 醋酸汞

20. 下列药物关于 Vitali 反应叙述正确的有( )
 A. 可用于鉴别芳香第一胺类药物
 B. 可用于鉴别托烷生物碱类药物
 C. 所用试剂有氢氧化钾
 D. 试验现象为紫色
 E. 试验现象为红色

21. 可用于鉴别试验的光谱方法有( )
 A. TLC 法　　　　　　B. IR 法
 C. UV 法　　　　　　D. PC 法
 E. HPLC 法

22. 可用于鉴别试验的色谱方法有( )
 A. TLC 法　　　　　　B. IR 法
 C. UV 法　　　　　　D. PC 法
 E. HPLC 法

二、名词解释

1. 比旋度
2. 吸收系数
3. 最低检出量
4. 空白试验
5. 比移值

三、简答题

1. 常用的药物鉴别试验方法有哪些?
2. 在药物鉴别试验中空白试验和对照试验的意义是什么?
3. 简述氯化物、硫酸盐、水杨酸盐、钠盐、钾盐、有机氟化物、芳香第一胺类、托烷生物碱类的鉴别试验原理、试剂及现象。

第4章 药物的杂质检查

学习目标

1. 熟悉药物纯度的概念,药物中杂质的来源和分类。
2. 掌握杂质限量的概念,限量检查的常用方法,限量的表示方法及有关计算。
3. 掌握氯化物、硫酸盐、铁盐、重金属、砷盐等一般性杂质的检查原理和方法;了解干燥失重、水分、炽灼残渣、易炭化物、溶液颜色、澄清度和酸碱度检查原理和方法。
4. 了解药物中特殊杂质的检查原理和方法。

第1节 药物的杂质及其来源

一、药物的纯度

药物的纯度是指药物的纯净程度。药物中的杂质是影响药物纯度的主要因素,因此,药物的纯度检查又称为杂质检查。药用纯度又称为药用规格,是药物中所含杂质及其最高限量的规定。杂质是指药物在生产或贮藏过程中引入的,无效甚至有害的物质。药物的纯度主要是通过检查药物的杂质来控制,除此之外,还与药物的性状、理化常数、杂质检查、含量测定等项目有关。如果药物中所含杂质超过限量,就有可能使得药物的外观性状发生变化、理化常数超过药典规定范围、含量明显偏低或者活性降低。因此,检查药物的杂质,控制药物纯度是保证药品质量,确保用药安全、有效的重要措施。

对药物纯度的要求不是一成不变的。随着临床用药经验的不断积累和分离检测技术的不断提高,人们对药物纯度的要求也在不断提高。另外,随着生产原料的改变、生产方法及工艺的改进,对于药物中杂质的检查项目及限量要求也在不断地改变或提高。

需要指出的是,临床用药的纯度与化学试剂的纯度是不同的。前者主要从用药安全性、有效性,以及对药物稳定性的影响等方面考虑,后者是从杂质可能引起的化学变化对试剂的使用范围和使用目的影响来考虑,并不考虑对人体的生理作用及毒副作用。药品只有合格品与不合格品,化学试剂可根据杂质的含量高低分为不同级别(如色谱纯、基准试剂、优级纯、分析纯和化学纯等)。因此,不能用化学试剂的规格代替药品标准,更不能将化学试剂当做药品直接用于临床治疗。

知识考点

药物纯度的概念,杂质的概念。

二、杂质的来源

药物中的杂质,主要来源于两个方面,一是由生产过程中引入;二是由贮存过程中引入。

(一) 生产过程中引入

药物在生产过程中可能由于所用原料不纯而引入其他物质,或因反应不完全或有副反应产生,或在制造过程中加入的一些试剂、溶剂等在精制时未完全除净,就有可能引入未作用完全的原料及试剂、中间体或副产物,以及与生产器皿接触等而带入杂质。例如,以工业用氯化钠生产药用氯化钠,就可能从原料中带入溴化物、碘化物、硫酸盐、钾盐、镁盐、铁盐等。在制备时因加入氯化钡除硫酸盐,又可能引入钡盐;从生产的器皿又可能引入重金属及砷盐等。从阿片中提取吗啡,有可能引入罂粟碱及其他生物碱。以水杨酸为原料合成阿司匹林时,可能由于乙酰化反应不完全而引入水杨酸,地塞米松磷酸钠在生产过程中使用大量甲醇和丙酮,可能会残留在成品中。合成肾上腺素要经过中间体肾上腺酮,如精制时没能除净,就可以引入酮体。

药物在制备过程中,也可能引入新的杂质,如盐酸普鲁卡因注射剂在高温灭菌过程中,可能水解为对氨基苯甲酸和二乙氨基乙醇,而干燥的盐酸普鲁卡因原料药不会存在这两种杂质。因此,《中国药典》(2010 年版)中盐酸普鲁卡因原料药不要求检查对氨基苯甲酸,但其注射剂则要求检查此杂质。

(二) 贮存过程中引入

药物在贮存过程中,由于贮存保管不当,或贮存时间过长,在外界条件如温度、湿度、日光、空气、微生物等影响下,可能使药物发生水解、氧化、分解、异构化、晶型转变、聚合、潮解和发霉等变化而产生杂质。其中,药物因发生水解及氧化反应而产生杂质较为常见。例如,酯、内酯、酰胺、环酰胺、卤代烃及苷类等药物在水分的存在下容易水解,如阿司匹林可水解产生水杨酸和醋酸;阿托品可水解产生莨菪醇和消旋莨菪酸等。水解反应在酸、碱条件下或温度较高时更易发生。具有酚羟基、巯基、芳香第一胺结构、亚硝基、醛基及长链共轭双键结构的药物,在空气中易被氧化,引起药物变色、降效、失效,甚至产生毒性。例如,麻醉乙醚在日光、空气及湿气作用下,易被氧化分解为醛及有毒的过氧化物;二巯基丙醇则易被氧化为二硫化物。此外,药物还可因外界条件的影响而引起异构化和晶型转变等。例如,四环素在酸性条件下,可发生差向异构化生成毒性高、活性低的差向四环素;双羟萘酸噻嘧啶的反式体遇紫外光能转化为驱虫效果极弱的顺式体。药物的晶型不同,其理化常数、溶解性、稳定性、体内吸收和疗效也有很大差异。例如,无味氯霉素存在多晶型现象,B 晶型为活性型,易被酯酶水解而吸收,而 A 晶型则不易被酯酶水解、活性很低;甲苯咪唑有 A、B、C 三种晶型,其中 C 晶型的驱虫率为 90%,B 晶型为 40% ~ 60%,A 晶型驱虫率小于 20%。在生产中低效、无效的异构体或晶型较难除尽,且生产工艺、结晶溶剂的不同及贮存条件的影响也可引起晶型的转变。因此,控制药物中低效、无效及具有毒副作用的异构体和晶型,在药物纯度研究中日益受到重视。

《中国药典》(2010 年版)中各药品项下规定的杂质检查项目,是指该药品按既定工艺进行生产和正常贮存过程中可能产生并需控制的杂质。未规定检查的杂质,是指该药在正常生产和贮存过程中不太可能引入,或杂质含量甚微,对人体无不良影响,也不影响药物质量的杂质。有的药物中可能含有某种杂质,但从生产实践到检测方法对其尚认识不够而暂未列入检查项下。药品未规定检查的杂质,一般不需要检查,但药厂如在生产上改变了原料或生产工艺,就要根据实际情况检查其他可能引入的杂质。进行新药研究时,必须对该药的纯度和稳定性进行研究,考查可能引入的杂质及其检查方法,为制定该药的质量标准提供依据。

 知识考点

杂质的来源。

三、杂质的分类

药物中的杂质可按不同的标准分为不同的类型。

（一）按杂质的来源分类

按杂质来源可分为一般杂质和特殊杂质。

一般杂质是指在自然界中分布广泛,在多种药物的生产和贮藏过程中容易引入的杂质,如氯化物、硫酸盐、重金属等。

特殊杂质是指在个别药物的生产和贮藏过程中引入的杂质,如阿司匹林中的游离水杨酸;肾上腺素中的肾上腺酮等。

（二）按杂质的结构分类

按杂质结构可分为无机杂质和有机杂质。

无机杂质有氯化物、硫酸盐、硫化物、氰化物、重金属等。

有机杂质如有机药物中引入的原料、中间体、副产物、分解产物、异构体和残留溶剂等。

（三）按杂质的性质分类

按杂质性质可分为信号杂质(指示性杂质)和有毒有害杂质。

信号杂质本身一般对人体无害,但其含量的多少可以反映出药物的纯净程度,如氯化物、硫酸盐等,如含量过多,表明药物的纯度差。

有毒有害杂质对人体有毒害作用,如重金属、砷盐、氰化物等,所以在质量标准中应加以严格控制,以保证用药的安全。

 知识考点

杂质的分类。

第 2 节 杂质限量的检查和计算

药物中杂质的来源是多途径的。在药物的生产和贮存过程中,会不可避免地引入杂质,对于药物而言,其杂质的含量当然越少越好,但要把药物中的杂质完全除掉,不仅没有必要,也是不可能的。因为不仅会增加成本,也会受到生产工艺和条件的制约,因此在不影响疗效、不产生毒性,以及便于生产、制剂和贮藏的原则下,对于药物中可能存在的杂质允许有一定限量。

一、杂质的限量

药物中所含杂质的最大允许量,叫做杂质限量,通常用百分之几(%)或百万分之几(ppm)来表示。对危害人体健康,影响药物稳定性的杂质,必须严格控制其限量,如砷盐、重金属、氰化物等。

 知识考点

杂质限量的概念。

二、杂质的限量检查方法与计算

药物中杂质的检查,一般不要求测定其含量,而只检查其是否超过限量,这种杂质的检查方法叫做杂质的限量检查。在药品质量标准中的杂质检查多为限量检查。

药物的杂质检查按照操作方法的不同,分为以下 3 种方法。

(一) 对照法

对照法是指取一定量待检杂质的对照溶液与一定量供试品溶液在相同条件下加入一定的试剂处理后,比较反应结果,从而判断供试品中所含杂质是否超过限量。使用本法检查的杂质,须遵循平行原则。供试品溶液和对照溶液应在完全相同的条件下反应,如加入的试剂、反应的温度,放置的时间等均应相同。该法的检测结果,只能判定药物所含杂质是否符合限量规定,一般不能测定杂质的准确含量。目前,各国药典主要采用本法检查药物的杂质。杂质的限量可用下式进行计算:

$$杂质限量 = \frac{允许杂质存在的最大量}{供试品量} \times 100\%$$

由于供试品(S)中所含杂质的量是通过与一定量杂质标准溶液进行比较来确定的,杂质的最大允许量就是标准溶液的浓度(C)与体积(V)的乘积,因此,杂质限量(L)的计算又可用下式表示:

$$杂质限量 = \frac{标准溶液的浓度 \times 标准溶液的体积}{供试品量} \times 100\% \quad 或 \quad L = \frac{C \times L}{S} \times 100\%$$

 案例 4-1

口服 $NaHCO_3$ 原料药中氯化物检查:取本品 0.15g(供口服用),加水溶解使成 25ml,滴加硝酸使成微酸性后,置水浴中加热除尽二氧化碳,放冷,依法检查(附录Ⅷ A),与对照标准氯化钠溶液 3.0ml ($10\mu g/ml$ Cl)制成的对照液比较,不得更浓。计算氯化物的限量。

解析:

$$L = \frac{CV}{S} \times 100\% = \frac{10 \times 10^{-6} \times 3}{0.15} \times 100\% = 0.02\%$$

 案例 4-2

丙磺舒中检查重金属,《中国药典》2010 年版规定取丙磺舒 1.0g,依法检查重金属不得超过百万分之十,应取标准铅液多少毫升(1ml 相当于 $10\mu g$ 的 Pb)?

解析:

$$L = \frac{CV}{S}$$

则

$$V = \frac{LS}{C}$$

$$V = \frac{10 \times 10^{-6} \times 1}{10 \times 10^{-6}} = 1(ml)$$

 案例 4-3

检查某药物中的砷盐,取标准砷溶液 2ml(每 1ml 相当于 $1\mu g$ 的 As)制备标准砷斑,砷盐限量为 0.0001%,应取供试品多少?

解析:

已知:$C = 1\mu g/ml = 1 \times 10^{-6} g/ml$

$$V = 2ml \qquad L = 0.0001\%$$

$$L = \frac{CV}{S}$$

则：

$$S = \frac{CV}{L}$$

$$S = \frac{2 \times 10^{-6} \times 1}{0.0001\%} = 2.0(g)$$

(二) 灵敏度法

灵敏度法是以检测条件下反应的灵敏度来控制杂质限量的一种方法。一般来说,灵敏度法比对照法对杂质的要求更为严格。例如,纯化水中的氯化物检查,是在 50ml 纯化水中加入硝酸 5 滴及硝酸银试液 1ml,要求不得发生浑浊。该法就是利用氯离子与银离子生成氯化银沉淀反应的灵敏度来控制纯化水中氯化物的限量。

(三) 比较法

比较法是指取一定量供试品依法检查,测得待检杂质的吸光度或旋光度等与规定的限量比较,不得更大。本法的特点是准确测定杂质的吸光度或旋光度(从而可计算出杂质的准确含量)并与规定限量比较,不需要对照物质。

 案例 4-4

盐酸去氧肾上腺素中酮体的检查:取本品,加水制成每 1ml 含 2.0mg 的溶液,以水为空白对照,在 310nm 的波长处测定吸光度,不得大于 0.20。硫酸阿托品中莨菪碱的检查:取本品加水制成每 1ml 含 50mg 的溶液,依法测定旋光度不得超过 -0.40°。

 知识考点

杂质限量的计算。

第 3 节　一般杂质检查

一般杂质是指广泛存在于自然界,在多数药物的生产和贮存过程中容易引入的杂质,如氯化物、硫酸盐、铁盐、重金属、砷盐、硫化物、硒、氟、酸、碱、水分等。《中国药典》(2010 年版)将其收载在附录中。一般性杂质检查应注意以下几点:遵循平行操作原则,包括仪器的配对性及供试管与对照管的同步操作;正确取样及供试品的称量范围;正确的比浊、比色,以及检查结果不符合规定或在限度边缘时,应对供试品和对照管各复查两份。

一、氯化物检查

在药物的生产过程中,经常用到盐酸或将药物制成盐酸盐的形式而被引入。少量的氯化物虽对人体无害,但氯化物属于信号杂质,其存在量可以反映出药物的纯净程度,以及生产工艺和贮存条件是否正常,因此,控制氯化物的量有其特殊的意义。

(一) 检查原理

利用氯化物在硝酸酸性条件下与硝酸银试液作用,生成氯化银白色浑浊,与一定量标准氯化钠溶液在相同条件下生成的氯化银浑浊比较,以判断供试品中的氯化物是否超过了限量。

$$Cl^- + Ag^+ \longrightarrow AgCl \downarrow （白）$$

（二）操作方法

取规定量的供试品,加水使溶解成25ml(溶液如显碱性,可滴加硝酸使成中性),再加稀硝酸10ml,溶液如不澄清,应滤过,置50ml纳氏比色管中,加水使成约40ml,摇匀,即得供试品溶液。另取药品项下规定量的标准氯化钠溶液,置50ml纳氏比色管中,加稀硝酸10ml,加水使成40ml,摇匀,即得对照品溶液。于供试液与对照液中,分别加入硝酸银试液1.0ml,用水稀释使成50ml,摇匀,在暗处放置5分钟,同置黑色背景上,从比色管上方向下观察,比浊。

标准氯化钠溶液应临用前配制:精密量取氯化钠贮备液10ml,置100ml量瓶中,加水稀释至刻度,摇匀即得(每1ml相当于10μg的Cl)。

（三）注意事项

(1) 供试溶液如带颜色,通常采用内消色法处理,即取一定量供试液分成两等份,分置50ml纳氏比色管中,一份中加硝酸银试液1.0ml,摇匀,放置10分钟,如果浑浊,可反复滤过,至滤液完全澄清,再加规定量的标准氯化钠溶液与水适量使成50ml,摇匀,在暗处放置5分钟,作为对照液;另一份中加硝酸银试液1.0ml与水适量使成50ml,摇匀,在暗处放置5分钟,对两管进行比浊。此外,也可采用外消色法,即加入某种试剂,使供试液褪色后再检查,如高锰酸钾的氯化物检查,加入适量乙醇,使颜色消失后再检查。

(2) 氯化物的检查,在检测条件下,以50ml中含50~80μg的Cl$^-$为宜,在此范围内氯化物与硝酸银反应产生的浑浊梯度明显,便于比较。

(3) 检测操作中加入硝酸是为了去除CO_3^{2-}、PO_4^{3-}、SO_3^{2-}等杂质的干扰,同时还可以加速氯化银沉淀的生成并产生较好的乳浊。

(4) 药物的氯化物检查,溶于水的有机药物,按规定方法直接检查,不溶于水的有机药物,多数采用加水振摇,使所含氯化物溶解,滤除不溶物或加热溶解供试品,放冷后析出沉淀,滤过,取滤液检查。

(5) 检查有机氯杂质,可根据有机氯杂质结构,选择适宜的有机破坏方法,使有机氯转变为无机氯化物后,再依法检查。

(6) 检查碘化物或溴化物中氯化物时,由于氯、溴、碘性质相近,应采用适当的方法去除干扰后再检查。

 知识考点

氯化物检查的原理、方法及其注意事项。

二、硫酸盐检查法

硫酸盐也是一种广泛存在于自然界中的信号杂质,是许多药物都需要进行检查的一种杂质。

（一）检查原理

利用硫酸盐在盐酸性溶液中与氯化钡作用生成白色浑浊,与一定量标准硫酸钾溶液在相同条件下与氯化钡生成的浑浊比较,以判断药物中硫酸盐是否超过限量。

$$SO_4^{2-} + Ba^{2+} \longrightarrow BaSO_4 \downarrow （白）$$

（二）操作方法

取规定量的供试品，加水溶解使成约 40ml（如溶液显碱性，可滴加盐酸使成中性），溶液如不澄清，应滤过，置 50ml 纳氏比色管中，加稀盐酸 2ml，摇匀，即得供试品溶液。另取各药品项下规定量的标准硫酸钾溶液，按同样方法制成对照品溶液，于供试品溶液与对照品溶液中，分别加入 25% 氯化钡溶液 5ml，用水稀释至 50ml，摇匀，放置 10 分钟，同置黑色背景上，从比色管上方向下观察，比较，即得。

（三）注意事项

（1）标准硫酸钾溶液每 1ml 相当于 $100\mu g$ 的 SO_4^{2-}，本法适宜的比浊浓度范围为 50ml 溶液中含 $0.1 \sim 0.5mg$ 的 SO_4^{2-}，相当于标准硫酸钾溶液 $1 \sim 5ml$。在此范围内浊度梯度明显。

（2）供试液中加入盐酸使成酸性，可防止 CO_3^{2-}、PO_4^{3-} 等与 Ba^{2+} 生成沉淀而干扰测定，加入稀盐酸的量以 50ml 溶液中含稀盐酸 2ml，使溶液的 pH 约为 1 为宜，酸度超过，灵敏度会下降。

（3）氯化钡溶液的浓度在 10% ~ 25% 时，所呈硫酸钡浊度差异不大，《中国药典》（2010 年版）规定采用 25% 氯化钡溶液，不必临用前配制，放置 1 个月后的氯化钡试液，反应的效果无明显改变。加入氯化钡试液后，应立即充分摇匀，防止局部浓度过高而影响产生浑浊的程度。

（4）如供试液加入盐酸后不澄清，可先用盐酸使成酸性的水洗过的滤纸滤过后再测定。如供试液有颜色，可采用内消色法处理。

（5）温度对产生浑浊有影响，温度太低产生浑浊慢且不稳定，当温度低于 10℃ 时，应将比色管在 25~30℃ 水浴中放置 10 分钟后再比浊。

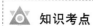 知识考点

硫酸盐检查的原理、方法及其注意事项。

三、铁盐检查法

药物中铁盐的存在可以使药物发生氧化反应及其他反应而变质，因此，需要控制药物中铁盐的限量。《中国药典》（2010 年版）采用硫氰酸盐法检查。

（一）检查原理

铁盐在盐酸酸性溶液中与硫氰酸铵作用生成红色可溶性硫氰酸铁配位离子，与一定量的标准铁溶液用同法处理后进行比色，以控制铁盐的限量。

$$Fe^{3+} + 6SCN^- \Longrightarrow [Fe(SCN)_6]^{3-}（红色）$$

（二）操作方法

取规定量的供试品，加水溶解使成 25ml，移置 50ml 纳氏比色管中，加稀盐酸 4ml 与过硫酸铵 50mg，用水稀释使成 35ml 后，加 30% 的硫氰酸铵溶液 3ml，再加水适量稀释成 50ml，摇匀，如显色，立即与一定量标准铁溶液按相同方法制成的对照液比较。

（三）注意事项

（1）用硫酸铁铵 $[FeNH_4(SO_4)_2 \cdot 12H_2O]$ 配制标准铁储备液，并加入硫酸防止铁盐水解。标准铁溶液为临用前取储备液稀释而成，每 1ml 标准铁溶液相当于 $10\mu g$ 的铁。

（2）本法以 50ml 溶液中含 Fe^{3+} $10 \sim 50\mu g$ 时为宜，在此范围内，所显色泽梯度明显，便于目视比色。

（3）测定中加入氧化剂过硫酸铵可将供试品中可能存在的 Fe^{2+} 氧化成 Fe^{3+}，同时可以防止硫氰酸铁受光照还原或分解。

$$2Fe^{2+}+(NH_4)_2S_2O_8 \xrightarrow{H^+} 2Fe^{3+}+(NH_4)_2SO_4+SO_4^{2-}$$

（4）某些药物如葡萄糖、糊精、硫酸镁等，在检测过程需加硝酸处理，则不再加过硫酸铵。但须加热煮沸除去氧化氮，因硝酸中可能含亚硝酸，能与硫氰酸根离子作用，生成红色亚硝酰硫氰化物，影响比色。

$$HNO_2+SCN^-+H^+ \longrightarrow NO \cdot SCN+H_2O$$

因为铁盐与硫氰酸根生成配位离子的反应是可逆的，加入过量硫氰酸铵可以增加生成配位离子的稳定性，提高反应灵敏度，还能消除氯化物等干扰。

（5）若供试管与对照管色调不一致或所呈红色太浅而不能比较时，可分别移入分液漏斗中，各加正丁醇或异戊醇提取后比色。因硫氰酸铁配位离子在正丁醇等有机溶剂中溶解度大，故能增加颜色深度，且能排除某些干扰物质的影响。

（6）硫氰酸根离子能与多种金属离子发生反应，如高汞、锌、锑等离子可与硫氰酸根离子生成配位化合物而降低硫氰酸铁配位离子颜色深度，某些金属离子如银、铜、钴等也能与硫氰酸根离子生成有色沉淀而干扰检查，在设计方法时应予以注意。

（7）许多酸根阴离子如 SO_4^{2-}、Cl^-、PO_4^{3-}、枸橼酸根等可与 Fe^{3+} 形成无色配位化合物而干扰检查。排除干扰的方法是适当增加酸度，增加硫氰酸铵试剂的用量，用正丁醇提取后比色等。

（8）某些有机药物，特别是环状结构的有机药物，在实验条件下不溶解或对检查有干扰，需经炽灼破坏，使铁盐呈三氧化二铁留于残渣中，处理后再依法检查，如盐酸普鲁卡因等。

 知识考点

铁盐检查的原理、方法及其注意事项。

四、重金属检查法

重金属系指在实验条件下能与硫代乙酰胺或硫化钠试液作用而显色的金属杂质，如银、铅、汞、铜、镉、铋、锑、锡、镍、锌等。重金属可以影响药物的稳定性及安全性，故必须严格控制其在药物中的含量。药品在生产过程中遇到铅的机会较多，铅易在体内蓄积而引起中毒，故检查重金属以铅为代表，作为限量对照。《中国药典》（2010 年版）重金属检查共收载了 3 种方法。

第一法　又称为硫代乙酰胺法

（一）测定原理

硫代乙酰胺在酸性（pH 为 3.5 醋酸盐缓冲液）条件下水解，产生硫化氢，与微量重金属离子（以 Pb^{2+} 为代表）生成黄色到棕黑色的硫化物均匀混悬液。

$$CH_3CSNH_2+H_2O \longrightarrow CH_3CONH_2+H_2S$$
$$Pb^{2+}+H_2S \longrightarrow PbS \downarrow +2H^+$$

（二）操作方法

取 25ml 钠氏比色管 3 支，甲管中加入标准铅溶液一定量与醋酸盐缓冲液（pH 为 3.5）2ml后，加水或规定的溶剂稀释成 25ml，乙管中加入按各药品项规定下的方法制成的供试液 25ml，丙管中加入与乙管相同量的供试品,加配制供试品的溶剂适量使溶解,再加与甲管相同量的标准铅溶液与醋酸盐缓冲液(pH 为 3.5)2ml 后,用溶剂稀释成 25ml;再在甲、乙、丙 3 管中分别加入硫代乙酰胺试液各 2ml,摇匀,放置 2 分钟,同置白纸上,自上向下透视,当丙管中显出的颜色不浅于甲管时,乙管中显示的颜色与甲管比较,不得更深。如丙管中显出的颜色浅于甲管,应取样按第二法重新检查。

(三) 注意事项

(1) 用硝酸铅配制标准铅贮备液,并加入硝酸防止铅盐水解。标准铅溶液于临用前取贮备液稀释而成,每 1ml 标准铅溶液相当于 10μg 的 Pb。

(2) 本法的适宜目视比色范围为 27ml 溶液中含 10~20μg 的 Pb,相当于标准铅溶液 1~2ml。

(3) 溶液的 pH 对于金属离子与硫化氢呈色影较大,PH 为 3.0~3.5 时,硫化铅沉淀较完全,若酸度增大,重金属离子与硫化氢呈色变浅,酸度太大时甚至不显色。故供试品若用强酸溶解或在处理中用了强酸,则应在加入醋酸盐缓冲液前加氨水至对酚酞指示剂显中性。

(4) 若供试液呈色,应在加硫代乙酰胺前于甲管中滴加少量稀焦糖溶液(蔗糖用小火加热后,再混悬于水中制成。随加热的温度不同,其水溶液呈黄、褐或棕黑色。根据供试品溶液颜色,适当掌握蔗糖的加热程度)或其他无干扰的有色溶液,使之与乙管、丙管的颜色一致,然后再加硫代乙酰胺试液比色。若仍不能使颜色一致时,应取样按第二法检查。

(5) 供试品中若有微量高铁盐存在,在酸性溶液中可氧化硫化氢析出硫,干扰检测。可在甲、乙、丙 3 管中分别加入相同量维生素 C 0.5~1.0g,使 Fe^{3+} 还原成 Fe^{2+},再依法检查。

(6) 配制供试品溶液时,如使用的盐酸超过 1ml,氨试液超过 2ml,或加入其他试剂进行处理者,除另有规定外,甲管溶液应取同样同量的试剂置瓷皿中蒸干后加乙酸盐缓冲液(pH 为 3.5)2ml 与水 15ml,微热溶解后移置纳氏比色管中,加标准铅溶液一定量,再用水或各品种项下规定的溶剂稀释成 25ml。

(7) 药物本身能生成不溶性硫化物,干扰重金属检查的,应作相应处理。例如,检查葡萄糖酸锑钠中的铅盐,取本品加水和酒石酸溶解后,加 10% 氢氧化钠试液和氰化钾试液,使其与锑形成更稳定的配位化合物,再加入硫化钠试液时,不致生成有色硫化锑,干扰铅的检出。

第二法　炽灼后硫代乙酰胺法

适用于含芳环、杂环,以及不溶于水、稀酸及乙醇的有机药物。本法是先将供试品炽灼破坏,使与有机分子结合的重金属游离,再按第一法检查。

(一) 测定原理

重金属可能会与芳环、杂环形成较牢固的价键,先将供试品在 500~600℃ 炽灼破坏后,使供试品中与有机分子结合的重金属游离,经处理后,再按第一法进行检查。

(二) 操作方法

供试溶液的制备:除另有规定外,取该品种在 500~600℃ 灼烧的炽灼残渣项下遗留的残渣,加硝酸 0.5ml,蒸干,至氧化氮蒸气除尽后(或取供试品适量,缓缓炽灼至完全炭化,放冷,加硫酸 0.5~1.0ml,使恰湿润,用低温加热至硫酸除尽后,加硝酸 0.5ml,蒸干,至氧化氮蒸气除尽后,放冷,在 500~600℃ 炽灼使完全灰化),放冷,加盐酸 2.0ml,置水浴上蒸干后加水 15ml,滴加氨试液至对酚酞指示液显中性,再加醋酸盐缓冲液(pH3.5)2ml,微热溶解后,移置纳氏比色管乙管中,加水稀释成 25ml。

对照溶液的制备:另取配制供试溶液的试剂,置瓷皿中蒸干后,加醋酸盐缓冲液(pH3.5)2ml 与水 15ml,微热溶解后,移置纳氏比色管甲管中,加标准铅溶液一定量,加水稀释成 25ml。

再在甲、乙两管中分别加入硫代乙酰胺试液各 2ml,摇匀,放置 2 分钟,同置白纸上,自上向下透视,乙管中显示的颜色与甲管比较,不得更深。

(三) 注意事项

(1) 炽灼温度越高,重金属损失越多,因此应控制炽灼温度在 500~600℃。

(2) 炽灼残渣加硝酸处理,必须蒸干,至氧化氮蒸气除尽,防止亚硝酸氧化硫代乙酰胺水解产生的硫化氢而析出硫,影响比色。

(3) 含钠盐或氟的有机药物在炽灼时能腐蚀瓷坩埚而引入重金属,应改用铂坩埚或硬质玻璃蒸发皿。例如,乳酸钠溶液中重金属的检查因乳酸钠对重金属离子有掩蔽作用,不能采用第一法检查,故采用第二法检查,因本品是碱金属盐,所以规定用铂或石英坩埚。

 案例 4-5   **色氨酸中重金属的检查**

取炽灼残渣项下遗留的残渣,按第二法检查,含重金属不得过百万分之十。操作时将样品置瓷坩埚中,采用硫酸作破坏剂,需要注意炽灼温度控制在 500~600℃使完全灰化(约需 3 小时),温度太低,灰化不完全,温度过高则重金属挥发损失,如铅在 700℃经 6 小时炽灼,回收率只有 32%。所得炽灼残渣加硝酸使有机物进一步分解破坏完全,蒸干除尽氧化氮,防止亚硝酸氧化硫代乙酰胺水解产生的硫化氢而析出硫,影响比色。蒸干后的残渣加盐酸使重金属转化为易溶于水的氯化物,再于水浴上蒸干去除残留盐酸后加水溶解,以氨试液调至对酚酞指示液显中性,加醋酸盐缓冲液(pH 为 3.5)微热溶解后,依法检查。

第三法　又称为硫化钠法

适用于溶于碱而不溶于稀酸或在稀酸中即生成沉淀的药物,如磺胺类、巴比妥类药物。

(一) 检查原理

以硫化钠为显色剂,Pb^{2+} 与 S^{2-} 在碱性条件下生成 PbS 微粒的混悬液,与一定量标准铅溶液经同法处理后所呈颜色比较。

$$Pb^{2+} + Na_2S \xrightarrow{\text{NaoH}} PbS \downarrow （黄色~棕黑色）$$

(二) 操作方法

除另有规定外,取供试品适量,加氢氧化钠试液 5ml 与水 20ml 溶解后,置纳氏比色管中,加硫化钠试液 5 滴,摇匀,与一定的标准铅溶液同样处理后的颜色比较,不得更深。

重金属的检查方法较多,各国药典采用的检查方法也不尽相同。对于不同的药物,应选择适当的方法进行检测。

 知识考点

重金属检查的原理、方法及其注意事项。

五、砷盐检查法

砷盐是毒性杂质,多由药物生产过程中使用的无机试剂及搪瓷反应器引入。《中国药典》(2010 年版)检查砷盐的方法有古蔡法、二乙基二硫代氨基甲酸银法。

古 蔡 氏 法

(一) 检查原理

古蔡法检查砷的原理是利用金属锌与酸作用产生新生态的氢,与药物中微量砷盐反应生成具有挥发性的砷化氢,遇溴化汞试纸,产生黄色至棕色的砷斑,与同等条件下一定量标准砷溶液所生成的砷斑比较,判定药物中砷盐的限量。

$$As^{3+}+3Zn+3H^+\longrightarrow 3Zn^{2+}+AsH_3\uparrow$$

$$AsO_3^{3+}+3Zn+9H^+\longrightarrow 3Zn^{2+}+3H_2O+AsH_3\uparrow$$

$$AsO_4^{3+}+4Zn+11H^+\longrightarrow 4Zn^{2+}4H_2O+AsH_3\uparrow$$

砷化氢与溴化汞试纸作用:

$$AsH_3+3HgBr_2\longrightarrow 3HBr+As(HgBr)_3(黄色)$$

$$2As(HgBr)_3+AsH_3\longrightarrow 3AsH(HgBr)_2(棕色)$$

(二) 操作方法

古蔡法检查砷的装置见图 4-1。

测定时,于导气管 C 中装入醋酸铅棉花 60mg,装管高度约 60～80mm,再于旋塞 D 的端平面放一片溴化汞试纸(试纸的大小能覆盖孔径而不露出平面外为宜),盖上旋塞盖 E 并旋紧。

标准砷斑的制备:精密量取标准砷溶液 2ml,置 A 瓶中,加盐酸 5ml 与水 21ml,再加碘化钾试液 5ml 与酸性氯化亚锡试液 5 滴,在室温放置 10 分钟后,加锌粒 2g,立即将装妥的导气管 C 密塞于 A 瓶上,并将 A 瓶置 25～40℃的水浴中,反应 45 分钟,取出溴化汞试纸,即得。

供试品检查:取按药品规定方法制成的供试液,置 A 瓶中,照标准砷斑的制备,自"再加碘化钾试液 5ml"起,依法操作,将生成的砷斑与标准砷斑比较,不得更深。

(三) 注意事项

(1) 五价砷在酸性溶液也能被金属锌还原为砷化氢,但生成砷化氢的速度较三价砷慢,故在反应液中加入碘化钾及氯化亚锡,将供试品中可能存在的 As^{5+} 还原成 As^{3+},碘化钾被氧化生成的碘又可被氯化亚锡还原为碘离子,碘离子又可与反应中产生的锌离子形成稳定的配位离子,有利于生成砷化氢反应的不断进行。

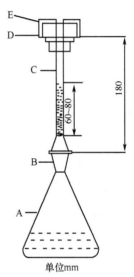

图 4-1　古蔡氏法检砷装置

A. 标准磨口锥形瓶;B. 中空的标准磨口塞;C. 导气管;D. 具孔的有机玻璃旋塞;E. 具孔有机玻璃旋塞

单位mm

$$AsO_4^{3-}+2I^-+2H^+\longrightarrow AsO_3^{3-}+I_2+H_2O$$

$$AsO_4^{3-}+Sn^{2+}2H^+\longrightarrow AsO_3^{3-}+Sn^{4+}+H_2O$$

$$I_2+Sn^{2+}\longrightarrow 2I^-+Sn^{4+}$$

$$4I^-+Zn^{2+}\longrightarrow [ZnI_4]^{2-}$$

氯化亚锡与碘化钾还能抑制锑化氢的生成,因锑化氢也能与溴化汞试纸作用生成锑斑。在实验条件下,100μg 锑存在也不干扰测定。氯化亚锡还能促进锌与盐酸作用,即纯锌与纯盐酸作用较慢,加入氯化亚锡,锌置换出锡沉积在锌的表面,形成局部电池,可加快锌与盐酸作用,使氢气均匀而连续地发生。

(2) 醋酸铅棉花用于吸收供试品及锌粒中可能含有的少量的硫化物在酸性条件下产生的硫化氢气体,避免硫化氢气体与溴化汞试纸作用产生硫化汞色斑干扰测定结果。《中国药典》

(2010 年版)规定用醋酸铅棉花 60mg,装管高度 60~80mm,并控制醋酸铅棉花填充的松紧度,使既能消除硫化氢的干扰(1mgS^{2-}存在也不干扰测定),又可使砷化氢以适宜的速度通过。导管中的醋酸铅棉花应保持干燥,如有润湿,应重新更换。

(3) 标准砷溶液临用前取三氧化二砷配制的储备液稀释而成,每 1ml 标准砷溶液相当于 1μg 的 As。砷斑颜色过深或过浅都会影响比色的准确性。《中国药典》(2010 年版)规定标准砷斑为 2ml 标准砷溶液制成,可得清晰的砷斑。药物的含砷限量不同,应在标准砷溶液取量为 2ml 的前提下,改变供试品的取量。

(4) 溴化汞试纸与砷化氢作用较氯化汞试纸灵敏,其灵敏度为 1μg(以 As$_2$O$_3$ 计),但所呈砷斑不够稳定,反应中应保持干燥及避光,反应完毕后立即比色。制备溴化汞试纸所用的滤纸宜采用质地疏松的定量滤纸。

(5) 供试品若为硫化物、亚硫酸盐、硫代硫酸盐等,在酸性液中能产生硫化氢或二氧化硫气体,与溴化汞作用生成黑色硫化汞或金属汞,干扰比色。故应先加硝酸处理,使氧化成硫酸盐,过量的硝酸及产生的氮的氧化物须蒸干除尽,如硫代硫酸钠中砷盐的检查。

(6) 供试品若为铁盐,能消耗碘化钾、氯化亚锡等还原剂,影响测定条件,并能氧化砷化氢,干扰测定,故应先加酸性氯化亚锡试液,将高铁离子还原成低铁离子后再依法检测,如枸橼酸铁铵中砷盐的检查。

(7) 供试品若为强氧化剂或在酸性溶液中能产生强氧化性物质者,如亚硝酸钠在酸性中能产生亚硝酸和硝酸,不仅消耗锌粒且产生氮的氧化物能氧化新生态的氢,影响砷化氢的生成。因此,需加入硫酸先行分解后再依法测定。

(8) 具有环状结构的有机药物,因砷可能以共价键与其结合,要先进行有机破坏,否则检出结果偏低或难以检出。《中国药典》(2010 年版)采用碱破坏法,常用的碱是石灰。即供试品与无砷氢氧化钙混匀,加水润湿,烘干,小火灼烧炭化,再在 500~600℃ 炽灼完全灰化,有机结合的砷成为亚砷酸钙。环状结构的有机酸碱金属盐用石灰不能破坏完全,需用无水碳酸钠进行碱破坏。此外,也有用硝酸镁乙醇溶液进行灼烧破坏分解有机物,使砷成为非挥发性砷酸镁 [Mg$_3$(AsO$_4$)$_2$],残渣质轻,加盐酸易于溶解。

(9) 若供试品需经有机破坏后再进行检砷,则在制备标准砷斑时,应取标准砷溶液 2ml 代替供试品,照供试品规定的方法同法处理后,再依法制备标准砷斑。

(10) 砷斑遇光、热及湿气则褪色。如需保存,可将砷斑在石蜡饱和的石油醚溶液中浸过晾干或避光置于干燥器内,也可将砷斑用滤纸包好夹在记录本中保存。

二乙基二硫代氨基甲酸银法(Ag-DDC 法)

本法的检查原理是利用金属锌与酸作用产生新生态氢,与微量砷盐反应生成具挥发性的砷化氢,还原二乙基二硫代氨基甲酸银,产生红色的胶态银,与同条件下定量的标准砷溶液所呈色进行目视比色或在 510nm 波长处测定吸收度,进行比较,以控制砷盐的限量(图 4-2)。

本反应为可逆反应,加入有机碱使与 HDDC(二乙基二硫代氨基甲酸)结合,有利于反应向右定量进行完全,所以《中国药典》(2010 年版)规定配制 Ag-DDC 试液时,加入一定量的三乙胺。

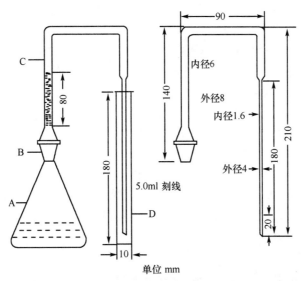

图 4-2　二乙基二硫代氨基甲酸银法检砷装置

A. 标准磨口锥形瓶；B. 中空的标准磨口塞；C. 导气管；D. 平底玻璃管

 知识考点

砷盐检查的装置、原理及其注意事项。

六、干燥失重测定法

干燥失重系指药物在规定的条件下，经干燥至恒重后所减失的重量，通常以百分率表示。干燥失重检查法主要控制药物中的水分及挥发性物质，如乙醇等。

计算公式：

$$干燥失重(\%) = \frac{干燥至恒重后减失的重量}{供试品重量} \times 100\%$$

测定的方法有以下几种。

(一) 常压恒温干燥法

本法适用于受热较稳定的药物。

将供试品置相同条件已干燥至恒重的扁形称量瓶中，精密称定，于烘箱内在规定温度和时间条件下干燥至恒重，以减失的重量和取样量计算供试品的干燥失重。

干燥温度一般为105℃，干燥时间除另有规定外，根据含水量的多少，一般在达到指定温度±2℃干燥2~4小时，取出后置于干燥器中放冷至室温后称重，第二次及以后各次称重均应在规定条件下继续干燥1时后进行。为了使水分及其他挥发性物质易于挥散，供试品应平铺于扁形称瓶中，其厚度不超过5mm，对于疏松物质，厚度也不能超过10mm。如为大颗粒结晶，应研细至粒度约2mm。含结晶水的药物，在105℃不易除去，可提高干燥温度，如枸橼酸钠，要求在180℃干燥至恒重。某些药物中含有较大量的水分，熔点又较低，如直接在105℃干燥，供试品即熔化，表面结成一层薄膜，使水分不易继续挥发，应先在低温干燥，使大部分水分除去后，再于规定温度干燥，如硫代硫酸钠，先在40~50℃干燥，然后渐次升温至105℃干燥至恒重。供试品如为膏状物，先在称量瓶中置入洗净的粗砂粒及一小玻璃棒，在规定温度烘至恒重后，称入一定量的供试品,用玻璃棒搅匀进行干燥,并在干燥过程中搅拌数次,促使水分挥发,直至恒重。某些受热分解而达不到恒重的药物,采用一定温度下干燥一定时间减失的重量代表干燥失重,如右旋糖酐20的干燥失重,在105℃干燥6小时,减失重量不得超过5%。

(二)干燥剂干燥法

本法适用于受热易分解或挥发的药物,如氯化铵、苯佐卡因等。

将供试品置于干燥器内,利用干燥器内的干燥剂吸收供试品中的水分,干燥至恒重。常用的干燥剂有硅胶、硫酸和五氧化二磷等,其中五氧化二磷的吸水效力、吸水容量和吸水速度均较好,但价格较贵,且不能反复使用。硫酸的吸水效力与吸水速度次于五氧化二磷,但吸水容量比五氧化二磷大,价格也较便宜。硅胶的吸水效力仅次于五氧化二磷,大于硫酸,由于其使用方便、价廉、无腐蚀性且可反复使用,所以是最常用的干燥剂。硅胶加有氯化钴后为变色硅胶,干燥后生成无水氯化钴而呈蓝色,吸水后生成含两分子结晶水的氯化钴而呈淡红色,于140℃干燥后又复成蓝色,可反复使用。

(三)减压干燥法

本法适用于熔点低、受热不稳定及难去除水分的药物。

在减压条件下,可降低干燥温度和缩短干燥时间。有的药物熔点低,或对热不稳定不能加热,则可在减压干燥器中采用减压下干燥的方法。能耐受一定温度的药物,可采用减压下加热干燥的方法。

减压下加热干燥时使用恒温减压干燥箱,采用减压干燥器或恒温减压干燥箱时,除另有规定外,压力应在2.67kPa(20mmHg)以下。

知识考点

干燥失重法的三种方法及适用范围。

七、水分测定法

药物中水分的存在,可使药物发生水解、霉变等。《中国药典》(2010年版)采用费休法及甲苯法测定药物中的水分,但主要采用费休法,该法又称为卡尔费休水分滴定法,其特点是操作简便、专属性强、准确度高,适用于受热易破坏的药物。

(一)测定原理

费休水分测定,是非水溶液中的氧化还原滴定,采用的标准滴定液称为费休试液,是由碘、二氧化硫、吡啶和甲醇按一定比例组成。测定的原理是利用碘氧化二氧化硫为三氧化硫时,需要一定量的水分参加反应。

$$I_2 + SO_2 + H_2O \rightleftharpoons 2HI + SO_3$$

由于上述反应是可逆的,为了使反应向右进行完全,加入无水吡啶定量地吸收HI和SO_3,形成氢碘酸吡啶和硫酸酐吡啶。

$$I_2 + SO_2 + 3C_5H_5N + H_2O \longrightarrow 2C_5H_5N \cdot HI + C_5H_5N \cdot SO_3$$

但生成的硫酸酐吡啶不够稳定,加入无水甲醇可使其转变成稳定的甲基硫酸氢吡啶。滴定的总反应为:

$$I_2 + SO_2 + 3C_5H_5N + CH_3OH + H_2O \longrightarrow 2C_5H_5N \cdot HI + C_5H_5N \cdot HSO_4 \cdot CH_3$$

由滴定总反应可知,每 1mol 水需要 2mol 碘、1mol 二氧化硫、3mol 吡啶和 1mol 甲醇。吡啶和甲醇不仅参与滴定反应,是反应产物的组成部分,而且还起溶剂作用。指示滴定终点的方法有两种:①自身作指示剂,即利用碘的颜色指示终点,终点前溶液呈浅黄色,终点时为红棕色(微过量的费休试剂中碘的颜色)。②永停滴定法:按永停滴定法操作,终点时电流计指针突然偏转,并持续数分钟不退回。该法灵敏、准确,尤其适用于有颜色溶液的测定。

配制费休试液对试剂的纯度要求较高,特别对试剂含水量的要求应控制在 0.1% 以下,所用的碘应置硫酸干燥器内干燥 48 小时以上。二氧化硫如取自贮气钢瓶,应先使其通过浓硫酸洗气瓶脱水,配制时,取碘置具塞的烧瓶中,加无水吡啶一定量。待碘全部溶解后,加入无水甲醇,将烧瓶置冰浴中冷却,再通入干燥的二氧化硫使重量增至规定重量。配好的试液不稳定,应置暗处放置 24 小时后再标定,下次临用前应重新标定。

(二) 操作方法

《中国药典》(2010 年版)采用水分测定仪直接标定费休试液,或取干燥的具塞玻瓶,精密加入重蒸馏水约 30mg,除另有规定外加入无水甲醇 2~5ml,用费休试液滴至溶液由浅黄变为红棕色,或用永停滴定法指示终点;另作空白试验校正,按下式计算费休试剂的滴定度:

$$F = \frac{W}{A-B}$$

式中,F 为滴定度(每 1ml 费休试液相当于水的重量);W 为重蒸馏水的重量(mg);A 为滴定时所消耗费休试液的容积(ml);B 为空白所消耗费休试液的容积(ml)。

供试品的测定:精密称取供试品适量(约消耗费休试液 1~5ml),除另有规定外,溶剂为无水甲醇,用水分测定仪直接测定;或将供试品置干燥的具塞玻瓶中,加溶剂 2~5ml,在不断振摇(或搅拌)下用费休试液滴定至溶液由黄色变为红棕色,或用永停滴定法指示终点,另作空白试验,按下式计算:

$$供试品中水分含量(\%) = \frac{(A-B) \cdot F}{W} \times 100\%$$

式中,A 为供试品所消耗费休试液的容积(ml);B 为空白所消耗费休试液的容积(ml);F 为每 1ml 费休试液相当于水的重量(mg);W 为供试品重量(mg)。

📒 **案例 4-6**   **注射用青霉素钠水分测定**

精密称取本品 0.7540g,置干燥具塞玻瓶中,加无水甲醇 5ml 充分振摇后,用费休试液滴至溶液由浅黄色变为红棕色,消耗费休试液 2.15ml;另取无水甲醇 5ml,同法测定,消耗费休试液 0.15ml,求青霉素钠的含水量(已知每 1ml 费休试液相当于 3.52mg 的水)

解析:

$$H_2O\% = \frac{(2.15-0.15) \times 3.52}{0.7540 \times 1000} \times 100\% = 0.93\%$$

测定供试品的水分时可根据费休试剂的 F 值及供试品的含水限量来确定供试品的取样量,供试品的取样量一般以消耗费休试液 1~5ml 为宜,费休试液的 F 值应在 4.0mg/ml 上下为宜,F 值降低至 3.0mg/ml 以下时,滴定终点不敏锐,不宜再用。整个操作应迅速,且不宜在阴雨或空气湿度太大时进行。

费休法不适用于测定氧化剂、还原剂,以及能与试液生成水的化合物的测定,如铬酸盐、过氧化物、硫代硫酸盐、硫化物、碱性氧化物及含氧弱酸盐等。一些羰基化合物如活泼的醛、酮可与试剂中的甲醇作用,生成缩醛和水,也会干扰测定。

《中国药典》(2010 年版)也还采用甲苯法测定药物的水分。该法常用于测定颜色较深的药品或氧化剂、还原剂、皂类、油类等。

八、炽灼残渣检查法

有机药物经炭化或无机药物加热分解后,加硫酸湿润,先低温再高温(700~800℃)炽灼,使完全灰化,有机物分解挥发,残留的非挥发性无机杂质(多为金属氧化物或无机盐类)成为硫酸盐,称为炽灼残渣。药典对某些不含金属的有机药物,规定应进行炽灼残渣检查,应符合限量规定。

具体方法:精密称取规定重量的供试品,置坩埚中,先缓缓加热(为了避免供试品骤然膨胀逸出,可采用坩埚斜置方式)直至完全炭化,放冷,加硫酸 0.5~1ml 使湿润,低温加热至硫酸蒸气除尽后,在 700~800℃炽灼使完全灰化,移至干燥器内,放冷至室温,精密称定后,再在 700~800℃炽灼至恒重,计算限量。

计算公式:

$$炽灼残渣(\%) = \frac{炽灼至恒重后残渣重量}{供试品取样量} \times 100\%$$

药物的炽灼残渣限量一般为 0.1%~0.2%,供试品的取用量应根据炽灼残渣限量和称量误差决定。取量过多,炭化和灰化时间太长;取量过少,加大称量相对误差。一般应使炽灼残渣量为 1~2mg。因此,如限量为 0.1%者,取样量约为 1g,若限量为 0.05%,取样量则应约为 2g;限量在 1%以上者,取样可 1g 以下。如贵重药物或供试品数量不足时,取样可酌情减少。

重金属在高温下易挥发,如供试品需将残渣留作重金属检查,则炽灼温度须控制在 500~600℃。挥发性无机药物如盐酸、氯化铵等受热易挥发或分解,残留非挥发性杂质,也按上法检查炽灼残渣。

 知识考点

炽灼残渣检查法的温度。

九、易炭化物检查法

易炭化物检查是检查药物中夹杂的遇硫酸易炭化或易氧化而呈色的微量有机杂质。此类杂质多数是结构未知的,用硫酸呈色的方法可以简便地控制此类杂质的总量。

具体方法:取内径一致的比色管两支,甲管中加各品种项下规定的对照液 5ml;乙管中加硫酸[94.5%~95.5%(g/g)]5ml 后,分次缓缓加入规定量的供试品,振摇使溶解。除另有规定外,静置 15 分钟后,将两管同置白色背景前比色,乙管中所显颜色不得比甲管更深。

供试品如为固体,应先研细,如需加热才能溶解时,可取供试品与硫酸混合均匀,加热溶解后,放冷至室温,再移置比色管中。

对照液主要有 3 类:①用"溶液颜色检查"项下的标准比色液作为对照液;②用比色用氯化钴液、比色用重铬酸钾液和比色用硫酸铜液按规定方法配成的对照液;③一定浓度的高锰酸钾液。

十、溶液颜色检查法

溶液颜色检查法是控制药物在生产过程或贮存过程中产生有色杂质限量的方法。《中国药典》(2010 年版)采用目视比色法、分光光度法及色差计法检查药物溶液的颜色。

(一) 目视比色法

取规定量的供试品,加水溶解,置 25ml 的纳氏比色管中,加水稀释至 10ml,另取规定色调和色号的标准比色液 10ml,置于纳氏比色管中,两管同置白色背景前,自上向下透视或平视观察,供试品管呈现的颜色与对照品管比较,不得更深。

标准比色液由 3 种有色无机盐重铬酸钾、硫酸铜和氯化钴按不同比例配制而成。其方法如下。

1. 标准原液的配制　比色用重铬酸钾液(黄色原液)、比色用硫酸铜液(蓝色原液)和比色用氯化钴液(红色原液)比色液的配制。重铬酸钾液为每 1ml 水溶液中含 0.800mg 的 $K_2Cr_2O_7$,硫酸铜液为每 1ml 水溶液中含 62.4mg 的 $CuSO_4 \cdot 5H_2O$,氯化钴溶液为每 1ml 水溶液中含 59.5mg $COCl_2 \cdot 6H_2O$。

2. 标准贮备液配制　按表 4-1,分别取不同比例的氯化钴、重铬酸钾、硫酸铜比色液和水,配成黄绿、黄、橙黄、橙红和棕红 5 种色调的标准贮备液。

表 4-1　各种色调标准贮备液的配制

色调	比色用氯化钴液/ml	比色用重铬酸钾液/ml	比色用硫酸铜液/ml	水/ml
黄绿色	1.2	22.8	7.2	68.8
黄色	4.0	23.3	0	72.7
橙黄色	10.6	19.0	4.0	66.4
橙红色	12.0	20.0	0	68.0
棕红色	22.5	12.5	2.0	45.0

3. 标准比色液配制　按表 4-2,量取各色调标准贮备液与水,配制各种色调色号标准比色液。

表 4-2　各种色调色号标准比色液配制

色号	1	2	3	4	5	6	7	8	9	10
贮备液/ml	0.5	1.0	1.5	2.0	2.5	3.0	4.5	6.0	7.5	10.0
加水量/ml	9.5	9.0	8.5	8.0	7.5	7.0	5.5	4.0	2.5	0

检查时根据药物有色杂质的颜色及对其限量的要求,选择相应颜色一定色号的标准比色液作为对照液,进行比较。例如,注射用对氨基水杨酸钠溶液颜色的检查方法:取供试品一瓶,加水溶解制成每 1ml 含 0.2g 的溶液,与黄色 6 号标准比色液比较,不得更深。

(二) 分光光度法

分光光度法是通过测定溶液的吸光度来检查药物中有色杂质限量的方法,更能反映溶液中有色杂质的变化。本法测定时,取一定量供试品,加水溶解,必要时滤过,滤液照分光光度法于规定波长处测定吸收度,不得超过规定值。

例如,维生素 C 易受外界条件影响而变色,规定取本品 3.0g,加水 15ml,振摇使溶解,溶液经 4 号垂熔玻璃漏斗滤过,滤液于 420nm 波长处定吸光度,不得过 0.03。

(三) 色差计法

色差计法是通过色差计直接测定溶液的透射三刺激值,对其颜色进行定量表述和分析的方法。当目视比色法较难判定供试品与标准比色液之间的差异时,应考虑采用本法进行测定与判断。

供试品与标准比色液之间的颜色差异,可以通过分别比较供试品与水之间的色差值来得到,也可以通过直接比较它们之间的色差值来得到。

 知识考点

溶液颜色检查方法。

十一、澄清度检查法

澄清度测定是检查药品溶液中的不溶性杂质,在一定程度上可反映药品的质量和生产工艺水平,尤其对于注射用原料药,检查其溶液的澄清度,有较为重要的意义。

检查时,将一定浓度的供试品溶液与规定级号的浊度标准液分别置配对的比浊用玻璃管中,在浊度标准液制备5分钟后,在暗室内垂直同置于伞棚灯下,照度为1000lx,从水平方向观察,比较,判断供试品澄清度是否合格。当供试品的澄清度与所用溶剂相同或未超过0.5级浊度标准液时,称为澄清。

大多数药物的澄清度检查是以水为溶剂,但有时也用酸、碱或有机溶剂(如乙醇、甲醇、丙酮等)作为溶剂,对于有机酸的碱金属盐类药物,通常强调用"新沸过的冷水",因为如果水中有二氧化碳会影响其澄清度。

浊度标准液的配制方法如下。

1. 浊度标准贮备液的配制　利用硫酸肼与乌洛托品(六次甲基四胺)反应制备浊度标准贮备液。称取于105℃干燥至恒重的硫酸肼1.00g,置100ml量瓶中,加水适量使溶解,必要时在40℃的水浴中温热溶解,并用水稀释至刻度,摇匀,放置4~6小时;取此溶液与等量的10%乌洛托品溶液混合,摇匀,于25℃避光静置24小时,即得浊度标准贮备液。置冷处避光保存,可在2个月内使用。

原理:乌洛托品在偏酸性条件下水解产生甲醛,甲醛与肼缩合生成甲醛腙,不溶于水,形成白色浑浊。

2. 浊度标准原液的配制　取上述浊度标准贮备液15.0ml,置1000ml量瓶中,加水稀释至刻度,摇匀,即得浊度标准原液。该溶液照分光光度法测定,在550nm波长处的吸光度应为0.12~0.15,配制的浊度标准原液应在48小时内使用,用前摇匀。

3. 浊度标准液的配制　取浊度标准原液与水,按表4-3配制,即得不同级号的浊度标准液。该液应临用时制备,使用前充分摇匀。

表4-3　浊度标准液的配制

级号	0.5	1	2	3	4
浊度标准原液/ml	2.5	5.0	10.0	30.0	50.0
水/ml	97.5	95.0	90.0	70.0	50.0

此外,《中国药典》(2010年版)还规定"注射液中不溶性微粒检查法",此项系在澄明度检查符合规定后,采用微孔滤膜-显微镜计数法检查供静脉滴注用注射液中的不溶性微粒。此微粒系指注射液可移动的不溶性外来物质。这些微粒进入血管能引起血管肉芽肿、静脉炎、血栓及血小板减少,对心肌、肝、肾等亦有损害。规定每1ml供检液中含10μm以上的微粒不得过20粒,含25μm以上微粒不得过2粒。此法与"澄清度"检查的概念是不同的,应予以注意。

知识考点

溶液澄清度检查方法

十二、酸碱度检查法

纯净药物的溶液或过饱和混悬液,其 pH 应较为恒定,进行酸碱度检查是保证药品质量的措施之一。检查时一般以新沸放冷的水为溶剂,不溶于水的药物可以用中性乙醇等有机溶剂溶解,或将药物与水混摇,使所含酸碱性杂质溶解,滤过,取滤液检查。药物的酸碱度检查,常采用下述三种方法。

(一) 酸碱滴定法

在规定的指示液条件下,用规定浓度的酸或碱滴定液滴定供试品溶液中碱性或酸性杂质,以消耗酸或碱滴定液的毫升数作为限度指标。例如,检查氯化钠的酸碱度:取本品 5.0g,加水 50ml 溶解后,加溴麝香草酚蓝指示液 2 滴,如显黄色(示为酸性),加氢氧化钠滴定液(0.02mol/L)0.10ml,应变为蓝色;如显蓝色或绿色(示为碱性),加盐酸滴定液(0.02mol/L)0.20ml,应变为黄色。

(二) 指示剂法

此法系利用规定的指示剂的变色 pH 范围来控制供试液中酸碱性杂质的限量。例如,纯化水的酸碱度检查:取本品 10ml,加甲基红指示液 2 滴,不得显红色(以控制其酸度);另取 10ml,加溴麝香草酚蓝指示液 5 滴,不得显蓝色(以控制其碱度),即纯化水的酸碱度控制在 pH 4.2~7.6。

(三) pH 测定法

该法采用电位法测定供试品溶液的 pH,检查其酸碱性杂质是否符合限量规定,用电位法直接测定溶液的 pH,准确度高。因此,对于酸碱度要求较严的注射液、供配制注射剂用的原科药,以及酸碱度会影响其稳定性的药物,大多采用本法检查酸碱度,如,注射用水的 pH,按"pH 测定法"检查,pH 应为 5.0~7.0。

十三、残留溶剂测定法

药物中的残留溶剂系指在原料药或辅料的生产中,以及在制剂制备过程中使用的,但在工艺过程中未能完全去除的有机溶剂。药品中常见的残留溶剂及限度见表 4-4,除另有规定外,第一、第二、第三类溶剂的残留限度应符合表中的规定;对其他溶剂,应根据生产工艺的特点,制定相应的限度,使其符合产品规范、药品生产质量管理规范(GMP)或其他基本的质量要求。

表 4-4　药品中常见的残留溶剂及限度

溶剂名称	限度%	溶剂名称	限度%
第一类溶剂(应该避免使用)		第二类溶剂(应该限制使用)	
苯	0.0002	二氧六环	0.038
四氯化碳	0.0004	2-乙氧基乙醇	0.016
1,2-二氯乙烷	0.0005	乙二醇	0.062
1,1-二氯乙烷	0.0008	甲酰胺	0.022
1,1,1-三氯乙烷	0.15	正己烷	0.029

溶剂名称	限度%	溶剂名称	限度%
第二类溶剂(应该限制使用)		甲醇	0.3
		2-甲氧基乙醇	0.005
乙腈	0.041	甲基丁基酮	0.005
氯苯	0.036	甲基环己烷	0.118
三氯甲烷	0.006	N-甲基吡啶咯烷酮	0.053
环己烷	0.388	硝基甲烷	0.005
1,2-二氯乙烯	0.187	吡啶	0.02
二氯甲烷	0.06	四氢噻吩	0.016
1,2-二甲基乙烷	0.01	四氢化萘	0.01
N,N-二甲基乙酰胺	0.109	四氢呋喃	0.072
N,N-二甲基甲酰胺	0.088	甲苯	0.089
		1,1,2-三氯乙烯	0.008
		二甲苯[①]	0.217
第三类溶剂(药品 GMP 或其他质量要求限制使用)		**第三类溶剂**(药品 GMP 或其他质量要求限制使用)	
乙酸	0.5	甲基异丁基酮	
丙酮	0.5	异丁醇	0.5
甲氧基苯	0.5	正戊烷	0.5
正丁醇	0.5	正戊醇	0.5
仲丁醇	0.5	正丙醇	0.5
乙酸丁酯	0.5	异丙醇	0.5
叔丁基甲基醚	0.5	乙酸丙酯	0.5
异丙基苯	0.5	**第四类溶剂**(尚无足够毒理学资料)[②]	0.5
二甲基亚砜	0.5	1,1-二乙氧基丙烷	
乙醇	0.5	1,1-二甲氧基甲烷	
乙酸乙酯	0.5	2,2-二甲氧基丙烷	
乙醚	0.5	异辛烷	
甲酸乙酯	0.5	异丙醚	
甲酸	0.5	甲基异丙基酮	
正庚烷	0.5	甲基四氢呋喃	
乙酸异丁酯	0.5	石油醚	
乙酸异丙酯	0.5	三氯乙酸	
乙酸甲酯	0.5	三氟乙酸	
3-甲基-1-丁醇	0.5		
丁酮	0.5		

①通常含有 60%间二甲苯、14%对二甲苯、9%邻二甲苯和 17%乙苯。

②药品生产企业在使用时应提供该类溶剂在制剂中残留水平的合理性论证报告。

（一）测定方法

《中国药典》（2010 年版）采用气相色谱法检查药物中的残留溶剂，收载了下列三种测定法。

1. 毛细管柱顶空进样等温法　当需要检查的有机溶剂数量不多，且极性差异较小时，可采用此法。

（1）色谱条件：柱温一般为 40~100℃；常以氮气为载气，流速为每分钟 1.0~2.0ml；以水为溶剂时顶空瓶平衡温度为 70~85℃，顶空瓶平衡时间为 30~60 分钟；进样口温度为 200℃；如采用火焰离子化检测器（FID），温度为 250℃。

（2）测定法：取对照品溶液和供试品溶液，分别连续进样不少于 2 次，测定待测峰的峰面积。

2. 毛细管柱顶空进样系统程序升温法　当需要检查的有机溶剂数量较多，且极性差异较大时，可采用此法。

（1）色谱条件：柱温一般先在 40℃维持 8 分钟，再以 8℃/min 的速度升至 120℃维持 10 分钟；以氮气为载气，流速为每分钟 2.0ml；以水为溶剂时顶空瓶平衡温度为 70~85℃，顶空瓶平衡时间 30~60 分钟；进样口温度为 200℃；如采用 FID 检测器，温度为 250℃。具体到某个品种的残留溶剂检查时，可根据该品种项下残留溶剂的组成调整升温程序。

（2）测定法：取对照品溶液和供试品溶液，分别连续进样不少于 2 次，测定待测峰的峰面积。

3. 溶液直接进样法　主要适用于企业对生产工艺中特定的残留溶剂的控制，可采用填充柱，亦可采用适宜极性的毛细管柱。

测定法：取对照品溶液和供试品溶液，分别连续进样 2~3 次，测定待测峰的峰面积。

（二）计算方法

1. 限度检查　除另有规定外，按品种项下规定的供试品溶液浓度测定。以内标法测定时，供试品溶液所得被测溶剂峰面积与内标峰面积之比不得大于对照品溶液的相应比值。以外标法测定时，供试品溶液所得被测溶剂峰面积不得大于对照品溶液的相应峰面积。

2. 定量测定　按内标法或外标法计算各残留溶剂的量。

 知识考点

残留溶剂检查方法。

第 4 节　特殊杂质检查

药物中的特殊杂质是指该药物的生产和贮存过程中引入的仅属该药物所特有的一些杂质，其中有些杂质的化学结构明确并有其标准品或对照品。特殊杂质的检查方法在《中国药典》（2010 年版）中列入该药的检查项下。特殊杂质的检查主要是利用药物和杂质在物理和化学性质上的差异进行。检查方法有物理分析法、化学分析方法、色谱分析法、光谱分析法等方法。

一、物理分析方法

利用药物和杂质在物理性质上的差异，如性状、颜色、溶解度及旋光性等方面存在不同，利用这些差异进行检查。

（一）性状上的差异

根据药物和杂质在性状上的不同,如,杂质具特殊臭味,来判断该杂质的存在。例如,麻醉乙醚中检查异臭,系取本品 10ml,置瓷蒸发器中,使自然挥发,挥散完毕后,不得有异臭;乙醇中检查杂醇油,系将乙醇滴在无臭清洁的滤纸上,待乙醇自然挥发后,不应留有杂醇油的异臭。

（二）颜色的差异

某些药物无色,而其分解产物有色,或从生产中引入了有色的有关物质,可通过检查供试品溶液的颜色来控制其有色杂质的量。检查溶液的颜色,可参照"溶液颜色检查法"检查。

例如,《中国药典》(2010 年版)中葡萄糖溶液的颜色检查。

（三）溶解行为的差异

有些药物可溶于水、有机溶剂或酸、碱中,而其杂质不溶或杂质可溶而药物不溶。利用药物和杂质溶解行为的差异可以检查药物中的杂质。

例如,《中国药典》(2010 年版)葡萄糖中糊精的检查。

（四）旋光法的差异

具有旋光活性的药物在制备过程中易引入光学异构体,利用它们旋光性质的差异(通过测定旋光度或比旋度)来控制杂质的限量。

例如,硫酸阿托品中检查莨菪碱,硫酸阿托品为消旋体,无旋光性,而莨菪碱为左旋体,《中国药典》(2010 年版)规定供试品溶液(50mg/ml)的旋光度不得超过 -0.4°,以控制莨菪碱的限量。

（五）利用药物和杂质光学性质的差异

1. 紫外分光光度法 利用紫外分光光度法检查杂质限量,通常是采用检查杂质吸光度的方法。即配制一定浓度的供试品溶液,选择在药品无吸收而杂质有吸收的波长处测定吸光度,规定测得的吸光度不得超过某一限值。例如,肾上腺素中间体肾上腺酮的检查,肾上腺酮在 310nm 处有吸收,而肾上腺素在此波长处无吸收,见图 4-3。《中国药典》(2010 年版)规定,取本品加盐酸(9→200)制成每 1ml 中含 2.0mg 的溶液,在 310nm 波长处测定,吸光度不得超过 0.05,已知肾上腺酮在该波长处吸收系数($E_{1cm}^{1\%}$)为 453。通过计算可知控制酮体的限量为 0.06%。

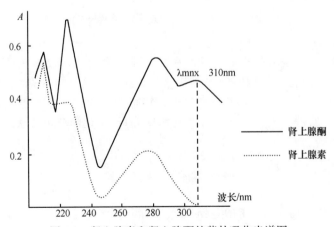

图 4-3 肾上腺素和肾上腺酮的紫外吸收光谱图

当杂质和药物在一定波长范围内都有吸收时,可用药物在某两个波长处的吸光度比值来控制杂质的量。例如,碘解磷定注射液中分解产物的检查,碘解磷定在盐酸(9→100)中,在 294nm 波长处有最大吸收,在 262nm 波长处有最小吸收,两波长处的吸收度比值经测定为 3.39。分解产物在 294nm 波长处无吸收,在 262nm 波长处有吸收,当含分解产物时,供试液在 262nm 波长处的吸收度值增大,可使两波长处的吸收度比值减少。因此,规定取本品含量测定项下的溶液,在 294nm 与 262nm 的波长处分别测定吸收度,其比值应不小于 3.1,以此控制本品中分解产物的量。

2. 比色法　药物中所含杂质与试剂反应呈现的颜色与限量杂质对照品经同法处理后所呈的颜色,除用目视法直接比较外,亦可用分光光度计测定吸收度后进行比较。《中国药典》(2010 年版)用于药物杂质检查的主要是利用药物与某一试剂显色后进行目视比色,判断是否超过限量,如维生素 K_1 中检查甲萘醌,就是利用其杂质能与氰基乙酸乙酯显蓝色,与含一定量对照品的对照液同法处理后进行目视比色,以确定维生素 K_1 中所含杂质甲萘醌是否超过限量。

3. 原子吸收分光光度法　是利用待测元素灯发出的特征谱线通过供试品蒸气时,被蒸气中待测元素的基态原子所吸收,通过测定辐射光强度减弱的程度可求出供试品中待测元素的含量。通常是通过比较标准品和供试品的吸光度,求得样品中待测元素的含量。原子吸收分光光度法所用仪器为原子吸收分光光度计。原子吸收分光光度法灵敏度高、专属性强,主要用于金属元素的测定。

4. 红外分光光度法　在杂质检查中,主要用于药物中无效或低效晶型的检查。某些多晶型药物由于晶型结构不同,某些化学键的键长、键角发生不同程度的变化,可导致红外吸收光谱中的某些特征带的频率、峰形和强度出现显著差异。因此可用红外吸收分光光度法检查药品中低效或无效晶型,结果可靠。例如,采用红外分光光度法检查甲苯咪唑中 A 晶型;无味氯霉素混悬剂中 A 晶型等。

二、化学分析方法

利用药物和杂质在化学性质上的差异,通常是选择杂质所特有的化学反应,借以检查杂质的存在。

(一) 杂质与一定试剂反应产生颜色

利用该性质检查杂质时,是规定一定反应条件下不得产生某种颜色,或与杂质对照品在相同条件下所呈现的颜色进行目视比色,也可用分光光度法测定其吸收度,应符合规定。

例如,阿司匹林中游离水杨酸的检查,利用阿司匹林结构中无酚羟基,不与高铁盐反应,水杨酸结构中含游离酚羟基,可与 Fe^{3+} 反应显紫色,用比色法检查,与一定量的对照液比较,颜色不得更深,用以控制游离水杨酸的量。检查盐酸吗啡中的罂粟酸,取本品一定量加水溶解后,加稀盐酸及三氯化铁试液,不得显红色。

(二) 杂质与一定试剂反应产生沉淀

如检查氯化钠中的钡离子,利用钡离子与硫酸根离子的沉淀反应进行检查。

(三) 杂质与一定试剂反应产生气体

如氧化锌中碳酸盐的检查:取本品 2.0g,加水 10ml 混合后,加稀硫酸 30ml,置水浴上加热,不得产生气泡(CO_2)。

（四）氧化还原性的差异

利用药物和杂质的氧化性或还原性的不同来检查杂质。

例如，葡萄糖酸亚铁中高铁盐的检查，即是利用高铁离子具有氧化性，《中国药典》（2010 年版）采用置换碘量法测定其含量。检查时，取供试品一定量加水溶解，加碘化钾适量，放置后，被高价铁离子氧化生成的碘用硫代硫酸钠滴定液滴定，每 1ml 的硫代硫酸钠滴定液（0.1mol/L）相当于 5.585mg 的铁。规定含高铁盐不得过 1.0%。

（五）酸碱性的差异

利用药物与杂质的酸碱性不同，来检查杂质的限量，如苯巴比妥中酸性杂质的检查，加甲基橙指示剂不得显红色。

三、色谱分析法

利用药物与杂质在色谱行为上的差异将其分离和检测，具有高分离效能，在药物的有关物质检查中应用最为广泛，常作为首选方法。特别是使用本法测定含量的药物，可同时进行杂质检查。

（一）薄层色谱法

在特殊杂质检查中，薄层色谱法是较常用的一种方法。该法具有简便、快速、灵敏、不需特殊设备等优点。按照操作方法可分为以下几种。

1. 灵敏度法（即在一定供试品及检查条件下，不允许有杂质斑点出现）　该法是在规定的试验条件下，利用显色剂对规定量的杂质的最小检出量来控制杂质限量的方法，如异烟肼中游离肼的检查，规定在实验条件下，在供试品主斑点前方与硫酸肼斑点相应的位置上，不得显黄色斑点。

2. 限量法（以一定浓度的待检杂质溶液作为对照品）　该法适用于待检杂质已经确定，并且具备该杂质的对照品。检查时，取一定浓度已知杂质的对照品溶液和供试品溶液，分别点在同一薄层板上，展开、显色定位后检查，供试品所含该杂质斑点的大小和颜色，不得超过杂质对照斑点。

3. 选用可能存在的某种物质作为杂质对照品　当药物中存在的杂质未完全确认或待检杂质不止一种时，可根据药物合成路线、化学性质等推断可能存在的杂质，并且能获得该物质的对照品，即可采用此法。应用本法需注意杂质斑点与对照品应具有可比性，如地塞米松磷酸钠中检查其他甾体，就是采用地塞米松作为对照品。

4. 将供试品稀释到适当浓度作为杂质对照溶液　当杂质的结构难以确定，或无杂质的对照品时，可采用此法，检查时将供试品溶液按限量要求稀释至一定浓度作为对照溶液，与供试品溶液分别点在同一薄层板上，展开后显色，供试品溶液所显杂质斑点颜色不得比对照溶液所显主斑点颜色深（或荧光强度）。

5. 选用质量符合规定的与供试品相同的药物作为杂质对照品　本法所选用的对照品与供试品成分相同，克服了 3、4 法中对照品与杂质斑点有时的不可比性，且不需要杂质对照品，但要求用作对照的药物中所含待检杂质须符合要求的限量水平，且稳定性好。

（二）高效液相色谱法

高效液相色谱法不仅可以分离，而且可以准确地测定各组分的含量。因此，在药物的杂质检查中，该法的应用日益广泛。现介绍以下几种方法。

1. 内标法加校正因子测定法　按各品种项下规定,精密称(量)取杂质对照品和内标物质,分别配成溶液,精密量取各溶液,配成校正因子测定用的对照溶液。取一定量注入高效液相色谱仪,记录色谱图,测量对照品和内标物质的峰面积或峰高;按下式计算校正因子:

$$校正因子(f) = \frac{A_S/C_S}{A_R/C_R}$$

式中,A_S 为内标物质的峰面积或峰高;A_R 为对照品的峰面积或峰高;C_S 为内标物质的浓度;C_R 为对照品的浓度。

供试品检测时,取各品种项下含有内标物质的供试品溶液注入高效液相色谱仪,记录色谱图,测量供试品中待测成分(或其杂质)和内标物质的峰面积或峰高,按下式计算含量:

$$含量(C_X) = f \times \frac{A_X}{A_S/C_S}$$

式中,A_X 为供试品(或其杂质)峰面积或峰高;C_X 为供试品(或其杂质)的浓度。f、A_S 和 C_X 的意义同上。

2. 主成分自身对照法　当杂质峰面积与主成分峰面积相差悬殊时,可采用此法。检查时,将供试品溶液稀释成一定浓度的溶液,作为对照溶液。分别取供试品溶液和对照溶液进样,将供试品溶液中各杂质峰面积及其总和,与对照品溶液主成分峰面积比较,以控制供试品中杂质的量,如醋酸甲羟孕酮中有关物质的检查即采用此法。

3. 外标法测定法　按各品种项下的规定,精密称(量)取杂质对照品和供试品,配制成溶液,分别精密取一定量,注入高效液相色谱仪,记录色谱图,测量对照品和供试品待测成分的峰面积或峰高,按下式计算含量:

$$含量(C_X) = C_R \times \frac{A_X}{A_R}$$

式中各符号的意义同上。

4. 面积归一化法　该法检查时,取供试品溶液进样,经高效液相色谱分离后,测定各杂质及药物的峰面积和色谱图上除溶剂峰以外的总色谱峰面积,计算各杂质峰面积及其总和占总峰面积的百分率,不得超过规定的限量,如盐酸克林霉素中有关物质的检查。

(三) 气相色谱法

气相色谱法主要用于药物中挥发性杂质及有机溶剂残留量的检查。检查的方法跟高效液相色谱法相同,如《中国药典》(2010 年版)二部附录中收载有"残留溶剂测定法"专项检查方法,采用气相色谱法。

知识链接　　当事人对药品检验结果有异议怎么办?

当事人对药品检验机构的检验结果有异议的,可以自收到药品检验结果之日起 7 日内向原药品检验机构或者上一级药品监督管理部门设置或者确定的药品检验机构申请复验,也可以直接向国务院药品监督管理部门设置或者向确定的药品检验机构申请复验。受理复验的药品检验机构必须在国务院药品监督管理部门规定的时间内作出复验结论。

(张颖熠)

目标检测

一、选择题

【A 型题】

1. 杂质检查一般为（　　）
   - A. 限量检查
   - B. 含量检查
   - C. 检查最低量
   - D. 检查最大的允许量
   - E. 用于原料检查

2. 中国药典规定的一般杂质检查中不包括的项目（　　）
   - A. 硫酸盐检查
   - B. 氯化物检查
   - C. 溶出度检查
   - D. 重金属检查
   - E. 铁盐检查

3. 用硫代乙酰胺法检查重金属，其 pH 范围应控制在（　　）
   - A. 2.0~3.5
   - B. 3.0~3.5
   - C. 6.0~6.5
   - D. 7.0~8.5
   - E. 9.0~10.5

4. 检查重金属时，以硫代乙酰胺为显色剂，所用缓冲液及其 pH 为（　　）
   - A. 醋酸盐缓冲液 pH = 2.5
   - B. 醋酸盐缓冲液 pH = 3.5
   - C. 磷酸盐缓冲液 pH = 5.5
   - D. 磷酸盐缓冲液 pH = 2.5
   - E. 醋酸盐缓冲液 pH = 4.5

5. 用 $AgNO_3$ 试液作沉淀剂，检查药物中氯化物时，为了调整溶液适宜的酸度和排除某些阴离子的干扰，应加入一定量的（　　）
   - A. 稀 HNO_3
   - B. NaOH 试液
   - C. 稀 H_2SO_4
   - D. 稀 HCl
   - E. 氨溶液

6. 凡是分子结构中具有芳香第一胺的药物均可（　　）
   - A. 与硝酸银反应鉴别
   - B. 用甲醛-硫酸反应鉴别
   - C. 用重氮化-偶合反应鉴别
   - D. 用硫酸反应鉴别
   - E. 用重氮化反应鉴别

7. 药物中硫酸盐检查时，所用的标准对照液为（　　）
   - A. 标准氯化钡
   - B. 标准醋酸铅溶液
   - C. 标准硝酸银溶液
   - D. 标准硫酸钾溶液
   - E. 以上都不对

8. 检查药物中的氯化物，以硝酸银作为沉淀剂，加入稀硝酸后，无法被消除干扰的离子是（　　）

   - A. SO_3^{2-}
   - B. CO_3^{2-}
   - C. $C_2O_4^{2-}$
   - D. Br^-
   - E. PO_4^{3-}

9. 药物中检查砷盐，加入一组试剂，正确的选择是（　　）
   - A. 锌粒、盐酸、溴化汞试纸
   - B. 盐酸、碘化钾、氯化亚锡、锌粒、溴化汞试纸
   - C. 浓盐酸、氯化亚锡
   - D. 浓盐酸、氯化亚锡、碘化钾、溴化汞试纸
   - E. 浓盐酸、氯化亚锡、碘化钾

10. 重金属检查以（　　）
    - A. 银为代表
    - B. 铁为代表
    - C. 铅为代表
    - D. 汞为代表
    - E. 锡为代表

11. 若炽灼残渣留做重金属检查，则炽灼温度应在（　　）
    - A. 400~500℃
    - B. 350~450℃
    - C. 500~600℃
    - D. 700~800℃
    - E. 650~750℃

12. 薄层色谱法中，用于鉴别药物的参数是（　　）
    - A. 斑点大小
    - B. 比移值
    - C. 样品斑点迁移距离
    - D. 展开剂迁移距离
    - E. 斑点颜色

【B 型题】

[13~17 题共用备选答案]
   - A. 有色杂质
   - B. 不溶性杂质
   - C. 遇硫酸呈色的有机杂质
   - D. 金属的氧化物或盐类
   - E. 水分

13. 易炭化物检查法是检查（　　）
14. 澄清度检查法是检查（　　）
15. 炽灼残渣检查法是检查（　　）
16. 溶液颜色检查法是检查（　　）
17. 干燥失重检查法是检查（　　）

【X 型题】

18. 易在药物生产过程中引入的杂质是（　　）
    - A. 副产物
    - B. 原料
    - C. 重金属
    - D. 中间体
    - E. 分解物

19. 引入杂质的途径有（　　）

A. 原料不纯

B. 生产过程中的中间体

C. 生产时所用容器不洁

D. 药物进入体内分解

E. 药物保存不当

20. 干燥失重测定时,常用的干燥方法有(　　)

A. 常压恒温干燥法

B. 加压干燥法

C. 干燥剂干燥法

D. 减压干燥法

E. 干燥法

21. 药物杂质限量常用的表示方法有(　　)

A. 百分之几　　　　　B. mol/L

C. %　　　　　　　　D. μg

E. 百万分之几

22. 《中国药典》(2010 年版)对药物的酸碱度检查, 采用的方法有(　　)

A. 酸碱滴定法　　　　B. 指示剂法

C. 旋光法　　　　　　D. 折光法

E. pH 测定法

23. 检查重金属杂质,常用的显色剂是(　　)

A. 硫化钠　　　　　　B. 硫酸钠

C. 硫化铁　　　　　　D. 硫化铵

E. 硫代乙酰胺

24. 若药物有色干扰杂质检查,可采取的措施为 (　　)

A. 用空白对照法　　　B. 标准品比较法

C. 样品过滤处理　　　D. 内消色法处理

E. 外消色法处理

二、计算题

1. 取药品 0.15g 置 100ml 量瓶中,加水稀释至刻度,摇匀,取 25ml 纳氏比色管中,加稀硝酸 10ml,用水稀释至刻度,摇匀,放置 5 分钟,与标准氯化钠溶液(每毫升相当于 10μg 的 Cl)1.5ml 制成的对照液比较,不能更浓,计算其氯化物限量。

2. 呋塞米中砷盐的检查:取本品适量,依法检查,取标准砷溶液(1μg/ml)2.0ml,含砷量不得过 0.0002%。请问应取供试品多少克?

实 训 指 导

氯化钠的杂质检查

一、目 的 要 求

(1) 了解药物中杂质检查的意义。

(2) 掌握氯化钠中杂质检查的原理和方法;掌握杂质限量的计算方法。

(3) 掌握检验结果的处理与判断,能够规范书写检验原始记录及检验报告书。

二、试　　　剂

(一) 标准溶液的配制

1. 标准氯化钠溶液的制备　称取氯化钠 0.165g,置 1000ml 量瓶中,加水适量使溶解并稀释至刻度,摇匀,作为贮备液。

临用前,精密量取贮备液 10ml,置 100ml 量瓶中,加水稀释至刻度,摇匀,即得(每 1ml 相当于 10μg 的 Cl^-)。

2. 标准硫酸钾溶液的制备　称取硫酸钾 0.181g,置 1000ml 量瓶中,加水适量使溶解并稀释至刻度,摇匀,即得(每 1ml 相当于 100μg 的 SO_4^{2-})。

3. 标准铁溶液的制备　称取硫酸铁铵[$FeNH_4(SO_4)_2 \cdot 12H_2O$]0.863g,置 1000ml 量瓶中,加水溶解后,加硫酸 2.5ml,用水稀释至刻度,摇匀,作为贮备液。

临用前,精密量取贮备液 10ml,置 100ml 量瓶中,加水稀释至刻度,摇匀,即得(每 1ml 相当于 10μg 的 Fe^{3+})。

4. 标准铅溶液的制备　称取硝酸铅 0.160g,置 1000ml 量瓶中,加硝酸 5ml 与水 50ml 溶解后,用水稀释至刻度,摇匀,作为贮备液。

临用前,精密量取贮备液 10ml,置 100ml 量瓶中,加水稀释至刻度,摇匀,即得(每 1ml 相当于 $10\mu g$ 的 Pb^{2+})。

5. 标准砷溶液的制备 称取三氧化二砷 0.132g,置 1000ml 量瓶中,加 20% 氢氧化钠溶液 5ml 溶解后,用适量的稀硫酸中和,再加稀硫酸 10ml,用水稀释至刻度,摇匀,作为贮备液。

临用前,精密量取贮备液 1ml,置 100ml 量瓶中,加稀硫酸 1ml,加水稀释至刻度,摇匀,即得(每 1ml 相当于 $1\mu g$ 的 As^{3+})。

(二) 试剂的配制 [查阅《中国药典》(2010 年版),进行所用试剂的配制]

三、实验步骤

1. 酸碱度 取本品 5.0g,加水 50ml 溶解后,加溴麝香草酚蓝指示液 2 滴,如显黄色,加氢氧化钠液(0.02mol/L)0.10ml,应变为蓝色;如显蓝色或者绿色,加盐酸液(0.02mol/L)0.2ml,应变为黄色。

2. 溶液澄清度 取本品 5.0g,加水 25ml 溶解后,溶液应澄清。

3. 碘化物 取本品的细粉 5.0g,置瓷蒸发皿内,滴加新配制的淀粉混合液 [取可溶性淀粉 0.25g,加水 2ml,搅匀,再加沸水至 25ml,边加边搅拌,放冷,加硫酸液(0.025mol/L)2ml,亚硝酸钠试液 3 滴与水 25ml,混匀] 适量使晶粉湿润,置日光下(或日光灯下)观察,5 分钟内晶粒不得显蓝色痕迹。

4. 溴化物 取本品 2.0g,加水 10ml 使溶解,加盐酸 3 滴与氯仿 1ml,边振摇边滴加 2% 氯化胺 T 溶液(临用新配)3 滴,氯仿层如显色,与标准溴化钾溶液(精密称取在 105℃ 干燥至恒重的溴化钾 0.1485g,加水使溶解成 100ml,摇匀)1.0ml 用同一方法制成的对照液比较,不得更深。

5. 硫酸盐 取本品 5.0g,加水溶解成约 40ml(溶解如显碱性,可滴加盐酸使成中性),溶液如不澄清,应滤过,置 50ml 纳氏比色管中,加稀盐酸 2ml,摇匀,即得供试液。另取标准硫酸钾溶液 1.0ml,置 50ml 纳氏比色管中,加水使成约 40ml,加稀盐酸 2ml,摇匀,即得对照液。于供试溶液和对照溶液中,分别加入 25% 氯化钡溶液 5ml,用水稀释使成 50ml,充分摇匀,放置 10 分钟,同置黑色背景上,从比色管上方向下观察,比较,供试品管不得更深。

6. 钡盐 取本品 4.0g 加水 20ml,溶解后,滤过,滤液分为两等份,1 份中加稀硫酸 2ml,另一份中加水 2ml,静置 15 分钟,两液应同样澄清。

7. 钙盐 取本品 2.0g,水 10ml 使溶解,加氨试液 1ml,摇匀,加草酸铵试液 1ml,5 分钟内不得发生浑浊。

8. 铁盐 取本品 5.0g,加水溶解成 25ml,置 50ml 纳氏比色管中,加稀盐酸 4ml 与过硫酸铵 50mg,用水稀释成 35ml 后,加 30% 硫氰酸铵溶液 3ml,再加水适量稀释成 50ml,摇匀。如显色,立即与标准铁溶液 1.5ml 用同一方法制成的对照液比较,不得更深。

9. 重金属 取本品 5.0g,加水 20ml 溶解后,置 25ml 纳氏比色管中,加醋酸盐缓冲液(pH3.5)2ml 与水适量使成 25ml,加硫代乙酰胺溶液 3ml,摇匀,放置 2 分钟,置白纸上,自上向下透视。如显色,立即与标准铅溶液 1.0ml 用同一方法制成的对照液比较,不得更深。

10. 砷盐 测试时,于导气管 C 中装入醋酸铅棉花 60mg(装管高度为 60~80mm),再于旋塞 D 的顶端平面上放一片溴化汞试纸(试纸的大小能覆盖圆孔而不露出平面外为宜),盖上旋塞 E 并旋紧,即得。

标准砷斑的制备:精密量取标准砷溶液 2ml,置 A 瓶中,加盐酸 5ml 与水 21ml,再加碘化钾溶液 5ml 与酸性氯化亚锡试液 5 滴,在室温放置 10 分钟后,加锌粒 2g,立即将照上法装妥的导气管

C密塞于A瓶上,并将A瓶置25~40℃水浴中,反应45分钟后,取出溴化汞试纸即得。

检查法:取本品5.0g,置A瓶中,加水23ml溶解后,加盐酸5ml,照标准砷斑的制备,自"加碘化钾溶液5ml"起,依法操作,将生成的砷斑与标准砷斑比较,不得更深。

四、说　　明

(1) 药物杂质检查必须严格遵守平行原则。平行原则是指样品与标准必须在完全相同的条件下进行反应与比较。即应选择容积、口径和色泽相同的比色管,在同一光源、同一衬底上,以相同的方式(一般是自上而下)观察,加入试药的种类、量,加入的顺序和反应时间等也应一致。

(2) 杂质限量检查是指药物中杂质的最大允许量。其计算公式为:

$$杂质限量 = \frac{杂质最大允许量}{供试品量} \times 100\%$$

(3) 药物的杂质检查一般为限量检查,合格者仅说明其杂质量在药品质量标准允许范围内,并不说明药品中不含该项杂质。

五、思　考　题

(1) 药物中杂质检查的意义是什么?
(2) 药物中杂质的来源主要有哪些?什么是一般杂质?什么是特殊杂质?
(3) 药物中杂质检查检查应严格遵循什么原则?为什么?
(4) 试计算出氯化钠中溴化物、硫酸盐、镁盐、钾盐、铁盐、重金属和砷盐的限量。

葡萄糖的杂质检查

一、实 验 目 的

(1) 掌握药物中一般杂质检查的操作及有关计算。
(2) 熟悉葡萄糖原料药的杂质检查项目及方法。
(3) 了解微生物限度检查法。

二、实 验 操 作

(一) 酸度检查

取本品2.0g,加水20ml溶解后,加酚酞指示剂3滴与氢氧化钠滴定液(0.02mol/L)0.2ml,应显粉红色。

(二) 溶液的澄清度与颜色检查

取本品0.5g,加热水溶解后,放冷,用热水稀释至10ml,溶液应澄清无色;如显浑浊,与1号浊度标准液比较不得更浓;如显色,与对照液(取比色用氯化钴液3.0ml、比色用重铬酸钾液3.0ml与比色用硫酸酸铜溶液6.0ml,加水稀释成50ml)1.0ml加水稀释至10ml比较,不得更深。

(三) 乙醇溶液的澄清度检查

取本品1.0g,加90%乙醇30ml,置水浴上加热回流约10分钟,溶液应澄清。

（四）氯化物检查

取本品 0.6g,加水溶解使成 25ml,加稀硝酸 10ml;溶液如不澄清,应过滤;置 50ml 纳氏比色管中,加水使成约 40ml,摇匀,即得供试品溶液。取标准氯化钠溶液 6.0ml 置另一 50ml 纳氏比色管中,加稀硝酸 10ml,加水使成约 40ml,摇匀,即得对照品溶液。分别向上述两支比色管中加入硝酸银 1.0ml,用水稀释成 50ml,摇匀,暗处放置 5 分钟,同置黑色背景上,从比色管上方向下观察、比较,供试品比色液不得比对照液更浓(0.01%)。

（五）硫酸盐检查

取本品 0.6g,加水溶解使成约 40ml,溶液如不澄清,应过滤;置 50ml 纳氏比色管中,加稀盐酸 2.0ml,摇匀,即得供试品溶液。取标准硫酸钾溶液 2.0ml 置另一 50ml 纳氏比色管中,加水使成约 40ml,加稀盐酸 2.0ml,摇匀,即得对照溶液。分别向上述两支比色管中加入 25% 的氯化钡溶液 5ml,用水稀释成 50ml,摇匀,放置 10 分钟,同置黑色背景上,从比色管上方向下观察、比较,供试品比色液不得比对照液更浓(0.01%)。

（六）亚硫酸盐与可溶性淀粉的检查

取本品 1.0g,加水 10ml 溶解,加碘试液 1 滴,应即显黄色。

（七）干燥失重检查

取本品 1.0~2.0g,置于 105℃ 干燥至恒重的扁形称量瓶中,精密称定。并将供试品平铺于瓶底,将称量瓶放入洁净的培养皿中,瓶盖半开或将瓶盖取下置称量瓶旁,放入恒温干燥箱内,在 105℃ 干燥 2 小时。取出后迅速盖好瓶盖,置干燥器内放冷至室温,迅速精密称重。再于 105℃ 干燥 1 小时,直至恒重,减失重量不得过 9.5%。

（八）炽灼残渣

取供试品 1.0~2.0g,置已炽灼至恒重的坩埚中,精密称定,缓缓炽灼至完全炭化,放冷,加硫酸 0.5~1.0ml 使湿润,低温加热至硫酸蒸气除尽后,在 700~800℃ 炽灼使完全灰化,移至干燥器内,放冷至室温,精密称定后,再在 700~800℃ 炽灼至恒重,计算限量。限量不得过 0.1%。

（九）蛋白质检查

取本品 1.0g,加水 10ml 溶解后,加磺基水杨酸溶液(1→5)3ml,不得发生沉淀。

（十）铁盐检查

取本品 2.0g,加水 20ml 溶解后,加硝酸 3 滴,缓缓煮沸 5 分钟,放冷,加水稀释使成 45ml,加硫氰酸铵溶液(30→100)3ml,摇匀,如显色,与标准铁溶液 2.0ml 同法制成的对照液比较不得更深(0.001%)。

（十一）重金属检查

取本品 4.0g,置 25ml 纳氏比色管中,加水 23ml 溶解后,加醋酸盐缓冲液(pH3.5)2ml。取 2.0ml 标准铅溶液置另一 25ml 纳氏比色管中,加醋酸盐缓冲液(pH3.5)2ml。再在两管中分别加入硫代乙酰胺各 2ml,摇匀,放置 2 分钟,同置白纸上,从比色管上方向下透视,供试品管颜色不得比对照管更深(重金属不得过百万分之五)。

（十二）砷盐检查

1. 标准砷斑制备 精密量取标准砷溶液 2ml,置检砷瓶中,加盐酸 5ml 与水 21ml,再加碘化钾试液 5ml 与酸性氯化亚锡试液 5 滴,室温放置 10 分钟,加锌粒 2g,立刻安装导气管,将检砷瓶置 25~40℃ 水浴中,反应 45 分钟,取出溴化汞试纸。

2. 供试品砷斑制备 取本品 2.0g,置检砷瓶中,加水 5ml 溶解后,加稀硫酸 5ml 与溴化钾溴试液 0.5ml,置水浴上加热约 20 分钟,使保持稍过量的溴存在,必要时再补加溴化钾溴试液适量,并随时补充蒸散的水分,放冷,加盐酸 5ml 与水适量使成 28ml,重复上述操作(自再加碘化钾试液 5ml 与酸性氯化亚锡试液 5 滴起,至反应 45 分钟),取出溴化汞试纸,与标准砷斑比较不得更深(限量 0.0001%)。

三、实 验 说 明

(1)限度检查应遵循平行操作原则,即供试管和对照管的实验条件应包括:实验用具的选择(如比色管刻度高低差异不应超过 2mm 等)、试剂的量取方法、操作顺序及反应时间等应尽可能一致。

(2)比色、比浊前应将比色管内试剂充分混匀。比色方法是将两管同置白色背景上,从侧面或自上而下观察;比浊方法是将两管同置于黑色背景上,从上向下垂直观察。使用过的比色管应及时清洗,注意不能用毛刷刷洗,可用重铬酸钾洗液浸泡。

(3)一般情况下供试品取样 1 份进行检查即可。如结果不符合规定或在限度边缘时,应对供试品和对照管各复检 2 份,方可判定。

(4)砷盐检查

1)新购置的检砷器使用前应检查是否符合要求,同一套仪器应能辨别出标准砷溶液 1.5ml 与 2.0ml 所显砷斑的差异。所使用的检砷器和试药应按本法作空白试验,均不得生成砷斑。

2)不能使用定性滤纸制备溴化汞试纸,因为所显的砷斑色暗、梯度不规律。

3)应使用干燥的导气管。

4)检砷装置应严密不漏气,必要时可在各接头处涂少量熔化的石蜡。

5)砷斑遇光、热、湿气等即颜色变浅或褪色,因此,砷斑制成后应立即观察比较。

6)锌粒的大小以通过 1 号筛为宜,锌粒太大时,用量得酌情增加。

(5)干燥失重

1)供试品颗粒较大或结块,应研细后干燥。

2)称量时应尽量缩短称量时间,防止供试品吸收空气中的水分,特别是空气中湿度较大时,更须注意。

3)如供试品采用其他方法干燥时,应严格按操作规程进行。

第5章 芳酸及其酯类药物的分析

学习目标

1. 掌握水杨酸类和苯甲酸类药物的结构与分析方法之间的关系。

2. 掌握水杨酸类、苯甲酸类药物的含量测定,以及水杨酸类代表药物特殊杂质的检查方法与杂质限量计算。

3. 理解芳酸及其酯类代表药物的质量要求,正确评价药物质量。

4. 了解其他芳酸类药物的分析,以及紫外分光光度法、高效液相色谱法在本类药物分析检测中的应用。

 案例 5-1

某药检所 2012 年在抽检某药店药品阿司匹林片时,测得批号为 111203 的阿司匹林片含量占标示量的 94.2 % ,而《中国药典》(2010 年版)规定阿司匹林片含量测定限度范围为 95.0 % ~ 105.0% ,按药品管理法要求,该批次药品应作劣药没收处理,并进行罚款。但店方提出异议。

(1)《中国药典》(2010 年版)中阿司匹林原料药含量测定采用直接酸碱滴定法,而片剂含量测定时由于考虑赋形剂及水解产物的干扰而采用两步滴定法,方法上是否会因为测定条件、干扰因素等的影响,而带来含量测定结果的误差?

(2)由于含量测定结果处于限度范围边缘,对药物疗效及人体健康不至于造成很大影响,从经济角度出发,可否考虑继续使用,以减轻损失?

分析:

药品是一种关系人民生命健康的特殊商品,其质量检测必须严格按照国家药品质量标准来执行。质量标准在制定时已经考虑了赋形剂及水解产物给测定方法带来的干扰,中国药典收载的方法为法定方法,在全国范围内具有法定约束力。虽然本案中阿司匹林片含量测定结果仅处于限度范围边缘,但店方是否仔细分析过导致阿司匹林片含量下降的原因?是否考虑到阿司匹林片的水解产物游离水杨酸对人体的危害?药品质量检测需要药物分析工作者的只有高度的责任心与严谨的工作态度,而来不得半点的通融与妥协,否则后果不堪设想。

芳酸及其酯类药物的分子结构特点为既具有苯环,又有羧基,或另有取代基,游离羧基呈酸性,可成盐或酯,而取代基往往决定各药物的特性。这些官能团不但决定了药物的化学性质,更是确定其相应的质量控制方法的基础。

根据本类药物的结构特征,一般分为水杨酸类、苯甲酸类(羧基直接与苯环相连)、其他芳酸及其酯类药物(羧基为磺酸基或通过烃氧基等与苯环相连者)。可供分析的官能团有羧基、酯基、芳环上的酚羟基及芳伯氨基。

本类药物在临床上有着广泛的应用,如阿司匹林、贝诺酯和布洛芬等是常用的解热镇痛药,水杨酸、苯甲酸及其钠盐是常用的消毒防腐药,对氨基水杨酸钠是抗结核药,丙磺舒是抗痛风药,氯贝丁酯是降血脂药,布洛芬为非甾类抗炎药,苯丁酸氮芥为抗肿瘤药等。

知识链接　　　　**百 年 经 典**

阿司匹林为历史悠久的百年老药。1999 年 3 月 6 日是阿司匹林正式诞生 100 周年的日子,早在1853 年,Gerhardt 就用水杨酸与乙酸酐合成了乙酰水杨酸,但未能引起人们的重视,1898 年德国化学家

Hoffman 进行乙酰水杨酸的合成,为其父亲治疗风湿性关节炎,得到了良好的效果。1899 年由德国拜尔公司推广应用于临床,取名为 Asprin。我国 1958 年开始生产阿司匹林,由于小剂量阿司匹林抗凝作用的发现,使阿司匹林仍为解热、镇痛、抗风湿、抗凝的经典药物,也是"老药新用"的典范。

第 1 节　水杨酸类药物的分析

《中国药典》(2010 年版)收载的水杨酸类药物有水杨酸(salicylic acid)、双水杨酯(salsalate)、阿司匹林(aspirin)、对氨基水杨酸钠(sodium aminosalicylate)、贝诺酯(benorilate)等。

一、结构与性质

(一)结构

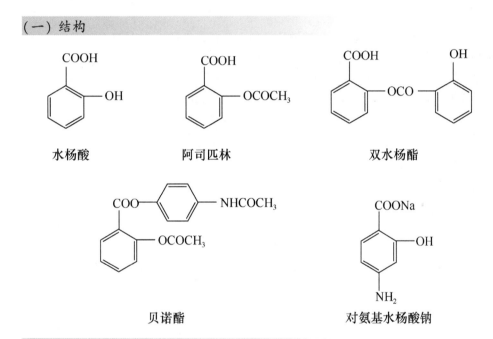

水杨酸　　　　　阿司匹林　　　　　双水杨酯

贝诺酯　　　　　对氨基水杨酸钠

(二)性质

根据本类药物的结构特点,主要有以下几方面的性质。

1. 性状

(1)水杨酸:为白色细微的针状结晶或白色结晶性粉末;无臭或几乎无臭;味微甜,后转不适;水溶液显酸性反应;在乙醇或乙醚中易溶,在沸水中溶解,在三氯甲烷中略溶,在水中微溶。

(2)阿司匹林:为白色结晶或结晶性粉末;无臭或微带乙酸臭,味微酸;遇湿气即缓缓水解;在乙醇中易溶,在三氯甲烷或乙醚中溶解,在水或无水乙醚中微溶,在氢氧化钠溶液或碳酸钠溶液中溶解,但同时分解。

(3)双水杨酯:为白色结晶性粉末;无臭,味微苦;在乙醇或乙醚中易溶,在水中几乎不溶。贝诺酯为白色结晶或结晶性粉末;无臭,无味;在沸乙醇中易溶;在沸甲醇中溶解,在甲醇或乙醇中微溶,在水中不溶。

(4)对氨基水杨酸钠:为白色或类白色的结晶或结晶性粉末;无臭,味甜带咸;在水中易溶,在乙醇中略溶,在乙醚中不溶。

2. 酸性 该类药物的酸性来源于苯环上的羧基及酚羟基。水杨酸类药物的酸性受苯环、羧基及取代基的影响。取代基为甲基、氨基时能增加苯环电子云密度从而降低氧氢键极性,使酸性较苯甲酸弱;反之,取代基为卤素、硝基、羟基时能降低苯环电子云密度,使羧基中羟基氧原子的电子云密度降低,从而增加氧氢键极性,较易离解出质子,使酸性较苯甲酸强。这一性质可用于本类药物的鉴别和含量测定。

> 📚 **学习思考**
>
> 分析比较水杨酸、阿司匹林、苯甲酸三者的酸性大小。
>
> 分析:水杨酸结构中的羟基位于苯甲酸的邻位,不仅对羧基有邻位效应,还由于羧基中的氢能够与羧基中碳氧双键的氧形成分子内氢键,更增强了羧基中氧氢键的极性,使酸性增强,因此水杨酸的酸性(pKa=2.95)比苯甲酸(pKa=4.26)强得多;而阿司匹林为水杨酸乙酰化物,酸性(pKa=3.49)比水杨酸要弱些,但比苯甲酸的酸性强。

3. 芳香第一胺反应 对氨基水杨酸钠的结构中具有芳伯氨基,在酸性条件下,与亚硝酸钠试液进行重氮化反应,生成的重氮盐与碱性 β-萘酚发生偶合,反应生成橙红色沉淀。可用于鉴别和含量测定。

4. 水解性 阿司匹林和贝诺酯的结构中具有酯键,无游离羧基,且在碱性条件下易水解产生酚羟基和羧酸。

5. 三氯化铁反应 水杨酸和对氨基水杨酸钠的结构中具有酚羟基,可与三氯化铁试液作用形成有色的配位化合物,用于鉴别。

6. 紫外光谱特征 该类药物分子结构中含有共轭体系,具有紫外特征吸收。

二、鉴 别 试 验

(一) 三氯化铁反应

1. 水杨酸及其盐 在中性或弱酸性条件下,与三氯化铁试液反应,生成紫堇色络合物。本反应极为灵敏,只需取稀溶液进行试验;若取样量大,产生颜色过深时可加水稀释后观察。反应适宜的 pH 为 4~6,在强酸性溶液中络合物易分解。

2. 对氨基水杨酸钠 取供试品加稀盐酸呈酸性后,可与铁离子形成紫红色的配位化合物。

3. 阿司匹林、贝诺酯 分子结构中均无游离酚羟基,与三氯化铁试液不直接发生显色反应。但其水溶液加热,或较长时间放置,或加少量碱,即能水解产生水杨酸,具有游离酚羟基,可与三氯化铁试液作用,生成紫堇色的配位化合物。

双水杨酯需加氢氧化钠试液煮沸水解,方显水杨酸盐的鉴别反应。

应用实例:《中国药典》(2010 年版)中阿司匹林的鉴别。

取本品约 0.1g,加水 10ml,煮沸,放冷,加三氯化铁试液 1 滴,即显紫堇色。反应式如下:

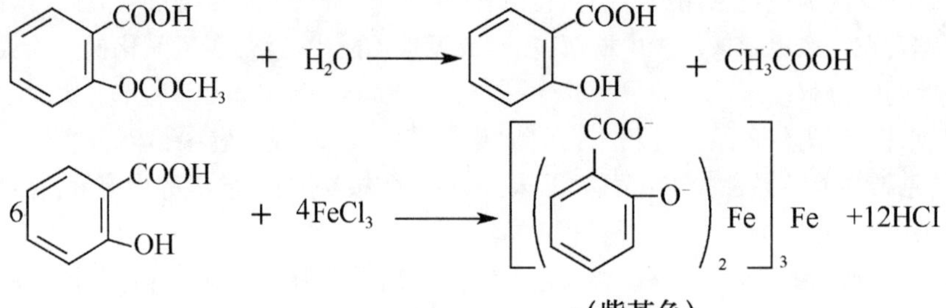

(紫堇色)

（二）水解反应

阿司匹林在碳酸钠试液中加热水解,生成水杨酸钠与乙酸钠,加过量稀硫酸酸化后,生成白色水杨酸沉淀,并有乙酸的臭气。沉淀物于 100~105℃ 干燥后,熔点为 156~161℃。反应式为:

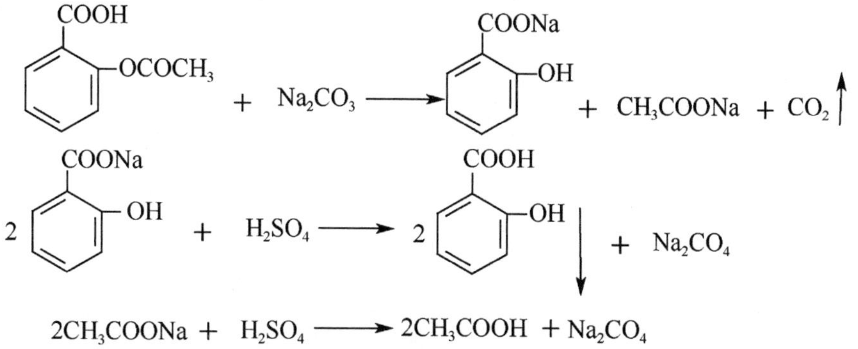

应用实例:《中国药典》(2010 年版)中阿司匹林的鉴别。

取本品约 0.5g,加碳酸钠试液 10ml,煮沸 2 分钟后,放冷,加过量的稀硫酸,即析出白色沉淀,并发出乙酸的臭气。

若为阿司匹林片剂,加热放冷后,还应滤除片剂辅料等,并将滤液酸化,否则辅料会干扰反应结果的观察。复方片剂中因有其他主药成分的干扰,也要先分离再依法分析。

（三）重氮化-偶合反应

1. 对氨基水杨酸钠　具有芳伯胺基结构,在酸性溶液中,与亚硝酸钠试液进行重氮化反应,生成的重氮盐与碱性 β-萘酚偶合可产生橙红色沉淀。反应式如下:

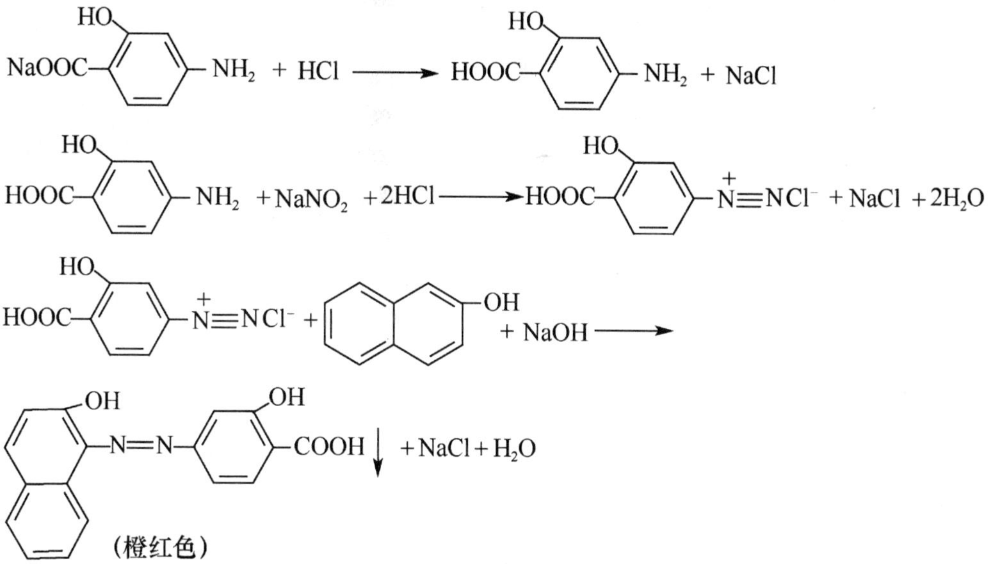

2. 贝诺酯　分子结构中无游离芳伯氨基,但加酸水解的产物对氨基酚分子结构中具有芳香第一胺,在酸性溶液中,亦可发生重氮化-偶合反应,产生橙红色沉淀。

应用实例:《中国药典》(2010 年版)中贝诺酯的鉴别。

取贝诺酯约 0.1g,加稀盐酸 5ml,煮沸,放冷,滤过,滤液显芳香第一胺的鉴别反应。

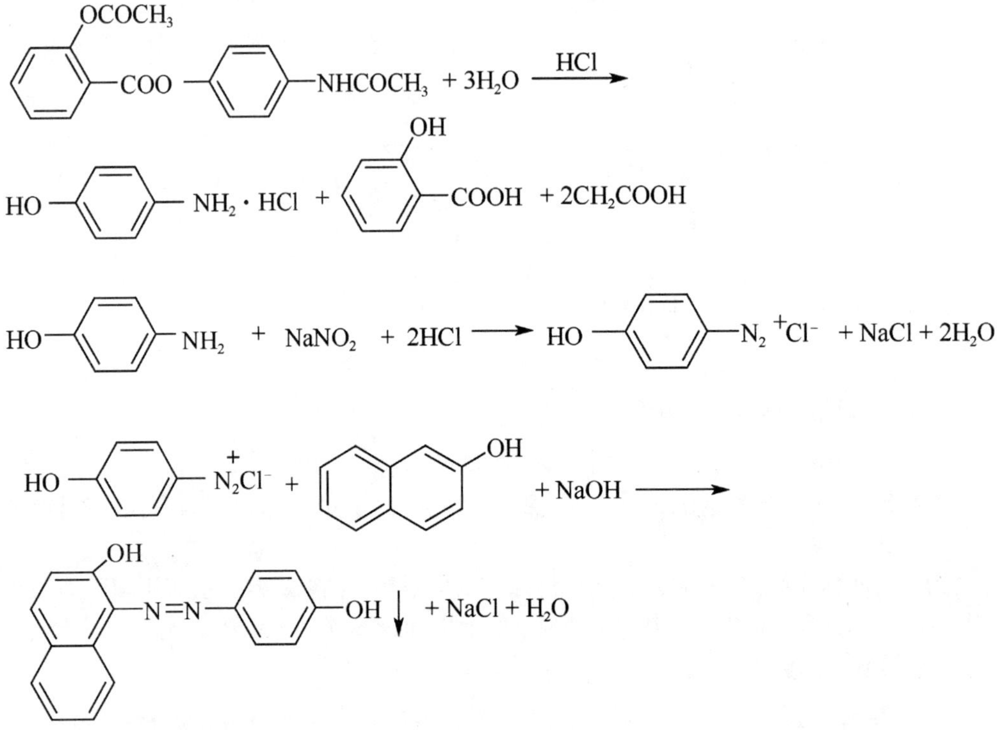

（橙红色）

（四）紫外吸收光谱法

该类药物具有特征的紫外吸收光谱,常用于鉴别。

应用实例 1:对氨基水杨酸钠的紫外鉴别方法为吸收度比值法。

取对氨基水杨酸钠 250mg,加 1mol/L 氢氧化钠溶液 3ml,溶解后转移至 500ml 量瓶中,用水稀释至刻度,混匀。精密吸取 5ml 溶液置于内含 12.5ml pH 为 7 的磷酸盐缓冲液的 250ml 量瓶中,用水稀释至刻度,混匀,即为供试品溶液。另配制相同浓度缓冲溶液的空白对照液。于 265±2nm 和 299±2nm 波长处测定吸收度 A_{265} 和 A_{299},规定 A_{265}/A_{299} 的值应为 1.50~1.56。

应用实例 2:贝诺酯的紫外鉴别方法为吸收系数法。

每 1ml 含贝诺酯约 7.5μg 的无水乙醇溶液,在 240nm 的波长处有最大吸收;在 240nm 的波长处测定吸收度,按干燥品计算,吸收系数($E_{1cm}^{1\%}$)为 730~760。

（五）红外吸收光谱法

红外吸收光谱是由分子振动、转动能级跃迁所产生的特征图谱,其特征性很强,具有"指纹性",目前已被广泛地应用于化合物的鉴别。

《中国药典》采用标准图谱对照法,即待测药物的红外吸收光谱与药典所附标准图谱相一致。在《中国药典》(2010 年版)中水杨酸、阿司匹林、贝诺酯、对氨基水杨酸钠均采用红外吸收光谱法鉴别,其红外吸收图谱应依次与药典所附标准图谱(光谱集 57 图、5 图、42 图、132 图)一致。

实例分析:阿司匹林的红外吸收图谱及特征吸收见图 5-1 和表 5-1。

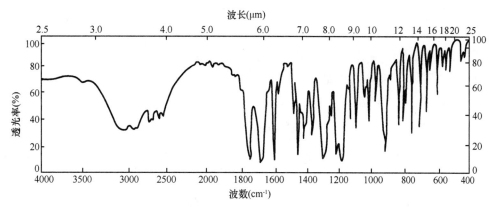

图 5-1　阿司匹林的红外吸收图谱

表 5-1　阿司匹林红外吸收光谱的归属

峰位（cm^{-1}）	振动类型	归属
3100~2500	ν_{O-H}	羧酸羟基
1760	$\nu_{C=O}$	酯羰基
1690	$\nu_{C=O}$	羧酸羰基
1610,1485	$\nu_{C=C}$	芳环
920	δ_{O-H}	羧酸羟基

（六）高效液相色谱法

《中国药典》（2010 年版）阿司匹林制剂（片剂、肠溶片、肠溶胶囊、泡腾片）、对氨基水杨酸制剂（肠溶片、注射用对氨基水杨酸钠）、贝诺酯片的鉴别项下增加了高效液相色谱法来鉴别，鉴别方法均为在含量测定项下记录的色谱图中，供试品主峰的保留时间与对照品主峰的保留时间一致。原因是以上药物的含量测定均采用高效液相色谱法中的外标法，做含量测定的同时，也将供试品和对照品的保留时间一并测出，方便、经济又增强了专属性。

应用实例：《中国药典》2010 年版阿司匹林片的鉴别。

1. 色谱条件与系统适用性试验　用十八烷基硅烷键合硅胶为填充剂；以乙腈-四氢呋喃-冰醋酸-水（20：5：5：70）为流动相，检测波长为 303nm。理论板数按水杨酸峰计算应不低于3000，阿司匹林峰与水杨酸峰的分离度应符合要求。

2. 供试液与对照液的制备与测定　取本品 20 片，精密称定，充分研细，精密称取细粉适量（约相当于阿司匹林 10mg），置 100ml 量瓶中，用 1% 冰醋酸的甲醇溶液强烈振摇使溶解，并用1% 冰醋酸的甲醇溶液稀释至刻度，摇匀，用有机相滤膜（孔径：0.45μm）滤过，精密量取续滤液 10μl，注入液相色谱仪，记录色谱图；另取阿司匹林对照品约 20mg，精密称定，置 200ml 量瓶中，用 1% 冰醋酸的甲醇溶液强烈振摇使溶解，并用 1% 冰醋酸的甲醇稀释到刻度，摇匀，同法测定。记录的色谱图中，供试品溶液主峰的保留时间应与对照品溶液主峰的保留时间一致。

 知识考点

阿司匹林的鉴别方法有哪些？

三、杂质检查

药物杂质检查的内容主要是根据药物的生产工艺及药物的稳定性来确定的。

(一) 阿司匹林的杂质检查

阿司匹林的合成工艺流程为:

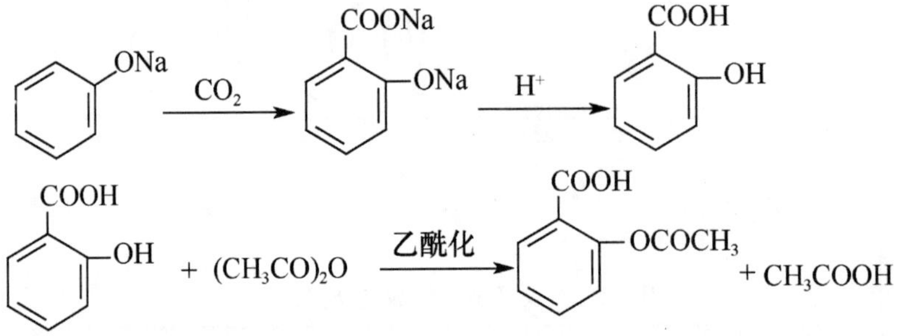

$$\text{苯酚钠} \xrightarrow{CO_2} \text{水杨酸钠} \xrightarrow{H^+} \text{水杨酸}$$

$$\text{水杨酸} + (CH_3CO)_2O \xrightarrow{\text{乙酰化}} \text{阿司匹林} + CH_3COOH$$

在阿司匹林合成过程中,经常会有未完全反应的原料、中间产物及副产物产生,在贮藏过程中也可能产生水解产物。《中国药典》(2010 年版)规定阿司匹林有以下杂质检查项目:溶液的澄清度、游离水杨酸、有关物质、易炭化物、炽灼残渣、重金属等。这里主要介绍溶液的澄清度、游离水杨酸、有关物质、易炭化物的检查方法。

1. 溶液的澄清度

(1) 检查原理:本项检查系利用药物与杂质的溶解性能的差异,主要检查碳酸钠试液中的不溶物。阿司匹林可溶于碳酸钠试液,而在其合成工艺过程中,副反应生成的乙酸苯酯、水杨酸苯酯和乙酰水杨酸苯酯,未反应完全的酚类,以及水杨酸精制时因温度过高发生脱羧反应生成的苯酚等,这些杂质均不溶于碳酸钠试液。因此可利用一定量阿司匹林在碳酸钠试液中溶液应澄清来控制杂质的限量。

(2) 检查方法:取供试品 0.50g,用加温热至约 45℃ 的碳酸钠试液 10ml 溶解,溶液应澄清。

2. 游离水杨酸 《中国药典》(2010 年版)将比色法改为高效液相色谱法。

(1) 杂质来源:此项杂质主要来自阿司匹林生产过程中乙酰化不完全或贮藏过程中水解而产生。水杨酸对人体有毒性,而且分子中酚羟基在空气中易被逐渐氧化成一系列淡黄、红棕甚至深棕色醌型有色物质,而使阿司匹林药品变色。

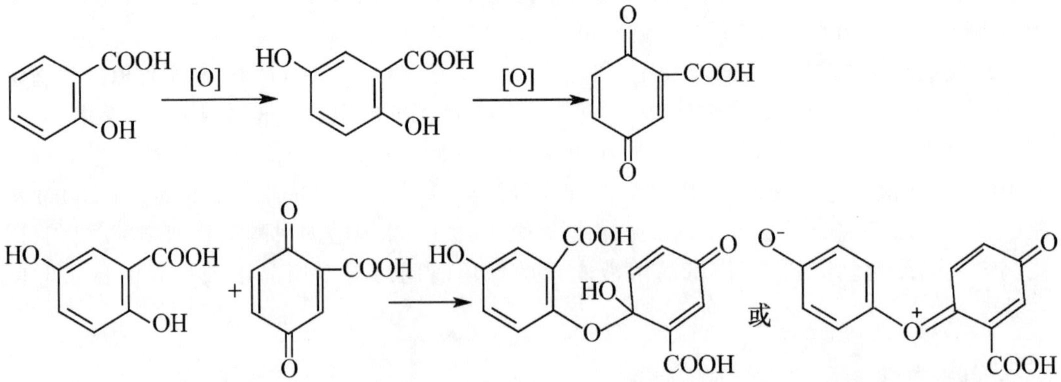

$$\text{水杨酸} \xrightarrow{[O]} \text{二羟基苯甲酸} \xrightarrow{[O]} \text{醌型物质}$$

(2) 检查原理:利用阿司匹林与游离水杨酸在一定的色谱条件下的色谱行为不同可得到分离,药典规定供试品溶液色谱图中如有水杨酸保留时间一致的色谱峰,按外标法以峰面积计算,不得过 0.1% 。

（3）检查方法

1）色谱条件与系统适用性试验：用十八烷基硅烷键合硅胶为填充剂；以乙腈-四氢呋喃-冰醋酸-水（20∶5∶5∶70）为流动相，检测波长为303nm。理论板数按水杨酸峰计算应不低于5000，阿司匹林峰与水杨酸峰的分离度应符合要求。

2）测定法：按药典规定配制1g/100ml的供试品溶液和0.01g/100ml的对照品溶液，立即量取以上溶液各10μl，分别注入液相色谱仪，记录色谱图，供试品溶液色谱图中如有水杨酸保留时间一致的色谱峰，按外标法以峰面积计算，不得过0.1%。

（4）讨论

1）高效液相色谱法不仅可以分离阿司匹林和水杨酸，且可以准确测定水杨酸的含量，用外标法可准确判断杂质是否在0.1%以下。

2）色谱条件和系统适用性试验必须符合药典规定。

3）当采用外标法测定供试品中成分或杂质含量时，以定量环或自动进样器进样为好。

4）供试品溶液在注入液相色谱仪前，一般应经适宜的0.45pm（或0.22pm）滤膜滤过，以减少对色谱系统产生污染或影响色谱分离。

5）通常，制剂不再检查原料药物项下的有关杂质，但阿司匹林制剂在生产过程中也易水解为水杨酸，因此《中国药典》（2010年版）规定阿司匹林制剂（片剂、肠溶片、肠溶胶囊、泡腾片、栓剂）也要做此项检查。均采用高效液相色谱法，但其限度要求不同（表5-2）。

表5-2　阿司匹林各种剂型游离水杨酸限量要求

药物	限量要求
阿司匹林原料药	不得过0.1%
阿司匹林片	不得过标示量的0.3%
阿司匹林肠溶片	不得过标示量的1.5%
阿司匹林肠溶胶囊	不得过标示量的1.0%
阿司匹林栓剂	不得过标示量的3.0%
阿司匹林泡腾片	不得过标示量的3.0%

3. 有关物质　有关物质包括产品中残留合成原料、中间体、副产物及可能的降解产物等有机杂质。有关物质检查常用的方法之一是高效液相色谱法中的主成分自身对照法，即将高效液相色谱法色谱图中杂质峰面积与主成分自身对照液峰面积进行比较，以确定杂质限度是否合格。阿司匹林中有关物质检查如下。

表5-3　样品梯度洗脱方法

时间（分钟）	流动相A（%）	流动相B（%）
0.0	100	0
60.0	20	80

（1）色谱条件与系统适用性试验：用十八烷基硅烷键合硅胶为填充剂，以乙腈-四氢呋喃-冰醋酸-水（20∶5∶5∶70）为流动相A，乙腈为流动相B（表5-3），按下表进行线性梯度洗脱；检测波长为276nm。

阿司匹林峰的保留时间约为8分钟，理论板数按阿司匹林峰计算不低于5000，阿司匹林峰与水杨酸峰分离度应符合要求。

（2）测定方法

1）配制溶液：①取该品约0.1g，即得供试品溶液；②精密量取供试品溶液1ml，置200ml量瓶中，用1%冰醋酸甲醇溶液稀释至刻度，摇匀，即得对照溶液；③精密量取对照溶液10ml，置100ml量瓶中，用1%冰醋酸甲醇溶液稀释至刻度，摇匀，即得灵敏度试验溶液；④水杨酸对照品溶液，同水杨酸检查项下。

2）进样：分别精密量取供试品溶液、对照溶液、灵敏度试验溶液及水杨酸对照品溶液各10μl，注入液相色谱仪，记录色谱图。供试品溶液色谱图中如显杂质峰，除小于灵敏度试验溶液中阿司匹林主峰面积的单个杂质峰、溶剂峰及水杨酸峰不计外，其余各杂质峰面积的和不得大于对照溶液主峰峰面积（0.5%）。

（3）讨论：该法为自身高低浓度对比法，同时检查出了水杨酸及水杨酸以外的杂质。

4. 易炭化物 主要检查被硫酸炭化呈色的低分子有机杂质。检查时，将一定量的供试品加入硫酸溶解后，静置，产生的颜色与标准比色液（或用比色用重铬酸钾溶液、比色用硫酸铜溶液或比色用氯化钴溶液配制的对照液）比较，以控制易炭化物限量。

应用实例：阿司匹林中易炭化物检查方法。

取本品0.5g，依法检查（药典附录Ⅷ K），与对照液（取比色用氯化钴液0.25ml、比色用重铬酸钾液0.25ml、比色用硫酸铜液0.40ml，加水使成5ml）比较，不得更深。

知识考点

阿司匹林的杂质检查项目和方法。

（二）对氨基水杨酸钠的杂质检查

《中国药典》（2010年版）对氨基水杨酸钠项下规定检查项目有12项，此处主要介绍有关物质的检查。有关物质是指对氨基水杨酸钠在合成过程中，可能引入未反应完的原料及贮存过程中，遇湿、光或热时，易分解产生有色、有毒性的有关物质，药典采用高效液相色谱法进行有关物质的检查。

1. 杂质及杂质来源 对氨基水杨酸钠的合成方法有多种，以间氨基酚为原料的生产路线较为普遍。因此在成品中可能有未反应完的间氨基酚；对氨基水杨酸钠性质又很不稳定，露置日光或遇热遇湿，易发生脱羧反应而引入间氨基酚。间氨基酚继而被氧化成二苯醌型化合物。此化合物的氨基容易被羟基取代而生成3,5,3′,5′-四羟基联苯醌，呈明显的红棕色。

间氨基酚的存在不仅导致变色，且有毒性，因此在检查项下需进行限量控制。

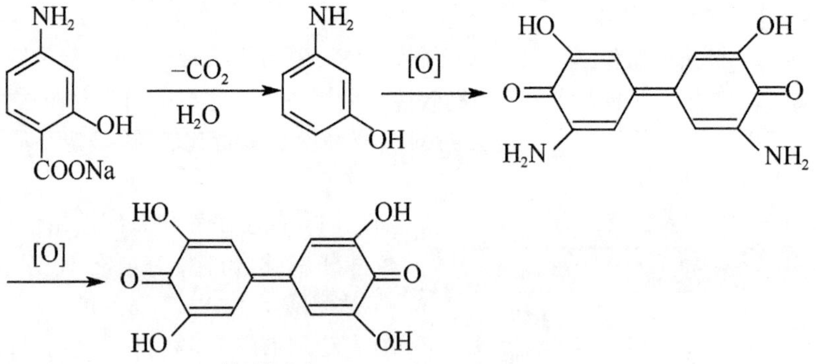

$$\text{（反应式：对氨基水杨酸钠} \xrightarrow[\text{H}_2\text{O}]{-\text{CO}_2} \text{间氨基酚} \xrightarrow{[\text{O}]} \text{二苯醌型化合物} \xrightarrow{[\text{O}]} \text{3,5,3′,5′-四羟基联苯醌（红棕色）}\text{）}$$

（红棕色）

2. 检查原理 利用对氨基水杨酸钠与间氨基酚及其他杂质在规定的色谱条件下的色谱行为不同可得到分离，药典规定供试品溶液色谱图中如有间氨基酚保留时间一致的色谱峰，按外标法以峰面积计算，不得过0.25%；其他单个杂质峰的峰面积不得大于对照溶液主峰峰面积0.1倍（0.1%），其他杂质峰面积的和不得大于对照溶液主峰峰面积（1.0%）。

3. 检查方法

（1）色谱条件：用十八烷基硅烷键合硅胶为填充剂；以甲醇-10%四丁基氢氧化铵溶液-0.05mol/L磷酸氢二钠-0.05mol/L磷酸二氢钠（200∶19∶400∶400）为流动相，检测波长为280nm。理论板数按对氨基水杨酸钠峰计算不低于3000，对氨基水杨酸钠与相邻杂质峰的分离度应符合要求。

（2）测定方法：避光操作。取本品，精密称定，加流动相溶解并稀释制成每1ml中含0.7mg的溶液，作为供试品溶液；精密量取供试品溶液1ml，置100ml量瓶中，加流动相溶解并稀释至刻度,摇匀,作为对照溶液 A。另取间氨基酚对照品适量,精密称定,加流动相稀释制成每 1ml 中含 1.2μg 的溶液,作为对照品溶液 B。照上述色谱条件,取 20μl 对照溶液 A,注入液相色谱仪,调节检测灵敏度,使对氨基水杨酸钠色谱峰的峰高为满量程的 20% ~ 25%。另精密量取供试品溶液、对照溶液 A 与对照品溶液 B 各 20μl,分别注入液相色谱仪,记录色谱图至主成分峰保留时间的 3.5 倍。供试品溶液的色谱图中如有与间氨基酚峰保留时间一致的峰,按外标法以峰面积计算,其含量不得过 0.25%,其他单个杂质峰面积不得大于对照溶液 A 主峰面积的 0.1 倍(0.1%),其他各杂质峰面积的和不得大于对照溶液 A 主峰面积(1.0%)。

4. 讨论　该法为离子对高效液相色谱法。由于对氨基水杨酸钠具碱性,在水溶液中易离解,离子型化合物或能解离的化合物用常规 HPLC 法分离时,常会出现色谱峰拖尾和保留值不稳定等问题,故用离子对色谱则可解决上述问题。鉴于对氨基水杨酸钠、间氨基酚的分子结构中具有—COOH 和—OH 基团,选用离子对试剂氢氧化四丁基铵和磷酸盐缓冲液,可提高样品保留值的重现性和色谱峰的对称性。

知识考点

对氨基水杨酸钠中间氨基酚的检查方法。

(三) 贝诺酯的杂质检查

贝诺酯在生产和贮藏过程中易水解,故《中国药典》(2010 年版)规定应检查对氨基酚和游离水杨酸。

1. 游离水杨酸

(1) 杂质来源:此项杂质主要由贝诺酯生产和贮藏过程易水解产生。

(2) 检查原理:利用水解产物水杨酸与高铁盐反应呈紫堇色的原理,通过供试液与一定量水杨酸对照液生成的色泽对比,来控制供试液中游离水杨酸的限量。此方法灵敏,可检出 1μg 水杨酸。

(3) 检查方法:取本品 0.10g,加乙醇 1ml 加热溶解后,加水适量,摇匀,滤入 50ml 纳氏比色管中,加水使成 50ml,立即加新制的稀硫酸铁铵溶液(取 1mol/L 盐酸溶液 1ml,加硫酸铁铵指示液 2ml,再加水适量使成 100ml)1ml,摇匀;30 秒钟内如显色,与对照液(精密称取水杨酸 0.1g,置 1000ml 量瓶中,加水溶解后,加冰醋酸 1ml,摇匀,再加水适量至刻度,摇匀,精密量取 1ml,加乙醇 5ml 与水 44ml,再加上述新制的稀硫酸铁铵溶液 1ml,摇匀)比较,不得更深(0.1%)。

(4) 讨论:本法为目视比色法,操作时应注意平行原则。

2. 对氨基酚

(1) 检查原理:贝诺酯的水解产物对氨基酚在一定条件下可与碱性亚硝基铁氰化钠反应呈色,而贝诺酯无此反应,以供试品不显色为合格来控制杂质限量。

$$Na_2[Fe(CN)_5NO] + H_2O \longrightarrow Na_2[Fe(CN)_5H_2O] + NO$$

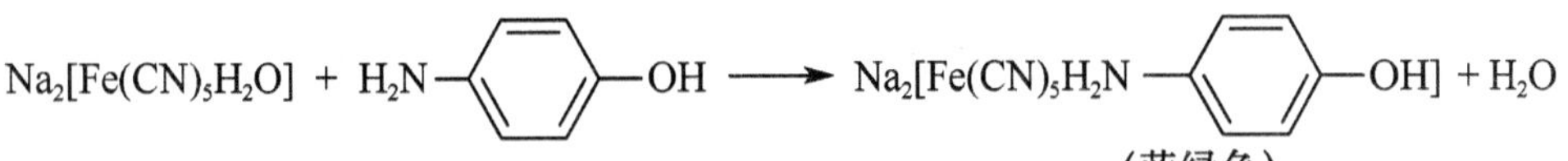

$$Na_2[Fe(CN)_5H_2O] + H_2N-\underset{}{\bigcirc}-OH \longrightarrow Na_2[Fe(CN)_5H_2N-\underset{(蓝绿色)}{\bigcirc}-OH] + H_2O$$

(2) 检查方法:取供试品 1.0g,加甲醇溶液(1→2)20ml,搅匀,加入碱性亚硝基铁氰化钠试液 1ml,摇匀,静置 30 分钟,不得显蓝绿色。

贝诺酯片剂不再检查游离水杨酸和对氨基酚。

<h1>四、含量测定</h1>

<h3>(一) 酸碱滴定法</h3>

1. 直接滴定法　本类药物结构中具有羧基,呈酸性,且酸性较强,如水杨酸、双水杨酯、阿司匹林原料药均可采用直接酸碱滴定法测定含量。

应用实例:《中国药典》(2010 年版)中阿司匹林的含量测定。

(1) 测定原理:阿司匹林结构中游离羧基的酸性,其电离常数为 $3.27×10^{-4}$,可采用氢氧化钠滴定液直接滴定。反应式为:

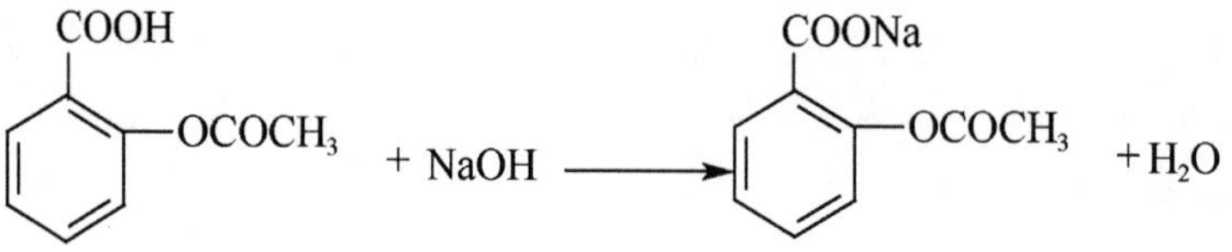

(2) 测定方法:取本品约 0.4g,精密称定,加中性乙醇(对酚酞指示液显中性)20ml 溶解后,加酚酞指示液 3 滴,用氢氧化钠滴定液(0.1mol/L)滴定。每 1ml 氢氧化钠滴定液(0.1mol/L)相当于 18.02mg 的 $C_9H_8O_4$。

(3) 分析讨论

1) 阿司匹林具酯的结构,为了增加供试品的溶解性,且防止阿司匹林酯结构在滴定时水解,致使测定结果偏高,故选用中性乙醇溶解供试品并进行滴定。

2) 本品是弱酸,用强碱滴定时化学计量点偏碱性,故指示剂选用在碱性区变色的酚酞。

3) 滴定时应在不断振摇下稍快地进行,以防止局部碱度过大而促使其水解。试验表明当温度在 0~40℃时,对测定结果几乎没有影响。

4) 供试品中所含水杨酸超过规定限度时,不宜用直接滴定法测定。

5) 结果计算:

$$含量(\%) = \frac{V×T×F×10^{-3}}{W}×100\% \tag{5-1}$$

式中,V 为供试品消耗滴定液的体积(ml);T 为滴定度(mg/ml);F 为滴定液浓度校正因数,$F = \dfrac{滴定液实际浓度}{滴定液规定浓度}$;W 为供试品取样量(g)。

2. 剩余滴定法　阿司匹林结构中具有酯键,可被氢氧化钠滴定液定量水解。

应用实例:USP(29)中阿司匹林的含量测定方法。

(1) 测定原理:利用阿司匹林分子中含有酯基,在碱性溶液中受热易于水解的性质,在体系中预先精密加入过量的碱,加热使酯水解,然后将剩余的碱用酸溶液回滴。反应式为:

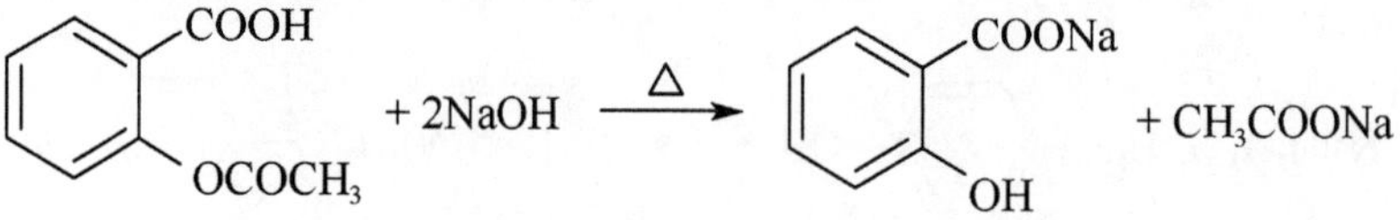

$$2\ NaOH + H_2SO_4 \longrightarrow Na_2SO_4 + 2H_2O$$

(2) 测定方法:精密称定供试品 1.5g,加氢氧化钠滴定液(0.5mol/L)50ml,混合,缓缓煮沸 10 分钟,放冷,加酚酞指示液,用硫酸滴定液滴定(0.25mol/L)剩余的氢氧化钠,并将试验结果用空白试验校正。每 1ml 硫酸滴定液(0.25mol/L)相当于阿司匹林 45.04mg。

$$供试品含量(\%) = \frac{(V_0 - V) \times T \times F \times 10^{-3}}{W} \times 100\% \qquad (5\text{-}2)$$

式中，V_0 为空白试验消耗滴定液的体积(ml)；V、T、F、W 同式(5-1)。

(3) 分析讨论：碱液在受热时易吸收二氧化碳，用酸回滴时会影响测定结果，故需要在同样条件下以空白试验进行校正。

3. 两步滴定法

(1) 测定原理：阿司匹林片中常加入少量酒石酸或枸橼酸作稳定剂，制剂工艺过程中又可能水解产生水杨酸、乙酸，它们在含量测定时均消耗氢氧化钠，而使测定结果偏高。因此不能采用直接滴定法，而采用先中和与供试品共存的酸性杂质及阿司匹林结构中的羧基，再将阿司匹林在碱性条件下水解后测定的两步滴定法。

第一步中和：

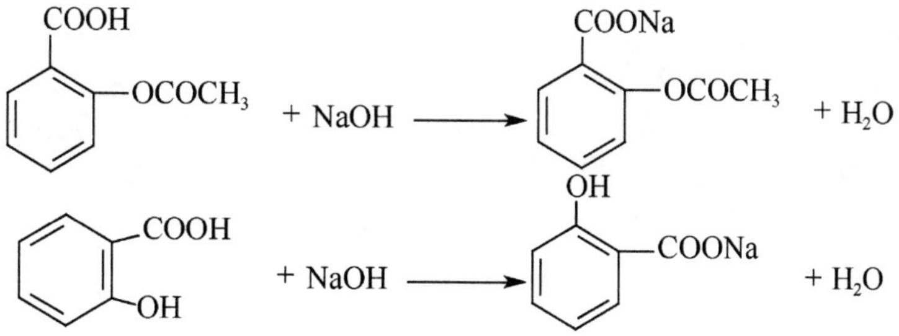

COOH ——OCOCH₃ + NaOH ⟶ COONa ——OCOCH₃ + H₂O

COOH ——OH + NaOH ⟶ OH ——COONa + H₂O

$CH_3COOH + NaOH \longrightarrow CH_3COOHa$

$H^+ + NaOH \longrightarrow H_2O + Na^+$

第二步水解测定：

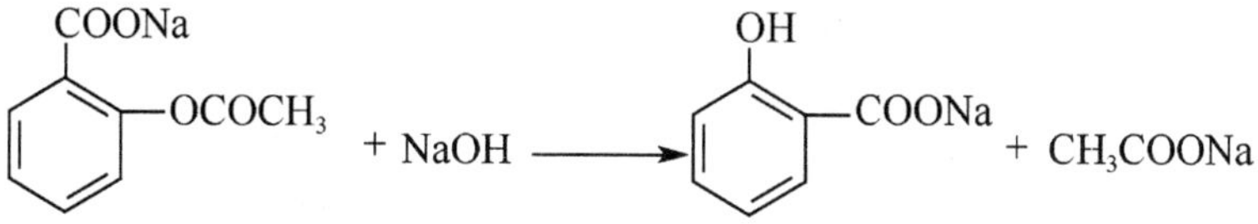

COONa ——OCOCH₃ + NaOH ⟶ OH ——COONa + CH₃COONa

$2NaOH_4 + H_2SO_4 \longrightarrow Na_2SO + 2H_2O$

(2) 测定方法：取本品 10 片，精密称定，研细，精密称取适量(约相当于阿司匹林 0.3g)，置锥形瓶中，加中性乙醇(对酚酞指示液显中性)20ml，振摇使阿司匹林溶解，加酚酞指示液 3 滴，滴加氢氧化钠滴定液(0.1mol/L)至溶液显粉红色，再精密加氢氧化钠滴定液(0.1mol/L)40ml，置水浴上加热 15 分钟并时时振摇，迅速放冷至室温，用硫酸滴定液(0.05mol/L)滴定，并将滴定的结果用空白试验校正。每 1ml 氢氧化钠滴定液(0.1mol/L)相当于 18.02mg 的 $C_9H_8O_4$。

(3) 分析讨论

1) 加碱、加热水解阿司匹林时应时时振摇，以保证水解完全。迅速放冷至室温，是为了尽量避免碱液在受热时吸收 CO_2。

2) 含量计算：因供试品为片剂，故含量测定结果以标示量的百分含量表示。

$$标示量(\%) = \frac{(V_0 - V) \times T \times F \times 平均片片重}{m_s \times 标示量} \times 100\%$$

式中，V_0 为空白试验消耗硫酸滴定液体积(ml)，V 为样品测定试验消耗硫酸滴定液体积

(ml)，F 为硫酸滴定液浓度校正因数，T 为滴定度，m_s 为供试品片粉取样量(g)。

(二) 亚硝酸钠滴定法

应用实例：亚硝酸钠滴定法(重氮化法)测定对氨基水杨酸钠的含量。

1. 测定原理 对氨基水杨酸钠具有芳伯氨基，在盐酸存在下与亚硝酸钠定量地发生重氮化反应，生成重氮盐。因此，可采用亚硝酸钠滴定法(重氮化法)，以永停法指示终点测定对氨基水杨酸钠及其制剂的含量。

2. 测定方法 取本品约 0.4g，精密称定，加水 180ml 与盐酸$(1\rightarrow2)$15ml，照永停滴定法，用亚硝酸钠滴定液$(0.1mol/L)$滴定。每 1ml 亚硝酸钠滴定液$(0.1mol/L)$相当于 17.51mg 的 $C_7H_6NNaO_3$。

3. 讨论 采用本法测定含量时应注意溶液酸碱度、滴定速度、反应的温度、催化剂、搅拌速度等测定条件的选择与控制。

(三) 紫外分光光度法

1. 直接紫外-可见分光光度法

应用实例：贝诺酯及其片剂的含量测定。

(1) 测定原理：贝诺酯及其片剂的乙醇溶液，在240mm 波长处有最大吸收。因此与一定量的对照品溶液在同样的条件下测定吸收度，可据此计算原料药及制剂中贝诺酯的含量。

(2) 测定方法：取本品适量，精密称定，加无水乙醇溶解并定量稀释成每 1 ml 中约含 7.5μg 的溶液，照紫外-可见分光光度法，在 240mm 的波长处测定吸光度；另取贝诺酯对照品，精密称定，同法测定，用下式计算供试品溶液浓度 C_x：

$$C_x = C_r \times \frac{A_x}{A_r}$$

式中，C_r：对照品溶液浓度；A_x：供试品溶液吸收度；A_r：对照品溶液吸收度。

2. 柱分配色谱-紫外分光光度法

应用实例：USP(29)中阿司匹林胶囊的含量测定。

采用柱分配色谱-紫外分光光度法，经柱色谱分离后，可同时定量测定胶囊中的阿司匹林和水杨酸。

(1) 水杨酸的限量测定

1) 测定原理：色谱柱用硅藻土填充，三氯化铁-尿素溶液[取尿素60g，溶于三氯化铁液$(6\rightarrow10)$8ml 和盐酸液$(0.05mol/L)$42ml 的混合液]作为固定相；三氯甲烷、乙醚作为流动相；水杨酸与三氯化铁-尿素试剂生成紫色水杨酸铁配合物，保留于色谱柱上，而阿司匹林被三氯甲烷洗脱，弃去洗脱液。用含冰醋酸的乙醚溶液$(1\rightarrow10)$洗脱时，紫色配位化合物被分解，水杨酸游离析出，收集洗脱液。于 306nm 波长处测定吸光度，不得超过相同溶剂制成对照溶液的吸光度，以控制其限量。

2) 测定方法

色谱柱的制备：于玻璃柱(长度为 150~400mm，内径为 10~30mm)下端塞入少量玻璃棉，装入两层填充剂，下层为硅藻土1g 和磷酸液$(5mol/L)$0.5ml 的混合物，上层为硅藻土3g 和新制三氯化铁-尿素溶液 2ml 的混合物。

对照品溶液的制备：取水杨酸对照品(预先置硅胶干燥器干燥 3 小时)适量，精密称定，以三氯甲烷为溶剂，使成 75μg/ml 的贮备液。精密量取此贮备液 10ml，加入已盛有甲醇 10ml、盐酸 2 滴和冰醋酸-乙醚溶液$(1\rightarrow10)$10ml 的 50ml 量瓶中，用三氯甲烷稀释至刻度，混匀。

供试品溶液的制备:取胶囊内容物适量(相当于阿司匹林 100mg),精密称定,加入三氯甲烷 10ml,搅拌 3 分钟,转移入色谱柱填充剂上,并用三氯甲烷数毫升洗净容器后,一并转移至柱内。用三氯甲烷 50ml 分数次洗脱,弃去洗脱液。再用冰醋酸-水饱和乙醚溶液(1→10)10ml 洗脱,收集洗脱液于已盛有甲醇 10ml、盐酸 2 滴的 50ml 量瓶中,继用三氯甲烷 30ml 洗脱,并用三氯甲烷稀释至刻度。

测定:于 306nm 波长处,1cm 吸收池中,以制备对照品溶液的混合溶剂为空白,同时分别测定对照品溶液和供试品溶液的吸光度,供试品溶液的吸光度不得超过对照品溶液的吸光度。(按阿司匹林标示量计,水杨酸限量为 0.75%)。

3)分析讨论:三氯化铁溶液中加入高浓度的尿素,在洗脱阿司匹林时,使水杨酸铁紫色配位化合物在柱上移动较慢,谱带较窄,色泽较深。在洗脱水杨酸时,可能有尿素被洗下,操作时应注意接收液中加入适量盐酸,使其保持酸性;在洗脱阿司匹林时,发现紫色环谱带扩散,很快移动到柱底,为分配色谱样品容量小所致,应减少样品称量,重新装柱再做。

在柱底加入拌有磷酸的硅藻土,可与 Fe^{3+} 生成不溶于洗脱液的磷酸铁而避免干扰,因为在洗脱时,若有三氯化铁被洗下,则使洗脱液带黄色,影响测定结果。

制备供试溶液以及整个操作宜快,以免阿司匹林水解,使水杨酸量增高。

(2)阿司匹林的含量测定

1)测定原理:在硅藻土-碳酸氢钠色谱柱上,阿司匹林和水杨酸成钠盐保留于柱上,先用三氯甲烷洗脱中性或碱性杂质,使其净化,再用乙酸酸化,使阿司匹林与水杨酸游离,被三氯甲烷洗脱,于 280nm 波长处,1cm 吸收池中测定吸光度,减去上述(1)项中测得的水杨酸量,即得阿司匹林的含量。

2)测定方法:色谱柱的制备:用硅藻土 3g,加新制碳酸氢钠液(1→12)2ml,同上述方法填充柱。

对照品溶液的制备:精密称取阿司匹林对照品 50mg,于 50ml 量瓶中,加 0.5ml 冰醋酸,加三氯甲烷至刻度。取此溶液 5.0ml 于 100ml 量瓶中,加冰醋酸-三氯甲烷溶液(1→100)至刻度,即得浓度为 50 μg/ml 的对照品溶液。

供试品溶液的制备:取胶囊 20 粒,尽可能完全倾出内容物,精密称定,研细,混匀;取适量细粉(相当于阿司匹林 50mg),精密称定,置于已盛有盐酸甲醇溶液(1→50)1ml 的 50ml 量瓶中,加三氯甲烷至刻度,混匀。精密量取此液 5.0ml,加入色谱柱填充剂上,用三氯甲烷 5ml 和 25ml 相继洗涤,弃去洗液,立即用冰醋酸三氯甲烷溶液(1→10)10ml 及冰醋酸三氯甲烷溶液(1→100)85ml 洗脱,洗脱液收集于 100ml 量瓶中,并用后者溶剂稀释至刻度,混匀。

测定:于 280nm 波长处,1cm 吸收池中,以三氯甲烷为空白,同时测定对照品溶液和供试品溶液的吸光度,用下式计算所取胶囊内容物细粉中含有阿司匹林的量。

所取胶囊细粉中 $C_9H_8O_4(mg) = C(A_U/A_S)$。

式中 C 为阿司匹林对照品溶液浓度(μg/ml),A_U 和 A_S 分别为供试品溶液和对照品溶液的吸收度。

以上测定中所用三氯甲烷均应在临用前用水饱和。

本法准确可靠,不需特殊仪器,可同时测定阿司匹林和水杨酸的含量,结果重现性较好,但操作较为烦琐。

(四)高效液相色谱法

为了消除原料药和制剂中的杂质、辅料和添加剂等的干扰,《中国药典》(2010 年版)采用高效液相色谱法测定阿司匹林的制剂(片剂、肠溶片、肠溶胶囊、泡腾片)、贝诺酯及片剂、对氨基水杨酸及制剂(肠溶片、注射用对氨基水杨酸钠)的含量见表 5-3。

应用实例:《中国药典》(2010年版)中阿司匹林栓剂的含量测定。

1. 色谱条件与系统适用性试验 用十八烷基硅烷键合硅胶为填充剂;以乙腈-四氢呋喃-冰醋酸-水(20∶5∶5∶70)为流动相,检测波长为303nm。理论板数按水杨酸峰计算应不低于3000,阿司匹林峰与水杨酸峰的分离度应符合要求。

2. 供试液与对照液的制备与测定 取本品5粒,精密称定,置小烧杯中,在40~50℃水浴上微温熔融,在不断搅拌下冷却至室温,精密称取适量(约相当于阿司匹林0.15g),置50ml量瓶中,加1%冰醋酸的甲醇溶液适量,在40~50℃水浴中充分振摇使阿司匹林溶解,放冷,用1%冰醋酸的甲醇溶液稀释至刻度,摇匀,置冰浴中冷却1小时,取出,迅速滤过,取续滤液作为供试品贮备液。精密量取贮备液5ml,置100ml量瓶中,用1%冰醋酸的甲醇溶液稀释至刻度,摇匀,精密量取10μl注入液相色谱仪,记录色谱图;另取阿司匹林对照品约0.15g,精密称定,加1%冰醋酸的甲醇溶液振摇使溶解并定量稀释制成每1ml中约含0.1mg的溶液,同法测定,按外标法以峰面积计算,即得。

3. 讨论

(1) 本法为反相高效液相色谱法。流动相中加有冰醋酸,是为了抑制阿司匹林的离解,使其以分子型存在,有利于在固定相上分配,所以本法又为离子抑制色谱法。

(2) 本法计算按外标法。

$$C_X = \frac{A_X}{A_R} \times C_R$$

式中,C_X为供试品的浓度;A_X为供试品的峰面积或峰高;C_R为对照品的浓度;A_R为对照品的峰面积或峰高。

表5-4《中国药典》(2010年版)部分水杨酸类药物及制剂HPLC法。

表5-4 色谱条件、系统适用性试验及含量测定方法

药物	色谱条件		系统适用性试验			定量方法
	流动相	填充剂	检测波长	分离度	理论板数	
阿司匹林片、肠溶片、肠溶胶囊、泡腾片、栓剂	乙腈-四氢呋喃-冰醋酸-水(20∶5∶5∶70)	十八烷基硅烷键合硅胶	276nm	阿司匹林峰与水杨酸峰的分离度应符合要求	按水杨酸峰计算不低于3000	外标法
贝诺酯及片剂	水(用磷酸调至pH3.5)-甲醇(44∶56)	十八烷基硅烷键合硅胶	240nm	贝诺酯峰与相邻杂质峰之间的分离度应符合要求	按贝诺酯峰计算不低于3000	外标法
对氨基水杨酸钠及肠溶片、注射用对氨基水杨酸钠	甲醇-10%四丁基氢氧化铵溶液-0.05mol/L磷酸氢二钠-0.05mol/L磷酸二氢(200∶19∶400∶400)	十八烷基硅烷键合硅胶	265nm	对氨基水杨酸钠峰与相邻杂质峰的分离度应符合要求	按对氨基水杨酸钠峰计算不低于3000	外标法

 知识考点

阿司匹林及片剂、栓剂的含量测定方法。

案例 5-2 　　　　　　　　**脑卒中患者阿司匹林药物浓度的监控**

脑卒中患者 1 例:单次口服 300mg 阿司匹林(ASA),1 小时后采血,分离血清后取血清 100μl 转移至离心管中,加入高氯酸(30%)50μl,同时加入不同浓度的 ASA 和水杨酸(SA)的对照品稀释液,加入内标使其浓度均为 10μg/ml。涡旋混合 2 分钟,离心 5 分钟,取 20μl 上清液,用高效液相色谱法测定含量,测得血清中 ASA 的浓度为 2.24μg/ml,SA 的浓度为 2.71μg/ml。

分析:

本案例系采用血清对照品混合样的高效液相色谱法分离,保证了定量分析的准确性;脑卒中患者的血清实测结果表明,本法可用于临床治疗药物浓度的监控。越来越多的资料显示,药物检测技术在药学领域的应用已日益广泛,薄层色谱法、高效液相色谱法等仪器分析方法在药物检测中的应用也日显其重要性。

第 2 节　苯甲酸类药物的分析

 案例 5-3 　　　　　　　　　　已知某药物的结构式为

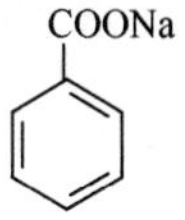

COONa

问题:

1. 简述该药物结构、性质和分析方法之间的关系。

2. 根据该药物的结构特点,设计合理的鉴别方法。

3. 查阅《中国药典》(2010 年版),找出该药物用途及含量测定方法,并简述该测定方法的原理,以及设计测定方案。

《中国药典》(2010 年版)收载的苯甲酸类药物有苯甲酸(benzoic acid)、布美他尼(bumetanide)、丙磺舒(probenecid)、泛影酸(diatrizoic acid)等及其制剂。

一、结构与性质

(一) 结构

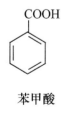

COOH　　　COONa　　　COOH　　　　　　COOH

苯甲酸 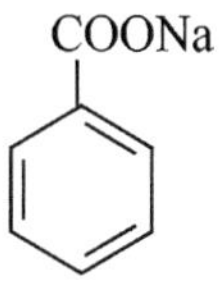　　　苯甲酸钠 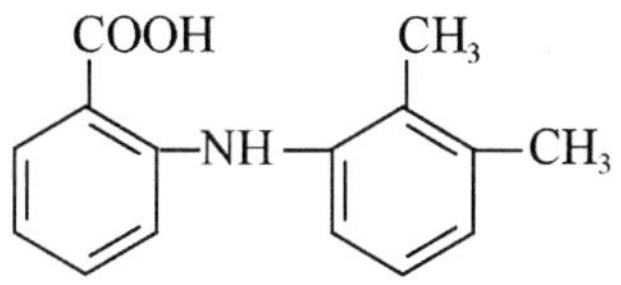　　　甲芬那酸 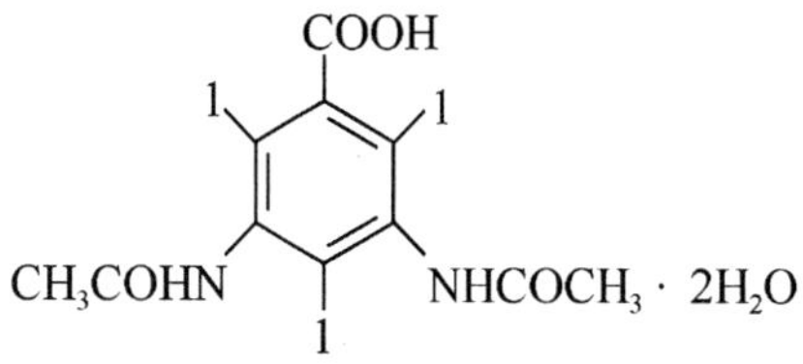　　　　　泛影酸

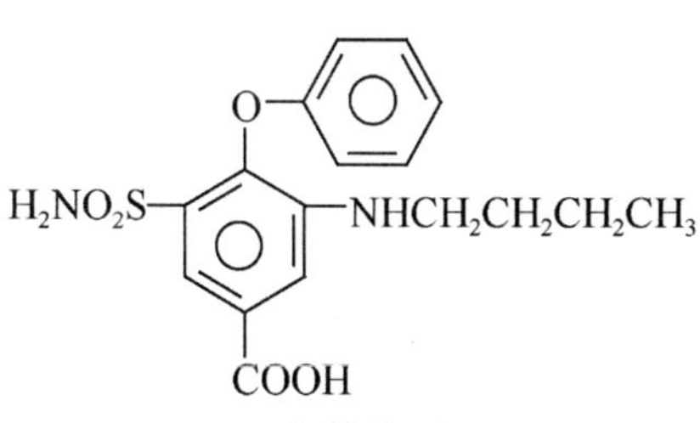

布美他尼 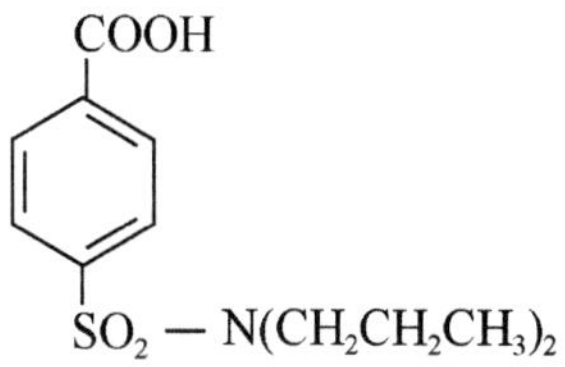　　　　　丙磺舒 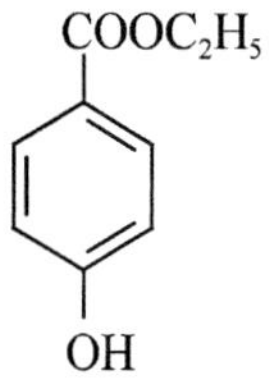　　　　羟苯乙酯

（二）性质

1. 性状

（1）苯甲酸为白色有丝光的鳞片或针状结晶或结晶性粉末；质轻；无臭或微臭；在空气中微有挥发性；水溶液显酸性反应；在乙醇、三氯甲烷或乙醚中易溶，在沸水中溶解，在水中微溶。

（2）苯甲酸钠为白色颗粒、粉末或结晶性粉末；无臭或微带臭气，味微甜带咸；在水中易溶，在乙醇中略溶。

（3）布美他尼为白色的结晶或结晶性粉末；无臭，味微苦；在乙醇中溶解，在三氯甲烷中极微溶解，在水中不溶。

（4）丙磺舒为白色结晶性粉末；无臭，味微苦；在丙酮中溶解，在乙醇或三氯甲烷中略溶，在水中几乎不溶；在稀氢氧化钠溶液中溶解，在稀酸中几乎不溶。

（5）泛影酸为白色粉末；无臭，味微酸；在水中极微溶解，在氨溶液或氢氧化钠溶液中溶解。

2. 酸性　本类药物分子结构中一般具有游离羧基，故显酸性。其酯类药物因无游离羧基不显酸性，但水解后，能生成显酸性的水解产物。故大多数药物可利用其酸性，用酸碱滴定法测定含量。

3. 三氯化铁反应　苯甲酸盐、丙磺舒的中性溶液，可与三氯化铁反应，可用于鉴别。

4. 水解性　羟苯乙酯具有酯键，可用定量过量的氢氧化钠加热水解，剩余的氢氧化钠用硫酸滴定测定含量。

5. 分解性　某些药物因其特殊的结构，在一定条件下发生分解，分解产物发生特殊反应，可用于鉴别及含量测定，如苯甲酸钠、丙磺舒、泛影酸。

6. 紫外和红外光谱特征　本类药物分子结构中均具有苯环和特征官能团，有紫外和红外特征吸收光谱，可用于鉴别。

二、鉴 别 试 验

（一）三氯化铁反应

1. 苯甲酸　碱性水溶液或苯甲酸钠的中性溶液，与三氯化铁试液生成赭色碱式苯甲酸铁沉淀。反应式如：

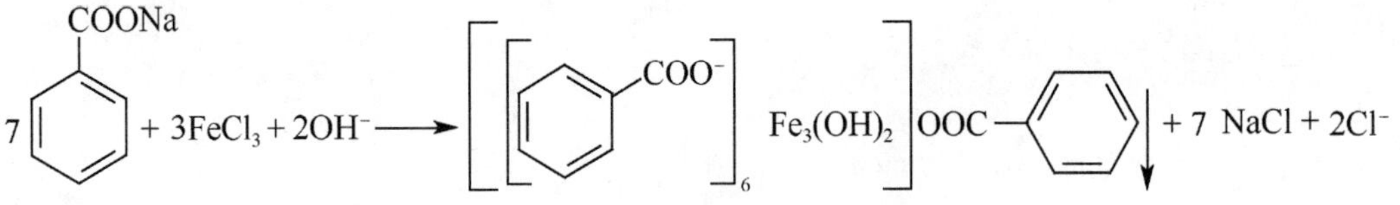

（赭色）

应用实例：《中国药典》（2010 年版）中苯甲酸的鉴别。

取本品约 0.2g，加 0.4% 氢氧化钠溶液 15ml，振摇，滤过，滤液中加入三氯化铁试液 2 滴，即出现褐色沉淀。

2. 丙磺舒　加少量氢氧化钠试液生成盐后，在 pH 为 5.0~6.0 水溶液中与三氯化铁试液反应，生成米黄色沉淀，产物结构式为：

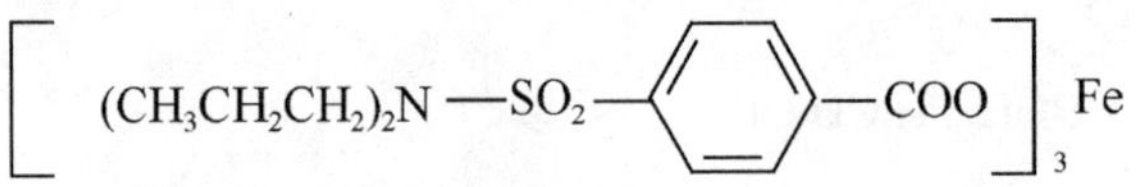

$$\left[(CH_3CH_2CH_2)_2N-SO_2--COO \right]_3 Fe$$

（米黄色）

应用实例：《中国药典》（2010 年版）中丙磺舒的鉴别。

取本品约 5mg，加 0.1mol/L 氢氧化钠溶液 0.2ml，用水稀释至 2ml（pH 为 5.0~6.0），加三氯化铁试液 1 滴,即生成米黄色沉淀。

(二) 分解产物的反应

1. 苯甲酸钠 可分解生成苯甲酸,苯甲酸具有升华性,可供鉴别,如将苯甲酸钠置于干燥试管中,加硫酸后,加热、不炭化,但析出苯甲酸,随即在试管内壁上端凝结成白色升华物。

反应原理如下:

$$2 \bigcirc\text{COONa} + H_2SO_4 \xrightarrow{\Delta} 2 \bigcirc\text{COOH} + Na_2SO_4$$

2. 丙磺舒 为含硫药物,可与氢氧化钠熔融,分解生成亚硫酸钠,经硝酸氧化成硫酸盐,而显硫酸盐的鉴别反应。反应原理如下:

$$HOOC-\bigcirc-SO_2N(CH_2CH_2CH_3)_2 + 3NaOH \longrightarrow$$

$$\bigcirc-ONa + CO_2\uparrow + H_2O + Na_2SO_3 + HN(CH_2CH_2CH_3)_3$$

$$Na_2SO_3 \xrightarrow{[O]} Na_2SO_4$$

另外,也可利用丙磺舒高温加热时产生的 SO_2 气体,具 SO_2 臭味,进行鉴别。

3. 泛影酸 为有机碘化物,加热破坏后分解生成碘蒸气,可供鉴别,如将泛影酸置坩埚中,小火加热,即分解产生紫色的碘蒸气。

(三) 紫外吸收光谱法

应用实例:《中国药典》(2010 年版)中丙磺舒的鉴别。

检查方法:取丙磺舒,加含有盐酸的乙醇[取盐酸溶液(9→1000)2ml,加乙醇制成 100ml]制成每 1ml 中含 20μg 的溶液,照紫外-可见分光光度法测定,在 225nm 与 249nm 的波长处有最大吸收,在 249nm 波长处的吸光度约为 0.67。

(四) 红外吸收光谱法

《中国药典》(2010 年版)采用红外吸收光谱法鉴别苯甲酸、丙磺舒(图 5-2)。

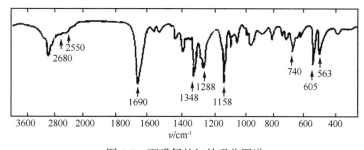

图 5-2 丙磺舒的红外吸收图谱

(五) 薄层色谱法

薄层色谱法是利用相同药品在同一条件下薄层色谱行为应相同,采用对比法进行鉴别的一种分析方法。

应用实例:《中国药典》(2010 年版)中泛影酸的鉴别。

取本品与泛影酸对照品,分别加甲醇-浓氨溶液(97∶3)溶解并稀释制成每 1ml 中约含 5mg 的溶液。吸取上述两种溶液各 5μl,分别点于同一高效硅胶 GF₂₅₄薄层板上,用无水甲酸-丁酮-甲苯(20∶25∶60)为展开剂,展开后,晾干,置紫外光灯(254nm)下检视。供试品溶液所显主斑点的位置应与对照品的主斑点相同。

 知识考点

丙磺舒的鉴别方法。

三、杂 质 检 查

(一) 泛影酸的杂质检查

泛影酸在生产和贮存过程中除引入一般性杂质外,还易引入游离碘、卤化物、碘化物及氨基化合物等特殊杂质。检查时均是利用杂质与药物的化学性质不同进行检查的。

1. 游离碘 泛影酸为有机碘化物,其水溶液对空气、日光及温度较为敏感,受其影响易析出游离的碘。

《中国药典》(2010 年版)检查方法:取泛影酸 4.8g,加氢氧化钠试液溶解成 10ml,取 2.0ml,加水稀释至 10ml,加稀乙酸至对石蕊试纸显酸性,加碘化钾 0.5g,振摇溶解后,加淀粉指示液 1ml,摇匀,如显色,与对照液(取同量供试品,用同一方法操作,但以水 1ml 代替淀粉指示液 1ml)比较,不得更深或有差异。

2. 卤化物 泛影酸在生产过程中需要使用一氯化碘进行碘化反应,反应时生成氯化氢,再用稀盐酸处理,故可引入卤化物杂质。检查时可利用卤化物与硝酸银试液作用生成卤化银浑浊进行检查。

《中国药典》(2010 年版)检查方法:取泛影酸 2.0g,加氢氧化钠试液 4ml 溶解后,加水 30ml,滴加稀硝酸 3ml,搅拌数分钟,使泛影酸析出,滤过,沉淀用少量水洗涤,洗液与滤液合并,使成 50ml,摇匀,必要时重复滤过,分取滤液 20ml 照氯化物检查法检查,与标准氯化钠溶液 4.0ml 制成的对照液比较,不得更浓(0.005%)。

3. 碘化物 是生产和贮存过程中引入的。检查时可利用碘化物在酸性条件下被过氧化氢氧化,生成游离碘的原理进行检查。

《中国药典》(2010 年版)检查方法:取卤化物检查项下剩余的滤液 20ml,加三氯甲烷 1ml,稀硝酸 3ml 与浓过氧化氢溶液 1ml,振摇,静置分层后,三氯甲烷层如显色,与 0.0013%碘化钾溶液(每 1ml 相当于 10μg 的 I)2.0ml 加水使成 20ml 后,用同法制得的对照液比较,不得更深(0.0025%)。

4. 氨基化合物 是生产过程中乙酰化反应不完全或泛影酸水解而引入的,因具有芳香第一胺,故可利用重氮化-偶合反应进行限量检查。

《中国药典》(2010 年版)检查方法:取泛影酸 1.0g,加水 5ml 与氢氧化钠试液 5ml 使溶解,加水至 100ml,摇匀,取 10ml,加亚硝酸钠滴定液(0.1mol/L)5ml 与盐酸溶液(9→100)10ml,摇匀,放置 10 分钟,加 2.5%氨基磺酸铵溶液 5ml,摇匀,放置 5 分钟,加碱性 β-萘酚试液 2ml 与氢氧化钠试液 15ml,加水至 50ml,摇匀,照紫外-可见分光光度法(附录Ⅳ A),在 485nm 的波长处测定吸光度,不得超过 0.25。

5. 有关物质 是生产和贮存过程中的残留合成原料、中间体、副产物及可能的降解产物等有机杂质,可用薄层色谱法中的自身高低浓度对比法检查。

《中国药典》(2010 年版)检查方法:取本品适量,加甲醇-浓氨溶液(97∶3)溶解并稀释制成每 1ml 中约含 50mg 的溶液,作为供试品溶液;精密量取适量,加甲醇-浓氨溶液(97∶3)稀释制成每 1ml 中含 0.1mg 的溶液,作为对照溶液。照薄层色谱法(附录ⅤB)试验,吸取上述两种溶液各 5μl,分别点于同一高效硅胶 GF$_{254}$薄层板上,用无水甲酸-丁酮-甲苯(20∶25∶60)为展开剂,展开后,晾干,置紫外光灯(254nm)下检视。供试品溶液如显杂质斑点,与对照溶液的主斑点比较,不得更深(0.2%)。

(二) 布美他尼的杂质检查

《中国药典》(2010 年版)布美他尼项下需检查的杂质项目很多,这里只介绍特殊杂质芳香第一胺的检查。

《中国药典》(2010 年版)检查方法为:取布美他尼 40mg,至 10ml 量瓶中,加乙醇溶解并稀释至刻度,摇匀,精密量取 1ml,至 10ml 量瓶中,加盐酸溶液(9→100)3ml 与 4% 亚硝酸钠溶液 0.5ml,摇匀,放置 2 分钟,加 10% 氨基磺酸铵溶液 1ml,摇匀,放置 5 分钟,加 2% 二盐酸萘基乙二胺的稀乙醇溶液 0.5 ml,摇匀,放置 2 分钟,加水稀释至刻度,摇匀,照紫外-可见分光光度法,在 518nm 的波长处测定吸光度,不得过 0.19%。

检查原理:利用杂质芳香第一胺可在盐酸条件下与亚硝酸钠生成重氮盐,再在该酸性条件下与二盐酸萘基乙二胺偶合显色,而泛影酸结构中无游离芳香第一胺,不发生重氮化-偶合反应,从而检查之。本法加入氨基磺酸铵的目的是将重氮化反应剩余的亚硝酸分解除去,排除多余的亚硝酸与偶合试剂二盐酸萘基乙二胺反应显色而产生的干扰。

四、含量测定

(一) 直接酸碱滴定法

应用实例:《中国药典》(2010 年版)中苯甲酸的含量测定。

1. 测定原理　苯甲酸含有羧基,具有酸性,可将其溶解在中性乙醇中,用氢氧化钠滴定液直接滴定。反应式如下:

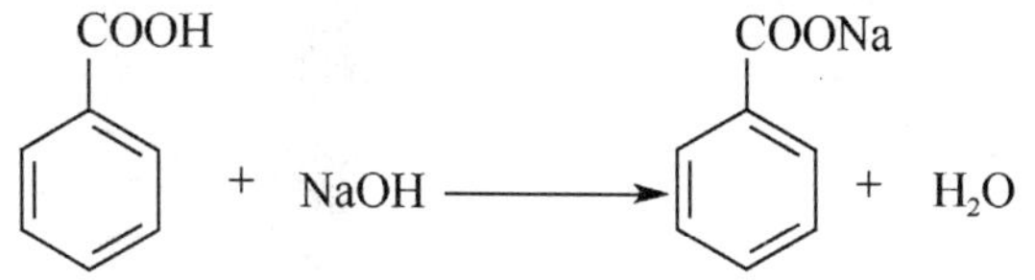

2. 测定方法　取供试品约 0.25g,精密称定,加中性稀乙醇(对酚酞指示剂显中性)25ml 溶解后,加酚酞指示液 3 滴,用氢氧化钠滴定液(0.1mol/L)滴定。每 1ml(0.1mol/L)的氢氧化钠滴定液相当于 12.21mg 的 C$_7$H$_6$O$_2$。

3. 分析讨论　苯甲酸在水中微溶,故加乙醇溶解。滴定反应终点偏碱性,故选择在碱性区域内变色的酚酞为指示剂。

应用实例:《中国药典》(2010 年版)中布美他尼的含量测定。

1. 测定原理　布美他尼分子结构中含有羧基,具有酸性,可将其溶解在中性乙醇中,用氢氧化钠滴定液直接滴定。

2. 测定方法　取供试品约 0.5g,精密称定,加中性乙醇(对甲酚红指示剂显中性)60ml 溶解后,加甲酚红指示液数滴,用氢氧化钠滴定液(0.1mol/L)滴定。每 1ml(0.1mol/L)的氢氧化钠滴定液相当于 36.44mg 的 C$_{17}$H$_{20}$N$_2$O$_5$S。

(二) 双相滴定法

应用实例:苯甲酸钠的含量测定。

1. 测定原理 苯甲酸钠易溶于水,其水溶液呈弱碱性,可用酸滴定液滴定,但因碱性较弱,滴定反应不完全;在滴定过程中析出的游离苯甲酸微溶于水,会使滴定终点的 pH 突跃不明显,不利于终点的正确判断。因此,利用苯甲酸能溶于有机溶剂的性质,在水相中加入与水不相混溶的有机溶剂(如乙醚),并置于分液漏斗中进行滴定反应,将滴定过程中产生的苯甲酸不断萃取入有机溶剂层中,减少苯甲酸在水中的浓度,使滴定反应完全,终点易于判断。反应式如下:

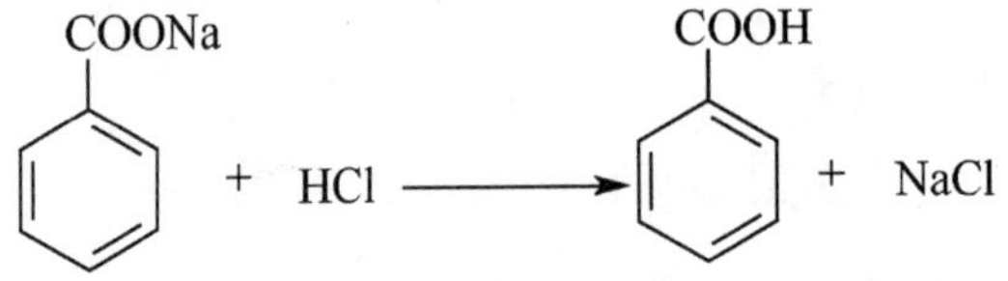

2. 测定方法 取本品约 1.5g,精密称定,置分液漏斗中,加水 25ml、乙醚 50ml 及甲基橙指示液 2 滴,用盐酸滴定液(0.5mol/L)滴定,边滴边振摇,至水层显橙红色;分取水层,置具塞锥形瓶中,乙醚层用水 5ml 洗涤,洗液并入锥形瓶中,加乙醚 20ml,继续用盐酸滴定液(0.5mol/L)滴定,边滴定边振摇,至水层显持续的橙红色。每 1 ml 盐酸滴定液(0.5mol/L)相当于 72.05 mg 的 $C_7H_5NaO_2$。

3. 分析讨论

(1) 为了使滴定完全,当盐酸液滴定至水层中甲基橙指示液显橙红色时,分开水层与乙醚层,用水洗涤醚层,使可能存在于乙醚层中的苯甲酸钠溶于水后并入水层,加乙醚后,继续用盐酸滴定至终点。

(2) 在滴定过程中要不断振摇,使滴定中生成的苯甲酸不断地萃取入乙醚中,同时也可降低苯甲酸的解离。

(3) 滴定反应终点偏酸性,选择在酸性条件下变色的指示剂甲基橙,而不能选择酚酞为该滴定的指示剂。

(三) 非水滴定法

非水碱量法可用于有机酸碱金属盐类药物的含量测定,如苯甲酸钠。

应用实例:《中国药典》(2010 年版)中苯甲酸钠的含量测定。

取本品,经 105℃ 干燥至恒重,取约 0.12g,精密称定,加冰醋酸 20ml,使溶解,加结晶紫指示液 1 滴,用高氯酸滴定液(0.1mol/L)滴定至溶液显绿色,并将滴定的结果用空白试验校正。每 1ml 高氯酸滴定液(0.1mol/L)相当于 14.41mg $C_7H_5NaO_2$。

(四) 银量法

泛影酸分子结构中含有有机碘,强还原剂锌粉可使碳碘键断裂,生成无机碘化物,可用银量法测其含量。《中国药典》(2010 年版)应用该法测定泛影酸、泛影葡胺注射液及泛影酸钠注射液。

应用实例:《中国药典》(2010 年版)中泛影酸的含量测定。

取本品约 0.4g,精密称定,加氢氧化钠试液 30ml 与锌粉 1.0g,加热回流 30 分钟,放冷,冷凝管用少量水洗涤,滤过,烧瓶与滤器用水洗涤 3 次,每次 15ml,洗液与滤液合并,加冰醋酸 5ml 与曙红钠指示液 5 滴,用硝酸银滴定液(0.1mol/L)滴定。每 1ml 硝酸银滴定液(0.1mol/L)相当于 20.46mg 的 $C_{11}H_9I_3N_2O_4$。

(五) 紫外分光光度法

应用实例:《中国药典》(2010 年版)中丙磺舒片的含量测定。

1. 测定原理 丙磺舒在盐酸乙醇溶液中,在 249nm 波长处有最大吸收,据此用于丙磺舒片剂的定量分析。

2. 测定方法 取本品 10 片,精密称定,研细,精密称取适量(约相当于丙磺舒 60mg),置

200ml 量瓶中,加乙醇 150ml 与盐酸溶液(9→100)4ml,置 70℃水浴上加热 30 分钟,放冷,用乙醇稀释至刻度,摇匀,滤过,精密量取续滤液 5ml,置 100ml 量瓶中,加盐酸溶液(9→100)2ml,用乙醇稀释至刻度,摇匀。照紫外-可见分光光度法,在 249nm 的波长处测定吸光度,按 $C_{13}H_{19}NO_4S$ 的吸收系数($E_{1cm}^{1\%}$)为 338 计算,即得。

(六) 高效液相色谱法

《中国药典》(2010 年版)采用高效液相色谱法测定丙磺舒原料药及布美他尼的制剂的含量。丙磺舒含量测定方法如下。

1. 色谱条件与系统适用性试验 用十八烷基硅烷键合硅胶为填充剂;以 0.05mol/L 磷酸二氢钠(加 1%冰醋酸,用磷酸调节 pH 至 3.0)-乙腈(50∶50)为流动相;检测波长为 245nm。理论塔板数按丙磺舒峰计算不低于 3000。

2. 测定法 取本品适量,精密称定,加流动相溶解并定量稀释制成每 1ml 中含 60μg 的溶液,精密量取 20μl,注入液相色谱仪,记录色谱图;另取丙磺舒对照品,同法测定。按外标法以峰面积计算,即得。

3. 讨论 本法流动相为极性溶液,故属于反相高效液相色谱法。用磷酸调节流动相的 pH 为 3.0,是为了抑制丙磺舒羧基的解离,使其以分子型存在,有利于在固定相上分配,所以本法也为离子抑制色谱法。

> ⊗ **知识考点**
>
> 丙磺舒的含量测定方法。

第 3 节 其他芳酸类药物的分析

《中国药典》(2010 年版)收载的本类药物有布洛芬(ibuprofen)、依他尼酸(etacrynic acid)、氯贝丁酯(clofibrate)、苯丁酸氮芥(chlorambucil)等药物。

一、结构与性质

(一) 结构

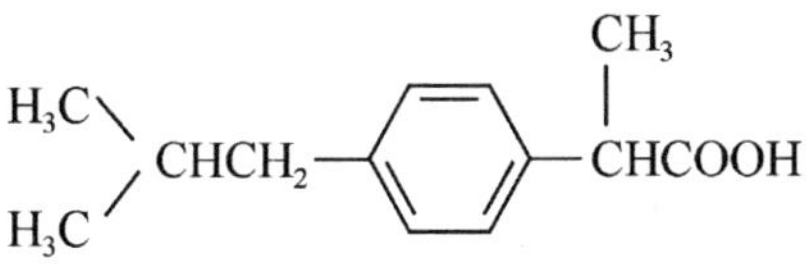

布洛芬

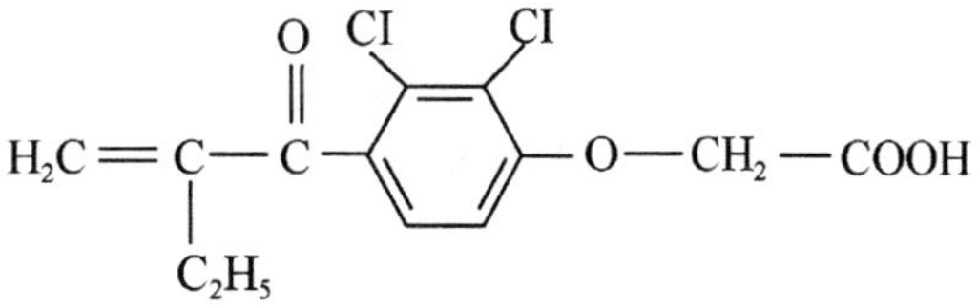

依他尼酸

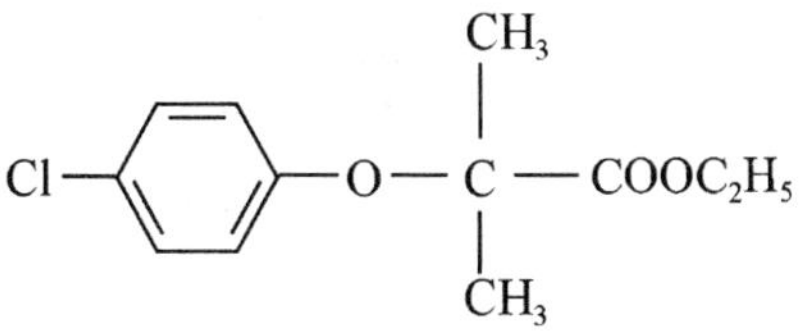

氯贝丁酯

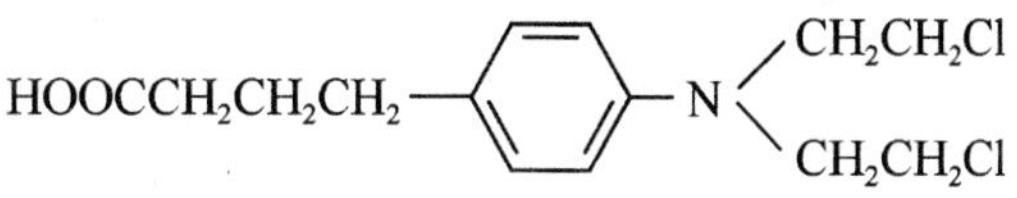

苯丁酸氮芥

(二) 性质

1. 性状

(1) 布洛芬为白色结晶性粉末;稍有特异臭,几乎无味;在乙醇、丙酮、三氯甲烷或乙醚中易溶,在水中几乎不溶,在氢氧化钠或碳酸钠试液中易溶。

(2) 依他尼酸为白色结晶性粉末;无臭,味微苦涩;在乙醇或乙醚中易溶,在水中几乎不溶,在冰醋酸中易溶。

(3) 氯贝丁酯为无色或黄色的澄清油状液体,有特臭,味初辛辣后变甜;遇光色渐变深;在乙醇、丙酮、三氯甲烷、乙醚或石油醚中易溶,在水中几乎不溶。

(4) 苯丁酸氮芥为类白色结晶性粉末;微臭;遇光或放置日久,色渐变深;在丙酮中极易溶解,在乙醇或三氯甲烷中易溶,在水中不溶。

2. 酸性 布洛芬分子结构中具有羧基,羧基通过亚甲基与苯环相连,具有酸性,在氢氧化钠或碳酸钠试液中易溶;溶于中性乙醇后,可用氢氧化钠滴定液直接滴定可测定含量。

3. 水解性 氯贝丁酯分子结构中具有酯键,易水解,利用此性质可进行鉴别。

4. 紫外和红外吸收性 氯贝丁酯和布洛芬均具苯环和特征官能团,具有紫外和红外吸收光谱特征,可用于鉴别,也可用紫外吸收光谱法测定含量。

二、鉴 别 试 验

(一) 异羟肟酸铁盐反应

1. 氯贝丁酯 分子中的酯结构,经碱水解后与盐酸羟胺生成异羟肟酸盐,在弱酸性条件下加三氯化铁即生成紫色的异羟肟酸铁。反应式如下:

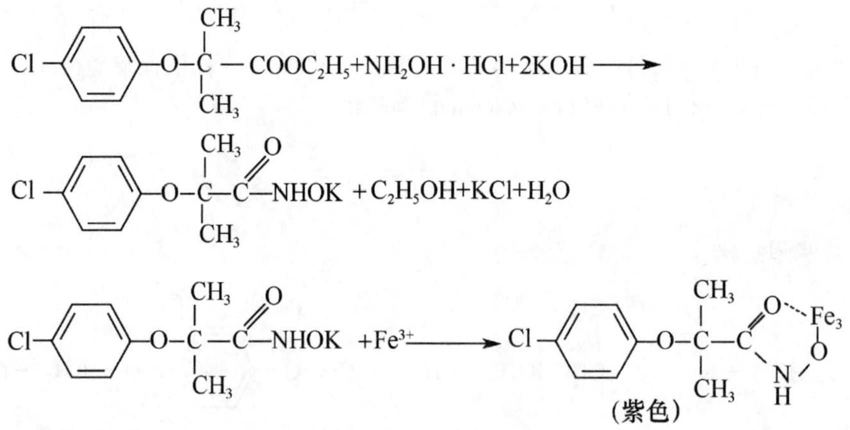

应用实例:《中国药典》(2010 年版)中氯贝丁酯的鉴别。

取本品的乙醚溶液(1→10)数滴,加盐酸羟胺的饱和乙醇溶液与氢氧化钾的饱和乙醇溶液各 2~3 滴,置水浴上加热约 2 分钟,冷却,加稀盐酸使成酸性,加 1% 三氯化铁溶液 1~2 滴,即显紫色。

2. 布洛芬 分子结构中具有羧基,加氯化亚砜生成酰氯,与乙醇反应酯化后,亦呈异羟肟酸铁反应。生成产物如下:

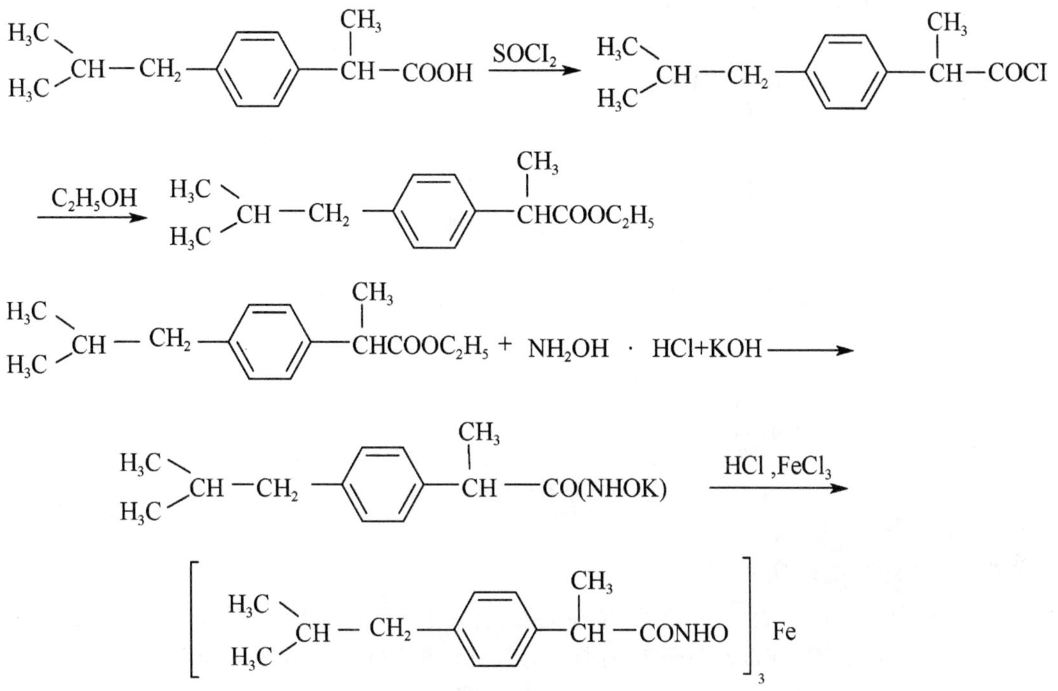

(紫红色)

（二）水解产物反应

依他尼酸分子结构中具有 α,β-不饱和酮结构,在水溶液中不稳定,尤其在碱性溶液中易分解,生成 2,3-二氯-4-丁酰基苯氧乙酸和甲醛,甲醛遇变色酸钠和硫酸,显深紫色,可供鉴别。

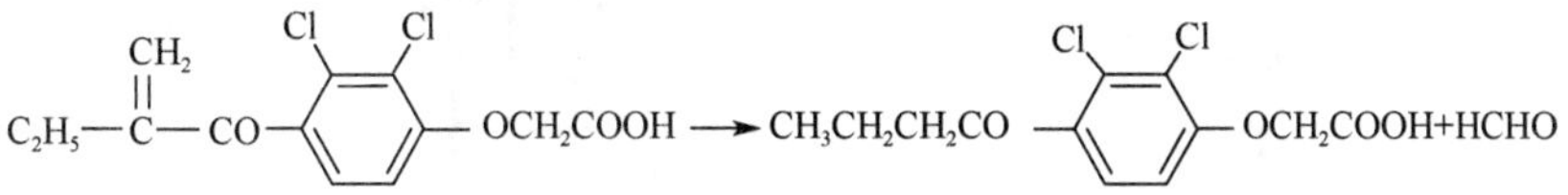

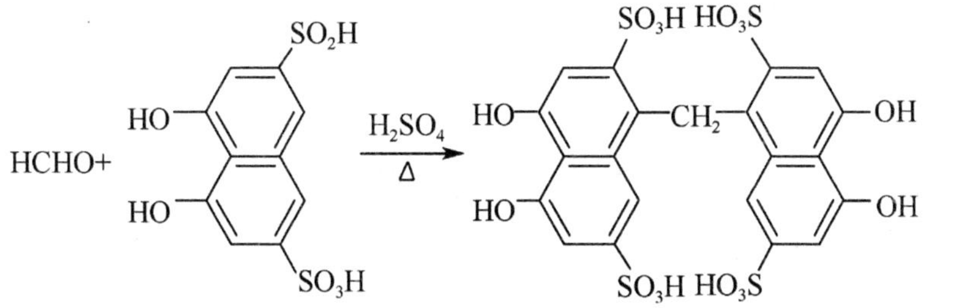

（三）紫外分光光度法

应用实例:《中国药典》(2010 年版)中氯贝丁酯的鉴别。

鉴别方法:取本品,加无水乙醇制成每 1ml 含 0.10mg 的溶液 A 与每 1ml 中含 10μg 的溶液 B,照紫外-可见分光光度法测定,溶液 B 在 226nm 的波长处有最大吸收,溶液 A 中 280nm 与 288nm 的波长处有最大吸收。

应用实例:《中国药典》(2010 年版)中布洛芬,用对比吸收光谱的特征数值的方法鉴别。

鉴别方法:取本品,加 0.4%氢氧化钠制成每 1ml 含 0.25mg 的溶液,照紫外-可见分光光度法测定,溶液在 265nm 与 273nm 的波长处有最大吸收,在 245nm 与 271nm 的波长处有最小吸收。

在 259nm 的波长处有一肩峰(图 5-3)。

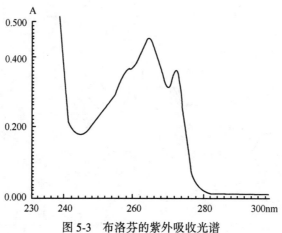

图 5-3　布洛芬的紫外吸收光谱

(四) 红外分光光度法

《中国药典》(2010 年版)对布洛芬、依他尼酸、氯贝丁酯、苯丁酸氮芥均用红外分光光度法鉴别,其红外吸收光谱图应依次与药典对照的图谱(光谱集 943 图、196 图、494 图、226 图)一致。

应用实例:布洛芬的红外吸收图谱及特征吸收(见图 5-4 及表 5-5)。

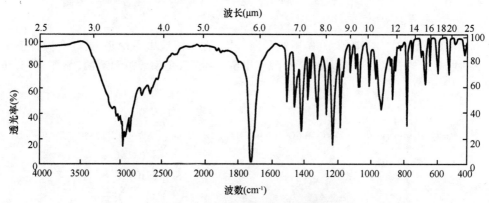

图 5-4　布洛芬的红外吸收光谱图

表 5-5　布洛芬红外吸收光谱的归属

峰位(cm^{-1})	振动类型	归属
3300~2600	v_{O-H}	羧酸羟基
1723	$v_{C=O}$	羧酸羰基
1510	$v_{C=C}$	芳环
783	δ_{C-H}	苯环对位取代

 知识考点

布洛芬的鉴别方法。

三、杂 质 检 查

（一）氯贝丁酯的杂质检查

1. 对氯酚检查　氯贝丁酯的合成是以对氯酚为起始原料,合成工艺如下:

$$\text{Cl}-\langle\text{苯环}\rangle-\text{OH} \xrightarrow[\text{CH}_3\text{COCH}_3,\text{CH}_3\text{Cl},\text{NaOH}]{[\text{缩合}]\ [\text{水解}]} \text{Cl}-\langle\text{苯环}\rangle-\text{O}-\underset{\underset{\text{CH}_3}{|}}{\overset{\overset{\text{CH}_3}{|}}{\text{C}}}-\text{COONa} \xrightarrow{\text{HCl}}$$

$$\text{Cl}-\langle\text{苯环}\rangle-\text{O}-\underset{\underset{\text{CH}_3}{|}}{\overset{\overset{\text{CH}_3}{|}}{\text{C}}}-\text{COOH} \xrightarrow[\text{C}_2\text{H}_5\text{OH},\text{H}_2\text{SO}_4]{[\text{酯化}]} \text{Cl}-\langle\text{苯环}\rangle-\text{O}-\underset{\underset{\text{CH}_3}{|}}{\overset{\overset{\text{CH}_3}{|}}{\text{C}}}-\text{COOC}_2\text{H}_5$$

氯贝丁酯在合成和贮存中均能产生对氯酚,对氯酚为氯贝丁酯的主要杂质。因其毒性较大,各国药典均采用气相色谱检查对氯酚。

《中国药典》(2010 年版)测定方法如下。

（1）色谱条件:用 2m 玻璃色谱柱,以甲基硅橡胶(SE-30)为固定液,涂布浓度为 5%;柱温 160℃;载气为氮气;检测器为氢火焰离子化检测器。

（2）对照品溶液:为 0.0025% 对氯酚的三氯甲烷溶液。

（3）供试品溶液:取本品 10.0g,加氢氧化钠试液 20ml,振摇提取,分取下层液,用水 5ml 振摇洗涤后,留作挥发性物质检查用。上述水洗液并入碱性提取液中,用三氯甲烷振摇洗涤 2 次,每次 5ml,弃去三氯甲烷液,加稀盐酸使成酸性,用三氯甲烷提取 2 次,每次 5ml,合并三氯甲烷提取液,并加三氯甲烷稀释成 l0ml,作为供试品溶液。

（4）检查:取对照品溶液和供试品溶液各一定量,分别注入气相色谱仪,供试品溶液中对氯酚峰面积应小于对照品溶液中对氯酚峰面积。限度为 0.0025%。

2. 酸度检查　氯贝丁酯生产过程中的主要中间体为对氯苯氧异丁酸,另外制备中加入的盐酸、硫酸,均可影响成品的酸度,故检查项下需控制其酸度。

《中国药典》(2010 年版)测定方法:取供试品 2.0g,加中性乙醇(对酚酞指示液显中性)10ml 溶解后,加酚酞指示液数滴与氢氧化钠滴定液(0.1mol/L)0.15ml,应显粉红色。

（二）布洛芬的杂质检查

《中国药典》(2010 年版)采用薄层色谱法中的主成分自身对照法检查布洛芬中的有关物质。

检查方法:取本品,加三氯甲烷制成每 1ml 含 100mg 的溶液,作为供试品溶液;精密量取适量,加三氯甲烷稀释成每 1ml 中含 1mg 的溶液,作为对照溶液。吸取供试品溶液与对照溶液各 5μl,分别点于同一硅胶 G 薄层板上,以正己烷-乙酸乙酯-冰醋酸(15：5：1)为展开剂,展开,晾干,喷以 1% 高锰酸钾的稀硫酸溶液,于 120℃加热 20 分钟,在紫外光灯(365nm)下检视。供试品溶液如显杂质斑点,不得深于对照溶液主斑点。

 知识考点

布洛芬的杂质检查项目及方法。

四、含 量 测 定

（一）氯贝丁酯的含量测定

《中国药典》(2010 年版)对氯贝丁酯的含量测定采用两步酸碱滴定法。

1. 测定原理 氯贝丁酯具有酯结构,可采用加碱水解后再滴定的方法测定其含量。但在合成过程中易引入酸性杂质而使测定结果偏高。因此,为了消除供试品中共存的酸性杂质,在加热水解前,滴加氢氧化钠滴定液(0.5mol/L)中和溶液至中性(对酚酞指示液显中性)。然后加入定量过量的氢氧化钠滴定液(0.5mol/L),加热回流水解,生成对氯苯氧异丁酸钠和乙醇,剩余的氢氧化钠用盐酸滴定液(0.5mol/L)滴定,并将滴定的结果用空白试验校正。

2. 测定方法 取供试品约2g,精密称定,置锥形瓶中,加中性乙醇(对酚酞指示液显中性)10ml与酚酞指示液数滴,滴加氢氧化钠滴定液(0.1mol/L)至显粉红色。再精密加氢氧化钠滴定液(0.5mol/L)20ml,加热回流1小时至油珠完全消失,放冷,用新沸过的冷水洗涤冷凝管,洗液并入锥形瓶中,加酚酞指示液数滴,用盐酸滴定液(0.5mol/L)滴定,并将滴定结果用空白试验校正。每1ml的氢氧化钠滴定液(0.5mol/L)相当于121.4mg的$C_{12}H_{15}ClO_3$。

(二) 布洛芬含量测定

1. 直接酸碱滴定法 布洛芬结构中具有羧基,遇碱发生中和反应,可采用直接酸碱滴定法测定含量。《中国药典》(2010年版)对布洛芬原料药采用此法。

应用实例:《中国药典》(2010年版)对布洛芬原料药的含量测定。

测定方法:取供试品约0.5g,精密称定,加中性乙醇(对酚酞指示液显中性)50ml溶解后,加酚酞指示液3滴,用氢氧化钠滴定液(0.1mol/L)滴定。每1ml的氢氧化钠滴定液(0.1mol/L)相当于20.63mg的$C_{13}H_{18}O_2$。

2. 高效液相色谱法 《中国药典》(2010年版)用高效液相色谱法测定布洛芬缓释胶囊、布洛芬滴剂、布洛芬口服溶液、布洛芬糖浆等制剂的含量。

应用实例:《中国药典》(2010年版)对布洛芬缓释胶囊的含量测定。

(1) 色谱条件与系统适用性试验:用十八烷基键合硅胶为填充剂;以醋酸钠缓冲液(取醋酸钠6.13g,加水750ml,振摇使溶解,用冰醋酸调节pH至2.5)-乙腈(40:60)为流动相;检测波长为263nm。理论塔板数按布洛芬峰计算应不低于1100。

(2) 测定方法:取装量差异项下内容物,混合均匀,精密称取适量(约相当于布洛芬0.1g),置200ml量瓶中,加甲醇100ml溶解,振摇30分钟,加水稀释至刻度,摇匀,滤过,取续滤液20μl注入液相色谱仪,记录色谱图;另取布洛芬对照品适量,精密称定,同法测定。按外标法以峰面积计算,即得。

(3) 讨论:外标法的定量原理为在相同条件下制备对照品溶液与供试品溶液,并在相同的色谱条件下进样,测量对照品和供试品待测成分的峰高或峰面积。按下式计算含量:

$$含量(C_X) = C_R \frac{A_X}{A_R}$$

式中,C_R为对照品的浓度;A_X为供试品峰面积或峰高;A_R为对照品峰面积或峰高。

 知识考点

布洛芬及制剂的含量测定方法。

目 标 检 测

一、名词解释

1. 双相滴定法;2. 两步滴定法

二、填空题

1. 对氨基水杨酸钠中检查的特殊杂质是_____,

阿司匹林中应检查的杂质是_____,氯贝丁酯成品中药典规定检查的特殊杂质为_____。

2. _____与碳酸钠试液加热水解,放冷,加稀硫酸酸化后,析出_____,并有_____臭气产生。

三、选择题

【A 型题】

1. 苯甲酸钠与三氯化铁试液作用生成碱式苯甲酸铁盐,其颜色是( )
   - A. 紫堇色
   - B. 蓝紫色
   - C. 紫红色
   - D. 紫色
   - E. 赭色

2. 用双相滴定法测定苯甲酸钠的含量时,所用溶剂为( )
   - A. 水-乙醇
   - B. 水-三氯甲烷
   - C. 水-乙醚
   - D. 水-冰醋酸
   - E. 水-甲醇

3. 对于两步滴定法下列叙述不正确的是( )
   - A. 适用于片剂的测定
   - B. 以消耗总的氢氧化钠滴定液的体积计算含量
   - C. 不受水杨酸等杂质的影响
   - D. 以水解时消耗氢氧化钠滴定液的体积计算含量
   - E. 以酚酞做指示剂

4. 在芳酸类药物的酸碱滴定中,要求采用中性乙醇做溶剂,所谓"中性"是指( )
   - A. pH = 7
   - B. 对所用指示剂显中性
   - C. 除去酸性杂质的乙醇
   - D. 对甲基橙显中性
   - E. 相对被测物而言

5. 氯贝丁酯可发生异羟肟酸铁反应,是因其结构中具有( )
   - A. 酯键
   - B. 羧基
   - C. 有机氯
   - D. 醚
   - E. 苯环

6. 用双相酸碱滴定法测定苯甲酸钠含量时,选用下列哪一种指示剂( )
   - A. 结晶紫
   - B. 酚酞
   - C. 甲基橙
   - D. 甲基红
   - E. 甲酚红

7. 泛影酸中杂质检查项目不包括( )
   - A. 游离碘
   - B. 卤化物
   - C. 碘化物
   - D. 氨基化合物
   - E. 有机碘化物

【B 型题】

[8~12 题共用备选答案]
   - A. 双相酸碱滴定法
   - B. 亚硝酸钠法
   - C. 银量法
   - D. 非水酸碱滴定法
   - E. 高效液相色谱法

8. 阿司匹林栓的含量测定采用( )
9. 阿司匹林片的含量测定采用( )
10. 泛影酸的含量测定采用( )
11. 对氨基水杨酸钠的含量测定采用( )
12. 苯甲酸钠的含量测定采用( )

【X 型题】

13. 采用两步酸碱定法测定阿司匹林片含量的目的是( )
   - A. 消除所加稳定剂(枸橼酸或酒石酸)的干扰
   - B. 消除空气中二氧化碳的干扰
   - C. 消除水解产物(水杨酸、醋酸)的干扰
   - D. 消除空气中氧气的干扰
   - E. 便于操作

14. 直接能与三氯化铁产生颜色反应的药物有( )
   - A. 水杨酸
   - B. 盐酸普鲁卡因
   - C. 对氨基水杨酸
   - D. 对氨基酚
   - E. 阿司匹林

15. 能发生重氮化-偶合反应的药物有( )
   - A. 水杨酸
   - B. 阿司匹林
   - C. 对氨基水杨酸钠
   - D. 对氨基酚
   - E. 盐酸普鲁卡因

16. 适用于双相滴定法测定的是( )
   - A. 水杨酸钠
   - B. 阿司匹林
   - C. 苯甲酸钠
   - D. 盐酸利多卡因
   - E. 酚磺乙胺

17. 加热水解后,再加入三氯化铁试液,显紫堇色的药物是( )
   - A. 阿司匹林
   - B. 对乙酰氨基酚
   - C. 水杨酸钠
   - D. 酚磺乙胺
   - E. 贝诺酯

四、简答题

1. 阿司匹林为什么要检查游离水杨酸?原料药已控制水杨酸的限量,片剂为什么还要检查游离水杨酸?检查原理是什么?限量分别是多少?

2. 氯贝丁酯杂质检查的内容主要有哪些?分别用什么方法进行检查?

五、计算题

取标示量为 0.5g 的阿司匹林片 10 片,称出总重为

5. 7680g,研细后,精密称取 0.3576g,按药典规定用两步测定法测定,消耗氢氧化钠滴定液(0.1040 mol/L)22.92ml,空白试验消耗氢氧化钠滴定液 39.84ml,每 1ml 氢氧化钠滴定液(0.1mol/L)相当于 18.02mg 的 $C_9H_8O_4$。求阿司匹林片的含量为标示量的多少?

六、综合题

1. 对氨基水杨酸钠中间氨基酚的检查:称取本品 3.0g,置 50ml 烧杯中,加入无水乙醚 25ml,用玻棒搅拌 1 分钟,注意将乙醚液滤入分液漏斗中,不溶物再用无水乙醚提取两次,每次 25ml,乙醚液滤入同一分液漏斗中,加入 10ml 与甲基橙指示液 1 滴。振摇后,用盐酸滴定液(0.02mol/L)滴定,并将滴定结果用空白试验校正,消耗盐酸滴定液(0.02mol/L)不得过 0.3ml。

   (1)用无水乙醚提取什么?

   (2)用盐酸滴定液滴定什么?

   (3)间氨基酚(分子量为 109)限量是什么?

2. 氯贝丁酯含量测定:取本品 2g,精密称定(2.0631g),加中性乙醇 10ml 与酚酞指示液数滴,滴加氢氧化钠滴定液(0.1mol/L)至显粉红色(0.25ml),再精密加氢氧化钠滴定液(0.5mol/L)20ml,加热回流 1 小时至油珠完全消失,放冷,加酚酞指示液数滴,用盐酸滴定液(0.5mol/L,F=0.995)滴定(消耗 3.36ml),将滴定结果用空白试验校正(消耗 20.34ml)。每 1ml 氢氧化钠滴定液(0.5mol/L)相当于 121.4mg 氯贝丁酯。

   (1)为什么采用两步滴定法?

   (2)中性乙醇对什么显中性?怎样制备?为什么要采用中性乙醇作为溶剂?

   (3)试计算百分含量。

第6章 胺类药物的分析

学习目标

1. 掌握盐酸普鲁卡因、对乙酰氨基酚、肾上腺素、马来酸氯苯那敏的鉴别试验、杂质检查及含量测定的方法、原理、结果计算及其判断。
2. 理解盐酸普鲁卡因、对乙酰氨基酚、肾上腺素、马来酸氯苯那敏的结构、性质与分析方法之间的联系。
3. 了解对氨基苯甲酸酯类、酰胺类、苯乙胺类、丙胺类典型药物的结构特征。

胺类药物为临床常用药物,国内外药典收载的品种亦较多。胺类药物按其结构特点可分为芳胺类、芳烃胺类、脂肪胺类、季铵盐类和磺酰胺类等。本章将重点讨论芳胺类药物中的对氨基苯甲酸酯类和酰胺类、芳烃胺类药物中的苯乙胺类、脂肪胺类药物中的丙胺类药物的质量分析方法。

第1节 对氨基苯甲酸酯类药物的分析

一、结构、性质与分析方法

(一) 基本结构与典型药物

《中国药典》(2010 年版)收载的本类药物主要包括苯佐卡因、盐酸普鲁卡因、盐酸丁卡因等局部麻醉药。其分子结构中均具有对氨基苯甲酸酯的母核结构,其基本结构如下:

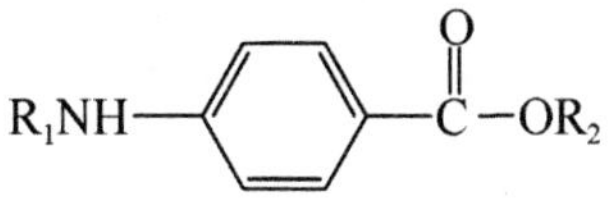

$$R_1NH \text{—} \underset{\text{（苯环）}}{\bigcirc} \text{—} \overset{O}{\underset{\|}{C}} \text{—} OR_2$$

典型药物的结构:

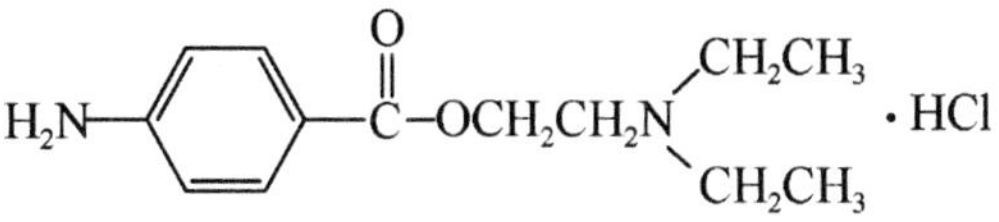

$$H_2N \text{—} \underset{\text{（苯环）}}{\bigcirc} \text{—} \overset{O}{\underset{\|}{C}} \text{—} OCH_2CH_2N \overset{CH_2CH_3}{\underset{CH_2CH_3}{}} \cdot HCl$$

盐酸普鲁卡因

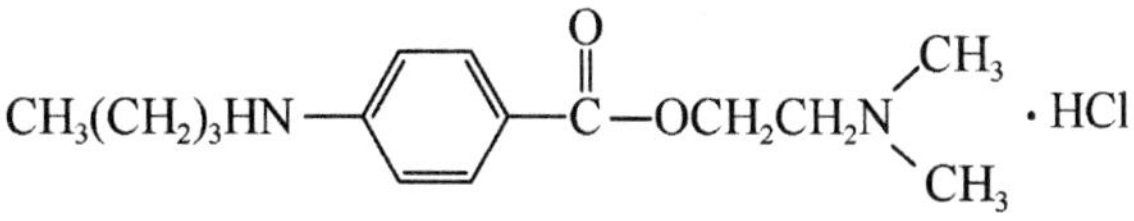

$$CH_3(CH_2)_3HN \text{—} \underset{\text{（苯环）}}{\bigcirc} \text{—} \overset{O}{\underset{\|}{C}} \text{—} OCH_2CH_2N \overset{CH_3}{\underset{CH_3}{}} \cdot HCl$$

盐酸丁卡因

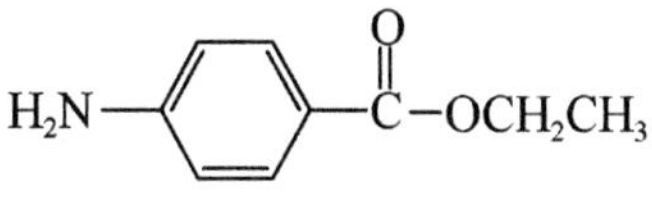

$$H_2N \text{—} \underset{\text{（苯环）}}{\bigcirc} \text{—} \overset{O}{\underset{\|}{C}} \text{—} OCH_2CH_3$$

苯佐卡因

(二) 理化性质与分析方法

1. 性状及溶解性 盐酸普鲁卡因为白色结晶或结晶性粉末;无臭,味微苦,随后有麻痹感;在水中易溶,在乙醇中略溶,在氯仿中微溶,在乙醚中几乎不溶。苯佐卡因为白色结晶性粉末;无臭,味微苦,随后有麻痹感;遇光色渐变黄;在乙醇、氯仿或乙醚中易溶,在脂肪油中略溶,在水中极微溶解;在稀酸中溶解。盐酸丁卡因为白色结晶或结晶性粉末;无臭,味微苦,有麻舌感;在水中易溶,在乙醇中溶解,在乙醚或苯中不溶。

2. 弱碱性 盐酸丁卡因和盐酸普鲁卡因结构中均含有具叔胺氮原子的脂烃胺侧链,具有弱碱性,可与生物碱沉淀试剂发生沉淀反应,可用于药物的定性鉴别试验。因其碱性较弱,不能在水溶液中用酸滴定液直接滴定,但可在非水溶剂中用高氯酸滴定,可用于含量测定。

3. 易水解性 因结构中含有酯键,易发生水解反应。光、热或碱性条件可促进其水解,影响药物质量,因此须控制其水解产物的限量。例如,《中国药典》(2010 年版)中规定盐酸普鲁卡因要检查其水解产物对氨基苯甲酸。另外,也可利用水解产物的性质进行鉴别试验,如苯佐卡因的水解产物乙醇可发生碘仿反应,可用于鉴别。

4. 芳伯氨基特性 盐酸普鲁卡因、苯佐卡因结构中含有芳伯氨基,可发生重氮化-偶合反应;可与芳醛缩合,生成希夫(Schiff)碱,可用于定性鉴别和含量测定。盐酸丁卡因分子结构中无芳伯氨基则无此特性。

5. 紫外吸收特性 本类药物均含有苯环,在紫外光区有吸收。可用于定性和定量分析。

知识考点

盐酸普鲁卡因、盐酸丁卡因、苯佐卡因的结构、理化性质。

二、鉴 别 试 验

(一) 重氮化-偶合反应

分子结构中具有芳伯氨基和潜在芳伯氨基的药物,均可发生重氮化-偶合反应,即在酸性条件下与亚硝酸钠试液发生重氮化反应,生成的重氮盐再与碱性 β-萘酚偶合,视供试品不同,生成由橙黄到猩红色的偶氮化合物,此即为芳香第一胺反应,收载于《中国药典》(2010 年版)附录"一般鉴别试验"中。

苯佐卡因和盐酸普鲁卡因结构中含有芳伯氨基,可直接进行重氮化-偶合反应。例如,盐酸普鲁卡因的鉴别试验:取供试品约 50mg,加稀盐酸 1ml,必要时缓缓煮沸使溶解,放冷,加 0.1mol/L 亚硝酸钠溶液数滴,滴加碱性 β-萘酚试液数滴,生成猩红色沉淀。反应式如下:

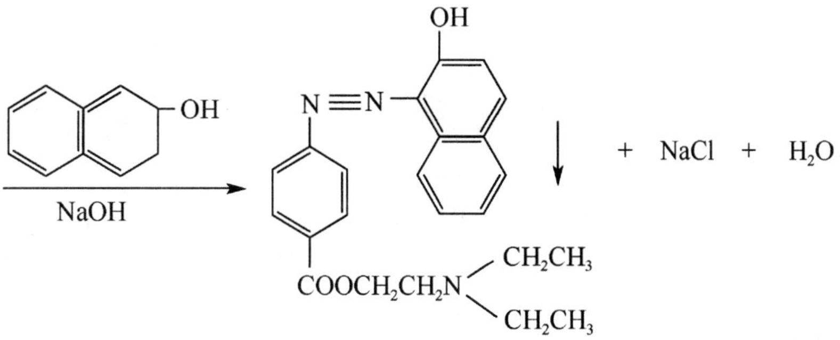

（猩红色）

　　《中国药典》（2010 年版）收载的盐酸普鲁卡因、盐酸普鲁卡因注射液、注射用盐酸普鲁卡因、苯佐卡因均采用此法鉴别。

　　盐酸丁卡因分子结构中无芳香第一胺,不发生重氮化-偶合反应,但其分子结构中的芳香仲胺在酸性溶液中与亚硝酸钠反应,生成 N-亚硝基化合物的乳白色沉淀,可与具有芳香第一胺的同类药物区别。反应式如下:

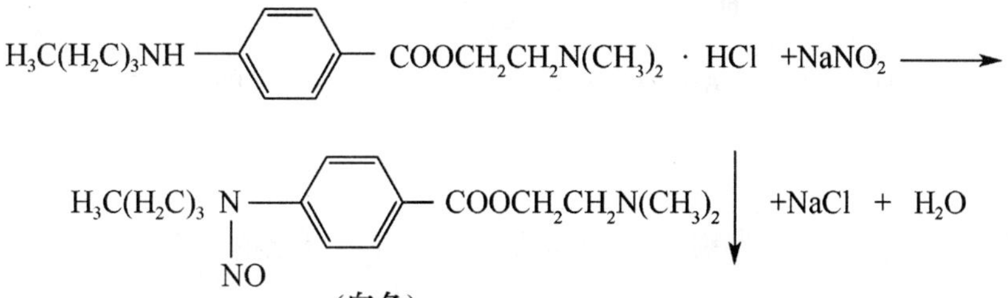

（二）水解反应

　　本类药物具有酯的结构,可在碱性条件下水解,利用水解产物进行鉴别。

　　1. 盐酸普鲁卡因　遇氢氧化钠试液可使普鲁卡因游离,即生成白色沉淀,加热沉淀变为油状物;因具有对氨基苯甲酸酯的结构,继续加热则酯键水解,生成对氨基苯甲酸钠和二乙氨基乙醇(碱性气体,能使湿润的红色石蕊试纸变为蓝色),前者经盐酸酸化,即生成对氨基苯甲酸的白色沉淀,此沉淀能溶于过量的盐酸。反应式如下:

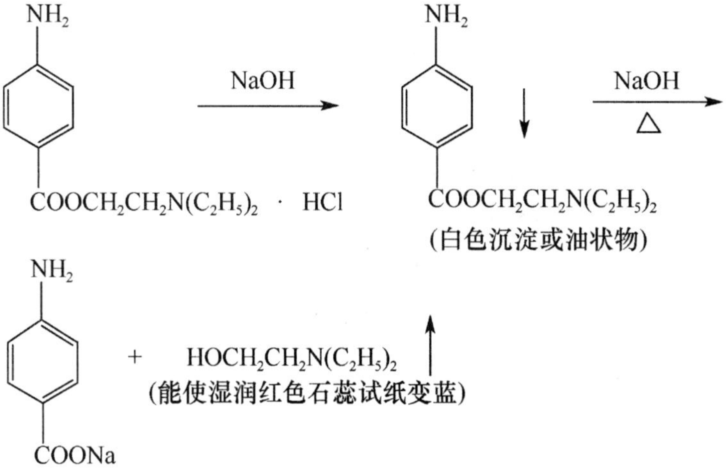

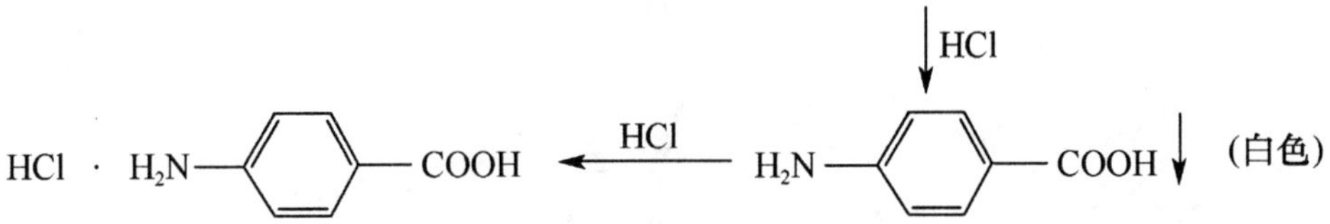

$$HCl \cdot H_2N \text{—} \underset{}{\bigcirc} \text{—} COOH \xleftarrow{\ HCl\ } H_2N \text{—} \underset{}{\bigcirc} \text{—} COOH \downarrow \quad (\text{白色})$$

（图上方标注：↓ HCl）

《中国药典》(2010 年版)鉴别方法:取本品约 0.1g,加水 2ml 溶解后,加 10% 氢氧化钠溶液 1ml,即生成白色沉淀;加热,变为油状物;继续加热,生成的蒸气能使湿润的红色石蕊试纸变为蓝色;热至油状物消失后,放冷,加盐酸酸化,即析出白色沉淀。

2. 苯佐卡因 在氢氧化钠试液中加热水解生成乙醇,乙醇可与碘发生碘仿反应,生成黄色的碘仿沉淀,并具特殊臭气。反应式如下:

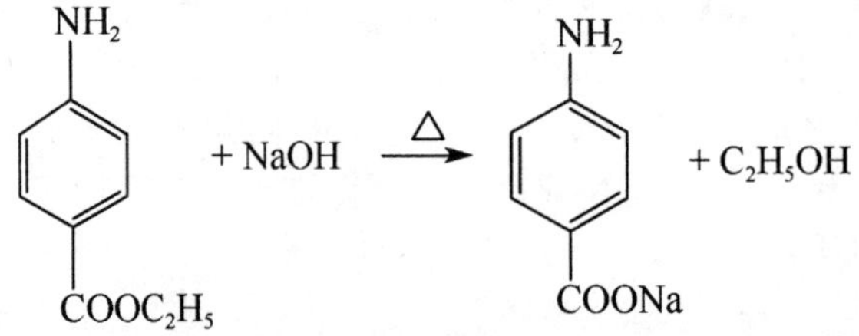

$$\underset{COOC_2H_5}{\overset{NH_2}{\bigcirc}} + NaOH \xrightarrow{\triangle} \underset{COONa}{\overset{NH_2}{\bigcirc}} + C_2H_5OH$$

$$C_2H_5OH + 4I_2 + 6NaOH \longrightarrow CHI_3 \downarrow + 5NaI + HCOONa + 5H_2O$$

$$\textbf{碘仿(黄色)}$$

《中国药典》(2010 年版)鉴别方法:取本品约 0.1g,加氢氧化钠试液 5ml,煮沸,即有乙醇生成;加碘试液,加热,即生成黄色沉淀,并产生碘仿的臭气。

(三) 氯化物鉴别

盐酸普鲁卡因、盐酸丁卡因为盐酸盐,其水溶液显氯化物的鉴别反应,本反应收载于《中国药典》(2010 年版)附录"一般鉴别试验"中。方法如下:

(1) 取供试品溶液,加硝酸使成酸性后,加硝酸银试液,即生成白色凝乳状沉淀;分离,沉淀加氨试液即溶解,再加硝酸,沉淀复生成。反应式如下:

$$Cl^- + Ag^+ \longrightarrow AgCl \downarrow (\text{白色})$$

$$AgCl + 2NH_3 \cdot H_2O \longrightarrow Ag(NH_3)_2^+Cl^- + 2H_2O$$

$$Ag(NH_3)_2^+ + Cl^- + H^+ \longrightarrow AgCl \downarrow + 2NH_4^+$$

(2) 取供试品少量,置试管中,加等量的二氧化锰,混匀,加硫酸湿润,缓缓加热,即发生氯气,能使湿润的碘化钾淀粉试纸显蓝色。反应式如下:

$$Cl^- \xrightarrow{MnO_2} Cl_2 \uparrow$$

$$Cl_2 + 2KI \longrightarrow I_2 + 2KCl$$

(四) 测定衍生物的熔点

测定衍生物的熔点是国内外药典经常采用的鉴别方法,盐酸丁卡因可与硫氰酸铵反应生成

白色沉淀,通过测定此衍生物的熔点可鉴别本药物。反应式如下:

$$HC_3(H_2C)_3HN-\langle\ \rangle-COOCH_2CH_2N(CH_3)_2\cdot HCl+NH_4SCN \longrightarrow$$

$$HC_3(H_2C)_3HN-\langle\ \rangle-COOCH_2CH_2N(CH_3)_2\cdot HSCN\downarrow + NHCl$$
(白色)

鉴别方法:取本品约 0.1g,加 5%醋酸钠溶液 10ml 溶解后,加 25%硫氰酸铵溶液 1ml,即析出白色结晶;滤过,结晶用水洗涤,在 80℃干燥,依法测定,熔点约为 131℃。

(五) 红外吸收光谱

《中国药典》(2010 年版)收载的盐酸普鲁卡因、苯佐卡因、盐酸丁卡因均采用此方法鉴别,供试品的红外吸收图谱与对照图谱比较应一致。

> **知识考点**
>
> 对氨基苯甲酸酯类药物鉴别方法及各方法试验原理。

三、杂质检查

(一) 酸度

盐酸普鲁卡因的生产一般以对硝基甲苯为原料,经氧化、酯化、还原、成盐等反应而合成,各步骤均需在酸性条件下进行,可能会引入酸性杂质;在贮藏过程中,可能会水解生成对氨基苯甲酸,因此,《中国药典》(2010 年版)规定检查酸度。

检查方法:取本品 0.40g,加水 10ml 溶解后,加甲基红指示液 1 滴,如显红色,加氢氧化钠滴定液(0.02mol/L)0.20ml,应变为橙色。

 知识链接　　　**常用酸碱指示液及其变色范围**

指示液	变色范围(pH)	颜色
二甲基黄	2.9~4.0	红→黄
中性红	6.8~8.0	红→黄
孔雀绿	0~2.0	黄→绿
	11.0~13.5	绿→无色
石蕊	4.5~8.0	红→蓝
甲基红	4.2~6.3	红→黄
甲基橙	3.2~4.4	红→黄
刚果红	3.0~5.0	蓝→红
茜素磺酸钠	3.7~5.2	黄→紫
酚酞	8.0~10.0	无色→红
喹钠定红	1.4~3.2	无色→红

续表

指示液	变色范围(pH)	颜色
溴甲酚紫	5.2~6.8	黄→紫
溴甲酚绿	3.6~5.2	黄→蓝
溴酚蓝	2.8~4.6	黄→蓝绿
溴麝香草酚蓝	6.0~7.6	黄→蓝
麝香草酚蓝	1.2~2.8	红→黄
	8.0~9.6	黄→紫蓝

(二) 对氨基苯甲酸

盐酸普鲁卡因结构中的酯键可发生水解反应,生成对氨基苯甲酸和2-二乙氨基乙醇。经长时间贮存或高温加热,对氨基苯甲酸还可进一步脱羧转化为苯胺,而苯胺又可被氧化为有色物,使注射液变黄,不仅疗效下降,而且毒性增加。其反应式如下:

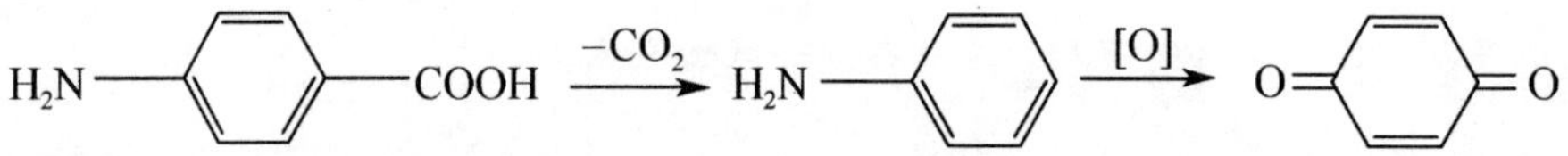

$$H_2N-\bigcirc-COOH \xrightarrow{-CO_2} H_2N-\bigcirc \xrightarrow{[O]} O=\bigcirc=O$$

故《中国药典》(2010 年版)规定盐酸普鲁卡因、盐酸普鲁卡因注射液、注射用盐酸普鲁卡因均检查对氨基苯甲酸,检查方法采用 HPLC 法。

盐酸普鲁卡因中对氨基苯甲酸的检查方法:取本品,精密称定,加水溶解并定量稀释制成每1ml 中含 0.2mg 的溶液,作为供试品溶液;另取对氨基苯甲酸对照品,精密称定,加水溶解并定量制成每 1ml 中含 1μg 的溶液,作为对照品溶液;取供试品溶液 1ml 与对照品溶液 9ml 混合均匀,作为系统适用性试验溶液。照高效液相色谱法试验,用十八烷基硅烷键合硅胶为填充剂;以含0.1% 庚烷磺酸钠的 0.05mol/L 磷酸二氢钾溶液(用磷酸调节 pH 至 3.0)-甲醇(68:32)为流动相;检测波长为 279nm。取系统适用性试验溶液 10μl,注入液相色谱仪,理论板数按对氨基苯甲酸峰计算不低于 2000,盐酸普鲁卡因峰和对氨基苯甲酸峰的分离度应大于 2.0。取对照品溶液10μl,注入液相色谱仪,调节检测灵敏度,使主成分峰高约为满量程的 20%。精密量取供试品溶液与对照品溶液各 10μl,分别注入液相色谱仪,记录色谱图。供试品溶液色谱图中如有与对氨基苯甲酸峰保留时间一致的色谱峰,按外标法以峰面积计算,不得过 0.5%。

 课堂互动

HPLC 法检查盐酸普鲁卡因中对氨基苯甲酸的试验中,如何计算杂质限量?

 知识考点

盐酸普鲁卡因需检查对氨基苯甲酸(HPLC 法)。

四、含 量 测 定

(一) 亚硝酸钠滴定法

本类药物分子结构中具有芳伯氨基,在酸性条件下可与亚硝酸钠定量反应生成重氮盐,可用亚硝酸钠滴定法测定含量。本法定量准确,精密度高,操作简便易行,国内外药典常采用此法测定含有芳伯氨基或潜在芳伯氨基药物的含量。《中国药典》(2010 年版)收载的苯佐卡因、盐酸普鲁卡因、注射用盐酸普鲁卡因、盐酸普鲁卡因胺及其片剂及注射液均采用此法测定含量。

1. 原理　芳伯氨基药物在酸性溶液中与亚硝酸钠定量反应,生成重氮盐。反应式如下:

$$\text{〈benzene〉}-NH_2 + NaNO_2 + 2HCl \longrightarrow \text{〈benzene〉}-N^+\equiv NCl^- + NaCl + 2H_2O$$

2. 测定的主要条件　重氮化反应的速度受多种因素影响,且亚硝酸钠滴定液及反应生成的重氮盐均不够稳定,因此在测定中应注意以下主要条件。

(1) 滴定温度:室温(10~30℃)。

通常情况下,温度高,重氮化反应速度快;但温度太高,可使亚硝酸逸失,并可使重氮盐分解。反应式如下:

$$\text{〈benzene〉}-N^+\equiv NCl^- + H_2O \longrightarrow \text{〈benzene〉}-OH + N_2\uparrow + HCl$$

一般温度每升高 10℃,重氮化反应速度加快 2.5 倍,但重氮盐分解的速度亦相应地加快 2 倍,故测定宜在低温下进行,但低温时反应太慢。综合考虑,且经试验证明,本实验在室温下进行即可。

(2) 酸的种类与浓度:加过量的盐酸可加速反应。

重氮化反应在氢溴酸中反应速度最快,其次为盐酸,而在硫酸与硝酸中则较慢。

在盐酸存在下,重氮化反应过程如下:

$$NaNO_2 + HCl \longrightarrow HNO_2 + NaCl$$
$$HNO_2 + HCl \longrightarrow NOCl + H_2O \quad （Ⅰ）$$

$$\text{〈benzene〉}-NH_2 \xrightarrow[\text{慢}]{NO^+Cl^-} \text{〈benzene〉}-NH-NO \xrightarrow{\text{快}}$$

$$\text{〈benzene〉}-N=N-OH \xrightarrow{\text{快}} \text{〈benzene〉}-N^+\equiv NCl^-$$

第一步反应的速度较慢,后两步反应的速度较快,所以整个反应速度取决于第一步。此过程中,生成 NOCl 的反应速度很慢,使反应液中的 NO$^+$浓度较小,从而限制了整个重氮化反应的进行。

而在氢溴酸存在下,能较快的生成 NOBr,反应式如下:

$$HNO_2 + HBr \longrightarrow NOBr + H_2O \quad （Ⅱ）$$

由于(Ⅱ)式的平衡常数比(Ⅰ)式的约大 300 倍,即生成的 NOBr 量大得多,也就是在反应液中 NO$^+$的浓度大得多,从而可使重氮化反应较快地进行。

由于氢溴酸价格较高,且芳伯氨类药物的盐在盐酸中较其在硫酸中溶解度较大,所以多采用盐酸作为酸性条件。

盐酸的用量:按其反应式,1mol 的芳伯氨需与 2mol 的盐酸作用,但实际测定时盐酸用量要大得多,尤其是某些在酸中较难溶解的药物。因为过量的盐酸可使:①重氮化反应速度加快;②生成的重氮盐在酸性溶液中稳定;③防止生成偶氮氨基化合物,而影响测定结果。反应式如下:

$$\text{〈benzene〉}-N^+\equiv NCl^- + H_2N-\text{〈benzene〉} \rightleftharpoons \text{〈benzene〉}-N=N-NH-\text{〈benzene〉} + HCl$$

由上式可知,酸度增加,反应向左进行,防止偶氮氨基化合物的生成。但若酸度过大,又可阻碍芳伯氨基的游离,反而影响重氮化反应速度,且浓度过高的盐酸可使亚硝酸发生分解。所以,加入盐酸的量一般按芳胺类药物与盐酸的摩尔比为1:(2.5~6.0)。

(3) 加入溴化钾:可加速重氮化反应。加入溴化钾后,会有如下反应:

$$KBr+HCl \longrightarrow KCl+HBr$$

HBr 可发生(Ⅱ)式反应。若反应液中仅存在 HCl,则发生(Ⅰ)式反应,由(2)中内容可知,(Ⅱ)式的平衡常数比(Ⅰ)式大很多,即在反应液中 NO$^+$ 的浓度大得多,从而可以加快重氮化反应的进行。

重氮化反应过程显示,此反应的第一步是 NO$^+$ 与芳伯氨基的反应,反应的快慢与芳伯氨基的游离程度有密切关系。如芳伯氨基的碱性较弱,则在一定强度酸性溶液中成盐的比例较小,即游离芳伯氨基较多,则重氮化反应速度就快;反之,芳伯氨基碱性较强,则在一定强度酸性溶液中成盐的比例较大,游离芳伯氨基较少,则重氮化反应速度就慢。而芳伯氨基的碱性强弱与芳环取代基的性质及位置有关。若芳伯氨基邻、对位上有吸电子基团,如—X,—NO$_2$,—SO$_3$H,—COOH 等,芳伯氨基的碱性减弱,可使重氮化反应较快进行,可以不加溴化钾,直接在盐酸溶液中滴定。例如,《中国药典》(2010 年版)规定亚硝酸钠滴定液的标定就是以对氨基苯磺酸为基准物,不加溴化钾,只需加 30ml 水与浓氨试液 3ml,溶解后,加盐酸(1→2)20ml 即可。若芳伯氨基邻、对位上有供电子基团,如—OH,—CH$_2$,—OR 等,芳伯氨基的碱性增强,重氮化反应较慢,此时须向反应液中加入适量溴化钾,以加快重氮化反应速度。

(4) 滴定速度与方式:先快后慢。

重氮化反应为分子反应,反应速度较慢,所以滴定速度不宜过快。但为了避免滴定过程中亚硝酸分解和逸失,滴定时将滴定管尖端插入液面下约 2/3 处,一次将大部分亚硝酸钠滴定液在不断搅拌下迅速加入,使其尽快反应。然后将滴定管尖端提出液面,用少量水冲洗尖端,再缓缓滴定。尤其是在近终点时,因尚未反应的芳伯氨基的浓度极稀,须在最后一滴加入后,搅拌 1~5 分钟,再确定终点是否真正到达。这样既可以缩短滴定时间,也能保证结果的准确。

3. 指示终点的方法　亚硝酸钠滴定法终点指示的方法有永停滴定法、电位滴定法、外指示剂法和内指示剂法等。

(1) 永停滴定法:《中国药典》(2010 年版)规定亚硝酸钠滴定法用永停法指示终点。永停滴定仪可按图 6-1 装置,也可用自动永停滴定仪。

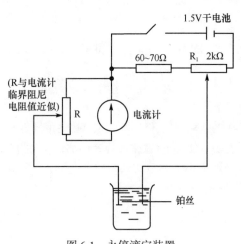

图 6-1 永停滴定装置

图 6-1 中电流计灵敏度应为 10^{-9}A/格,电极为铂-铂电极系统。测定时,先将电极插入供试品的盐酸溶液中,调节 R$_1$ 使加于电极上的电压约为 50mV,用亚硝酸钠滴定液滴定。若电极在溶液中极化,则在未到滴定终点前,仅有很小或无电流通过;但当到达终点时,滴定液略有过剩,使电极去极化,溶液中即有电流通过,电流计指针突然偏转,不再回复。反之,若电极由去极化变为极化,则电流计指针从有偏转回到零点,也不再变动。终点时,在电极上即发生如下反应:

阳极　NO+H$_2$O $\longrightarrow$ HNO$_2$+H$^+$+e$^-$

阴极　HNO$_2$+H$^+$+e$^-$ $\longrightarrow$ NO+H$_2$O

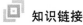 **知识链接**　　　　　　　　　　　**永停滴定法**

永停滴定法可用于重氮化法测定和水分测定。

用作重氮化法的终点指示时,调节 R_1 使加于电极上的电压约为 50mV。取供试品适量,精密称定,置烧杯中,除另有规定外,可加水 40ml 与盐酸溶液(1→2)15ml,而后置电磁搅拌器上,搅拌使溶解,再加溴化钾 2g,插入铂-铂电极后,将滴定管的尖端插入液面下约 2/3 处,用亚硝酸钠滴定液迅速滴定,边滴边搅拌,至近终点时,将滴定管的尖端提出液面,用少量水淋洗尖端,洗液并入溶液中,继续缓缓滴定,至电流计指针突然偏转,并不再回复,即为滴定终点。

用作水分测定的终点指示时,可调节 R_1 使电流计的初始电流为 5~10μA,待滴定到电流突增至 50~150μA,并持续数分钟不退回,即为滴定终点。

永停滴定法装置简单,方法准确。缺点是电极易钝化。此滴定法中,电极的清洁状态是实验成功与否的关键,污染的电极在滴定时指示迟钝,终点时电流变化小,此时应对电极进行活化处理。处理方法:可将电极插入 10ml 浓硝酸和 1 滴三氯化铁试液的溶液内煮沸数分钟,或用铬酸洗液浸泡数分钟,取出后用水冲洗干净。

 案例 6-1　　　　　　　　　　**盐酸普鲁卡因的含量测定**

精密称取本品约 0.6g,照永停滴定法,在 15~25℃,用亚硝酸钠滴定液(0.1mol/L)滴定。每 1ml 亚硝酸钠滴定液(0.1mol/L)相当于 27.28mg 的 $C_{13}H_{20}N_2O_2 \cdot HCl$。

已知:亚硝酸钠滴定液浓度为 0.1003mol/L;称样量 m = 0.5987g;消耗亚硝酸钠滴定液体积为 21.90ml;已测得干燥失重为 0.35%;《中国药典》(2010 年版)规定:本品按干燥品计算,含 $C_{13}H_{20}N_2O_2 \cdot HCl$ 不得少于 99.0%。

请问本品含量是否符合规定?

分析:

$$本品的百分含量 = \frac{V \times T \times F}{m \times (1-干燥失量)} \times 100\%$$

$$= \frac{21.80 \times 27.28 \times 10^{-3} \times \dfrac{0.1003}{0.1}}{0.5987 \times (1-0.35\%)} \times 100\%$$

$$= 99.98\%$$

99.0% < 99.98% < 101.0%,故本品含量符合规定。

(2)电位滴定法:美国药典采用此法。电位滴定法选用 2 支不同的电极。1 支为指示电极,其电极电势随溶液中被分析成分的离子浓度的变化而变化;另 1 支为参比电极,其电极电势固定不变。在到达滴定终点时,因被分析成分的离子浓度急剧变化而引起指示电极的电势突减或突增,此转折点即为滴定终点。

 知识链接　　　　　　　　　　**电位滴定法**

将盛有供试品溶液的烧杯置电磁搅拌器上,浸入电极,搅拌,并自滴定管中分次滴加滴定液;开始时可每次加入较多的量,搅拌,记录电位;至将近终点前,则应每次加入少量,搅拌,记录电位;至突跃点已过,仍应继续滴加几次滴定液,并记录电位。

滴定终点的确定,一般用坐标纸以电位(E)为纵坐标,以滴定液体积(V)为横坐标,绘制 E-V 曲线,以此曲线的陡然上升或下降部分的中心为滴定终点;或以 △E/△V 为纵坐标,以滴定液体积(V)为横坐标,绘制(△E/△V)-V 曲线,与 △E/△V 的极大值对应的体积即为滴定终点。

（3）外指示剂法：常用碘化钾-淀粉糊剂、指示液或试纸，当滴定到终点时，稍过量的亚硝酸钠在酸性溶液中氧化碘化钾，析出的碘遇淀粉即显蓝色。反应式如下：

$$2NaNO_2+2KI+4HCl \longrightarrow 2NO+I_2+2KCl+2NaCl+2H_2O$$

近终点时，用细玻璃棒蘸取少许反应液，在预先铺有一薄层碘化钾-淀粉糊剂或指示液的白瓷板上划过，若立即显蓝色，即为终点。

以外指示剂法指示终点，在使用过程中应注意以下问题：①防止终点误判。当玻璃棒划过立即显蓝色者方为终点，数秒或数十秒后显蓝色者并非终点。因为即使未达到终点时，碘化钾也可在被滴定溶液较强的酸性条件下遇光被空气氧化而游离出碘，遇淀粉显蓝色，从而混淆终点。②尽量减少被滴定液的损失。由于多次外试会损失供试品，进而增加滴定误差，所以初次操作者较难掌握。一般应预先计算消耗滴定液的理论体积，在接近理论终点时，再缓缓滴定并取被滴定液试验终点，如此可减少因供试品损失而导致的滴定误差。③碘化钾-淀粉指示液易变质，须临用新配，并在配制时加入氯化锌防腐。

（4）内指示剂法：国内外对内指示剂进行了许多研究，但滴定过程中指示剂可被亚硝酸氧化破坏，且有的重氮盐有色，使观察终点颜色的变化有一定难度，因此未能普遍推广应用。常用的指示剂有中性红、橙黄Ⅳ-亚甲蓝、二氰双邻氮菲亚铁等。采用内指示剂法时，应注意近终点时再加入指示剂，避免指示剂过多被亚硝酸氧化破坏。

（二）非水溶液酸碱滴定法

中国药典（2010年版）采用乙醇作为溶剂的非水溶液酸碱滴定法，测定盐酸丁卡因的含量。测定方法：取本品约0.25g，精密称定，加乙醇50ml振摇使溶解，加0.01mol/L盐酸溶液5ml，摇匀，照电位滴定法，用氢氧化钠滴定液（0.1mol/L）滴定，两个突跃点体积的差作为滴定体积。每1ml氢氧化钠滴定液（0.1mol/L）相当于30.08mg的$C_{15}H_{24}N_2O_2 \cdot HCl$。

另外，盐酸丁卡因结构中具有含叔胺氮的侧链，显弱碱性，也可采用非水溶液滴定法（碱量法）测定含量。测定时，将供试品溶解在冰醋酸中，加醋酸汞试液以消除HCl的干扰，以结晶紫为指示剂，用高氯酸滴定液（0.1mol/L）滴定至溶液显蓝色，即为终点。

（三）紫外-可见分光光度法

本类药物中含有苯环，具有紫外吸收，可用于含量测定。中国药典（2010年版）采用紫外-可见分光光度法测定注射用盐酸丁卡因的含量。

测定方法：取本品10瓶，分别加水溶解，并分别定量转移至250ml量瓶中，用水稀释至刻度，摇匀，作为供试品溶液；另取盐酸丁卡因对照品，精密称定，加水溶解并定量稀释制成每1ml中约含0.2mg的溶液，作为对照品溶液。精密量取供试品溶液与对照品溶液各3ml，分别置于100ml量瓶中，加盐酸溶液（1→200）5ml与磷酸盐缓冲液（pH6.0）（取磷酸氢二钾20g与磷酸二氢钾80g，加水溶解并稀释至1000ml，用6mol/L的氢氧化钾溶液调节pH至6.0）10ml，用水稀释至刻度，摇匀，照紫外-可见分光光度法，在310nm的波长处分别测定吸光度，计算每瓶的含量，求出平均含量，即得。

（四）高效液相色谱法

盐酸普鲁卡因注射液制备过程中受灭菌温度、时间、溶液pH、光线、重金属离子及贮藏时间等因素的影响，其结构中的酯键可发生水解反应，水解产物对氨基苯甲酸还可进一步脱羧转化为苯胺，而苯胺又可被氧化为有色物。为了使主药及其降解产物分离，中国药典（2010年版）采用HPLC法测定盐酸普鲁卡因注射液的含量。测定方法如下：

1. 色谱条件与系统适用性试验 用十八烷基硅烷键合硅胶为填充剂；以含0.1%庚烷磺酸钠的0.05mol/L磷酸二氢钾溶液（用磷酸调节pH至3.0）-甲醇（68：32）为流动相；检测波长为290nm，理论板数按盐酸普鲁卡因峰计算不低于 2000。盐酸普鲁卡因峰与相邻杂质峰的分离度应符合要求。

2. 测定法　精密量取本品适量,用水定量稀释制成每 1ml 中含盐酸普鲁卡因 0.02mg 的溶液,作为供试品溶液,精密量取 10μl 注入相色谱仪,记录色谱图;另取盐酸普鲁卡因对照品,精密称定,加水溶解并定量稀释制成每 1ml 中含盐酸普鲁卡因 0.02mg 的溶液,同法测定。按外标法以峰面积计算,即得。

 知识考点

　　对氨基苯甲酸酯类药物的含量测定方法;亚硝酸钠滴定法测定原理、测定条件、指示终点的方法、结果计算。

第 2 节　酰胺类药物的分析

一、结构、性质与分析方法

(一) 基本结构与典型药物

本类药物属苯胺的酰基衍生物,分子结构中具有芳酰胺基,其基本结构为:

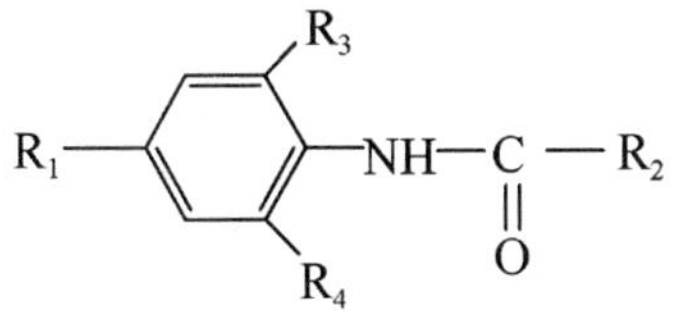

$$R_1 - \text{苯环}(R_3, R_4) - NH - \overset{O}{\underset{\|}{C}} - R_2$$

　　临床常用的本类药物主要有解热镇痛药对乙酰氨基酚、局部麻醉药盐酸利多卡因和盐酸布比卡因及抗麻风药醋氨苯砜等,其结构式如下:

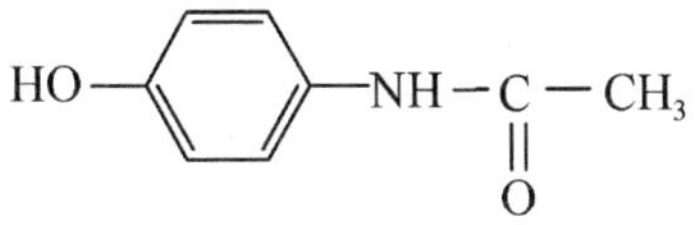

$$HO - \text{苯环} - NH - \overset{O}{\underset{\|}{C}} - CH_3$$

对乙酰氨基酚

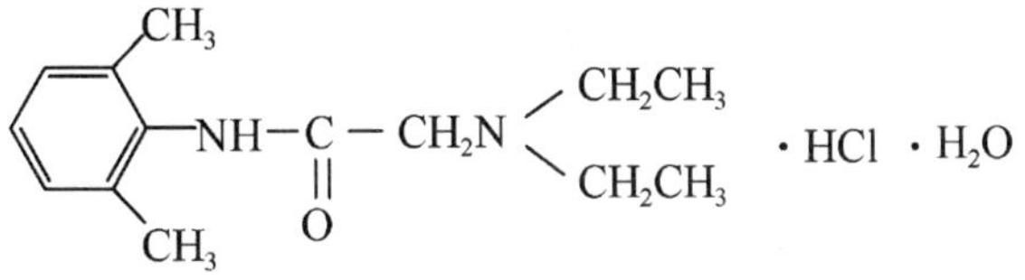

$$\text{(2,6-二甲基苯环)} - NH - \overset{O}{\underset{\|}{C}} - CH_2N(CH_2CH_3)_2 \cdot HCl \cdot H_2O$$

盐酸利多卡因

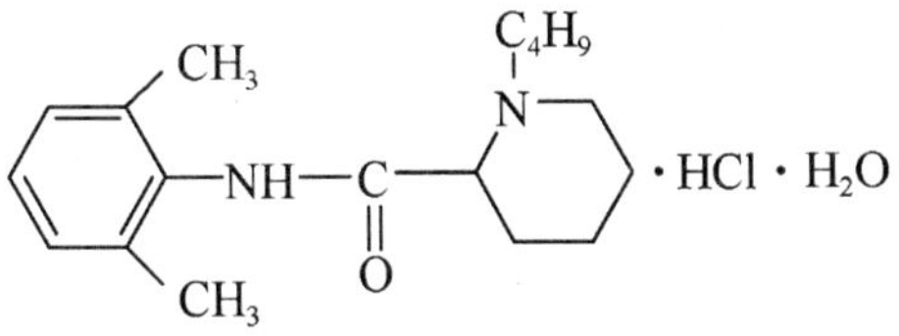

$$\text{(2,6-二甲基苯环)} - NH - \overset{O}{\underset{\|}{C}} - \text{(N-C}_4H_9\text{哌啶基)} \cdot HCl \cdot H_2O$$

盐酸布比卡因

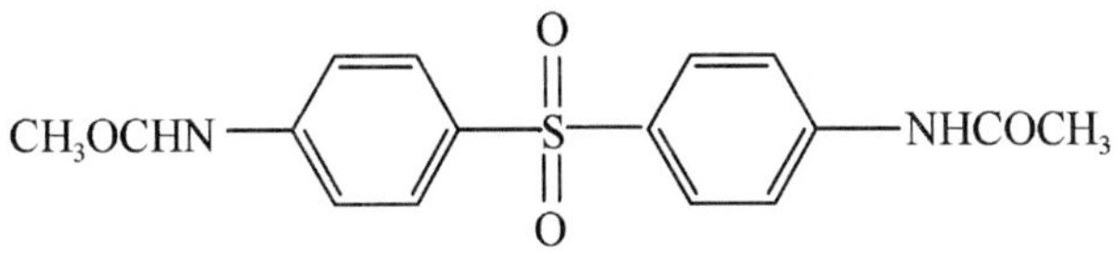

$$CH_3OCHN - \text{苯环} - \overset{O}{\underset{\underset{O}{\|}}{\overset{\|}{S}}} - \text{苯环} - NHCOCH_3$$

醋氨苯砜

(二) 理化性质与分析方法

1. 性状及溶解性　对乙酰氨基酚为白色结晶或结晶性粉末;无臭,味微苦;在热水或乙醇中易溶,在丙酮中溶解,在水中略溶。盐酸利多卡因为白色结晶性粉末;无臭,味苦,继有麻木感;在水或乙醇中易溶,在氯仿中溶解,在乙醚中不溶。盐酸布比卡因为白色结晶性粉末;无臭,味苦;在乙醇中易溶,在水中溶解,在氯仿中微溶,在乙醚中几乎不溶。醋氨苯砜为白色或微黄色结晶或结晶性粉末;无臭,无味;在乙醇中极微溶解,在水、乙醚、稀盐酸或氢氧化钠试液中几乎不溶。

2. 弱碱性　盐酸利多卡因和盐酸布比卡因结构中具有含叔胺氮原子的脂烃胺侧链,显弱碱性,可与酸成盐,也可与生物碱沉淀剂发生沉淀反应,可用于鉴别和含量测定。

3. 水解特性　本类药物的分子结构中均具有芳酰胺基,在酸性溶液中易水解为具芳伯氨基的化合物,可发生重氮化-偶合反应。水解反应速率受分子结构的影响,如利多卡因和布比卡因在酰胺基邻位上存在两个甲基,受空间位阻影响,较难水解,而对乙酰氨基酚水解相对较易。另外醋氨苯砜水解后生成乙酸,可在硫酸介质中与乙醇反应,产生乙酸乙酯的香味,可用于鉴别。

4. 酚羟基的特性　对乙酰氨基酚具有酚羟基,与三氯化铁发生显色反应,可用于鉴别。

5. 与重金属离子发生沉淀反应　盐酸利多卡因酰氨基上的氮可在水溶液中与铜离子或钴离子配位,生成有色的配位化合物沉淀,此沉淀可溶于氯仿等有机溶剂后呈色,可用于鉴别。

6. 紫外吸收特性　本类药物均具有苯环,在紫外光区有吸收,可用于鉴别和含量测定。

 知识考点

对乙酰氨基酚、盐酸利多卡因、盐酸布比卡因、醋氨苯砜的结构、理化性质。

二、鉴别试验

(一) 重氮化-偶合反应

对乙酰氨基酚和醋氨苯砜结构中具有潜在的芳伯氨基,可在酸性条件下加热水解,水解产物可发生重氮化-偶合反应。

《中国药典》(2010 年版)收载的对乙酰氨基酚的鉴别方法:取本品约 0.1g,加稀盐酸 5ml,置水浴中加热 40 分钟,放冷;取 0.5ml,滴加亚硝酸钠试液 5 滴,摇匀,用水 3ml 稀释后,加碱性 β-萘酚试液 2ml,振摇,即显红色。反应式如下:

$$HO-\text{〇}-NH-\underset{\underset{O}{\|}}{C}-CH_3 + HCl + H_2O \longrightarrow HO-\text{〇}-\underset{\underset{O}{\|}}{N}H_2 \cdot HCl + CH_3COOH$$

$$\downarrow NaNO_2$$

$$HO-\text{〇}-N^+ \equiv NCl^- + 2H_2O$$

(红色)

《中国药典》(2010 年版)收载的对乙酰氨基酚及其片剂、咀嚼片、泡腾片、注射液、栓剂、胶囊剂、颗粒剂与滴剂,醋氨苯砜及其注射液,均采用此法鉴别。

（二）三氯化铁反应

对乙酰氨基酚结构中具有酚羟基,可与三氯化铁试液反应显蓝紫色。反应式如下:

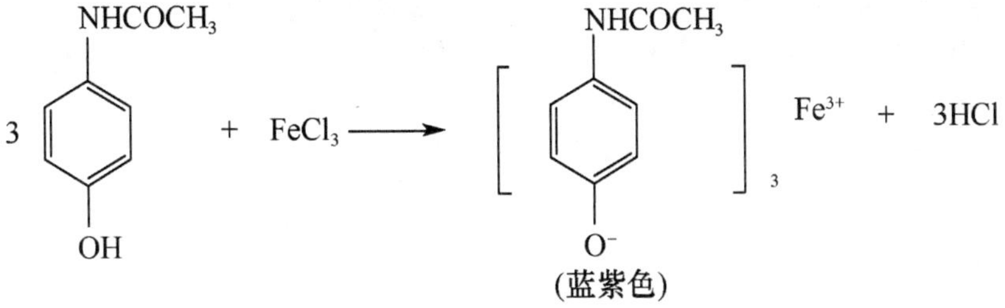

（三）与重金属离子反应

盐酸利多卡因、盐酸布比卡因分子结构中酰氨基上的氮可在碳酸钠试液中与铜离子或钴离子配位,生成有色的配位化合物沉淀,此沉淀溶于氯仿等有机溶剂而呈色。

1. 与铜离子反应　盐酸利多卡因与铜离子在碱性溶液中,生成蓝紫色配位化合物,溶于氯仿中显黄色。反应式如下:

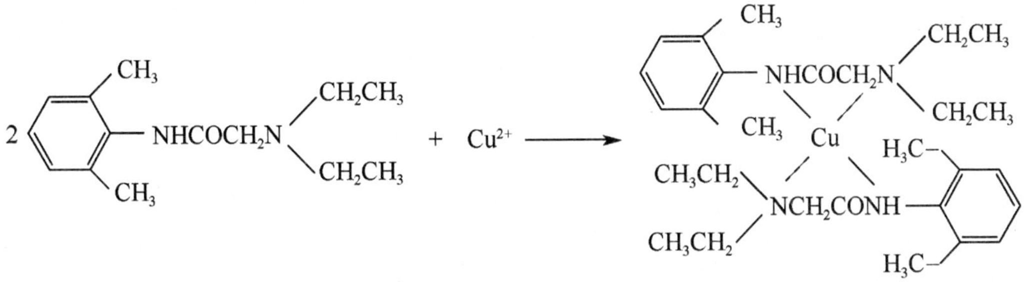

鉴别方法:取本品 0.2g,加水 20ml 溶解后,取溶液 2ml,加硫酸铜试液 0.2ml 与碳酸钠试液 1ml,即显蓝紫色;加三氯甲烷 2ml,振摇后放置,三氯甲烷层显黄色。

2. 与钴离子反应　盐酸利多卡因在酸性溶液中氯化钴试液反应,生成亮绿色细小钴盐沉淀。反应式如下:

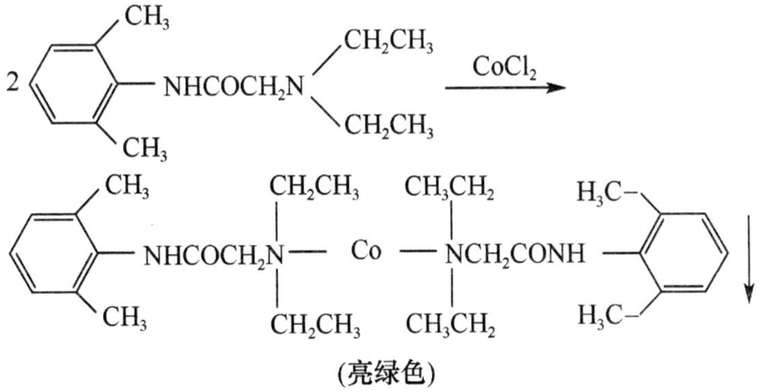

（四）利用水解产物进行鉴别

醋氨苯砜水解后生成乙酸,可在硫酸介质中与乙醇反应,产生乙酸乙酯,具有特殊香气。

《中国药典》(2010 年版)中醋氨苯砜的鉴别方法:取本品约 0.1g,加乙醇 5ml 与硫酸 1ml,摇匀,加热,发生乙酸乙酯的香气。

（五）氯化物的鉴别

盐酸利多卡因和盐酸布比卡因均为盐酸盐,显氯化物的鉴别反应。

（六）紫外吸收光谱

本类药物中均有苯环,具有紫外吸收。《中国药典》(2010年版)收载的盐酸布比卡因及其注射液,醋氨苯砜采用此法鉴别。

盐酸布比卡因的鉴别方法:取本品,精密称定,按干燥品计算,加 0.01mol/L 盐酸溶液溶解并定量稀释制成每 1ml 中含 0.40mg 的溶液,照紫外-可见分光光度法测定,在 263nm 与 271nm 的波长处有最大吸收;其吸光度分别为 0.53~0.58 与 0.43~0.48。

（七）红外吸收光谱

《中国药典》(2010年版)收载的对乙酰氨基酚、盐酸利多卡因、盐酸布比卡因、醋氨苯砜均采用此法鉴别,其红外光吸收图谱应与对照的图谱一致。

 知识考点

酰胺类药物鉴别方法及鉴别反应原理。

三、杂 质 检 查

对乙酰氨基酚可以对硝基氨苯为原料,水解后制得对硝基酚,经还原生成对氨基酚,再经乙酰化后制得;也可以苯酚为原料经亚硝化及还原反应制得对氨基酚,再经乙酰化后制得。因此,对乙酰氨基酚在生产过程中除可能引入一般杂质外,还可能引入反应中间体、副产物等特殊杂质。《中国药典》(2010年版)规定对乙酰氨基酚除了检查酸度、氯化物、硫酸盐、重金属、干燥失重和炽灼残渣等一般杂质外,还需检查以下项目。

（一）乙醇溶液的澄清度与颜色

对乙酰氨基酚易溶于乙醇,而其生产工艺中使用的还原剂铁粉,可能会带入成品中,致使乙醇溶液产生浑浊。中间体对氨基酚的有色氧化产物,在乙醇中显橙红色或棕色。

检查方法:取本品 1.0g,加乙醇 10ml 溶解后,溶液应澄清无色;如显浑浊,与 1 号浊度标准液比较,不得更浓;如显色,与棕红色 2 号或橙红色 2 号标准比色液比较,不得更深。

（二）对氨基酚及有关物质、对氯苯乙酰胺

由于对乙酰氨基酚的生产工艺路线较多,不同的生产工艺路线所带入的杂质也不同,这些有机杂质主要包括中间体、副产物及分解产物,如对氨基酚、对氯苯乙酰胺、邻乙酰基对乙酰氨基酚、偶氮苯、氧化偶氮苯、苯醌和醌亚胺等。《中国药典》(2010年版)采用高效液相色谱法分别检查对氨基酚及有关物质和对氯苯乙酰胺。

1. 对氨基酚及有关物质检查方法 临用新制。取本品适量,精密称定,加溶剂[甲醇:水(4:6)]制成每 1ml 中约含 20mg 的溶液,作为供试品溶液;另取对氨基酚对照品和对乙酰氨基酚对照品适量,精密称定,加上述溶剂溶解并制成每 1ml 中约含对氨基酚 1μg 和对乙酰氨基酚 20μg 的混合溶液,作为对照品溶液。照药典附录 V D 高效液相色谱法试验。用辛烷基硅烷键合硅胶为填充剂;以磷酸盐缓冲液(取磷酸氢二钠 8.95g,磷酸二氢钠 3.9g,加水溶解至 1000ml,加 10% 四丁基氢氧化铵溶液 12ml)-甲醇(90:10)为流动相;检测波长为 245nm;柱温为 40℃;理论板数按对乙酰氨基酚峰计算不低于 2000,对氨基酚峰与对乙酰氨基酚峰的分离度应符合要求。取对照品溶液 20μl,注入液相色谱仪,调节检测灵敏度,使对氨基酚色谱峰的峰高约为满量

程的 10%,再精密量取供试品溶液与对照品溶液各 20μl,分别注入液相色谱仪,记录色谱图至主
成分峰保留时间的 4 倍;供试品溶液的色谱图中如有与对照品溶液中对氨基酚保留时间一致的
色谱峰,按外标法以峰面积计算,含对氨基酚不得过 0.005%;其他杂质峰面积均不得大于对照
品溶液中对乙酰氨基酚的峰面积(0.1%);杂质总量不得过 0.5%。

课堂互动

在"对氨基酚及有关物质检查"中,有哪些杂质控制指标? 如何计算各杂质限量?

2. 对氯苯乙酰胺检查方法 临用新制。取对氨基酚及有关物质项下的供试品溶液作为供
试品溶液;另取对氯苯乙酰胺对照品适量,精密称定,加上述溶剂溶解并制成每 1ml 中约含 1μg
的溶液,作为对照品溶液。照高效液相色谱法试验。用辛烷基硅烷键合硅胶为填充剂;以磷酸
盐缓冲液(取磷酸氢二钠 8.95g,磷酸二氢钠 3.9g,加水溶解至 1000ml,加 10% 四丁基氢氧化铵
12ml)-甲醇(60∶40)为流动相;检测波长为 245nm;柱温为 40℃;理论板数按对乙酰氨基酚峰计
算不低于 2000,对氯苯乙酰胺峰与对乙酰氨基酚峰的分离度应符合要求。取对照品溶液 20μl,
注入液相色谱仪,调节检测灵敏度,使对氯苯乙酰胺色谱峰的峰高约为满量程的 10%,再精密量
取供试品溶液与对照品溶液各 20μl,分别注入液相色谱仪,记录色谱图;按外标法以峰面积计
算,含对氯苯乙酰胺不得过 0.005%。

知识考点

对乙酰氨基酚额特殊杂质检查:乙醇溶液的澄清度与颜色(查铁粉及有色氧化物)、对氨
基酚及有关物质(HPLC 法)、对氯苯乙酰胺(HPLC 法)。

四、含 量 测 定

(一) 非水滴定法

盐酸布比卡因侧链含哌啶环,具有弱碱性,可采用非水滴定法,以冰醋酸、醋酐为溶剂,高氯
酸为滴定剂,以电位法指示终点进行含量测定。反应方程式为:

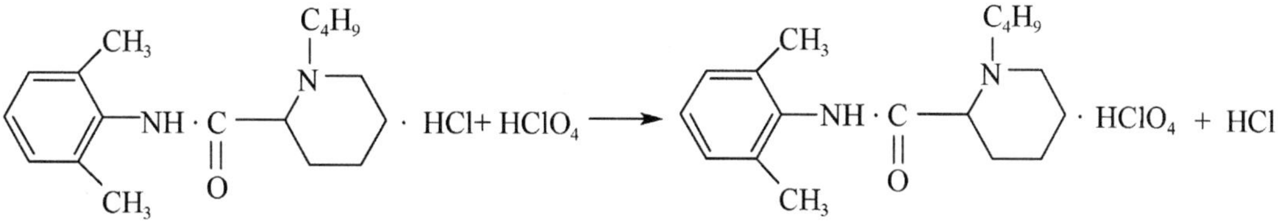

《中国药典》(2010 年版)中盐酸布比卡因含量测定方法:取本品约 0.2g,精密称定,加冰醋
酸 20ml 与醋酐 20ml 溶解后,照电位滴定法,用高氯酸滴定液(0.1mol/L)滴定,并将滴定的结果
用空白试验校正。每 1ml 高氯酸滴定液(0.1mol/L)相当于 32.49mg 的 $C_{18}H_{28}N_2O \cdot HCl$。

案例 6-2 **盐酸布比卡因($C_{18}H_{28}N_2O \cdot HCl \cdot H_2O$)的含量测定**

按照上述方法测定盐酸布比卡因的含量。

已知:精密称取盐酸布比卡因 0.2015g;高氯酸滴定液浓度为 0.0987mol/L;供试品消耗高氯酸滴定
液体积为 5.97ml;空白试验消耗高氯酸滴定液为 0.05ml;已测得本品干燥失重为 5.35%;《中国药典》
(2010 年版)规定本品含量限度为:按干燥品计算,含 $C_{18}H_{28}N_2O \cdot HCl$ 不得少于 98.5%。

请问本品含量是否符合规定?

分析:

$$本品的百分含量 = \frac{(V-V_0) \times T \times F}{m \times (1-干燥失重)} \times 100\%$$

$$= \frac{(5.97-0.05) \times 32.49 \times 10^{-3} \times \dfrac{0.0987}{0.1}}{0.2015 \times (1-5.35\%)} \times 100\%$$

$$= 99.54\%$$

$98.5\% < 99.54\% < 101.0\%$，故本品含量符合规定。

(二) 紫外分光光度法

对乙酰氨基酚结构中含有苯环,其0.4%氢氧化钠溶液于257nm波长处有最大吸收,可用于原料及其制剂的含量测定。该法灵敏度高,操作简便,被国内外药典广泛收载。《中国药典》(2010年版)采用吸收系数法测定对乙酰氨基酚原料、片剂、咀嚼片、栓剂、胶囊剂及颗粒剂的含量。

1. 对乙酰氨基酚的含量测定 取本品约40mg,精密称定,置250ml量瓶中,加0.4%氢氧化钠溶液50ml溶解后,加水至刻度,摇匀,精密量取5ml,置100ml量瓶中,加0.4%氢氧化钠溶液10ml,加水至刻度,摇匀,依照分光光度法,在257nm的波长处测定吸光度,按$C_8H_9NO_2$的吸收系数($E_{1cm}^{1\%}$)为715计算,即得。按干燥品计算,含$C_8H_9NO_2$应为98.0%~102.0%。

2. 对乙酰氨基酚片的含量测定 取本品20片,精密称定,研细,精密称取适量(约相当于对乙酰氨基酚40mg),置250ml量瓶中,加0.4%氢氧化钠溶液50ml与水50ml,振摇15分钟,用水稀释至刻度,摇匀,滤过,精密量取续滤液5ml,照对乙酰氨基酚含量测定项下的方法,自"置100ml量瓶中"起,依法测定,即得。本品含对乙酰氨基酚($C_8H_9NO_2$)应为标示量的95.0%~105.0%。

> **▶▶ 课堂互动**
>
> 上述对乙酰氨基酚及其片剂的含量应如何计算?

> **▢ 知识链接**　　　　　　　　**分光光度法**
>
> 分光光度法是通过测定被测物质在特定波长处或一定波长范围内的光吸收度,对该物质进行定性和定量分析的方法。
>
> 常用的波长范围为:①200~400nm的紫外光区;②400~760nm的可见光区;③2.5~25μm(按波数计为4000~400cm^{-1})的红外光区。所用仪器为紫外分光光度计、可见分光光度计(或比色计)、红外分光光度计或原子吸收分光光度计。
>
> 单色光辐射穿过被测物质溶液时,被该物质吸收的量与该物质的浓度和液层的厚度(光路长度)成正比,其关系如下式:
>
> $$A = lg\frac{1}{T} = ECL$$
>
> 式中,A为吸收度;T为透光率;E为吸收系数,常用$E_{1cm}^{1\%}$表示,其物理意义为当溶液浓度为1%(g/ml),液层厚度为1cm时的吸收度数值;C为100ml溶液中所含被测物质的重量(按干燥品或无水物计算),g;L为液层厚度,cm。

物质对光的选择性吸收波长,以及相应的吸收系数是该物质的物理常数。当已知某纯物质在一定条件下的吸收系数后,可用同样条件将该供试品配成溶液,测定其吸收度,即可由上式计算出供试品中该物质的含量。

(三) 高效液相色谱法

《中国药典》(2010 年版)收载的对乙酰氨基酚的泡腾片、注射液、滴剂、凝胶,盐酸利多卡因的原料药、注射液、胶浆(Ⅰ),以及盐酸布比卡因注射液的含量均采用此法测定含量。

例如,对乙酰氨基酚注射液的含量测定。

1. 色谱条件与系统适用性试验　用十八烷基硅烷键合硅胶为填充剂;以 0.05mol/L 醋酸铵溶液-甲醇(85∶15)为流动相;检测波长为 257nm。理论板数按对乙酰氨基酚计算不低于 2000,对乙酰氨基酚峰与相邻杂质峰的分离度应符合要求。

2. 测定法　精密量取本品适量,用流动相稀释制成每 1ml 中含对乙酰氨基酚 0.125mg 的溶液,精密量取 10μl 注入液相色谱仪,记录色谱图;另取对乙酰氨基酚对照品,同法测定。按外标法以峰面积计算,即得。

　知识考点

酰胺类药物含量测定方法及各方法测定原理、结果计算。

第 3 节　苯乙胺类药物的分析

一、结构、性质与分析方法

(一) 基本结构与典型药物

本类药为拟肾上腺素类药物,基本结构为苯乙胺,多数在苯环上有 1~2 个羟基取代(除盐酸克伦特罗外)。其基本结构如下:

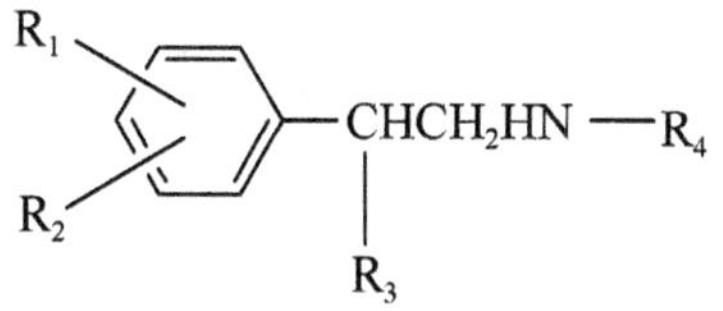

$$
\begin{array}{c}
R_1 \\
\end{array}
\bigcirc
\begin{array}{c}
\text{—CHCH}_2\text{HN —R}_4 \\
| \\
R_3
\end{array}
\quad R_2
$$

$R_1 = R_2$,多为—OH,且在 3,4 位时,为儿茶酚胺类;R_3 多为—OH;R_4 多为烷烃基取代。《中国药典》(2010 年版)中收载的苯乙胺类原料药物有近 20 种,本节重点介绍盐酸肾上腺素、重酒石酸去甲肾上腺素、盐酸多巴胺、盐酸克伦特罗、硫酸沙丁胺醇、盐酸去氧肾上腺素等在鉴别、检查和含量测定等方面具有代表性的药物。各典型药物结构如下。

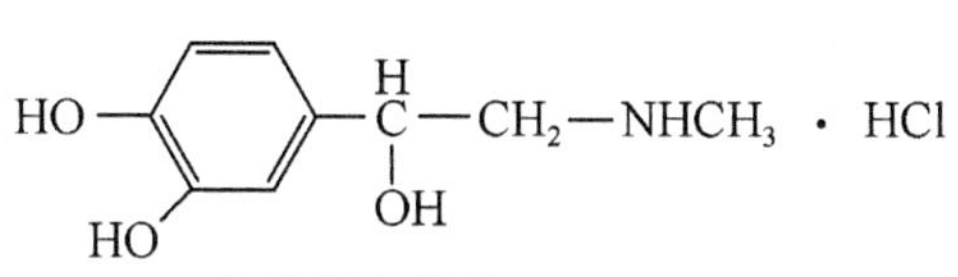

盐酸肾上腺素

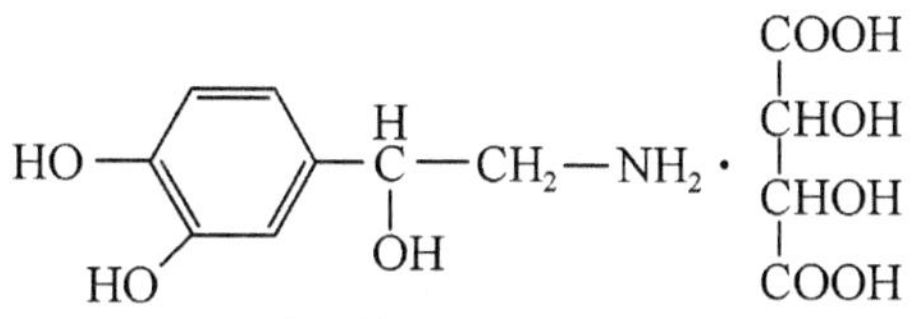

重酒石酸去甲肾上腺素

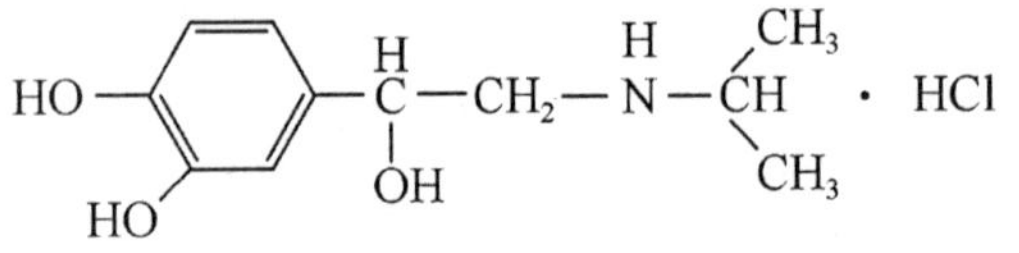

盐酸异丙肾上腺素

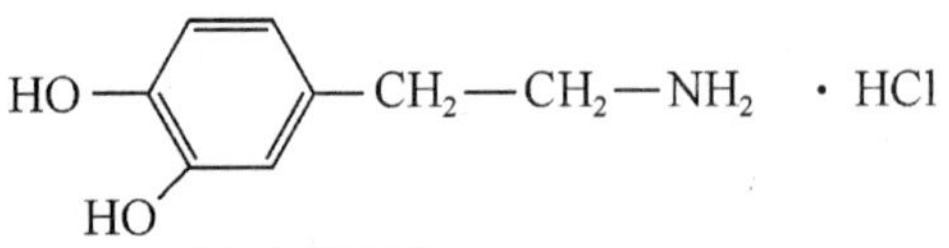

盐酸多巴胺

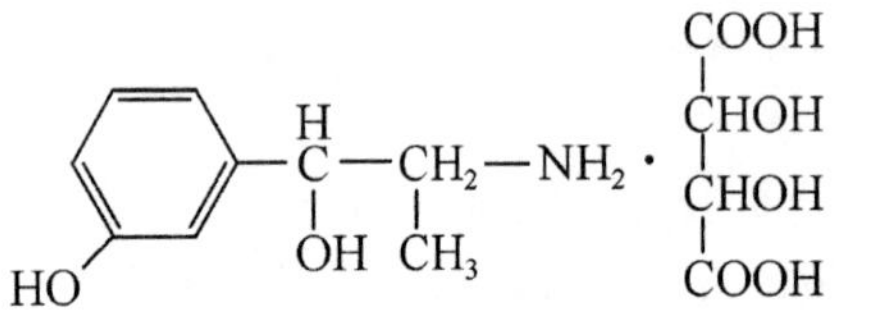

重酒石酸间羟胺

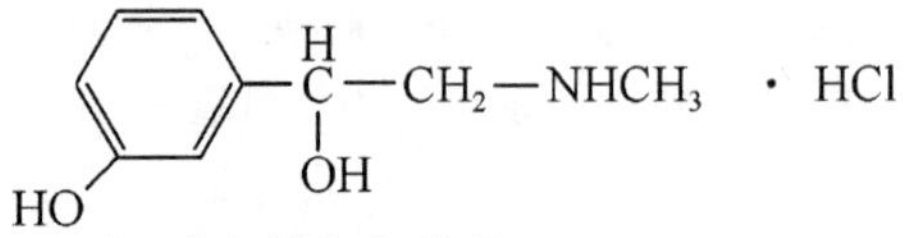

盐酸去氧肾上腺素

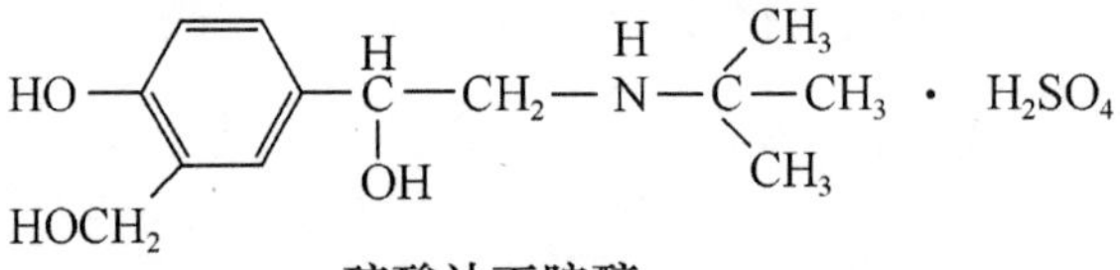

硫酸沙丁胺醇

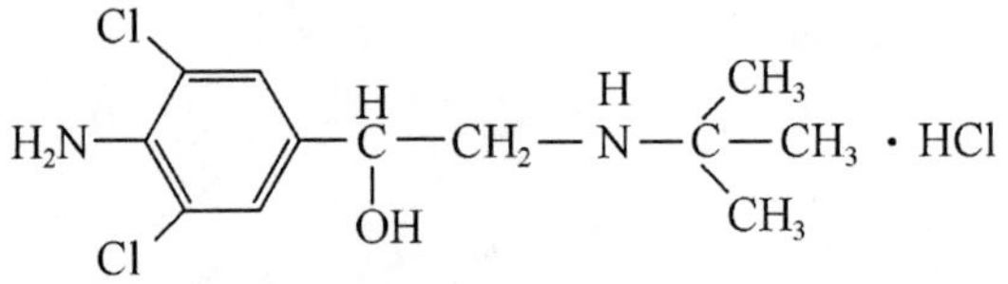

盐酸克伦特罗

(二) 理化性质与分析方法

1. 性状及溶解性 肾上腺素为白色或类白色结晶性粉末;无臭,味苦;与空气接触或受日光照射,易氧化变质;在中性或碱性水溶液中不稳定;饱和水溶液显弱碱性反应;在水中极微溶解,在乙醇、三氯甲烷、乙醚、脂肪油或挥发性溶液中不溶;在无机酸或氢氧化钠溶液中易溶,在氨溶液或碳酸钠溶液中不溶。重酒石酸间羟胺为白色结晶性粉末;几乎无臭;在水中易溶,在乙醇中微溶,在三氯甲烷或乙醚中不溶。重酒石酸去甲肾上腺素为白色或类白色的结晶性粉末;无臭,味苦;遇光和空气易变质;在水中易溶,在乙醇中微溶,在三氯甲烷或乙醚中不溶。盐酸异丙肾上腺素为白色或类白色的结晶性粉末;无臭,味微苦;遇光和空气渐变色,在碱性溶液中更易变色;在水中易溶,在乙醇中略溶,在三氯甲烷或乙醚中不溶。盐酸多巴胺为白色或类白色有光泽的结晶;无臭,味微苦;露置空气中及遇光色渐变深;在水中易溶,在无水乙醇中微溶,在三氯甲烷或乙醚中极微溶解。硫酸沙丁胺醇为白色或几乎白色的粉末;无臭,味微苦;在水中易溶,在乙醇中极微溶解,在三氯甲烷或乙醚中几乎不溶。

2. 弱碱性 本类药物分子结构中具有脂烃胺基侧链,其氮为仲胺氮,显弱碱性,可采用非水滴定法测定含量。

3. 酚羟基特性 本类药物分子结构中多具有邻二酚羟基或单酚羟基结构,可与三氯化铁呈色,也可与重金属离子配位呈色,可被某些氧化性试剂(如过氧化氢、碘等)氧化变色,可用于鉴别和含量测定。

4. 旋光性 本类药物分子结构中多数具有手性碳原子,具有旋光性。

5. 芳伯氨基特性　盐酸克伦特罗有芳伯氨基,可发生重氮化-偶合反应,可用于鉴别和含量测定。

6. 紫外吸收特性　本类药物分子结构中均有苯环,在紫外光区有吸收,可用于鉴别或含量测定。

 知识考点

　　盐酸肾上腺素、重酒石酸去甲肾上腺素、盐酸多巴胺、盐酸克伦特罗、硫酸沙丁胺醇、盐酸去氧肾上腺素、重酒石酸间羟胺、盐酸异丙肾上腺素的结构、理化性质。

二、鉴 别 试 验

 案例 6-3

　　《中国药典》(2010 年版)收载的重酒石酸去甲肾上腺素和盐酸异丙肾上腺素的鉴别试验。

　　重酒石酸去甲肾上腺素的鉴别:取本品约 1mg,加酒石酸氢钾的饱和溶液 10ml 溶解,加碘试液 1ml,放置 5 分钟后,加硫代硫酸钠试液 2ml,溶液为无色或仅显微红色或淡紫色(与肾上腺素或异丙肾上腺素的区别)。

　　盐酸异丙肾上腺素的鉴别:取本品 10mg,加水 10ml 溶解后,取溶液 2ml,加盐酸滴定液(0.1mol/L)0.1ml,再加 0.1mol/L 碘溶液 1ml,放置 5 分钟,加 0.1mol/L 硫代硫酸钠溶液 4ml,即显淡红色。

　　问题:

　　上述两鉴别试验有何不同?为什么?如何用化学方法区别盐酸肾上腺素、盐酸异丙肾上腺素、酒石酸去甲肾上腺素?

(一) 三氯化铁反应

　　肾上腺素和盐酸去氧肾上腺素等药物的分子结构中具有酚羟基,可与 Fe^{3+} 络合呈色,若再加入碱性试液则可进一步被 Fe^{3+} 氧化而显紫色或紫红色,见表 6-1。

表 6-1　苯乙胺类药物与三氯化铁反应的条件及现象

药物	反应介质与现象	加入碱性溶液	变色现象
肾上腺素	盐酸溶液(9→1000)中显翠绿色	氨试液	变为紫色,最后为紫红色
重酒石酸去甲肾上腺素	水溶液中显翠绿色	碳酸氢钠试液	显蓝色,最后为红色
盐酸异丙肾上腺素	水溶液中显深绿色	新制 5%碳酸氢钠溶液	变为蓝色,然后变成红色
盐酸多巴胺	水溶液中显墨绿色	1%氨溶液	变成紫红色
硫酸沙丁胺醇	水溶液中显紫色	碳酸氢钠试液	橙黄色浑浊
盐酸去氧肾上腺素	水溶液中显紫色		

(二) 氧化反应

　　本类药物分子结构中多数具有酚羟基,易被碘、过氧化氢、高锰酸钾、铁氰化钾等氧化剂氧化而呈现不同的颜色,且随着酸碱条件的不同,氧化反应及现象也会不同,如《中国药典》(2010 年版)收载的重酒石酸去甲肾上腺素和盐酸异丙肾上腺素的鉴别试验。

案例 6-4

重酒石酸去甲肾上腺素、肾上腺素和异丙肾上腺素 3 种药物在 pH 为 6.5 的缓冲液中均可被碘氧化呈红色,现象一致,无法区别。若区别 3 种药物,须采用不同的试验条件。

重酒石酸去甲肾上腺素在酸性条件下比较稳定,几乎不被碘试液氧化,可加酒石酸氢钾饱和溶液(pH = 3.56)溶解,加碘试液,放置 5 分钟后,加硫代硫酸钠试液使碘的棕色褪去,溶液为无色或仅显微红色或淡紫色。而在此条件下肾上腺素和盐酸异丙肾上腺素可被氧化产生明显的红棕色或紫色。

盐酸异丙肾上腺素在偏酸性条件下被碘迅速氧化,生成异丙肾上腺素红,加硫代硫酸钠使剩余碘的棕色消退,溶液显淡红色。肾上腺素在中性或酸性条件下,被碘或过氧化氢氧化后,生成肾上腺素红,放置可变为棕色多聚物,反应式如下:

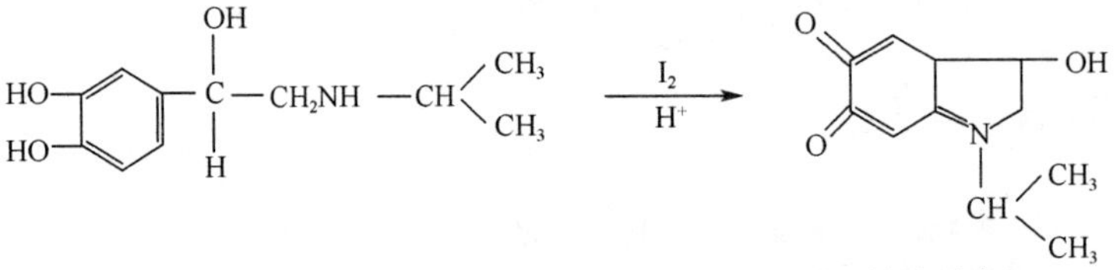

(异丙肾上腺素红)

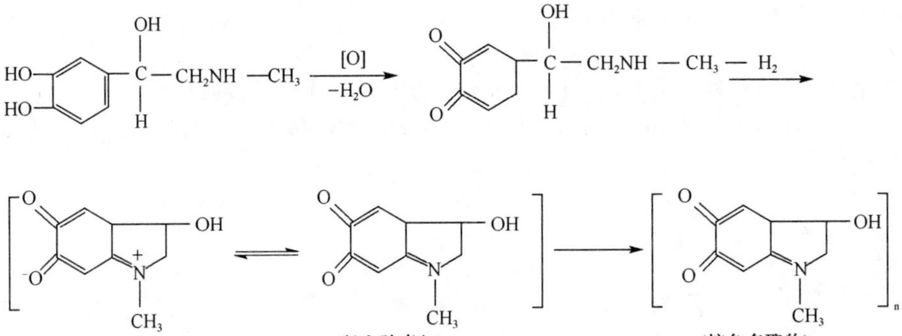

(肾上腺素红)　　　　　　　　　　(棕色多聚物)

(三) 硫酸铜配位反应

某些含有氨基醇结构的本类药物,可在碱性溶液中与硫酸铜溶液反应,生成有色的配位化合物,如盐酸去氧肾上腺素的鉴别。

方法:取本品 10mg,加水 1ml 溶解后,加硫酸铜试液 1 滴与氢氧化钠试液 1ml,摇匀,即显紫色;加乙醚 1ml 振摇,乙醚层应不显色。

(四) 亚硝基铁氰化钠反应

分子结构中具有脂肪族伯氨基的化合物,可与亚硝基铁氰化钠显色,此为脂肪族伯胺的专属反应,可用于鉴别。

《中国药典》(2010 年版)中重酒石酸间羟胺的鉴别方法:取本品 5mg,加水 0.5ml 使溶解,加亚硝基铁氰化钠试液 2 滴、丙酮 2 滴与碳酸氢钠 0.2g,在 60℃ 的水浴中加热 1 分钟,即显红紫色。

需注意,上述反应中所用的丙酮必须不含甲醛成分。

(五) 紫外特征吸收光谱

本类药物结构中均有苯环,具有紫外吸收光谱特征。《中国药典》(2010 年版)规定的利用紫外特征吸收光谱进行鉴别的苯乙胺类药物,见表 6-2。

表 6-2　利用紫外特征吸收光谱进行鉴别的苯乙胺类药物

药物	溶剂	浓度（mg/ml）	λ_{max}（nm）	吸光度 A
重酒石酸间羟胺	水	0.1	272	
盐酸异丙肾上腺素	水	0.05	280	0.50
盐酸多巴胺	0.5%硫酸溶液	0.03	280	
硫酸沙丁胺醇	水	0.08	276	
盐酸克伦特罗	0.1mol/L 盐酸	0.03	243,296	

（六）红外吸收光谱

本类药物的原料药多采用红外光谱法进行鉴别,要求其吸收图谱与对照的图谱一致。

知识考点

苯乙胺类药物的鉴别方法及各方法试验原理。

三、杂质检查

（一）酮体

肾上腺素、重酒石酸去甲肾上腺素、盐酸去氧肾上腺素和盐酸异丙肾上腺素等均需检查酮体。这些药物在生产中都由其酮体氢化还原制得,若氢化不完全,易引入酮体杂质,所以《中国药典》(2010 年版)规定检查酮体。其检查方法为紫外分光光度法,检查依据为酮体在 310nm 波长处有最大吸收,而药物本身在此波长处几乎没有吸收。检查条件及要求见表 6-3。

表 6-3　UV 法检查酮体的条件及要求

药物	杂质	溶剂	供试品浓度（mg/ml）	测定波长（nm）	吸光度 A
肾上腺素	酮体	盐酸溶液(9→2000)	2.0	310	不得过 0.05
盐酸去氧肾上腺素	酮体	水	2.0	310	不得过 0.20
重酒石酸去甲肾上腺素	酮体	水	2.0	310	不得过 0.05
硫酸沙丁胺醇	酮体	10%盐酸溶液	0.24	310	不得过 0.10

（二）有关物质

在本节所列的典型药物中,除盐酸克伦特罗外,《中国药典》(2010 年版)均要求检查有关物质,其中盐酸去氧肾上腺素采用薄层色谱法,其他药物均采用高效液相色谱法检查有关物质。

盐酸去氧肾上腺素中有关物质检查法:避光操作。取本品,加甲醇溶解并定量稀释制成每 1ml 中约含 20mg 的溶液,作为供试品溶液;精密量取适量,加甲醇稀释成每 1ml 中含 0.10mg 的溶液,作为对照溶液。照薄层色谱法试验,吸取上述两种溶液各 10μl,分别点于同一硅胶 G 薄层板上,以异丙醇-三氯甲烷-浓氨溶液(80：5：15)为展开剂,展开,晾干,喷以重氮苯磺酸试液使显色。供试品溶液如显杂质斑点,与对照溶液的主斑点比较,不得更深(0.5%)。

课堂互动

上述检查方法中,为何要避光操作? 盐酸去氧肾上腺素中有关物质的限量如何计算?

知识考点

酮体检查的原理、方法;有关物质检查方法(TLC 法、HPLC 法)。

四、含 量 测 定

本类药物的原料药多采用非水溶液滴定法测定含量,有些药物则选择溴量法(如盐酸去氧肾上腺素、重酒石酸间羟胺)和亚硝酸钠滴定法(如盐酸克伦特罗)测定含量,而其制剂多采用紫外分光光度法和高效液相色谱法。

(一)非水溶液滴定法

本类药物分子结构中多含有胺基,具有弱碱性,其原料多采用非水溶液滴定法测定含量。一般以冰醋酸为溶剂,用高氯酸滴定液滴定,以结晶紫指示液指示终点。若供试品为氢卤酸盐,需加入醋酸汞试液以消除干扰。若被测物碱性较弱,可加入醋酐,提高其碱性,使终点突跃明显,也可采用电位滴定法指示终点(如硫酸特布他林)。

1. 重酒石酸去甲肾上腺素含量测定方法 取本品 0.2g,精密称定,加冰醋酸 10ml,振摇(必要时微温)溶解后,加结晶紫指示液 1 滴,用高氯酸滴定液(0.1mol/L)滴定至溶液显蓝绿色,并将滴定结果用空白试验校正。每1ml 高氯酸滴定液(0.1mol/L)相当于 31.93mg 的 $C_8H_{11}NO_3 \cdot C_4H_6O_6$。

由于重酒石酸在冰醋酸溶液中酸性较弱,不干扰高氯酸的滴定和结晶紫指示液终点颜色的变化。故可用高氯酸滴定液直接滴定。

2. 盐酸异丙肾上腺素含量测定方法 取本品约 0.15g,精密称定,加冰醋酸 30ml,微温使溶解,放冷,加醋酸汞试液 5ml 与结晶紫指示液 1 滴,用高氯酸滴定液(0.1mol/L)滴定至溶液显蓝色,并将滴定的结果用空白试验校正。每1ml 高氯酸滴定液(0.1mol/L)相当于 24.77mg 的 $C_{11}H_{17}NO_3 \cdot HCl$。

盐酸在冰醋酸中酸性较强,会使滴定反应不完全,故在反应液中加入醋酸汞,使生成难解离的氯化汞沉淀,从而消除盐酸的干扰。

3. 硫酸沙丁胺醇含量测定方法 取本品约 0.4g,精密称定,加冰醋酸 10ml,微温使溶解,放冷,加醋酐 15ml 与结晶紫指示液 1 滴,用高氯酸滴定液(0.1mol/L)滴定至溶液显蓝绿色,并将滴定结果用空白试验校正。每1ml 的高氯酸滴定液(0.1mol/L)相当于 57.67mg 的 $(C_{13}H_{21}NO_3)_2 \cdot H_2SO_4$。反应式如下:

$$
\left[\begin{array}{c} OH \\ CH_2OH \\ \\ CHOHCH_2NHC(CH_3)_3 \end{array} \right]_2 \cdot H_2SO_4 + HClO_4 \longrightarrow
$$

$$
\left[\begin{array}{c} OH \\ CH_2OH \\ \\ \overset{+}{CHOHCH_2NH_2C(CH_3)_3} \end{array} \right] \cdot HSO_4^- + \left[\begin{array}{c} OH \\ CH_2OH \\ \\ \overset{+}{CHOHCH_2NH_2C(CH_3)_3} \end{array} \right] \cdot ClO_4^-
$$

硫酸沙丁胺醇分子结构中只有一个碱性中心,所以 1 个硫酸分子和 2 个沙丁胺醇分子成盐。

而硫酸在冰醋酸中为一元酸,只能解离成 HSO_4^-,故一个高氯酸分子只能与硫酸沙丁胺醇分子中的一个碱基结合,即硫酸沙丁胺醇与高氯酸的反应摩尔比为 1:1。

另外,本试验操作中须在放冷后再加入醋酐,以防止氨基被乙酰化。因为乙酰化物碱性很弱,不能被滴定,而导致滴定结果偏低。

(二) 溴量法

《中国药典》(2010 年版)收载的重酒石酸间羟胺、盐酸去氧肾上腺素原料药采用溴量法测定含量。

测定原理:两药物分子结构中均有苯酚结构,其酚羟基的邻、对位氢较活泼,在酸性溶液中能与溴定量地发生溴代反应,可采用溴量法测定含量。测定时,先在供试品溶液中加入定量过量的溴,再以碘量法测定剩余的溴,根据消耗的硫代硫酸钠滴定液的量,即可计算出供试品的含量。下面以重酒石酸间羟胺为例进行说明。

重酒石酸间羟胺的含量测定反应式如下:

$$Br_2 + 2KI \longrightarrow 2KBr + I_2$$

(剩余)

$$I_2 + 2Na_2S_2O_3 \longrightarrow 2NaI + Na_2S_4O_6$$

测定方法:取本品约 0.1g,精密称定,置碘瓶中,用水 40ml 使溶解,精密加溴滴定液 (0.05mol/L) 40ml,再加盐酸 8ml,立即密塞,放置 15 分钟,注意微开瓶塞,加碘化钾试液 8ml,立即密塞,振摇,用少量水冲洗碘瓶的瓶塞和瓶颈,加三氯甲烷 1ml,振摇,用硫代硫酸钠滴定液 (0.1mol/L) 滴定,至近终点时,加淀粉指示液,继续滴定至蓝色消失,并将滴定的结果用空白试验校正。每 1ml 溴滴定液 (0.05mol/L) 相当于 5.288mg 的 $C_9H_{13}NO_2 \cdot C_4H_6O_6$。

根据测定原理可知,1mol 的 Br_2 相当于 1/3mol 的重酒石酸间羟胺,所以 1ml 溴滴定液 (0.05mol/L) 相当于 0.01667mmol 的重酒石酸间羟胺,即相当于重酒石酸间羟胺 5.288mg(重酒石酸间羟胺的分子质量为 317.29)。依据滴定度,按剩余滴定的计算方法,即可计算出重酒石酸间羟胺的含量。计算公式如下:

$$重酒石酸间羟胺的含量(\%) = \frac{(V_0 - V) \times T \times F}{m \times (1 - 干燥失重)} \times 100\%$$

式中,V 为供试品消耗硫代硫酸钠滴定液的体积,单位为 ml;V_0 为空白试验消耗硫代硫酸钠滴定液的体积,单位为 ml;T 为滴定度;F 为硫代硫酸钠滴定液的浓度校正系数;m 为供试品取样量,单位为 mg。

(三) 亚硝酸钠滴定法

盐酸克伦特罗分子结构中含有芳伯氨基,在酸性条件下可与亚硝酸钠定量发生重氮化反应,生成重氮盐,可测定含量。

《中国药典》(2010 年版)中盐酸克伦特罗的含量测定方法:取本品约 0.25g,精密称定,置 100ml 烧杯中,加盐酸溶液 (1→2) 25ml 使溶解,再加水 25ml,照永停滴定法,用亚硝酸钠滴定液 (0.05mol/L) 滴定。每 1ml 亚硝酸钠滴定液 (0.05mol/L) 相当于 15.68mg 的 $C_{12}H_{18}Cl_2N_2O \cdot HCl$。

（四）紫外分光光度法

本类药物结构中含有苯环,在紫外光区有吸收,可用于含量测定。其制剂常用此法测定含量。

《中国药典》(2010 年版)中重酒石酸间羟胺注射液的含量测定方法:精密量取本品 5ml(约相当于间羟胺 50mg),置 50ml 量瓶中,加水稀释至刻度,摇匀;精密量取 5ml ,置 100ml 量瓶中,加水稀释至刻度,摇匀,照紫外-可见分光光度法,在 272nm 的波长处测定吸光度,按 $C_9H_{13}NO_2$ 的吸收系数($E_{1cm}^{1\%}$)为 111 计算,即得。

课堂互动

重酒石酸间羟胺注射液相对于标示量的百分含量应如何计算?

（五）高效液相色谱法

高效液相色谱法是一种高分离效能、高灵敏度和高选择性的测定方法,越来越广泛地应用于药物分析中,此法主要用于本类药物制剂的含量测定。《中国药典》(2010 年版)收载的盐酸肾上腺素注射液、盐酸异丙肾上腺素注射液、重酒石酸去甲肾上腺素注射液、盐酸多巴胺注射液、硫酸沙丁胺醇注射液(及其片剂、胶囊、缓释片、缓释胶囊)等均用此法测定含量。

硫酸沙丁胺醇缓释片的含量测定方法为高效液相色谱法。

色谱条件与系统适用性试验:用十八烷基硅烷键合硅胶为填充剂;以 0.08mol/L 磷酸二氢钠溶液(用磷酸调节 pH 至 3.10±0.05)-甲醇(85:15)为流动相;检测波长为 276nm。理论板数按硫酸沙丁胺醇峰计算不低于 3000。

测定方法:取本品 20 片,精密称定,研细,精密称取适量(约相当于沙丁胺醇 8mg),置 100ml 量瓶中,加水适量,振摇使硫酸沙丁胺醇溶解,用水稀释至刻度,摇匀,滤过,精密量取续滤液 20μl 注入液相色谱仪,记录色谱图;另取硫酸沙丁胺醇对照品适量,精密称定,加水溶解并定量稀释制成每 1ml 中约含 96μg 的溶液,同法测定,按外标法以峰面积计算,并将结果与 0.8299 相乘,即得。

《中国药典》(2010 年版)规定本品含量限度为:含硫酸沙丁胺醇按沙丁胺醇($C_{13}H_{21}NO_3$)计算,应为标示量的 90.0% ~110.0% 。

知识考点

苯乙胺类药物含量测定方法及各方法测定原理、结果计算。

第 4 节　丙胺类药物的分析

一、结构、性质与分析方法

（一）基本结构与典型药物

本类药物为抗组胺药,基本结构为:

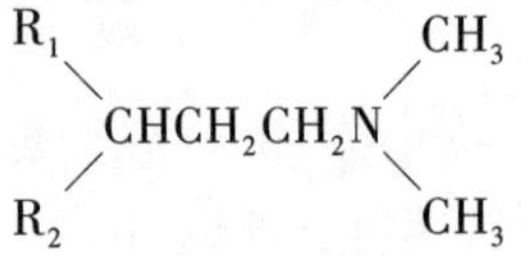

《中国药典》(2010 年版)收载的本类药物主要有马来酸氯苯那敏等,其化学结构为:

马来酸氯苯那敏

（二）理化性质与分析方法

1. 性状与溶解性　马来酸氯苯那敏为白色结晶性粉末；无臭，味苦。在水或乙醇或三氯甲烷中易溶，在乙醚中微溶。

2. 弱酸性　马来酸氯苯那敏分子结构中的顺丁烯二酸是较强的有机酸，其 $Ka = 1.2 \times 10^{-2}$，故本品水溶液显酸性。

3. 叔胺的性质　马来酸氯苯那敏分子结构中有叔胺结构，与枸橼酸-醋酐试液在水浴上共热，显紫红色。脂肪族、脂环族和芳香族叔胺均有此反应，可用于鉴别。分子结构中的叔胺结构和吡啶环均具有弱碱性，可用非水溶液滴定法测定含量。

4. 紫外吸收特性　马来酸氯苯那敏分子结构中含有苯环和吡啶环，均为共轭体系，在紫外光区有特征吸收，可用于定性和定量分析。

> ✧ **知识考点**
>
> 马来酸氯苯那敏的结构、理化性质。

二、鉴 别 试 验

（一）顺-丁烯二酸的还原反应

马来酸氯苯那敏分子结构中的顺-丁烯二酸具有碳碳双键，具有还原性，能使高锰酸钾的红色褪去。

测定方法：取本品约 20mg，加稀硫酸 1ml，滴加高锰酸钾试液，红色即消失。

（二）与枸橼酸-醋酐试液的显色反应

马来酸氯苯那敏分子结构的叔胺结构可与枸橼酸-醋酐试液发生显色反应，此为叔胺的特有反应。

测定方法：取本品约 10mg，加枸橼酸-醋酐试液 1ml，置水浴上加热，即显红紫色。

（三）紫外特征吸收光谱

马来酸氯苯那敏分子结构中有取代苯基及吡啶环，在紫外光区有特征吸收。《中国药典》（2010 年版）规定测定其吸收系数，可作为鉴别依据。

测定方法：取本品，精密称定，加盐酸溶液（稀盐酸 1ml 加水至 100ml）溶解并定量稀释制成每 1ml 中约含 20μg 的溶液，照紫外-可见分光光度法，在 264nm 的波长处测定吸光度，吸收系数（$E_{1cm}^{1\%}$）为 212～222。

（四）红外吸收光谱

本品的原料药采用红外光谱法进行鉴别，规定其吸收图谱应与对照的图谱（光谱集 61 图）一致。

> ✧ **知识考点**
>
> 马来酸氯苯那敏的鉴别方法及各方法试验原理。

三、含量测定

马来酸氯苯那敏分子结构中的苯环、吡啶环和叔胺结构均可作为含量测定的结构依据,可用非水溶液滴定法、高效液相色谱法、紫外分光光度法测定含量。

(一) 非水溶液滴定法

马来酸氯苯那敏分子结构中的叔胺结构和吡啶环均具有弱碱性,均可在冰醋酸中与高氯酸发生反应。反应式如下:

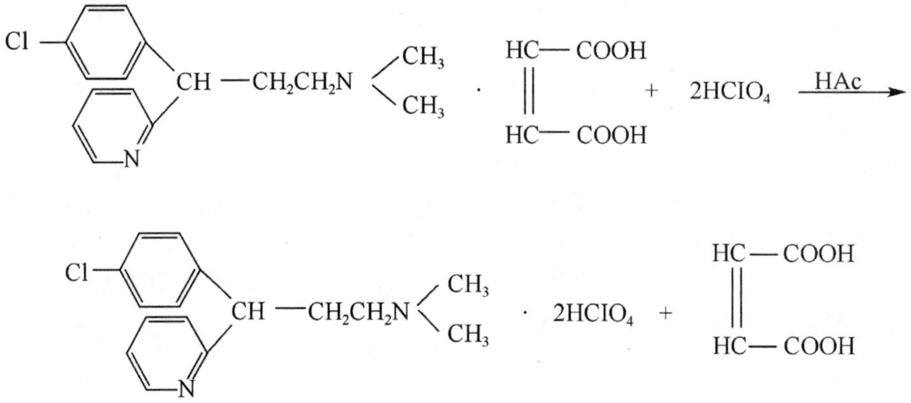

《中国药典》(2010 年版)中马来酸氯苯那敏的含量测定方法:取本品约 0.15g,精密称定,加冰醋酸 10ml 溶解后,加结晶紫指示液 1 滴,用高氯酸滴定液(0.1mol/L)滴定,至溶液显蓝绿色,并将滴定的结果用空白试验校正。每 1ml 高氯酸滴定液(0.1mol/L)相当于 19.54mg 的 $C_{16}H_{19}ClN_2 \cdot C_4H_4O_4$。

(二) 高效液相色谱法

《中国药典》(2010 年版)中马来酸氯苯那敏片(含量测定、含量均匀度)、注射液、滴丸(含量测定、含量均匀度)采用高效液相色谱法测定。

马来酸氯苯那敏片含量测定方法:高效液相色谱法。

1. 色谱条件与系统适用性试验 用十八烷基硅烷键合硅胶为填充剂;以磷酸盐缓冲液(取磷酸二氢铵 11.5g,加水适量使溶解,加磷酸 1ml,用水稀释至 1000ml)-乙腈(80∶20)为流动相;柱温为 30℃;检测波长为 262nm。出峰顺序依次为马来酸与氯苯那敏,理论板数按氯苯那敏峰计算不低于 4000,氯苯那敏峰与相邻杂质峰的分离度应符合要求。

2. 测定法 取本品 20 片,精密称定,研细,精密称取适量(约相当于马来酸氯苯那敏 4mg),置 50ml 量瓶中,加流动相适量,振摇使马来酸氯苯那敏溶解,用流动相稀释至刻度,摇匀,滤过,精密量取续滤液 10μl 注入液相色谱仪,记录色谱图;另取马来酸氯苯那敏对照品 16mg,精密称定,置 200ml 量瓶中,加流动相溶解并稀释至刻度,摇匀,同法测定。按外标法以氯苯那敏峰面积计算,即得。本品含量限度为:按干燥品计算,含 $C_{16}H_{19}ClN_2 \cdot C_4H_4O_4$ 不得少于 98.5%。

(三) 紫外分光光度法

《中国药典》(2010 年版)中马来酸氯苯那敏片的溶出度检查采用紫外分光光度法。

测定方法:取本品,照溶出度测定法(附录 X C 第三法),以稀盐酸 2.5ml 加水至 250ml 为溶剂,转速为每分钟 50 转,依法操作,经 45 分钟时,取溶液 10ml 滤过,取续滤液,照紫外-可见分光光度法在 264nm 的波长处测定吸光度,按 $C_{16}H_{19}ClN_2 \cdot C_4H_4O_4$ 的吸收系数($E_{1cm}^{1\%}$)为 217 计算每片的溶出量。限度为标示量的 75% ,应符合规定。

 知识考点

　　马来酸氯苯那敏的含量测定方法及各测定方法原理、结果计算。

目标检测

一、选择题

【A 型题】

1. 以下可与三氯化铁试液显色的药物是(　　)
   - A. 盐酸利多卡因
   - B. 盐酸布比卡因
   - C. 醋氨苯砜
   - D. 盐酸普鲁卡因
   - E. 对乙酰氨基酚

2. 对乙酰氨基酚检查乙醇溶液的颜色的目的是检查(　　)
   - A. 有无铁粉
   - B. 有无酸性杂质
   - C. 有无对氨基酚
   - D. 有无对氨基酚的氧化产物
   - E. 有无对乙酰氨基酚的氧化产物

3. 以下哪种药物可以与硫酸铜发生显色反应(　　)
   - A. 盐酸利多卡因
   - B. 对乙酰氨基酚
   - C. 盐酸普鲁卡因
   - D. 盐酸丁卡因
   - E. 苯佐卡因

4. 以下可使高锰酸钾试液褪色的药物是(　　)
   - A. 马来酸氯苯那敏
   - B. 盐酸丁卡因
   - C. 盐酸利多卡因
   - D. 盐酸布比卡因
   - E. 醋氨苯砜

5. 以下可与三氯化铁反应显绿色的药物是(　　)
   - A. 盐酸利多卡因
   - B. 盐酸异丙肾上腺素
   - C. 盐酸普鲁卡因
   - D. 盐酸丁卡因
   - E. 硫酸沙丁胺醇

6. 亚硝酸钠滴定法中加入溴化钾的作用是(　　)
   - A. 抑制生成的重氮盐分解
   - B. 防止亚硝酸逸失
   - C. 增加亚硝酸钠稳定性
   - D. 促进亚硝酸钠生成亚硝酸
   - E. 加快重氮化反应的速度

7. 《中国药典》中收载的亚硝酸钠滴定法指示终点的方法为(　　)
   - A. 内指示剂法
   - B. 外指示剂法
   - C. 自身指示剂法
   - D. 永停滴定法
   - E. 电位滴定法

8. 肾上腺素和盐酸去甲肾上腺素中均须检查的特殊杂质是(　　)
   - A. 对氨基酚
   - B. 对氨基苯甲酸
   - C. 间氨基酚
   - D. 酮体
   - E. 苯胺

9. 盐酸普鲁卡因可与下列哪种试剂发生显色反应(　　)
   - A. 盐酸
   - B. 硫酸铵
   - C. 硫酸铜
   - D. 碳酸氢钠
   - E. 亚硝酸钠,β-萘酚

10. 以下可与亚硝酸钠发生非重氮化-偶合反应生成白色沉淀的药物是(　　)
    - A. 盐酸利多卡因
    - B. 肾上腺素
    - C. 盐酸普鲁卡因
    - D. 盐酸丁卡因
    - E. 盐酸克伦特罗

11. 盐酸普鲁卡因注射液中检查的特殊杂质是(　　)
    - A. 间氨基酚
    - B. 有关物质
    - C. 酮体
    - D. 对氨基酚
    - E. 对氨基苯甲酸

12. 以下哪种药物可以水解后发生重氮化-偶合反应(　　)
    - A. 盐酸利多卡因
    - B. 肾上腺素
    - C. 对乙酰氨基酚
    - D. 盐酸丁卡因
    - E. 硫酸沙丁胺醇

13. 以下关于亚硝酸钠滴定法的叙述,正确的是(　　)
    - A. 温度越高越好
    - B. 酸度越强越好
    - C. 滴定速度越快越好
    - D. 滴定速度越慢越好
    - E. 芳伯氨基碱性越弱反应速度越快

14. 用非水溶液滴定法测定盐酸异丙肾上腺素含量,加入醋酸汞试液的目的是(　　)
    - A. 指示剂
    - B. 催化剂
    - C. 反应试剂
    - D. 增加克伦特罗碱性
    - E. 消除盐酸干扰

15. 下列药物中可以用亚硝酸钠滴定法测定含量的是(　　)
    - A. 盐酸丁卡因
    - B. 盐酸克伦特罗

C. 硫酸沙丁胺醇　　　D. 盐酸多巴胺

E. 盐酸利多卡因

【B型题】

[16~20 题共用备选答案]

A. 间氨基酚　　　　　B. 对氨基酚

C. 对氨基苯甲酸　　　D. 酮体

E. 水杨酸

16. 对乙酰氨基酚中的特殊杂质（　　）

17. 肾上腺素中的特殊杂质（　　）

18. 盐酸普鲁卡因中的特殊杂质（　　）

19. 对氨基水杨酸钠中的特殊杂质（　　）

20. 阿司匹林中的特殊杂质（　　）

[21~25 题共用备选答案]

A. 溴量法　　　　　　B. 非水溶液滴定法

C. 紫外分光光度法　　D. 亚硝酸钠滴定法

E. 酸碱滴定法

21. 对乙酰氨基酚片的含量测定方法（　　）

22. 盐酸布比卡因的含量测定方法（　　）

23. 盐酸普鲁卡因注射液的含量测定方法（　　）

24. 重酒石酸间羟胺的含量测定方法（　　）

25. 盐酸克伦特罗的含量测定方法（　　）

【X型题】

26. 对乙酰氨基酚检查的特殊杂质有（　　）

A. 对氨基酚　　　　　B. 苯胺

C. 间氨基酚　　　　　D. 有关物质

E. 对氯苯乙酰胺

27. 需要检查酮体的药物有（　　）

A. 肾上腺素

B. 盐酸利多卡因

C. 苯佐卡因

D. 重酒石酸去甲肾上腺素

E. 盐酸克伦特罗

28. 下列药物中可以采用亚硝酸钠法测定含量的有（　　）

A. 硫酸沙丁胺醇　　　B. 盐酸肾上腺素

C. 苯佐卡因　　　　　D. 盐酸布比卡因

E. 盐酸普鲁卡因

29. 亚硝酸钠滴定法中,所用的试剂有（　　）

A. 亚硝酸钠　　　　　B. 盐酸

C. 硫酸　　　　　　　D. 溴化钾

E. 醋酸汞

30. 下列药物中可用三氯化铁反应鉴别的有（　　）

A. 硫酸沙丁胺醇　　　B. 盐酸多巴胺

C. 对乙酰氨基酚　　　D. 对盐酸普鲁卡因

E. 盐酸肾上腺素

31. 直接或水解后能发生重氮化-偶合反应的药物有（　　）

A. 硫酸沙丁胺醇

B. 盐酸普鲁卡因

C. 对乙酰氨基酚

D. 对氨基水杨酸钠

E. 盐酸丁卡因

32. 可用于马来酸氯苯那敏的鉴别试验有（　　）

A. 与三氯化铁试液反应

B. 与枸橼酸-醋酐试液显色

C. 使高锰酸钾褪色

D. UV 法

E. IR 法

33. 可用于苯乙胺类药物含量测定的方法有（　　）

A. 非水滴定法　　　　B. 亚硝酸钠法

C. 溴量法　　　　　　D. 溴酸钾法

E. UV 法

34. 以下药物可在水溶液中与铜离子络合,生成有色的配位化合物沉淀的是（　　）

A. 盐酸利多卡因　　　B. 盐酸布比卡因

C. 醋氨苯砜　　　　　D. 对乙酰氨基酚

E. 盐酸去氧肾上腺素

35. 用溴量法测定盐酸去氧肾上腺素的含量,以下说法正确的有（　　）

A. 反应在酸性条件下进行

B. 反应在碱性条件下进行

C. 为溴代反应

D. 为氧化还原反应

E. 先让药物与定量、过量的溴反应,然后再用碘量法测定剩余的溴

36. 以下关于亚硝酸钠滴定法,正确的说法有（　　）

A. 在 10~30℃ 温度下进行反应较合适

B. 滴定速度应先快后慢

C. 将滴定管尖端插入液面下 2/3 处滴定

D. 芳伯氨基碱性越强,反应速度越快

E. 加入盐酸的量一般为药物与酸的摩尔比为 1:（2.5~6.0）

二、计算题

1. 重酒石酸间羟胺的含量测定:精密称取本品 0.1013g,置碘瓶中,加水 40ml 使溶解,精密加溴滴定液（0.05mol/L）40ml,再加盐酸 8ml,立即密塞,放置 15 分钟,注意微开瓶塞,加碘化钾试液 8ml,立即密塞,振摇,用少量水冲洗碘瓶的瓶塞和瓶颈,加三氯甲烷 1ml,振摇,用硫代硫酸钠滴定液（0.1007mol/L）滴定,至近终点时,加淀

粉指示液,继续滴定至蓝色消失,消耗硫代硫酸钠滴定液(0.1007mol/L)20.00ml;同法做空白试验,消耗硫代硫酸钠滴定液(0.1007mol/L)38.90ml。试计算重酒石酸间羟胺的百分含量。每1ml 溴滴定液(0.05mol/L)相当于 5.288mg 的 $C_9H_{13}NO_2 \cdot C_4H_6O_6$。

2. 盐酸异丙肾上腺素的含量测定:精密称取本品0.1528g,加冰醋酸 30ml,微温使溶解,放冷,加醋酸汞试液 5ml 与结晶紫指示液 1 滴,用高氯酸滴定液(0.1014mol/L)滴定至溶液显蓝色,消耗滴定液 6.10ml,空白试验消耗滴定液 0.02ml。每1ml 高氯酸滴定液(0.1mol/L)相当于 24.77mg 的 $C_{11}H_{17}NO_3 \cdot HCl$。试计算该供试品百分含量。

3. 取对乙酰氨基酚片(规格为 0.3g/片)10 片,精密称定,重量为 3.3251g,研细,精密称取细粉 0.0452g,置 250ml 量瓶中,加 0.4% 氢氧化钠溶液 50ml 与水 50ml,振摇 15 分钟,加水至刻度,摇匀,滤过,精密量取续滤液 5ml,置 100ml 量瓶中,加 0.4% 氢氧化钠溶液 10ml,加水至刻度,摇匀,照分光光度法在 257nm 的波长处测得吸光度为 0.576,按 $C_8H_9NO_2$ 的吸收系数($E_{1cm}^{1\%}$)为 715 计算,试计算对乙酰氨基酚片相对于标示量的百分含量。

4. 重酒石酸去甲肾上腺素中酮体的检查:取本品,加水制成每 1ml 含 2.0mg 的溶液,照分光光度法,在 310nm 的波长处测定,吸光度不得过 0.05。已知 310nm 的波长处的吸收系数($E_{1cm}^{1\%}$)为 453,请问重酒石酸去甲肾上腺素中酮体的限量是多少?

实训指导　对乙酰氨基酚片的质量分析

【实验目的】

(1) 掌握 UV 法测定对乙酰氨基酚含量的实验原理、方法、结果计算。

(2) 掌握紫外分光光度计的操作与注意事项。

(3) 掌握溶出度测定仪的操作与片剂溶出度的测定方法。

(4) 熟悉溶出度的计算以及结果判定。

(5) 熟悉片剂的质量分析方法及含量表示方法。

【实验器材】

1. 试药　乙酰氨基酚片、三氯化铁试液、乙醇、稀盐酸、亚硝酸钠试液、碱性 β-萘酚试液、0.04% 氢氧化钠溶液。

2. 仪器　紫外分光光度计、溶出度测定仪、试管、电炉、容量瓶、移液管、电子分析天平、研钵、玻璃漏斗。

【实验内容与操作步骤】

1. 性状　本品为白色片、薄膜衣或明胶包衣片,除去包衣后显白色。

2. 鉴别　取本品的细粉适量(约相当于对乙酰氨基酚 0.5g),用乙醇 20ml 分次研磨使对乙酰氨基酚溶解,滤过,合并滤液,蒸干,残渣作如下实验。

(1) 本品的水溶液加三氯化铁试液,即显蓝紫色。

(2) 取本品约 0.1g,加稀盐酸 5ml,置水浴中加热 40 分钟,放冷;取 0.5ml,滴加亚硝酸钠试液 5 滴,摇匀,用水 3ml 稀释后,加碱性 β-萘酚试液 2ml ,振摇,即显红色。

3. 检查　溶出度:取本品,照溶出度测定法,以稀盐酸 24ml 加水至 1000ml 为溶出介质,转速为每分钟 100 转,依法操作,经 30 分钟时,取溶液滤过,精密量取续滤液适量,加 0.04% 氢氧化钠溶液稀释制成每 1ml 中含有对乙酰氨基酚 5~10μg 的溶液,照紫外-可见分光光度法,在 257nm 的波长处测定吸光度,按 $C_8H_9NO_2$ 的吸收系数($E_{1cm}^{1\%}$)为 715 计算每片的溶出量。限度为标示量的 80%,应符合规定。

4. 含量测定　取本品 20 片,精密称定,研细,精密称取适量(约相当于对乙酰氨基酚

40mg），置 250ml 量瓶中，加 0.4％氢氧化钠溶液 50ml 与水 50ml，振摇 15 分钟，用水稀释至刻度，摇匀，滤过，精密量取续滤液 5ml，置 100ml 量瓶中，加 0.4％氢氧化钠溶液 10ml，加水至刻度，摇匀，照紫外-可见分光光度法，在 257nm 的波长处测定吸光度，按 $C_8H_9NO_2$ 的吸收系数（$E_{1cm}^{1\%}$）为 715 计算，即得。

注：本品含对乙酰氨基酚（$C_8H_9NO_2$）应为标示量的 95.0％～105.0％。

【注意事项】

1. 吸收池　使用的石英吸收池必须洁净。当吸收池中装入同一溶剂，在规定波长测定各吸收池的透光率，如透光率相差在 0.3％以下者可配对使用，否则必须加以校正。

2. 溶剂　所用的溶剂在供试品测定的波长处的吸光度应符合要求。即将溶剂置 1cm 石英吸收池中，以空气为空白（即空白光路中不置任何物质）测定其吸光度，溶剂和吸收池的吸光度应符合表 6-4 的规定。

表 6-4　以空气为空白测定溶剂在不同波长处的吸光度的规定

波长范围（nm）	220～240	241～250	251～300	300 以上
吸光度	≤0.04	≤0.20	≤0.10	≤0.05

3. 吸收峰的核实　测定时除另有规定者外，应在规定的吸收峰±2nm 处，再测几点的吸光度，以核对供试品的吸收峰位置是否正确，并以吸光度最大的波长作为测定波长。除另有规定外吸光度最大波长应在该品种项下规定的波长±2nm 以内，否则应考虑试样的同一性、纯度及仪器波长的准确度。

第7章 巴比妥类药物的分析

学习目标

1. 掌握巴比妥类药物的结构与性质,以及含量测定法中的银量法。
2. 熟悉巴比妥类药物的鉴别方法。
3. 熟悉溴量法、酸碱滴定法、紫外分光光度法和高效液相色谱法在本类药物分析检测中的应用。
4. 了解巴比妥类药物中特殊杂质的来源和检查方法。

案例7-1

已知某药物的结构式为:

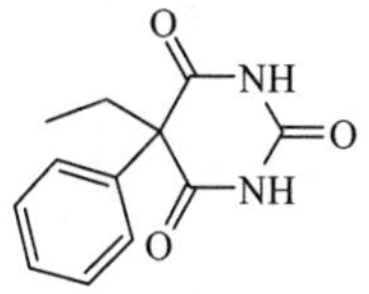

问题:

1. 简述该药物结构、性质和分析方法之间的关系。
2. 根据该药物的结构特点,设计合理的鉴别方法。
3. 查阅《中国药典》(2010年版),找出该药物原料药、片剂的含量测定方法,并简述该测定方法的原理,以及设计测定方案。

一、结构与性质

(一) 基本结构

巴比妥类药物为镇静催眠药,是巴比妥酸的衍生物,具有丙二酰脲的基本结构,其母核通式为:

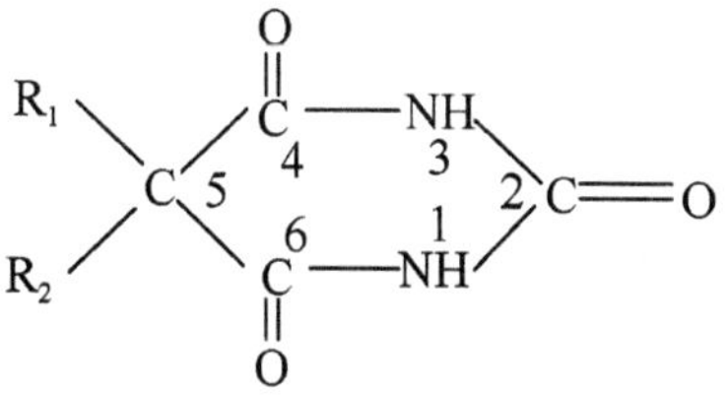

巴比妥类药物的基本结构由两部分组成,一部分为丙二酰脲(巴比妥酸)部分,此结构为巴比妥类药物的母核,决定了本类药物的共同性质;另一部分为取代基部分,随取代基的不同构成不同的巴比妥类药物,具有不同的理化性质。多数巴比妥类药物在 C_5 位上有两个取代基,称为5,5-二取代巴比妥类;少数在 N_1 位上有一个取代基,称为1,5,5-三取代巴比妥类;也有将 C_2 位羰基上的氧用硫取代,称为5,5-二取代硫代巴比妥类。《中国药典》(2010年版)收载的主要是5,5-取代物,有苯巴比妥(phenobarbital)及其钠盐、异戊巴比妥(amobarbital)及其钠盐、司可巴比妥钠(secobarbital sodium)和注射用硫喷妥钠(thiopental sodium for injection)等。常见的巴比妥类

药物及其结构见表7-1。

表7-1　常见巴比妥类药物及其化学结构

药物	R_1	R_2	备注
巴比妥	—C_2H_5	—C_2H_5	
苯巴比妥	—C_2H_5	—C_6H_5	
异戊巴比妥	—C_2H_5	—$CH_2CH_2CH(CH_3)_2$	
司可巴比妥	—$CH_2CH=CH_2$	—$CH(CH_3)(CH_2)_2CH_3$	
硫喷妥	—C_2H_5	—$CH(CH_3)(CH_2)_2CH_3$	C_2上硫取代

(二) 性质

巴比妥类药物一般为白色结晶或结晶性粉末;具有一定的熔点;在空气中稳定,加热多能升华。游离巴比妥类药物一般微溶或极微溶于水,易溶于乙醇等有机溶剂,在氢氧化钠或碳酸钠溶液中溶解;其钠盐则易溶于水,难溶于有机溶剂。巴比妥类药物的主要理化性质如下。

1. 弱酸性　巴比妥类药物的母体结构中具有二酰亚胺基团(—CO—NH—CO—),该基团易互变异构成烯醇式,在水溶液中发生二级电离,故具有弱酸性,可与碱金属碳酸盐或强碱形成水溶性盐类,常见为钠盐。

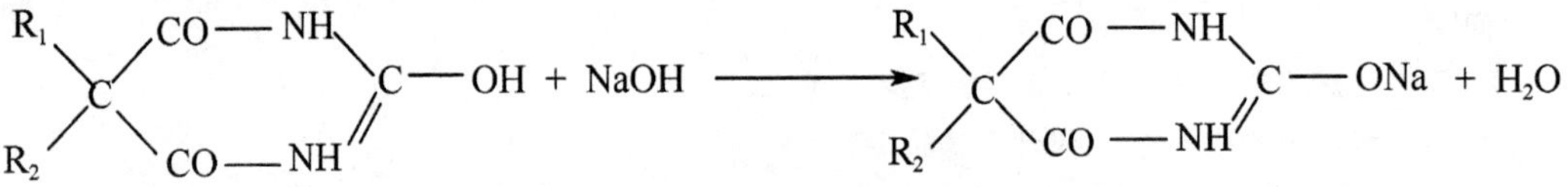

随着溶液 pH 逐渐增大,分子也由一级电离(一元酸)逐渐改变为二级电离(二元酸)。

因巴比妥酸的酸性较弱,其形成的强碱弱酸盐的水溶液呈碱性,若加酸使成酸性后,则析出游离的结晶性白色沉淀。该性质可用于巴比妥类药物的鉴别、纯化与含量测定。

本类药物的酸性比碳酸弱,空气中或溶剂中的二氧化碳会使其形成的碱金属盐水溶液析出游离体。

2. 水解性　巴比妥类药物结构中含酰亚胺基团,当与强碱溶液共热时,酰亚胺结构即发生水解反应,并放出氨气,可使湿润的红色石蕊试纸变蓝。

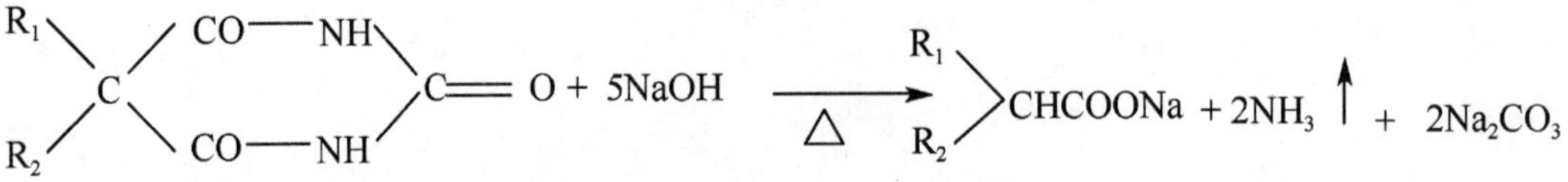

巴比妥类药物钠盐不稳定,水溶液显碱性,更容易水解,即使在原料贮存时由于吸湿也能分解为无效物质。故钠盐注射液宜做成粉针剂,临床临用时新鲜配制。

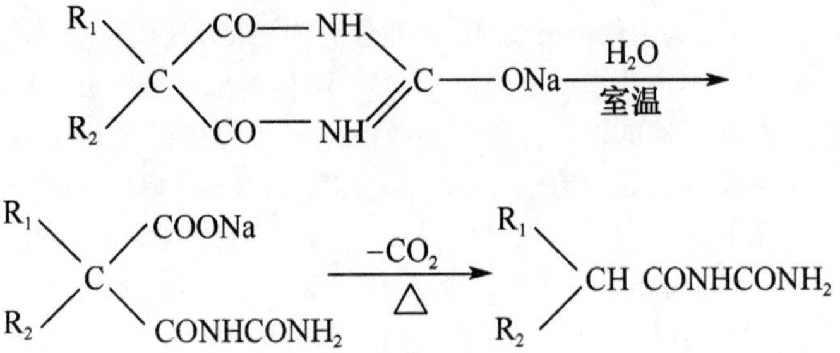

3. 与重金属离子反应　巴比妥类药物分子结构中的丙二酰脲基团在适宜的 pH 溶液中,可与某些重金属离子反应,如 Ag^+、Hg^+、Cu^{2+},生成沉淀或有色物质。此性质可用于巴比妥类药物的鉴别和含量测定。

（1）成银盐反应:利用巴比妥类药物在碱性溶液中可发生一级电离,继而发生二级电离,使丙二酰脲溶于碳酸钠溶液中,再加入硝酸银试液,先生成可溶性的一银盐,而后生成难溶性的二银盐。在滴加硝酸银试液过程中,由于滴加时硝酸银试液的局部浓度过高,使局部产生混浊,但轻轻振摇后,沉淀迅速消失,直至生成稳定的白色难溶性二银盐,沉淀不再溶解。此沉淀能在氨水中溶解。

（2）成铜盐反应:本类药物的丙二酰脲结构能与吡啶-硫酸铜试液作用,生成紫色的稳定配位化合物。硫代巴比妥类药物则显绿色。可用于巴比妥类药物和硫代巴比妥类药物的鉴别和区别。

4. 具有紫外特征吸收　巴比妥类药物随着溶液 pH 的增大,能电离为具有紫外吸收的共轭双键结构,且共轭双键数目随溶液 pH 的增大而增加,因此其吸收情况随电离级数改变而不同,如图 7-1 所示。

在酸性溶液(pH 约为 2),巴比妥类药物(含硫巴比妥除外)不电离,几乎无紫外吸收。

在 pH 为 10 的溶液中,发生一级电离,5,5-和1,5,5-取代巴比妥类药物在 240nm 波长处有最大吸收。

在 pH 为 13 的溶液中,5,5-二取代物发生二级电离,共轭体系增加,吸收峰移至 255nm;1,5,5-三取代物,因 1 位取代基的存在,不发生二级电离,最大吸收波长仍在 240nm 波长处。

硫代巴比妥类在 pH 为 2、10、13 时,分别在 290nm 与 239nm、305nm 与 255nm、305nm 波长处有最大吸收。

利用上述巴比妥类药物在不同 pH 条件下的紫外吸收行为,可用于对巴比妥类药物的鉴别和含量测定。

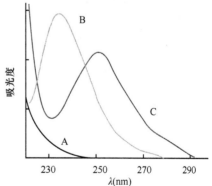

图 7-1　巴比妥类药物的紫外吸收光谱
A. H_2SO_4 液（0.05mol/L,未电离）;B. pH 为 10 的缓冲液（一级电离）;C. pH 为 13 的 NaOH 溶液（二级电离）

二、鉴别试验

巴比妥类药物的鉴别主要是利用丙二酰脲基团及取代基的特征反应而进行的。

（一）丙二酰脲类的鉴别试验

丙二酰脲反应是巴比妥类药物的母核反应，是本类药物的通用鉴别试验法。收载在《中国药典》（2010 年版）二部附录Ⅲ"一般鉴别试验"项下，苯巴比妥、异戊巴比妥及其钠盐、司可巴比妥钠均用该反应鉴别。丙二酰脲鉴别反应包括成银盐反应和成铜盐反应。

> **课堂互动**
>
> 1. 银量法鉴别巴比妥类药物时，为什么选用碳酸钠而不用氢氧化钠作为碱试剂？
> 2. 碳酸钠用量不够或过量对鉴别有何影响？

1. 成银盐反应 取供试品约 0.1g，加碳酸钠试液 1ml 与水 10ml，振摇 2 分钟，滤过，滤液中逐滴加入硝酸银试液，即生成白色沉淀，振摇，沉淀即消失；继续滴加过量的硝酸银试液，沉淀不再溶解。

2. 成铜盐反应 取供试品约 50mg，加吡啶溶液（1→10）5ml，溶解后，加吡啶-硫酸铜试液 1ml，即显紫色或生成紫色沉淀。

（二）钠盐的鉴别反应

利用巴比妥酸的弱酸性，临床上通常将苯巴比妥、异戊巴比妥、硫喷妥等制备成钠盐的注射用粉针剂，因此应对其钠盐进行鉴别。

1. 焰色反应 苯巴比妥钠的焰色反应方法：取供试品约 50mg，加水 10ml，振摇，使溶解，作为供试品溶液。取铂丝，用盐酸润湿后，蘸取供试品溶液少许，在无色火焰中燃烧，火焰即显鲜黄色。

2. 沉淀法 取供试品约 100mg，置 10ml 试管中，加水 2ml 溶解，加 15% 碳酸钾溶液 2ml，加热至沸，应不得有沉淀生成，加焦锑酸钾试液 4ml，加热至沸；置冰水中冷却，必要时，用玻棒摩擦试管内壁，应有致密沉淀生成。

（三）取代基的鉴别反应

巴比妥类药物的 C_5 位上的取代基一般为苯基、环烯烃、烯烃、小脂肪烃及卤素，N_1 位上的取代基为甲基，C_2 位氧元素可被硫元素取代而形成硫代巴比妥。因此取代基的鉴别反应主要体现在 C_5 位的芳环取代基、不饱和取代基和硫元素上。

1. 芳环取代基反应

（1）与亚硝酸钠-硫酸试液反应：含芳环取代基的巴比妥类药物，遇亚硝酸钠-硫酸试液后，在芳环上发生亚硝基化反应，生成橙黄色产物，继而转成橙红色。不含芳环的巴比妥类药物无此反应。因此，利用本反应可鉴别本类药物结构中是否含有芳香环。

苯巴比妥的鉴别：取本品约 10mg，加硫酸 2 滴与亚硝酸钠约 5mg，混合，即显橙黄色，随即转为橙红色。

（2）与甲醛-硫酸试液反应：含芳环巴比妥类药物与甲醛-硫酸试液反应，生成玫瑰红色产物。其他无芳环的巴比妥类药物无此反应。

苯巴比妥的鉴别：取本品约 50mg，置试管中，加甲醛试液 1ml，加热煮沸，冷却，沿管壁缓缓加硫酸 0.5ml，使成两液层，置水浴上加热，接界面显玫瑰红色。

2. 硫元素反应 将硫代巴比妥类药物结构中的硫元素转变为无机硫离子，与硝酸铅试液反应而生成白色沉淀，加热后，转变为黑色。此反应可区别硫代巴比妥类药物与其他巴比妥类药物。

注射用硫喷妥钠的鉴别：取本品约 0.2g，加氢氧化钠试液 5ml 与醋酸铅试液 2ml，生成白色沉淀；加热后，沉淀变为黑色。

3. 烯丙基反应 司可巴比妥钠的结构中含有烯丙基,可与碘试液发生加成反应,使碘试液的棕黄色消失。

司可巴比妥钠的鉴别:取本品 0.1g,加水 10ml 溶解后,加碘试液 2ml,所显棕黄色在 5 分钟内消失。

(四)熔点测定

熔点是多数固体药物需要测定的重要的物理常数。测定熔点可鉴别药物,也可反映药物的纯度。如果药物的纯度变差,则熔点下降、熔距增长。

对于巴比妥类物质可直接测定熔点,而其钠盐,则应先配制成水溶液,再酸化,析出相应的游离巴比妥类,分离,将沉淀干燥后,再进行测定。

1. 苯巴比妥钠的熔点测定鉴别 取本品约 0.5g,加水 5ml 溶解后,加稍过量的稀盐酸,即析出白色结晶性沉淀,滤过,沉淀用水洗净,在 105℃ 干燥后,依法测定熔点,应为 174~178℃。

2. 硫喷妥钠的熔点测定的鉴别 取本品约 0.5g,加水 10ml 使溶解,加过量的稀盐酸,则生成白色沉淀;滤过,沉淀用水洗净,在 105℃ 干燥后,依法测定熔点,应为 157~161℃。

(五)红外分光光度法

《中国药典》(2010 年版)对巴比妥类药物原料均采用红外吸收光谱鉴别。供试品的红外吸收光谱应与收载的标准图谱一致。

◈ **知识考点**

> 苯巴比妥、司可巴比妥、硫喷妥钠的鉴别方法。

三、杂质检查

本类药物中的杂质主要是由生产过程中产生的中间体和副产物所组成。《中国药典》(2010 年版)中对该类药品中的一些特殊杂质,如苯巴比妥中的酸度、中性或碱性物质、乙醇溶液的澄清度加以控制。下面以苯巴比妥为例,简介其杂质检查的方法。

 知识链接 　　　　　　　　　**苯巴比妥的合成工艺**

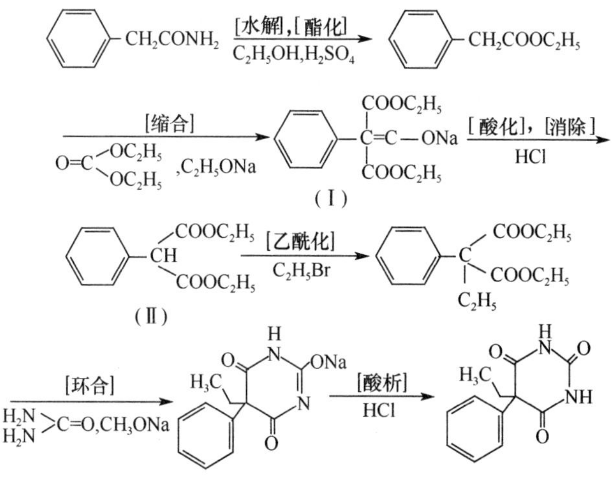

分析:由合成工艺可知,苯巴比妥的特殊杂质主要是中间体Ⅰ、Ⅱ及副反应产物。

（一）酸度

当中间体Ⅱ因乙基化反应不完全时，会与尿素缩合，生产副产物苯基丙二酰脲，其酸性较苯巴比妥强，水溶液能使甲基橙变红色。《中国药典》（2010 年版）采用指示剂法控制酸性杂质的量。

检查方法：取本品 0.20g，加水 10ml，煮沸搅拌 1 分钟，放冷，滤过，取滤液 5ml，加甲基橙指示剂 1 滴，不得显红色。

（二）中性或碱性物质

该类杂质主要是生产过程中产生的副产物或分解产物。具有不溶于氢氧化钠试液而溶于乙醚的性质，采用提取、干燥、称重的方法控制其限量。

检查方法：取本品 1.0g，置分液漏斗中，加氢氧化钠试液 10ml 溶解后，加水 5ml 与乙醚 25ml，振摇 1 分钟，分取醚层，用水振摇洗涤 3 次，每次 5ml，取醚液经干燥滤纸滤过，滤液置 105℃恒重的蒸发皿中，蒸干，在 105℃干燥 1 小时，遗留残渣不得过 3mg。

（三）乙醇溶液的澄清度

本项检查主要用于控制苯巴比妥中的乙醇不溶性杂质，如苯巴比妥酸等。苯巴比妥在乙醇中溶解，而苯巴比妥酸在乙醇中的溶解度很小，利用二者之间的溶解性的差异控制苯巴比妥酸杂质的量。

乙醇溶液的澄清度检查：取本品 1.0g，加乙醇 5ml，加热回流 3 分钟，溶液应澄清。

 知识考点

苯巴比妥的杂质检查项目及方法。

四、含量测定

（一）银量法

 案例 7-2 　　　　　　　　　　**苯巴比妥的含量测定**

（1）测定原理：滴定反应的原理与丙二酰脲鉴别反应中的成银盐反应相同。即利用滴定过程中先生成可溶性的一银盐，当所消耗的硝酸银与被测样品完全形成一银盐后，继续滴加硝酸银滴定液，稍过量的银离子即会与一银盐生成难溶性的二银盐白色混浊，且保持 30 秒不退，即指示该反应到达终点。

（2）测定方法：取本品约 0.2g，精密称定，加甲醇 40ml 使溶解，再加新制的 3% 无水碳酸钠溶液 15ml，照电位滴定法（附录Ⅶ A），用硝酸银滴定液（0.1mol/L）滴定。每 1ml 硝酸银滴定液（0.1mol/L）相当于 23.22mg 的 $C_{12}H_{12}N_2O_3$。

结果计算：

$$含量（\%）=\frac{V \times T \times F \times 10^{-3}}{m} \times 100\%$$

（3）分析讨论：本法操作简便，专属性强，但存在接近终点时反应速度变慢、灵敏度不够的缺点。通过多次改进，现行药典采用甲醇和新制的 3% 碳酸钠溶液作为滴定溶剂，用电位法指示终点。

由于碳酸钠溶液在储存时，会吸收空气中的二氧化碳，产生碳酸氢钠，使滴定结果明显偏低，故 3% 无水碳酸钠溶液应新鲜配制。滴定前应将电极在硝酸中浸泡 1~2 分钟，再用水冲洗干净后才能使用。

（二）溴量法

原理：司可巴比妥等 C_5 位含有不饱和脂肪基团的巴比妥类药物，其双键与溴可以定量地发生加成反应。利用此性质,对这一类药物可采用溴量法进行含量测定。本法操作简便,专属性强。

★ 案例 7-3　　　　　　　　　　司可巴比妥钠的含量测定

(1) 测定原理:司可巴比妥钠分子结构中含有烯丙基,可与溴定量地发生加成反应,《中国药典》(2010 年版)采用的是剩余溴量法,即先在供试品溶液中加入定量过量的溴,再以碘量法测定剩余的溴,根据消耗的硫代硫酸钠滴定液的量,即可计算出供试品的含量。反应式如下:

(定量过量)
$$Br_2 + 2KI \longrightarrow 2KBr + I_2$$
(剩余)
$$I_2 + 2Na_2S_2O_3 \longrightarrow 2NaI + Na_2S_4O_6$$

(2) 测定方法:取本品约 0.1g,精密称定,置 250ml 碘瓶中,加水 10ml,振摇使溶解,精密加溴滴定液(0.05mol/L)25ml,再加盐酸 5ml,立即密塞,并振摇 1 分钟,在暗处放置 15 分钟后,注意微开瓶塞,加碘化钾试液 10ml,立即密塞,摇匀后,用硫代硫酸钠滴定液(0.1mol/L)滴定,至近终点时,加淀粉指示液 5ml,继续滴定至蓝色消失,并将滴定的结果用空白试验校正。每 1ml 溴滴定液(0.05mol/L)相当于 13.01mg 的司可巴比妥钠($C_{12}H_{17}N_2NaO_3$)。结果计算:

$$含量(\%) = \frac{(V_0 - V) \times T \times F \times 10^{-3}}{m} \times 100\%$$

式中:V 为供试品消耗硫代硫酸钠滴定液的体积(ml);V_0 为空白试验消耗硫代硫酸钠滴定液的体积(ml);T 为滴定度;F 为硫代硫酸钠滴定液的浓度校正系数;m 为供试品的取样量(g)。

(3) 分析讨论:本方法为剩余溴量法,只要在测定供试品与空白试验时的溴滴定液取量一致,计算过程中就不涉及溴滴定液的浓度,校正因素 F 即为硫代硫酸钠滴定液的实际浓度与理论浓度的比值。

由于溴易挥发,且腐蚀性强,浓度不易准确控制,所以一般不用溴直接配制溴滴定液,而是用定量的溴酸钾与过量的溴化钾配制成的混合溶液作为溴滴定液。

▢ 知识链接　　　　　　　溴滴定液(0.05mol/L)的配制与标定

1. 配制　取溴酸钾 3.0g 与溴化钾 15g,加水适量使溶解成 1000ml,摇匀。

2. 标定　精密量取本液 25ml,置碘瓶中,加水 100ml 与碘化钾 2.0g,振摇使溶解,加盐酸 5ml,密塞,振摇,在暗处放置 5 分钟,用硫代硫酸钠滴定液(0.1mol/L)滴定至终点时,加淀粉指示液 2ml,继续滴定至蓝色消失。根据硫代硫酸钠滴定液(0.1mol/L)的消耗量,算出本液的浓度,即得。

注:室温在 25℃ 以上时,应将反应液降温至约 20℃。本液每次临用前均应标定浓度。本滴定液应置玻璃塞的棕色玻瓶中,密闭,在凉处保存。

(三) 酸碱滴定法

巴比妥类药物的结构决定了其具有弱酸性(一般 pKa 为 7.3~8.4),可作为一元酸用直接酸碱滴定法进行含量测定。但由于本类药品(除盐类)在水中的溶解度小,生成的盐在水中极易水解而影响滴定终点,故滴定多在水-醇混合溶剂中进行,以麝香草酚酞为指示剂,滴定至蓝色为终点。本方法操作虽然简单,但滴定过程中影响因素多,终点判断时的灵敏度差,常使结果不够准确,一般不提倡使用。

（四）紫外分光光度法（UV 法）

巴比妥类药物在碱性溶液中对紫外光有特征吸收，故可用紫外分光光度法对本类物质的原料及制剂进行含量测定。同时也可用于其他方面的质量控制，如固体药物的溶出度检查和含量均匀度检查。

根据不同药物的结构差异，紫外分光光度法可分为两种，即直接紫外分光光度法和差示紫外分光光度法。

 案例 7-4   **注射用硫喷妥钠的含量测定**

（1）测定原理：《中国药典》（2010 年版）对注射用硫喷妥钠的含量测定采用的是直接紫外分光光度法。利用硫喷妥钠的碱性溶液在 304nm 处有最大吸收波长，因此与一定量的对照品溶液在相同条件下测定吸光度，可据此计算出供试品的含量。

（2）测定方法：取装量差异项下的内容物，混合均匀，精密称取适量（约相当于硫喷妥钠 0.25g），置 500ml 量瓶中，加水使硫喷妥钠溶解并稀释至刻度，摇匀，精密量取适量，用 0.4% 氢氧化钠溶液定量稀释制成每 1ml 中约含 5 μg 的溶液，照紫外-可见分光光度法（附录 IV A），在 304nm 的波长处测定吸光度；另取硫喷妥对照品，精密称定，用 0.4% 氢氧化钠溶液溶解并定量稀释制成每 1ml 中约含有 5 μg 的溶液，同法测定。根据每支的平均装量计算。每 1mg 硫喷妥相当于 1.091mg 的 $C_{11}H_{17}N_2NaO_2S$。结果计算：

$$标示量\% = \frac{C_R \times \dfrac{A_X}{A_R} \times V \times D \times \overline{W}}{m \times 标示量} \times 100\% = \frac{1.091 \times C_R \times \dfrac{A_X}{A_R} \times V \times D \times \overline{W}}{m \times 标示量} \times 100\%$$

式中，C_R 为对照品的浓度（μg/ml）；A_X、A_R 分别为供试品溶液、对照品溶液的吸光度；V 为供试品的溶解体积（ml）；D 为溶液的稀释倍数；$\overline{W}$ 为平均装量（g/每支）；m 为供试品的取样量（g）；1.091 为硫喷妥钠和硫喷妥的相对分子质量的比值。

（五）高效液相色谱法（HPLC 法）

高效液相色谱法是目前药物含量测定较为先进的方法之一，现行药典有很多种药物及其制剂均采用这种方法，如《中国药典》（2010 年版）中苯巴比妥片的含量测定。

1. 色谱条件与系统适用性试验　用辛烷基硅烷键合硅胶为填充剂；以乙腈：水（30：70）为流动相；检测波长为 220nm。理论板数按苯巴比妥峰计算不低于 2000，苯巴比妥与相邻色谱峰的分离度应符合要求。

2. 测定法　取本品 20 片，精密称定，研细，精密称取适量（约相当于苯巴比妥 30mg），置 50ml 量瓶中，加流动相适量，超声处理 20 分钟使苯巴比妥溶解，放冷，用流动相稀释至刻度，摇匀，滤过，精密量取续滤液 1ml，置 10ml 量瓶中，用流动相稀释至刻度，摇匀，精密量取 10μl 注入液相色谱仪，记录色谱图。另取苯巴比妥对照品，精密称定，加流动相溶解并定量稀释制成每 1ml 中约含苯巴比妥 60μg 的溶液，同法测定，按外标法以峰面积计算即可。测定结果按下式计算：

$$标示量\% = \frac{C_R \times \dfrac{A_X}{A_R} \times V \times D \times \overline{W}}{m \times 标示量} \times 100\%$$

式中：C_R 为对照品的浓度（μg/ml）；A_X、A_R 分别为供试品溶液、对照品溶液的峰面积；V 为供试品的溶解体积（ml）；D 为溶液的稀释倍数；$\overline{W}$ 为平均片重（mg/片）；m 为供试品的取样量（g）。

 知识考点

苯巴比妥、司可巴比妥、硫喷妥钠的含量测定方法。

目标检测

一、选择题

【A型题】

1. 巴比妥类药物属于(　　)
   A. 镇静催眠药　　　B. 解热镇痛药
   C. 麻醉药　　　　　D. 生物碱类药
   E. 抗生素类药

2. 关于巴比妥类结构的叙述不正确的是(　　)
   A. 具有同样的母体结构
   B. C_2-位的氧可被硫取代
   C. N_1-位与N_3-位可同时被取代
   D. C_5-可被苯环取代
   E.《中国药典》收载的主要是5,5-取代巴比妥类药物

3. 下列不属于巴比妥酸性质的是(　　)
   A. 具有紫外吸收　　B. 具有弱酸型
   C. 具有氧化型　　　D. 能溶解于稀碱溶液中
   E. 可与铜-吡啶试液形成配位化合物

4. 苯巴比妥钠与铜-吡啶试液反应生成物为(　　)
   A. 红色　　　　　　B. 紫色
   C. 绿色　　　　　　D. 蓝色
   E. 黄绿色

5. 硫喷妥钠与铜-吡啶试液反应生成物为(　　)
   A. 红色　　　　　　B. 紫色
   C. 绿色　　　　　　D. 蓝色
   E. 黄绿色

6. 巴比妥类药物的母核是(　　)
   A. 氨基醚　　　　　B. 对氨基苯甲酸
   C. 丙二酰脲　　　　D. 对氨基苯磺酰胺
   E. 吡喹酮

7. 银量法测定巴比妥类药物的碱性条件是(　　)
   A. 新制的氢氧化钠溶液
   B. 新制的无水碳酸氢钠溶液
   C. 新制的无水碳酸钠溶液
   D. 无水碳酸氢钠溶液
   E. 无水碳酸氢钠溶液

8. 用硝酸银鉴别巴比妥类药物时的现象为(　　)
   A. 开始无沉淀,最后出现沉淀
   B. 开始有沉淀,沉淀最后消失
   C. 开始出现沉淀,但很快消失,最后沉淀不再消失
   D. 开始有少量沉淀,沉淀越来越多
   E. 开始沉淀很多,沉淀越来越少

9. 苯巴比妥发生亚硝基化反应是因为分子中具有
   (　　)
   A. 胺基　　　　　　B. 乙基
   C. 甲基　　　　　　D. 酰脲
   E. 苯环

10. 在哪种溶液中巴比妥类药物会发生二级电离
    (　　)
    A. pH=1　　　　　B. pH=2
    C. pH=6　　　　　D. pH=10
    E. pH=13

11. 巴比妥类药物在哪种溶液中会产生明显的紫外吸收(　　)
    A. 酸性溶液　　　　B. 中性溶液
    C. 碱性溶液　　　　D. 乙醇溶液
    E. 氯仿溶液

12. 钠盐的焰色反应产生的火焰颜色是(　　)
    A. 黄绿色　　　　　B. 紫堇色
    C. 绿色　　　　　　D. 砖红色
    E. 鲜黄色

13. 用银量法测定巴比妥类药物含量,下列哪一种方法是正确的(　　)
    A. 将供试品溶于硝酸溶液,加入过量硝酸银滴定液,剩余硝酸银用硫氢酸胺滴定液回滴,以铁盐为指示剂
    B. 将供试品溶于水,用硝酸银滴定液滴定,以铬酸钾为指示剂
    C. 将供试品溶于弱碱性溶液中,用硝酸银滴定液滴定,以荧光黄为指示剂
    D. 将供试品溶于氢氧化钠溶液中,用硝酸银滴定液滴定,以产生的浑浊指示终点
    E. 将供试品溶于甲醇,加入适量碳酸钠溶液,用硝酸银滴定液滴定,以电位法指示终点

14. 《中国药典》(2010年版)中采用银量法测定苯巴比妥含量所用的指示法是(　　)
    A. 内指示剂法　　　B. 自身指示剂法
    C. 电位指示法　　　D. 外指示剂法
    E. 混合指示剂法

15. 下列哪种药物可用碘试液进行鉴别(　　)
    A. 巴比妥　　　　　B. 苯巴比妥
    C. 异戊巴比妥　　　D. 司可巴比妥
    E. 硫喷妥钠

16. 在碱性溶液中加铅离子生成白色沉淀,加热后,沉淀变黑,此药物是(　　)
    A. 巴比妥　　　　　B. 苯巴比妥

C. 异戊巴比妥　　　D. 司可巴比妥

E. 硫喷妥钠

17. 能与氢氧化钠共沸放出氨气的是(　　)

A. 对乙酰氨基酚　　B. 阿司匹林

C. 水杨酸　　　　　D. 苯巴比妥

E. 丙酮

【B 型题】

[18~22 题共用备选答案]

A. 酸碱滴定法　　　B. 银量法

C. 溴量法　　　　　D. UV 法

E. HPLC 法

18. 药典中测定苯巴比妥片采用(　　)

19. 药典中测定苯巴比妥采用(　　)

20. 药典中测定注射用硫喷妥钠采用(　　)

21. 药典中测定司可巴比妥采用(　　)

22. 药典中测定阿司匹林采用(　　)

[23~27 题共用备选答案]

A. 碘化钾　　　　　B. 硫代硫酸钠滴定液

C. 空白试验　　　　D. 溴滴定液

E. 碘量瓶在用溴量法测定司可巴比妥钠的过程中

23. 使用的反应容器是(　　)

24. 与过量的溴发生还原反应的是(　　)

25. 计算过程中需用其浓度的是(　　)

26. 能消除滴定过程中仪器、试剂及空气等带来的干扰的试验是(　　)

27. 直接与被测物质反应的是(　　)

【X 型题】

28. 巴比妥类药物具有(　　)

A. 弱酸性

B. 水解性

C. 能与硝酸银生成白色沉淀

D. 能与酮-吡啶试液生成有色物质

E. 具有紫外吸收

29. 《中国药典》(2010 年版)用银量法测定巴比妥类药物的含量,正确的是(　　)

A. 硝酸银滴定液的浓度为 0.1mol/L

B. 采用自身指示法指示终点

C. 加入甲醇作为溶剂

D. 加入新制的 3% 无水碳酸钠溶液

E. 采用电位法指示终点

30. 巴比妥类药物的鉴别方法有(　　)

A. 成银盐反应　　　B. 成铜盐反应

C. 红外光谱法　　　D. 硫元素反应

E. 测定熔点

31. 巴比妥类药物的含量测定方法有(　　)

A. 银量法　　　　　B. 紫外分光光度法

C. 酸碱滴定法　　　D. 高锰酸钾法

E. 溴量法

32. 巴比妥类药物的特殊杂质检查项目有(　　)

A. 酸度

B. 中性或碱性物质

C. 乙醇溶液的澄清度

D. 对氨基苯甲酸

E. 水杨酸

二、简答题

1. 写出巴比妥类药物的母体结构,并说出主要取代基团。

2. 用紫外分光光度法分析巴比妥类药物时,其定性依据是什么? 在定量时,为什么须在 pH 为 2 和 pH 为 10 两种溶液中分别测定其吸收度?

3. 为什么常将巴比妥钠盐类药物做成粉针?

4. 精密称取苯巴比妥 0.2075g,加甲醇 40ml 使溶解,再加新制的 3% 无水碳酸钠溶液 15ml,照电位滴定法,依法操作,用硝酸银滴定液(0.1002mol/L)滴定,消耗 8.82ml。每 1ml 硝酸银滴定液相当于 23.22mg 的 $C_{12}H_{12}N_3O_2$。试计算苯巴比妥的含量。

5. 精密称取司可巴比妥钠 0.1030g,置 250ml 碘瓶中,加水 10ml,振摇使溶解,精密加溴滴定液(0.1mol/L)25ml,再加盐酸 5ml,立即密塞,并振摇 1 分钟,在暗处放置 15 分钟后,注意微开瓶塞,加碘化钾试液 10ml,立即密塞,摇匀后,用硫代硫酸钠滴定液(0.0982mol/L)滴定,至近终点时,加淀粉指示液 5ml,继续滴定至蓝色消失,消耗 16.94ml,空白试验消耗硫代硫酸钠滴定液(0.0982mol/L)25.00ml。每 1ml 溴滴定液(0.1mol/L)相当于 13.01mg 的司可巴比妥钠($C_{12}H_{17}N_2NaO_3$)。试计算司可巴比妥钠的含量。

(吴　颖)

第8章 磺胺类药物的分析

学习目标

1. 掌握磺胺类药物的基本结构及主要理化性质。
2. 掌握用亚硝酸钠法测定磺胺类药物的方法。
3. 理解磺胺类药物的鉴别方法。
4. 了解高效液相色谱法测定磺胺类药物的含量测定方法。

磺胺类药物是对氨基苯磺酰胺的衍生物,是一类治疗细菌感染性疾病的化学合成药物。本类药物的发现,使死亡率很高的细菌性疾病如肺炎等得到了有效控制,在抗菌类药物中具有重要地位。临床上应用较广泛的磺胺类药物主要有磺胺嘧啶(sul-fadiiazine)、磺胺甲噁唑(sulfame-thoxazole)、磺胺异噁唑(sulfafurazole)和磺胺醋酰钠(sulfacetamide sodium)等。

一、典型磺胺类药物的结构与性质

(一)磺胺类药物的基本结构

磺胺类药物的基本结构:

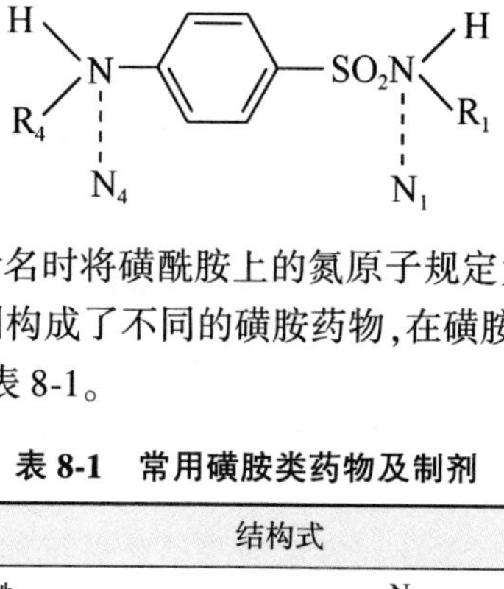

在对磺胺类药物进行化学命名时将磺酰胺上的氮原子规定为 N_1,芳氨基上的氮原子为 N_4,由于 N_1 或 N_4 上取代基的不同,则构成了不同的磺胺药物,在磺胺类药物中以 N_1 取代的衍生物较多,且以杂环为主。典型药物见表8-1。

表8-1 常用磺胺类药物及制剂

药物	化学名及简称	结构式	制剂
磺胺嘧啶	N-2-嘧啶基-4-氨基苯磺酰胺(SD)	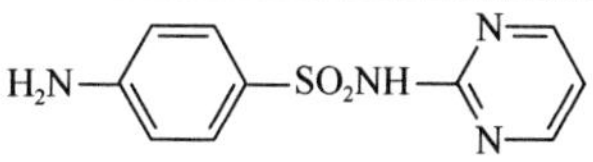	磺胺嘧啶片、磺胺嘧啶混悬液、磺胺嘧啶软膏与眼膏、复方磺胺嘧啶片
磺胺甲噁唑	N-(5-甲基-3-异噁唑基)-4-氨基苯磺酰胺(SMZ)	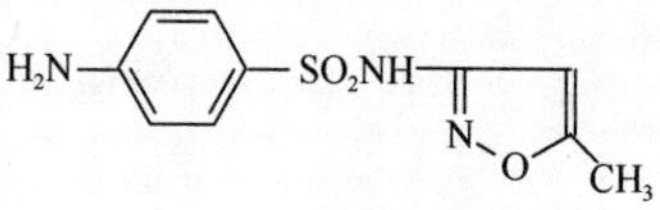	磺胺甲噁唑片;复方磺胺甲噁唑片、口服混悬液、注射剂、胶囊、颗粒;小儿复方磺胺甲噁唑片、颗粒
磺胺异噁唑	5-(对氨基苯磺酰氨基)-3,4-二甲基异噁唑(SIZ)	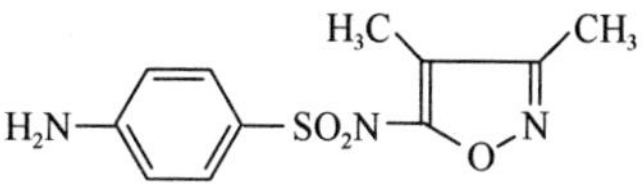	磺胺异噁唑片
磺胺醋酰钠	N-[(4-氨基苯基)磺酰基]乙酰胺钠盐(SA-Na)	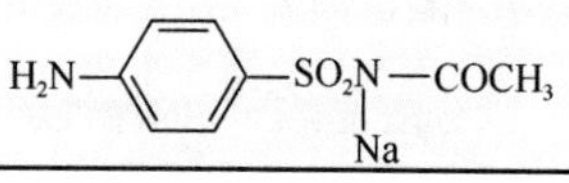	磺胺醋酰钠滴眼液

药物	化学名及简称	结构式	制剂
磺胺多辛	4-(对氨基苯磺酰氨基)-5,6-二甲氧基嘧啶	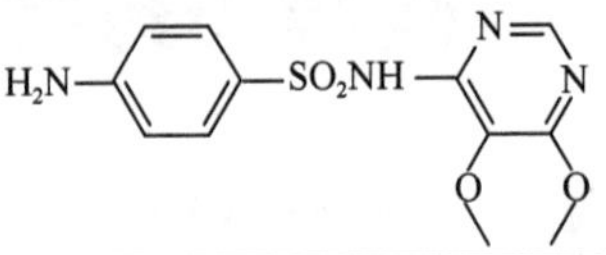 H_2N—◯—SO_2NH—(嘧啶环,含 N=N 及两个 OCH_3 取代)	磺胺多辛片

知识链接 　　　　　　　　　　**磺胺的分类与命名**

　　磺胺类药物很多,为了便于分类,将磺酰胺上的氮原子称为 N_1,芳香氨基上的氮原子称为 N_4。在 N_1 或 N_4 上均可有不同的取代基,故一般分为 N_1 取代物、N_4 取代物及 N_1、N_4 取代物,常用的是 N_1 取代物。磺胺类药物在化学命名时以对氨基苯磺酰胺为母体再注明取代基连接的位置、名称等,如磺胺嘧啶学名为 N-2-嘧啶基-4-氨基苯磺酰胺。磺胺常用简称命名,一般以磺胺+N_1 上取代基命名,如磺胺嘧啶、磺胺甲噁唑等。

(二) 主要理化性质

1. 性状　磺胺类药物多为白色或微黄色的结晶或结晶性粉末;无臭,几乎无味;遇光色渐变暗;除钠盐外均难溶于水,较易溶于乙醇、丙酮,几乎不溶于氯仿、乙醚,易溶于稀盐酸、氢氧化钠试液或氨试液。

案例 8-1

　　如:磺胺嘧啶为白色或类白色的结晶或粉末,无臭、无味;遇光色渐变暗;在乙醇或丙酮中微溶,在水中几乎不溶;在氢氧化钠试液或氨试液中易溶,在稀盐酸中溶解。

2. 具酸碱两性　磺胺类药物分子结构中的芳香第一胺显弱碱性;磺酰胺基显弱酸性,为酸碱两性化合物。而受磺酰基吸电子效应的影响,磺酰胺基上的氢原子则较活泼,使药物具有一定的酸性,故可与某些金属离子生成难溶性的盐。例如,不同的磺胺类药物与硫酸铜反应可生成不同颜色的铜盐沉淀,常用于本类药物的鉴别。

3. 芳香第一胺的特性　磺胺类药物的 N_4 上一般无取代基($R'=H$),分子结构中有游离的芳香第一胺,在酸性条件下可与亚硝酸钠发生重氮化-偶合反应,该性质可用于鉴别、含量测定。

4. 取代杂环的特性　磺胺嘧啶、磺胺甲噁唑、磺胺异噁唑 N_1 上均有杂环取代,在酸性条件下,与碘试液、稀碘化汞钾试液、稀碘化铋钾试液等生物碱沉淀剂生成沉淀。此外,该取代基具有较强的紫外吸收和红外吸收特征,依此性质可用于鉴别本类药物。

二、鉴 别 试 验

　　磺胺类药物的基本结构中,含有磺酰胺基、芳伯氨基、N_1 取代基,可以选择合适的方法对它们进行鉴别。

(一) 成铜盐反应

　　磺胺类药物磺酰胺基上的氢比较活泼,显弱酸性,能与氢氧化钠试液作用,生成易溶于水的钠盐,如磺胺嘧啶钠,部分磺胺类药物的酸性解离常数见表 8-2。

表 8-2　部分磺胺类药物的酸性解离常数

药物名称	磺胺嘧啶	磺胺甲噁唑	磺胺异噁唑
pKa	6.5	5.6	5.0

磺胺类药物的钠盐可与硫酸铜试液反应,生成不同颜色的难溶性铜盐,有些铜盐随着反应的进行会发生颜色的变化,常用于本类药物的鉴别。

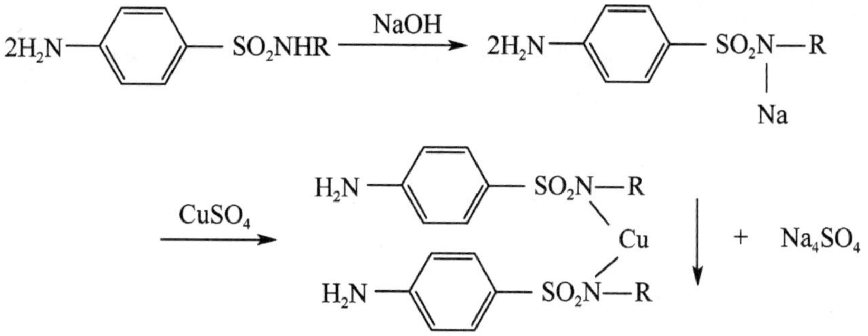

案例 8-2

现行《中国药典》收载的磺胺甲噁唑与磺胺异噁唑鉴别方法如下:

取磺胺甲噁唑约 0.1g,加水与 0.4% 氢氧化钠溶液各 3ml,振摇使溶解,滤过,取滤液,加硫酸铜试液 1 滴,即生成草绿色沉淀。

取磺胺异噁唑约 0.1g,加水与 0.1mol/L 氢氧化钠溶液各 3ml,振摇使溶解,滤过,取滤液,加硫酸铜试液 1 滴,即显淡棕色,放置后,析出暗绿色絮状沉淀。

常用磺胺类药物铜盐沉淀见表 8-3。

表 8-3　常用磺胺类药物铜盐沉淀的颜色

药物	铜盐沉淀的颜色	放置后沉淀颜色变化
磺胺嘧啶	黄绿色	紫色
磺胺甲噁唑	草绿色	
磺胺异噁唑	淡棕色	暗绿色絮状
磺胺醋酰钠	蓝绿色	
磺胺多辛	黄绿色	淡蓝色

(二) 芳香第一胺的鉴别反应

凡具有芳香第一胺的磺胺类药物均可用重氮化-偶合反应进行鉴别。反应原理:

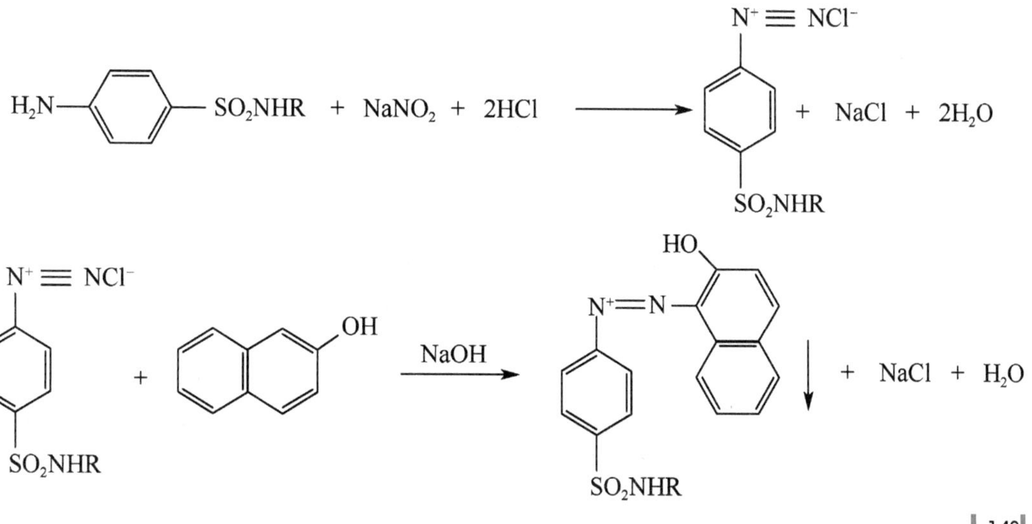

鉴别方法:取供试品约50mg,加稀盐酸1ml,必要时缓缓煮沸使溶解,放冷,加0.1mol/L亚硝酸钠溶液数滴,滴加碱性β-萘酚试液数滴,生成橙黄至猩红色沉淀。

(三)红外分光光度法

磺胺类药物数量较多,且具有相同的基本结构。为了区别不同的磺胺类药物,《中国药典》现行版收载了红外分光光度法用于磺胺类药物的鉴别。例如,磺胺嘧啶及磺胺甲噁唑的红外吸收特征峰见表8-4。

表8-4 红外吸收特征峰

药物	波数(cm^{-1})	归属
磺胺嘧啶	3420,3350,3255	胺及磺酰胺 δ_{NH_2}
	1650	
	1580,1490,1440	嘧啶,苯环 $V_{C=C}$,$V_{C=N}$
	1325,1155	磺酰胺 $V_{S=O}$
磺胺甲噁唑	3460,3360,3280	胺及磺酰胺 V_{N-H}
	1615,1592,1497,1463,1360	噁唑,苯环 $V_{C=C}$,$V_{C=N}$
	1360	芳胺 V_{C-N}
	1300,1150	磺酰胺 $V_{S=O}$
	920	噁唑 $V_{S=O}$

☆ **知识考点**

磺胺甲噁唑、磺胺嘧啶的鉴别方法。

三、特殊杂质的检查

现行药典规定,磺胺类药物有多项杂质检查,本书就其中两项杂质检查做出介绍。

(一)溶液的澄清度与颜色

磺胺类药物常常在自然贮存条件下,被氧化生成有色的偶氮化合物,故现行药典规定将磺胺嘧啶等磺胺类药物溶解于稀碱后,对其溶液的澄清度与颜色进行检查。

☆ **案例 8-3**

《中国药典》现行版规定对磺胺嘧啶的颜色及澄清度进行检查,控制有色杂质的量。其方法为:取本品2.0g,加氢氧化钠试液10ml溶解后,加水至25ml,溶液应澄清无色;如显色,与黄色3号标准比色液(附录Ⅸ A 第一法)比较,不得更深。

(二)有关物质的检查

《中国药典》现行版规定,磺胺甲噁唑、磺胺多辛、磺胺异噁唑及其制剂,以及磺胺醋酰钠均需检查有关物质以控制药物的纯度。检查方法为TLC自身稀释对照法。

☆ **案例 8-4**

磺胺甲噁唑原料有关物质的检查:取本品,加乙醇-浓氨溶液(9:1)制成每1ml中约含10mg的溶液,作为供试品溶液;精密量取适量,加乙醇-浓氨溶液(9:1)稀释制成每1ml中约含50μg的溶液,作为对照品溶液。照薄层色谱法(附录Ⅴ B)试验,吸取上述两种溶液各 10μl,分别点于同一以 0.1% 羧甲基纤维素钠为黏合剂的硅胶 H 薄层板上,以三氯甲烷∶甲醇∶二甲基甲酰胺(20∶2∶1)为展开剂,展开晾干,喷以乙醇制对二甲氨基苯甲醛试液使显色。供试品溶液如显杂质斑点,与对照溶液的主斑点比较,不得更深。

四、含 量 测 定

根据磺胺类药物的结构特点,结合现有的药物分析技术,《中国药典》现行版中采用亚硝酸钠法、非水滴定法及高效液相色谱法对磺胺类药物进行含量测定。

(一) 亚硝酸钠法

分子结构中有芳香第一胺或经水解后具有芳香第一胺的磺胺类药物均可用亚硝酸钠法测定含量。《中国药典》现行版采用永停滴定法指示终点。

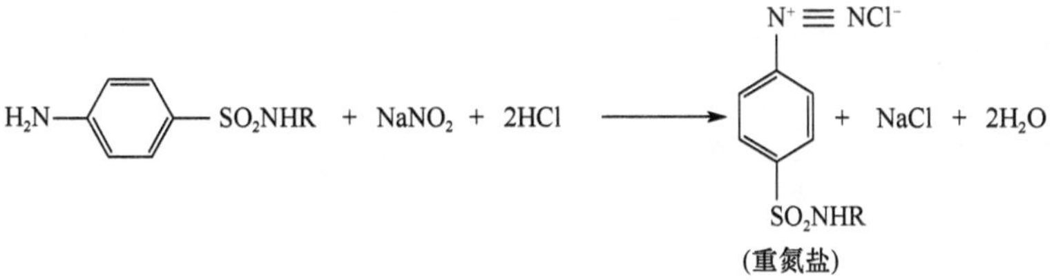

$$H_2N\text{—}\langle\rangle\text{—}SO_2NHR + NaNO_2 + 2HCl \longrightarrow \underset{\substack{\\ SO_2NHR \\ (重氮盐)}}{\overset{N^+\equiv NCl^-}{\langle\rangle}} + NaCl + 2H_2O$$

◈ **案例 8-5**

磺胺甲噁唑的含量测定:取本品约 0.5g,精密称定,加盐酸溶液(1→2)25ml 溶解后,再加水 25ml,振摇使溶解,照永停滴定法(附录Ⅶ A),用亚硝酸钠滴定液(0.1mol/L)滴定。每 1ml 亚硝酸钠滴定液(0.1mol/L)相当于 25.33mg 的 $C_{10}H_{11}N_3O_3S$。

含量计算公式为:

$$含量\% = \frac{V \times F \times T \times 10^{-3}}{m} \times 100\%$$

式中,V 为消耗亚硝酸钠的体积(ml);F 为亚硝酸钠滴定液的浓度校正因数;T 为滴定度(mg/ml);m 为供试品的取样量(g)。

(二) 非水溶液滴定法

亚硝酸钠法虽为经典的含芳伯氨基药物的含量测定方法,但该方法具有反应速度较慢、程序较为复杂等缺点,故通过研究可利用磺酰胺基的酸性对该类药物进行含量测定。

用亚硝酸钠法对磺胺异噁唑滴定时,亚硝酸钠不与其按一定的计量关系反应,因此不能定量测定。利用该化合物的磺酰胺基具有酸性的特点,《中国药典》现行版采用非水酸量法测定其含量。测定时以二甲基甲酰胺(DMF)为溶剂,偶氮紫为指示剂,用甲醇钠滴定液滴定。

◈ **案例 8-6**

磺胺异噁唑的含量测定:取本品约 0.5g,精密称定,加二甲基甲酰胺 40ml 使溶解,加偶氮紫指示剂 3 滴,用甲醇钠滴定液(0.1mol/L)滴定至溶液恰显蓝色,并将滴定的结果用空白试验校正。每 1ml 甲醇钠滴定液相当于 26.73mg $C_{11}H_{13}N_3O_3S$。

含量计算公式为:

$$含量\% = \frac{(V-V_0) \times F \times T \times 10^{-3}}{m} \times 100\%$$

式中，V 为供试品消耗亚硝酸钠的体积（ml）；V_0 为空白试液消耗亚硝酸钠的体积（ml）；F 为亚硝酸钠滴定液的浓度校正因数；T 为滴定度（mg/ml）；m 为供试品的取样量（g）。

（三）高效液相色谱法

高效液相色谱法具有样品用量小、灵敏度高、分离效能好、快速等许多优点，可用于磺胺类药物复方制剂的含量测定。

 案例 8-7

复方磺胺甲噁唑片含量测定：采用高效液相色谱法（附录 Ⅴ D）测定。

色谱条件与系统适用性试验

用十八烷基硅烷键合硅胶为填充剂；以水-乙腈-三乙胺（799∶200∶1）（用氢氧化钠试液或冰醋酸调节 PH 至 5.9）为流动相；检测波长为 240nm。理论板数按甲氧苄啶峰计算不低于 4000，磺胺甲噁唑峰与甲氧苄啶峰的分离度应符合要求。

测定方法

取本品 10 片，精密称定，研细，精密称取适量（约相当于磺胺甲噁唑 44mg），置 100ml 量瓶中，加 0.1mol/L 盐酸溶液适量，超声处理使主成分溶解，用 0.1mol/L 盐酸溶液稀释至刻度，摇匀，滤过。精密量取续滤液 10μl，注入液相色谱仪，记录色谱图；另取磺胺甲噁唑对照品和甲氧苄啶对照品各适量，精密称定，加 0.1mol/L 盐酸溶液溶解并定量稀释制成每 1ml 中含磺胺甲噁唑 0.44mg 与甲氧苄啶 89μl 的溶液，摇匀，同法测定。按外标法以峰面积计算，即得。

各组分含量测定结果的计算公式为：

$$标示量的百分比 = \frac{A_S \times C_R \times 100 \times \overline{W}}{A_R \times m \times S} \times 100\%$$

式中，A_s 为供试品（或其杂质）峰面积；A_R 为对照品的峰面积；C_R 为对照品中各组分相应的浓度（mg/ml）；m 为取样量（g）；S 为标示量；$\overline{W}$ 为平均片重（克/片）。

 知识考点

磺胺甲噁唑的含量测定方法。

目 标 检 测

一、选择题

【A 型题】

1. 磺胺类药物具有的共同基本结构为（　　）

　A. 对氨基苯磺酰胺　　B. 芳伯氨基

　C. 甲噁唑　　　　　　D. 丙二酰脲

　E. 杂环

2. 鉴别磺胺嘧啶，《中国药典》采用的是（　　）

　1. 与硝酸银反应　　B. 与三氯化铁反应

　C. 重氮化-偶合反应　D. 水解反应

　E. 与亚硝基铁氰化钠反应

3. 磺胺甲噁唑在碱性溶液中，与硫酸铜试液反应生成的铜盐沉淀的颜色（　　）

　A. 草绿色　　　　　　B. 淡棕色

　C. 紫色　　　　　　　D. 黄绿色

　E. 蓝色

4. 与硫酸铜试液生成黄绿色沉淀的药物是（　　）

　A. 磺胺甲噁唑　　　　B. 磺胺嘧啶

　C. 苯巴比妥　　　　　D. 硫喷妥钠

　E. 盐酸利多卡因

5. 不能在酸性溶液中与亚硝酸钠试液进行重氮化

反应,继而与碱性 β-萘酚偶合生成猩红色沉淀的药物是( )

A. 磺胺嘧啶　　　　B. 磺胺异噁唑

C. 磺胺醋酰钠　　　D. 阿司匹林

E. 盐酸普鲁卡因

6. 磺胺类药物和硫酸铜试液作用,生成不同颜色的铜盐沉淀,可用于鉴别其反应的部位是( )

A. 芳香第一胺基　　B. 磺酰胺基

C. 苯环　　　　　　D. 羧基

E. 取代基

7. 利用磺胺类药物结构中的芳香第一胺基进行含量测定的方法是( )

A. 溴量法　　　　　B. 非水滴定法

C. 重氮化法　　　　D. 酸碱滴定法

E. 沉淀滴定法

8. 采用亚硝酸钠法(重氮化法)测定磺胺嘧啶时常加入 KBr,其目的是( )

A. 防止重氮盐水解　B. 指示剂

C. 调节溶液的 PH　　D. 作催化剂

E. 以上都不对

9. 用亚硝酸钠法测定磺胺类药物的含量,《中国药典》采用确定终点的方法为( )

A. 内指示剂法　　　B. 外指示剂法

C. 永停法　　　　　D. 自身指示剂剂法

E. 混合指示剂法

10.《中国药典》测定磺胺甲噁唑含量的方法是( )

A. 氢氧化钠滴定法　B. 紫外线分光光度法

C. 高效液相色谱法　D. 亚硝酸钠滴定法

E. 非水溶液滴定

11. 复方磺胺甲噁唑片含量测定方法,《中国药典》采用( )

A. 高效液相色谱法　B. 紫外线分光光度法

C. 双波长分光光度法　D. 亚硝酸钠滴定法

E. 非水溶液滴定

12. 磺胺异噁唑含量测定方法使用的滴定液是( )

1. 硫酸铈滴定液　　B. 硝酸银滴定液

C. 氢氧化钠滴定液　　D. 碘滴定液

E. 甲醇钠滴定液

【B 型题】

[13~17 题共用备选答案]

A. 薄层色谱法　　　B. 高效液相色谱法

C. 永停滴定法　　　D. 非水滴定法

13. 磺胺甲噁唑的含量测定采用( )

14. 磺胺异噁唑的含量测定采用( )

15. 磺胺醋酰钠的含量测定采用( )

16. 磺胺甲噁唑中有关物质的检查方法为( )

17. 复方磺胺甲噁唑片的含量测定采用( )

【X 型题】

18. 利用磺胺类药物中含有芳香第一胺的结构进行鉴别,所用的试剂主要有( )

A. 氢氧化钠试液　　B. 盐酸

C. 亚硝酸钠试液　　D. 硫酸铜试液

E. β-萘酚试液

19. 磺胺类药物的鉴别试验有( )

A. 芳香第一胺的反应　B. 三氯化铁反应

C. 与硫酸铜的反应　D. 烯丙基的反应

E. 红外分光光度法

20. 测定磺胺类药物含量常用的方法( )

A. 非水溶液滴定法　B. 亚硝酸滴定法

C. 直接酸碱滴定法　D. 紫外分光光度法

E. 高效液相色谱法

二、问答题

磺胺类药物的成铜盐反应中,加硫酸铜试液前,需加 4% 的氢氧化钠试液使溶液成碱性。如何不使碱过量? 如果过量会造成什么后果?

三、计算题

取标示量为 0.5g 的磺胺嘧啶片 10 片,总量为 5.326g,研细,精密称出 0.5356g,照永停滴定法,用亚硝酸钠滴定液(0.1mol/L)滴定,至终点,用去 19.58ml。每 1ml 亚硝酸钠滴定液(0.1mol/L)相当于 25.03mg 的 $C_{10}H_{10}N_4O_2S$,计算该片剂按标示量表示的百分含量。

(梁　可)

第9章 杂环类药物的分析

学习目标

1. 了解杂环类药物结构、性质与分析方法的关系。

2. 掌握吡啶类药物(异烟肼、尼可刹米)、吩噻嗪类药物(盐酸异丙嗪、盐酸氯丙嗪、奋乃静)、苯并二氮䓬类药物(地西泮、奥沙西泮、氯氮䓬)、喹诺酮类药物(诺氟沙星、吡哌酸)、咪唑类(甲硝唑、阿苯达唑)的鉴别试验及含量测定方法。

3. 熟悉杂环类药物中特殊杂质的来源及检查方法。

 案例9-1

2006年7月某市食品药品稽查支队接到群众举报,称其在某医院门诊部购买的"朱砂安神丸"(标志为某药业有限公司生产,批号为20040501,规格为36g/瓶)服用后嗜睡感较严重,疗效也很快,担心该药有问题。药监局执法人员立即对该医疗机构进行了监督检查,并对其使用的该批药品进行抽样检测。后经省药品检验所检验,该批药品微生物限度超标,并非法添加了杂环类药物地西泮,是名副其实害人的假药。

问题:

根据将学知识,如何鉴定出中成药朱砂安神丸非法添加的地西泮成分?

碳环中夹杂非碳原子的环状有机化合物称为杂环化合物,其中非碳原子称为杂原子,一般为氧、氮、硫等。杂环化合物种类繁多,数量庞大。本章所要讨论的是化学合成的杂环类药物,而天然的杂环类药物,如生物碱、维生素、抗生素等,分别将在其他相应章节中讨论。

杂环类药物按其所具有的杂原子种类、数目、环的元数及环数等差异分为呋喃类、吡唑酮类、吡啶类、喹诺酮类、哌啶类、咪唑类、吩噻嗪类及苯并二氮杂䓬类等。各类药物根据其环上取代基的类型、数目、位置的不同,又衍生出许多同系列药物。本章仅就应用比较广泛的六类杂环化合物(吡啶类、喹诺酮类、咪唑类、吩噻嗪类、苯并二氮杂䓬类、咪唑类)中典型药物予以重点讨论。

第1节 吡啶类药物的分析

本类药物均含吡啶环,常用的药物有异烟肼(isoniazid)、尼可刹米(nikethamide)硝苯地平(nifedipine)、碘解磷定(pralidoxime Iodide)、烟酸(nicotinic acid)等,现以抗结核药物异烟肼和中枢兴奋药物尼可刹米为例进行讨论。

一、结构与性质

 案例9-2

已知某药物的结构式为:

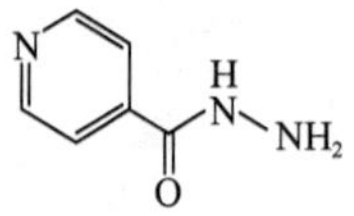

问题:

1. 简述该药物结构、性质和分析方法之间的关系。

2. 根据该药物的结构特点,设计合理的鉴别方法。

3. 查阅《中国药典》(2010 年版),找出该药物原料药、片剂、粉针剂的含量测定方法,并简述该测定方法的原理,以及设计测定方案。

(一) 结构

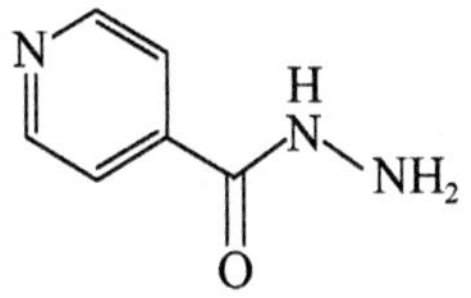

异烟肼 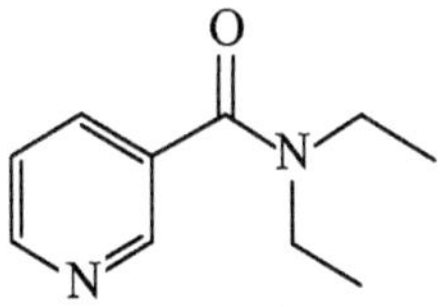　　　　　　　　　　尼可刹米

(二) 性质

1. 性状　异烟肼为无色结晶,白色至类白色结晶性粉末;无臭,味微甜后苦;遇光渐变质;在水中易溶,在乙醇中微溶,在乙醚中极微溶解;熔点 170~173℃。尼可刹米为无色至淡黄色的澄明油状液体,放置冷处即结晶,温度升高又可熔化为液体;有轻微的特臭,味苦;有引湿性;能与水、乙醇、氯仿或乙醚任意混合;凝点 22~24℃;25℃时,相对密度 1.058~1.066;折光率 1.522~1.524。

2. 弱碱性　本类药物吡啶环上的氮原子具有叔胺性质,显碱性,可利用其碱性进行含量测定。吡啶环开环反应及与许多生物碱沉淀试剂发生沉淀反应,可供鉴别。

3. 还原性　本类药物异烟肼的吡啶环 γ 位上具有酰肼基,具有较强的还原性,能被不同的氧化试剂氧化;并可与某些羰基试剂发生缩合反应,生成衍生物,具有一定的颜色和熔点。以上性质可用于鉴别和含量测定。

4. 水解性　异烟肼、尼可刹米的分子结构中分别有酰肼基、酰胺基,在一定条件发生水解反应,可用于鉴别。

5. 紫外吸收特性　本类药物的吡啶环为芳香杂环,对紫外光有一定的特征吸收,可用于鉴别和含量测定。

二、鉴别试验

(一) 吡啶母核的鉴别反应

1. 开环反应

(1) 戊烯二醛反应:当溴化氰作用于吡啶环,使吡啶环水解,开环形成戊烯二醛,再与芳香胺(如苯胺、联苯胺等)缩合,形成有色的戊烯二醛衍生物。其颜色随所用芳胺不同而有所差异,如与苯胺缩合形成黄至黄棕色;与联苯胺则形成粉红至红色。

本法适用于吡啶环 N 原子的 α、α′未被取代,以及 β、γ 位被烷基或羧基取代的药物。异烟肼和尼可刹米均具有此反应,如《中国药典》(2010 年版)规定尼可刹米的鉴别反应。

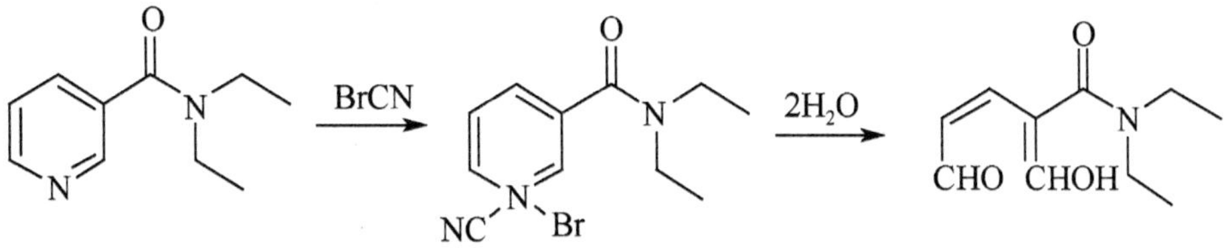

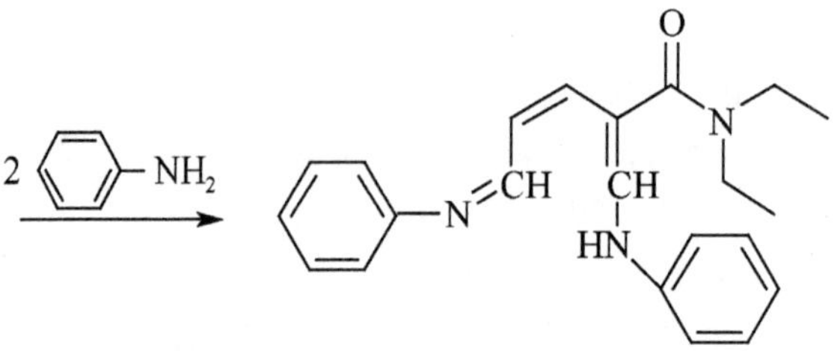

黄色

鉴别方法:取本品1滴,加水50ml,摇匀,分取2ml,加溴化氰试液2ml与2.5%苯胺溶液3ml,摇匀,溶液渐显黄色。

药典规定尼可刹米的注射液也用该法鉴别。

(2)二硝基氯苯反应(Vongerichten反应):在无水条件下,将吡啶类药物与2,4-二硝基氯苯混合,加热或共热使其熔融,冷却后,加醇制氢氧化钾溶液将残渣溶解,溶液呈紫红色。异烟肼、尼可刹米和异烟腙经处理后均有此反应,如英国药典中异烟肼注射液的鉴别。

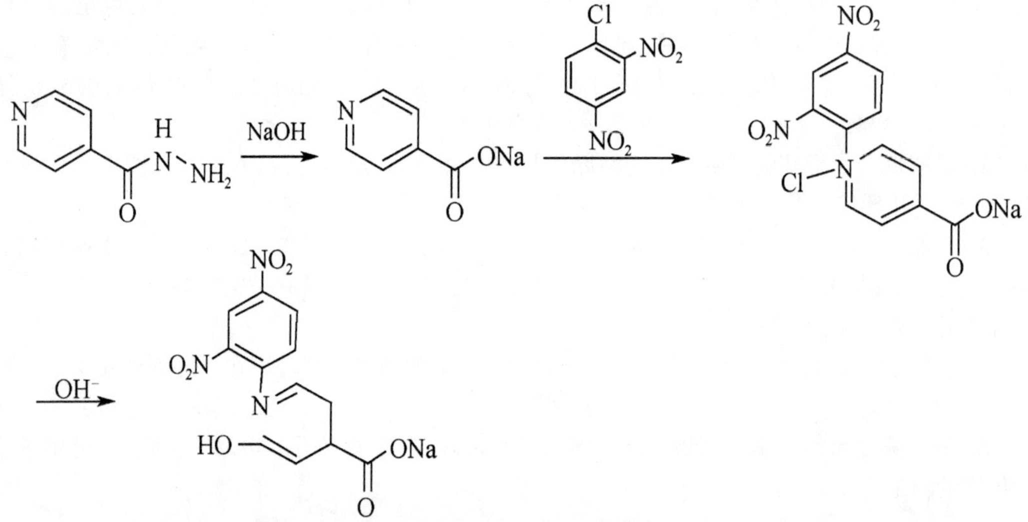

鉴别方法:取本品适量(约相当于异烟肼25mg),加乙醇5ml,加硼砂0.1g及5%2,4-二硝基氯苯乙醇溶液5ml,蒸干,继续加热10分钟,残渣加甲醇10ml搅拌后,即显紫红色。

采用二硝基氯苯反应鉴别异烟肼、尼可刹米时,需适当处理,将酰肼基氧化成羧基,或将酰胺水解为羧基后再进行鉴别。

2. 沉淀反应 吡啶环含叔胺氮原子具有碱性,可与重金属盐类(氯化汞、硫酸铜、碘化铋钾)及苦味酸等沉淀试剂形成沉淀,用于鉴别,如异烟肼与氯化汞试液反应生成白色沉淀。

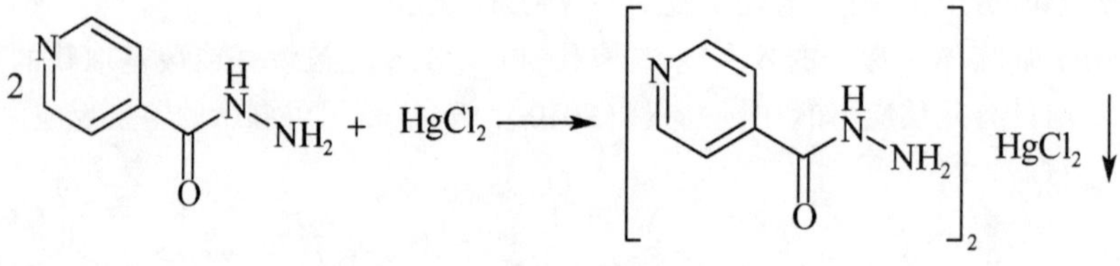

又如《中国药典》(2010年版)尼可刹米的鉴别反应。

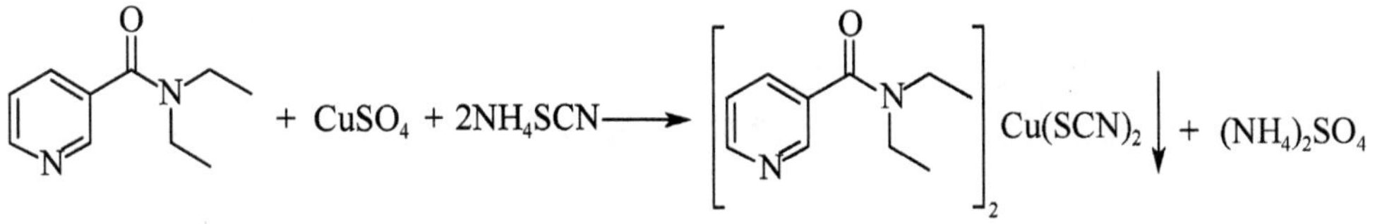

鉴别方法:取本品 2 滴,加水 1ml,摇匀,加硫酸铜试液 2 滴与硫氰酸铵试液 3 滴,即生成草绿色配位化合物沉淀。

该法药典用来鉴别尼可刹米及其注射液。

(二) 特性鉴别反应

1. 异烟肼的特性鉴别反应

(1) 还原反应:异烟肼分子中的酰肼基具有还原性,可与氨制硝酸银试液反应生成异烟酸铵和单质银沉淀,肼基则被氧化成氮气。此为《中国药典》(2010 年版)异烟肼项下的鉴别试验。

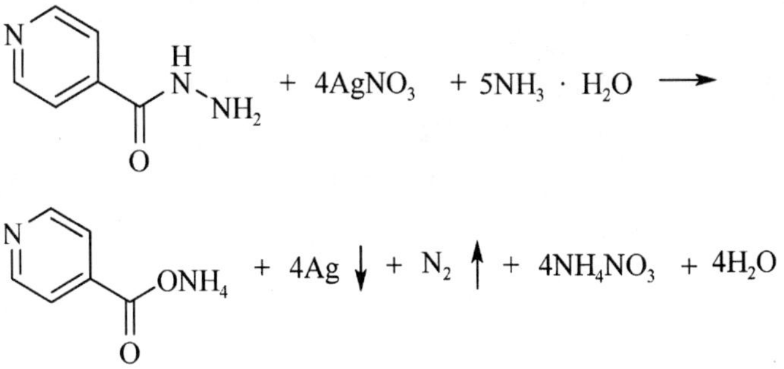

鉴别方法:取本品约 10mg,置试管中,加水 2ml 溶解后,加氨制硝酸银试液 1ml,即产生气泡与黑色混浊,并在试管壁上生成银镜。

(2) 缩合反应:异烟肼分子中的酰肼基可与芳醛发生缩合反应生成异烟腙,具有一定的熔点,可用于鉴别。以异烟肼与香草醛反应为例。

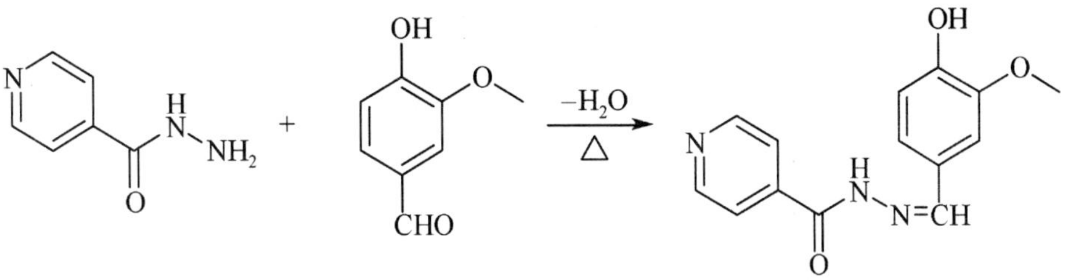

鉴别方法:取本品约 0.1g,加水 5ml 溶解后,加 10% 香草醛的乙醇溶液 1ml,摇匀,微热,放冷,即析出黄色结晶;滤过,用稀乙醇重结晶,在 105℃ 干燥后,测定熔点为 228~231℃,熔融同时分解。

(3) 红外分光光度法:异烟肼的红外吸收图谱应与对照图谱一致。

2. 尼可刹米的特性鉴别反应

(1) 水解反应:尼可刹米分子中的酰胺键与氢氧化钠试液共热,可发生水解并放出二乙胺臭气,能使湿润的红色石蕊试纸变为蓝色。

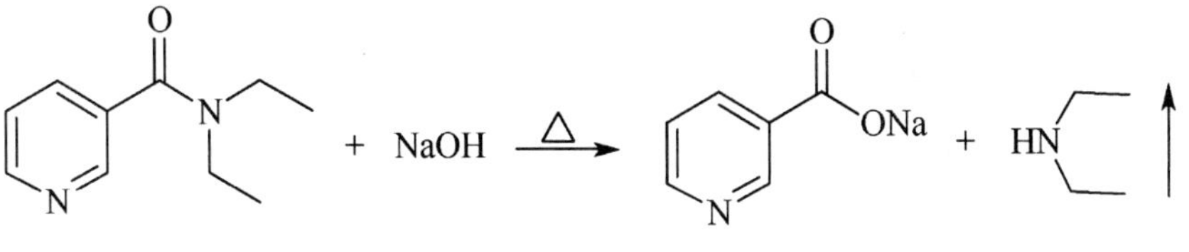

《中国药典》(2010年版)鉴别方法:取本品10滴,加氢氧化钠试液3ml,加热,即放出乙二胺的臭气,能使湿润的红色石蕊试纸变蓝色。

(2) 红外分光光度法:异烟肼、尼可刹米的红外吸收图谱应与对照图谱(光谱集166图、135图)一致。

三、杂质检查

(一) 异烟肼的杂质检查

1. 游离肼　异烟肼中的游离肼是由制备时反应不完全或贮存过程中降解反应而引入。肼是一种诱变剂和致癌物质,故许多国家药典规定了异烟肼及其制剂中游离肼的限量检查。检查方法有薄层色谱法、比浊法和差示分光光度法等。《中国药典》(2010年版)采用薄层色谱法对异烟肼原料药及注射用异烟肼中游离肼作限量检查,如异烟肼原料药中游离肼的检查。

检查方法:取本品,加丙酮-水(1:1)溶解并稀释制成每1ml中含100mg异烟肼的溶液,作为供试品溶液;另精密称取硫酸肼对照品,加丙酮-水(1:1)溶解并稀释成每1ml中含0.08mg硫酸肼(相当于游离肼20μg)的溶液,作为对照品溶液。取异烟肼与硫酸肼各适量,加丙酮-水(1:1)溶解并稀释成每1ml中含异烟肼100mg及硫酸肼0.08mg的混合溶液,作为系统适用性试验溶液。照薄层色谱法(附录Ⅴ B)试验,吸取上述三种溶液各5μl,分别点于同一硅胶G薄层板上,以异丙醇-丙酮(3:2)为展开剂,展开,晾干,喷以乙醇制对二甲氨基苯甲醛试液,15分钟后检视。系统适用性试验溶液所显游离肼与异烟肼的斑点应完全分离,游离肼的R_f值约为0.75,异烟肼的R_f值约为0.56,在供试品主斑点前方与硫酸肼斑点相应的位置上,不得显黄色斑点。

异烟肼经显色后呈棕橙色斑点,游离肼呈鲜黄色斑点,肼的检出灵敏度为0.1μg。

2. 有关物质　该项规定主要检查产品中残留合成原料、中间体、副产物及可能的降解产物等,《中国药典》(2010年版)采用高效液相色谱法进行异烟肼及其片剂有关物质的检查。

检查方法:取本品,加水分别制成每1ml中含0.5mg溶液,作为供试品溶液;精密量取1ml,置100ml量瓶中,加水稀释至刻度,摇匀,作为对照溶液。照含量测定项下的色谱条件[用十八烷基硅烷键合硅胶为填充剂;以0.02mol/L磷酸氢二钠溶液(用磷酸调pH至6.0)-甲醇(85:15)为流动相;检测波长为262nm。理论板数按异烟肼峰计算不低于4000],取对照溶液10μl注入液相色谱仪,调节检测灵敏度,使主成分色谱峰的峰高约为满量程的20%;再精密量取供试品溶液与对照溶液各10μl,分别注入液相色谱仪,记录色谱图至主成分峰保留时间的3.5倍。供试品溶液的色谱图中如有杂质峰,单个最大杂质峰面积不得大于对照溶液主峰面积的0.35倍(0.35%),各杂质峰面积的和不得大于对照溶液主峰面积(1.0%)。

■ **知识链接**

异烟肼进入体内后经酰胺酶催化直接或间接生成肼,肼可引起肝脏出现甘油三酯积聚、ATP耗竭等毒性反应,是异烟肼引起肝损害的重要毒性代谢产物,并且随着用药时间延长,肼在体内蓄积,血药浓度持续升高,故检测肼血药浓度对临床用药安全有重要意义,目前检测肼血药浓度的方法有反相高效液相色谱法及液相色谱-电喷雾质谱联用(LC/ESI-MS)法。

(二) 尼可刹米中有关物质的检查

尼可刹米在生产和贮藏过程中易引入N-乙基烟酰胺和结构不确定的有关物质。《中国药典》(2010年版)采用高效液相色谱法进行检查。方法与异烟肼基本相同,采用自身高低浓度对比法,配制一高浓度溶液为供试品溶液,低浓度溶液为对照液。色谱条件:十八烷基硅烷键合硅胶为填充剂;甲醇-水(30∶70)为流动相;检测波长为 263nm。理论板数按尼可刹米峰计算不低于 2000;供试品溶液与对照溶液进样量均 10μl。结果要求:供试品溶液的色谱图中如有杂质峰,各杂质峰面积的和不得大于对照溶液主峰面积的 0.5 倍(0.5%)。

尼可刹米注射液中的有关物质检查药典也用高效液相色谱法。

四、含量测定

(一) 异烟肼的含量测定

1. 溴酸钾法　异烟肼具有还原性,在酸性介质中可被溴酸钾氧化为异烟酸和氮气,溴酸钾被还原为溴化钾。终点时微过量的溴酸钾可将甲基橙指示剂氧化,使粉红色消失而指示终点。1mol 的溴酸钾相当于 3/2mol 的异烟肼。

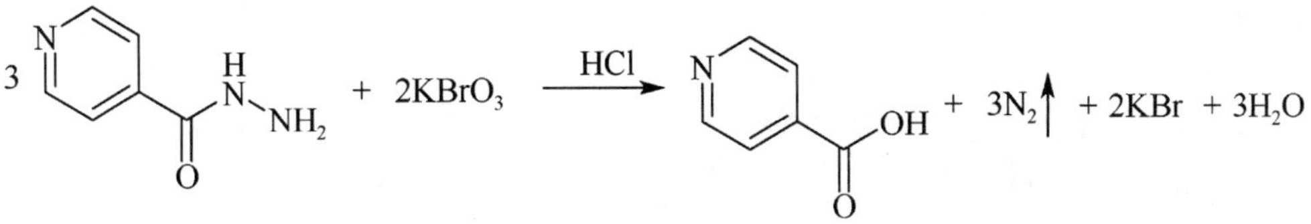

测定方法:取本品 0.2g,精密称定,置 100ml 量瓶中,加水溶解并稀释至刻度,摇匀精密量取 25ml,加水 50ml、盐酸 20ml 与甲基橙指示液 1 滴,用溴酸钾滴定液(0.01667mol/L)缓缓滴定(温度保持在 18~25℃)至粉红色消失。每 1ml 的溴酸钾滴定液(0.01667mol/L)相当于 3.429mg 的 $C_6H_7N_3O$。

待测液中加入适量的盐酸是获得定量反应的基本条件。甲基橙是不可逆氧化还原指示剂,为防止溶液中温度过高、溴酸钾局部过浓使指示剂破坏而提前指示终点,应在 18~25℃ 温度下,充分搅拌,缓缓滴定。

本法操作简便,结果准确。《中国药典》(2010 年版)对注射用异烟肼的含量测定采用溴酸钾法。

2. 比色法　异烟肼中的酰肼基可与试剂缩合呈色或还原呈色,因此,可用比色法测定含量。本法具有较高的灵敏度及专属性,但准确性稍差。故在异烟肼及其制剂中应用较少,而较多地用于含量较低或有共存物干扰的样品(如生物样品)异烟肼的测定。下面介绍常用的两种比色法。

(1) 7-氯-4-硝基苯并-2-氧-1,3-二氮唑比色法:本法是利用异烟肼在四硼酸钠存在下,于无水甲醇中可与 7-氯-4-硝基苯并-2-氧-1,3-二氮唑试液缩合呈橙色,在 467nm 波长处有最大吸收。呈色在 90 分钟内稳定,在 0.3~5μg/ml 时吸收度与比色液浓度呈线性关系。本法灵敏度高,稳定性好。可用于异烟肼制剂分析,经适当改进后,也可用于体液中游离异烟肼的测定。异烟肼的主要代谢产物乙酰异烟肼及异烟酸在实验条件下不呈色,对测定无干扰。

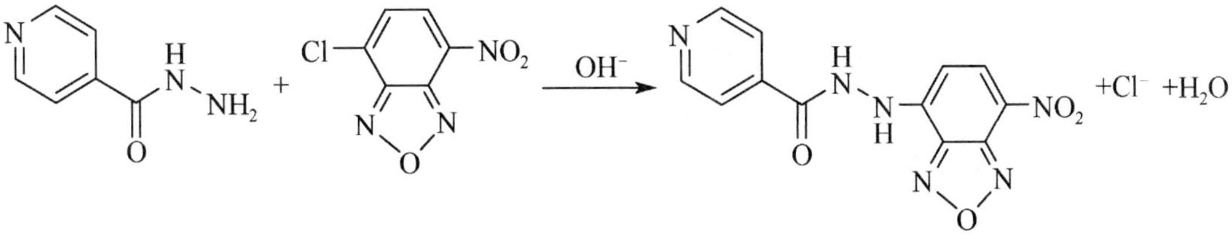

测定方法:取异烟肼甲醇溶液适量(含异烟肼 3~50μg),置 10ml 量瓶中,加入 0.10% 的显色试剂 1ml,2.5% 无水四硼酸钠溶液 2ml,用甲醇稀释至刻度。密塞,置 60℃±1℃ 恒温水浴中保温 1 小时,迅速冷却至室温。以试剂为空白,于 467nm 波长处测定吸光度,由标准曲线法计算异烟肼含量。

(2) 普鲁士蓝比色法:利用铁氰化钾在酸性溶液中,可被酰肼基还原成亚铁氰化钾,再与三氯化铁生成普鲁士蓝,进行比色测定。

3. 非水溶液滴定法 异烟肼的吡啶环具有碱性,可在冰醋酸-醋酐溶剂中与高氯酸定量生成高氯酸盐,以结晶紫为指示剂指示终点。JP(12)方法如下。

取本品(干燥品)约 0.3g,精密称定,加冰醋酸 50ml 与醋酐 10ml 溶解后,加 α-萘酚苯甲醇试液 0.5ml,用高氯酸滴定液(0.1mol/L)滴定,至溶液显黄绿色,并将滴定结果用空白试验校正。每 1ml 高氯酸滴定液(0.1mol/L)相当于 13.714mg 的 $C_6H_7N_3O$。

4. 高效液相色谱法 《中国药典》(2010 年版)采用该法测定异烟肼及其片剂的含量。

(1)色谱条件与系统适用性试验:用十八烷基硅烷键合硅胶为填充剂;以 0.02mol/L 磷酸氢二钠溶液(用磷酸调 pH 至 6.0)-甲醇(85:15)为流动相;检测波长为 262nm。理论板数按异烟肼峰计算不低于 4000。

(2)测定法:取本品适量,精密称定,加水溶解并稀释制成每 1ml 中约含 0.1mg 的溶液,精密量取 10μl 注入液相色谱仪,记录色谱图;另取异烟肼对照品适量,同法测定。按外标法以峰面积计算,即得。

本法可排除异烟肼中干扰物质的影响,灵敏度、准确性均好,特别适用制剂的分析。

(二) 尼可刹米的含量测定

各国药典对尼可刹米原料的含量测定多采用非水溶液滴定法,而对其注射液的含量测定大多采用紫外分光光度法。

1. 非水溶液滴定法 尼可刹米分子中的吡啶环具有弱碱性,可在冰醋酸溶剂中与高氯酸定量生成高氯酸盐,以结晶紫为指示剂指示终点。《中国药典》(2010 年版)采用本法测定尼可刹米原料药的含量。

测定方法:取本品约 0.15g,精密称定,加冰醋酸 10ml 与结晶紫指示液 1 滴,用高氯酸滴定液(0.1mol/L)滴定至溶液显蓝绿色,并将滴定结果用空白试验校正。每 1ml 高氯酸滴定液(0.1mol/L)相当于 17.82mg 的 $C_{10}H_{14}N_2O$。

2. 紫外分光光度法 为避免注射液中的水分对非水溶液滴定法的干扰,《中国药典》(2010 年版)采用紫外分光光度法测定尼可刹米注射液的含量。尼可刹米分子中的吡啶环为芳香环,在紫外光区 263nm 波长处有最大吸收,故可用紫外分光光度法测定含量。尼可刹米与硫酸成盐后易溶于水,因此采用 0.5% 的硫酸溶液溶解样品。

测定方法:用内容量移液管精密量取本品 2ml,置 200ml 量瓶中,用 0.5% 硫酸溶液分次洗涤移液管内壁,洗液并入量瓶中,加 0.5% 硫酸溶液稀释至刻度,摇匀。精密量取适量,加 0.5% 硫酸溶液定量稀释成每 1ml 约含尼可刹米 20μg 的溶液,照紫外可见分光光度法,在 263nm 波长处测定吸收度,按 $C_{10}H_{14}N_2O$ 的吸收系数($E_{1cm}^{1\%}$)为 292 计算,即得。

第 2 节　吩噻嗪类药物的分析

本类药物化学结构中具有共同的硫氮杂蒽母核。结构上的差异,主要表现在 10 位氮原子上的 R 取代基和 2 位碳原子上的 R′取代基的不同。其基本结构如下:

临床上使用的本类药物多为其盐酸盐,常用的药物有:盐酸异丙嗪(promethazine hydrochloride)、盐酸氯丙嗪(chlorpromazine hydrochloride)、奋乃静(perphenazine)、盐酸氟奋乃静(fluphenazine hydrochloride)、盐酸三氟拉嗪(trifluoperazine hydrochloride)等。现以盐酸异丙嗪、盐酸氯丙嗪、奋乃静为例进行讨论。

一、结构与性质

(一) 结构

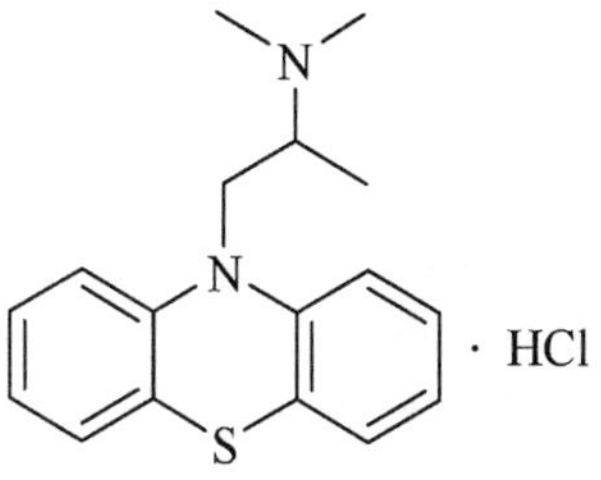

盐酸异丙嗪 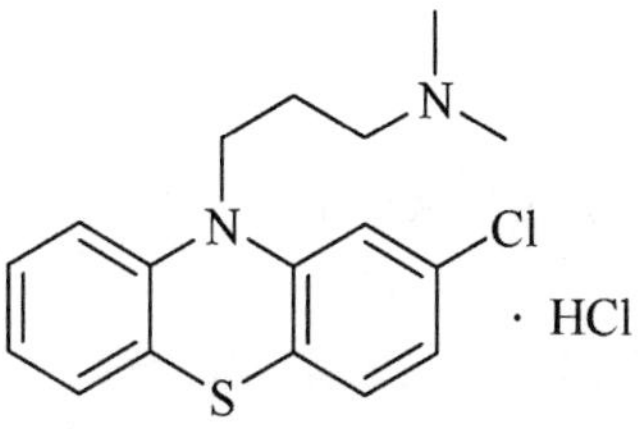　　　　　　　盐酸氯丙嗪 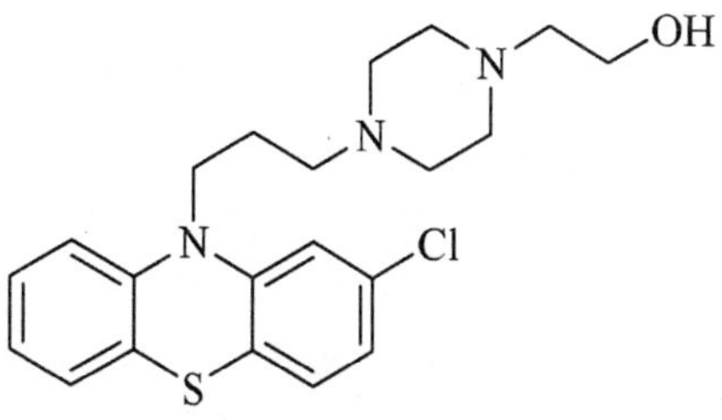　　　　　　　奋乃静

(二) 性质

1. 性状　盐酸异丙嗪为白色或类白色的粉末或颗粒;几乎无臭,味苦;在空气中日久变为蓝色;在水中极易溶解,在乙醇或氯仿中易溶,在丙酮或乙醚中几乎不溶;熔点 217~223℃,熔融时同时分解。盐酸氯丙嗪为白色或乳白色结晶性粉末;有微臭,味极苦;有引湿性;遇光渐变色;水溶液显酸性反应;在水、乙醇和氯仿中易溶,在乙醚或苯中不溶;熔点 194~198℃。奋乃静为白色至淡黄色的结晶性粉末;几乎无臭,味微苦;在氯仿中极易溶解,在乙醇和稀盐酸中溶解,在水中几乎不溶;熔点 94~100℃。

2. 弱碱性　本类药物母核上氮原子的碱性极弱,10 位侧链上烃胺(二甲氨基)或哌嗪基碱性较强,可用非水溶液滴定法测定含量。

3. 还原性　本类药物吩噻嗪环上二价硫具有还原性,易被氧化,遇空气和氧化剂如硝酸、硫酸、三氯化铁和过氧化氢等,被氧化为砜和亚砜等,氧化产物的颜色随取代基的不同而不同。可用于本类药物的鉴别或含量测定。

4. 与金属离子配位呈色　吩噻嗪类药物分子结构中二价硫可与金属钯离子形成有色的配位化合物,其氧化产物亚砜和砜无此反应。利用此性质可用于药物的鉴别和含量测定,其专属性强,可消除氧化产物的干扰。

5. 紫外吸收特性　吩噻嗪母核由三个大 π 键形成共轭系统,在紫外光区有三个较强的吸收峰,分别在 205nm、254nm 和 300nm 附近,最强峰多在 254nm 附近,因此,利用其紫外特征吸收可进行鉴别和含量测定。

2 位上的不同取代基 R′对吸收光谱有影响,可引起最大吸收波长的位移。例如,当 2 位上被卤素取代时,可引起最大吸收波长红移 2~4nm,同时会使 250~265nm 区段的吸收峰强度增加;2 位上为—$COCH_3$ 基取代时,则最大吸收波长红移,并在 240~245nm 及 275~285nm 波长处有强吸收。

10 位上烃胺侧链 R 对最大吸收波长也有一定影响,其波长位移的大小与侧链长短有关,碳链越短影响越大,即使氨基在四个碳链的末端,对吸收峰的位置仍会有轻微影响。

二、鉴别试验

(一)显色反应

1. 氧化显色 本类药物因含吩噻嗪环,具有还原性,可被不同的氧化剂氧化而呈不同颜色,因此可利用此反应对本类药物进行鉴别。

(1)盐酸氯丙嗪的鉴别:取本品约 10mg,加水 1ml 溶解后,加硝酸 5 滴即显红色,渐变淡黄色。

(2)盐酸异丙嗪的鉴别:①取本品约 5mg,加硫酸 5ml 溶解后,溶液显樱桃红色;放置后,色渐变深。②取本品约 0.1g,加水 3ml 溶解后,加硝酸 1ml,即生成红色沉淀;加热,沉淀即溶解,溶液由红色转变为橙黄色。

(3)奋乃静的鉴别:取本品 5mg,加盐酸与水各 1ml,加热至 80℃,加过氧化氢溶液数滴,即显深红色;放置后,红色渐褪去。

2. 钯离子配位显色 本类药物吩噻嗪环中未被氧化的硫原子能与金属钯离子形成红色的配位化合物。

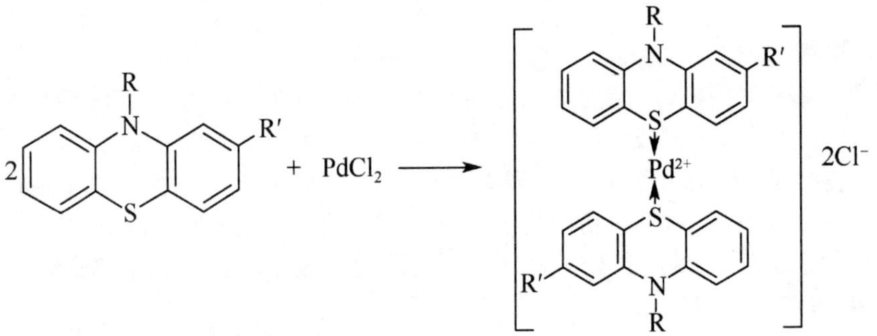

(二)氯化物反应

本类药物常用其盐酸盐,应显氯化物的鉴别反应。

(三)紫外分光光度法

本类药物的分子结构具有共轭体系,因此常利用紫外最大吸收波长、最大吸收波长处的吸收度或吸收系数进行鉴别,见表9-1。

表 9-1 吩噻嗪类药物的紫外特征吸收鉴别方法

药物	溶剂	质量浓度 (μg/ml)	λ_{max}	A	$E_{1cm}^{1\%}$
盐酸氯丙嗪	盐酸(9→1000)	5	254	0.46	915
			306	最大吸收	
盐酸异丙嗪	盐酸(0.01mol/L)	6	249		883~937
奋乃静	甲醇	10	258	$\frac{A_{313nm}}{A_{258nm}}=0.12\sim0.13$	
			313		

(四)红外分光光度法

《中国药典》(2010 年版)用红外分光光度法鉴别本类药物,盐酸氯丙嗪、盐酸异丙嗪、奋乃静的红外吸收图谱应分别与对照图谱一致。

三、杂 质 检 查

吩噻嗪类药物原料药及其制剂大都规定有关物质的检查项。主要采用薄层色谱法,以自身稀释对照法控制限量。下面以盐酸氯丙嗪原料药及其注射剂为例,简述其杂质来源与检查方法。

(一) 盐酸氯丙嗪中有关物质与来源

盐酸氯丙嗪及其制剂在生产、贮存过程中,可引入多种其他烷基化吩噻嗪杂质及分解产物(有关物质),如 2-氯-10-(3-甲基氨基丙基)-吩噻嗪、2-氯-10-[3-[N-甲基-N-(3-二甲氨基丙基)]-氨基丙基]-吩噻嗪、2-氯-吩噻嗪、2-氯-10-(3-二甲氨基丙基)-吩噻嗪-5-氧化物,以及 2-氯-10-(3-二甲氨基丙基)-吩噻嗪的 N-氧化物等。因此,《中国药典》(2010 年版)对盐酸氯丙嗪及其片剂、注射剂均规定了有关物质的检查。由于杂质对照品不易获得,可采用高效液相色谱法,以自身高低浓度对照法控制其限量。

(二) 检查方法

1. 色谱条件与系统适用性试验　用辛烷基硅烷键合硅胶为填充剂;以乙腈-0.5%三氟乙酸(用四甲基乙二胺调节 pH 至 5.3)(50∶50)为流动相;检测波长为 254nm。

2. 测定方法　避光操作。取本品 20mg,置 50ml 量瓶中,用流动相溶解并稀释至刻度,摇匀,作为供试品溶液;精密量取适量,用流动相定量稀释制成每 1ml 中含 2μg 的溶液,作为对照液。

按药典要求调节检测灵敏度,精密量取供试品溶液与对照溶液各 10μl,分别注入液相色谱仪,记录色谱图至主成分峰保留时间的 4 倍。

3. 结果判断　供试品溶液的色谱图中如有杂质峰,单个最大杂质峰面积不得大于对照溶液主峰面积(0.5%),各杂质峰面积的和不得大于对照溶液主峰面积的 2 倍(1.0%)。

盐酸氯丙嗪片注射液中"有关物质"的检查与原料药同,但盐酸氯丙嗪片需进行样品预处理:取本品细粉适量(约相当于盐酸氯丙嗪 20mg),置 50ml 量瓶中,用流动相溶解并稀释至刻度,摇匀,滤过,取续滤液作为供试品溶液,依法测定。

注意事项:氯丙嗪遇光不稳定,上述检查应避光操作;溶液临用前新配,否则杂质峰增多。

四、含 量 测 定

吩噻嗪类药物的含量测定方法有电位滴定法、非水溶液滴定法、紫外分光光度法、荧光分光光度法、氧化还原滴定法、比色法、电化学法、高效液相色谱法及气相色谱法等。在此仅介绍前 3 类方法。

(一) 电位滴定法

《中国药典》(2010 年版)中的电位滴定法主要用于容量分析确定终点或帮助确定终点。它对一些尚无合适指示剂确定终点的容量分析和一些虽然有指示剂确定终点,但终点时颜色变化复杂,难以描述终点颜色的方法非常适合。该方法设备简单、结果准确、精密度高,所以《中国药典》对一些酸碱滴定、非水溶液滴定法采用电位法判断终点,如盐酸异丙嗪的含量测定。

测定方法:取本品约 0.25g,精密称定,加 0.01mol/L 盐酸 5ml 与乙醇 50ml 使溶解。照电位滴定法(附录ⅦA),用氢氧化钠滴定液(0.1mol/L)滴定,出现第一个突跃点时记下消耗的毫升数 V_1,继续滴定至出现第二个突跃点时记下消耗的毫升数 V_2,V_2 与 V_1 之差即为本品消耗的体积。每 1ml 氢氧化钠滴定液(0.1mol/L)相当于 32.09 mg 的 $C_{17}H_{20}N_2S \cdot HCl$。

注意事项：①电位滴定法主要用于中和、沉淀、氧化还原和非水溶液滴定，但必须按药典规定选择使用适宜的指示电极，本法以玻璃电极为指示电极，饱和甘汞电极(玻璃套内装有氯化钾的饱和无水甲醇溶液)为参比电极，组成电极系统。②化学反应必须能按化学当量进行，而且进行的速度足够迅速且无不良反应发生。强酸强碱滴定时，突跃明显准确性高，弱酸与弱碱滴定的突跃小，离解常数愈大突跃幅度愈大，终点愈明显。③电位法指示终点可略去空白试验。均应同时做双份平行试验。④必须根据电极的性质进行充分的清洁处理，玻璃电极用后，立即清洗并浸在水中保存。

(二) 非水溶液滴定法

目前，各药典多采用非水溶液滴定法测定吩噻嗪类原料药含量。本类药物母核上氮原子的碱性极弱，不能进行酸碱滴定，而10位取代基的烃胺(二甲氨基)或哌嗪基碱性较强，可在非水介质中以高氯酸液滴定。常用冰醋酸、醋酐或二者的混合液为溶剂，终点指示采用结晶紫、橙黄Ⅳ等指示剂法或电位法，如《中国药典》(2010年版)中盐酸氯丙嗪的含量测定采用电位法指示终点。

测定方法：取本品约0.2g，精密称定，加冰醋酸10ml与醋酐30ml溶解后，照电位滴定法(附录Ⅶ A)，用高氯酸滴定液(0.1mol/L)滴定，并将滴定的结果用空白试验校正。每1ml高氯酸滴定液(0.1mol/L)相当于35.53mg的$C_{17}H_{19}ClN_2S \cdot HCl$。

讨论：此法为非水溶液中和法，药典规定其电极系统为玻璃-饱和甘汞电极。非水溶液滴定时所用的甘汞电极盐桥内不能放饱和氯化钾水溶液，而应放饱和氯化钾的无水乙醇溶液或硝酸钾的无水乙醇溶液。在滴定氢卤酸盐供试品时，如氯化物干扰滴定，可用硝酸钾盐桥将甘汞电极与滴定液分开。

玻璃电极使用前在冰醋酸中浸泡过夜，供试品溶液中如含有醋酐时应尽量减少玻璃电极与之接触的时间，并要及时清洗，避免玻璃电极的损坏。实验用过的甘汞电极与玻璃电极先用水或与供试品溶液互溶的溶剂清洗，再用与水互溶的溶剂清洗，最后用水洗净保存，玻璃电极一般浸在水中保存备用。

对于吩噻嗪类药物的制剂，由于赋形剂的干扰，往往不能直接采用非水溶液滴定法测定，需经碱化提取后再用本法测定。目前各国药典对其制剂大多采用紫外分光光度法测定含量。

(三) 紫外分光光度法

吩噻嗪类药物基本母核为三环共轭系统，在紫外光谱区具有特征吸收，可采用吸收系数法或对照品比较法测定含量。此法多用于本类药物制剂的含量测定。常见的方法有以下三种。

1. 直接分光光度法 盐酸氯丙嗪片：避光操作。取本品10片，除去包衣后，精密称定，研细，精密称取适量(约相当于盐酸氯丙嗪10mg)，置100ml量瓶中，加盐酸溶液(9→1000)70ml振摇使盐酸氯丙嗪溶解，用同一溶剂稀释至刻度，摇匀，滤过，精密量取续滤液5ml，置另一100ml量瓶中，加同一溶剂稀释至刻度，摇匀，照紫外可见分光光度法，在254nm的波长处测定吸收度，按$C_{17}H_{19}ClN_2S \cdot HCl$的吸收系数($E_{1cm}^{1\%}$)为915计算，即得。

计算公式：

$$标示量\% = \frac{\dfrac{A}{E_{1cm}^{1\%}} \times \dfrac{1}{10} \times V \times D \times \dfrac{平均片量}{W}}{标示量} \times 100\%$$

式中，V：供试品溶液原始体积(ml)；D：稀释倍数；W：称取供试品的量(g)。

盐酸氯丙嗪注射液含量测定方法同上。

2. 萃取后分光光度法 因注射液中的抗氧剂等附加剂对测定有干扰，故可采用萃取分离后分光光度法测定,利用盐酸氯丙嗪在碱性介质中,转化为游离碱氯丙嗪,被有机溶剂乙醚定量提取,然后将氯丙嗪的乙醚提取液,用盐酸溶液提取,使氯丙嗪再转化为盐酸氯丙嗪,在254nm±1nm 波长处进行测定。经过两次萃取使盐酸氯丙嗪与注射液处方中其他组分得到了分离,以消除对测定的干扰,使测定结果更准确,如盐酸氯丙嗪注射液的含量测定。

精密量取本品适量(约相当于盐酸氯丙嗪 100mg),以盐酸溶液(0.1mol/L)稀释至500ml。分取上述溶液 5ml,置分液漏斗中,加水 20ml,加氨水使呈碱性,用乙醚振摇提取 4次,每次 25ml。合并乙醚液,用水洗涤 2 次,每次 10ml,合并洗液,用乙醚 20ml 提取,弃去洗液。合并前后两次得到的乙醚液,分 4 次用盐酸溶液(0.1mol/L)萃取,每次 25ml。合并酸液,并稀释制成 0.000 5% 浓度的溶液。以盐酸溶液(0.1mol/L)作空白,照紫外可见分光光度法,在254 nm±1nm 处测定,以盐酸氯丙嗪的吸收系数($E_{1cm}^{1\%}$)为 915 计算,即得。

3. 萃取-双波长分光光度法 本法主要用来校正药物中氧化产物对测定的干扰。吩噻嗪类药物中的氧化产物,经萃取也不能分离,而这些氧化产物在其最大吸收波长也有吸收,对测定有干扰。因此,利用氧化产物在药物的特征峰谷吸收波长处有相等吸光度,而药物则在特征峰谷吸收波长处吸光度差别较大,则进行吸光度差测定,即可消除样品中氧化产物的干扰。

双波长分光光度法的测定原理:在待测组分的最大吸收波长(测定波长)处测定待测组分及其干扰组分的吸收度总和($A_t = A_{ts} + A_{tr}$);另选一适当波长(参比波长),测定吸收度总和($A_r = A_{rs} + A_{rr}$),由于干扰组分在参比波长处的吸收度 A_{rr} 与其在测定波长处的吸收度 A_{tr} 相等,即 $A_{rr} = A_{tr}$,而待测组分在此波长处的吸收度 A_{rs} 尽可能小。这样,样品在二波长下的吸收度差值(ΔA)为:

$$\Delta A = A_t - A_r = (A_{ts} + A_{tr}) - (A_{rs} + A_{rr}) = A_{ts} - A_{rs} = (E_{ts} - E_{rs})C_s L$$

式中,A_t:样品溶液在测定波长处的吸收度;A_{ts}:待测组分在测定波长处的吸收度;A_{tr}:干扰组分在测定波长处的吸收度;A_r:样品溶液在参比波长处的吸收度;A_{rs}:待测组分在参比波长处的吸收度;A_{rr}:干扰组分在参比波长处的吸收度;E_{ts}:待测组分在测定波长处的吸收度;E_{ts}:待测组分在参比波长处的吸收度。

USP(24)采用本法测定盐酸氯丙嗪注射液的含量。盐酸氯丙嗪的最大吸收波长为254nm,其氧化产物在此波长处也有吸收,并且其氧化产物在 254nm 波长处的吸收度与其在 277nm 波长处的吸收度相等,而氯丙嗪在 277nm 波长处无吸收。因此可按上式由两波长处测得的吸收度之差计算盐酸氯丙嗪的含量。

测定方法:精密量取盐酸氯丙嗪注射液适量(约相当于盐酸氯丙嗪 100mg),置 500ml 量瓶中,加盐酸溶液(0.1mol/L)至刻度,摇匀;精密量取 10ml,置 250ml 分液漏斗中,加水 20ml,用浓氨溶液碱化。用乙醚提取 4 次,每次 25ml。合并乙醚液,用盐酸溶液(0.1mol/L)提取 4 次,每次25ml。合并盐酸提取液于 250ml 量瓶中,通入空气驱尽残留乙醚,加盐酸溶液(0.1mol/L)至刻度,摇匀,作为供试品溶液;另取盐酸氯丙嗪对照品适量,精密称定,用盐酸溶液(0.1mol/L)溶解并定量稀释制成 8μg/ml 的对照溶液。以盐酸溶液(0.1mol/L)为空白,分别于 254nm 及 277nm 波长处同时测定上述供试品溶液与对照溶液的吸收度,按下式计算:

$$盐酸氯丙嗪含量(mg/ml) = \frac{12.5C(A_{254} - A_{277})_U}{V(A_{254} - A_{277})_S}$$

式中,12.5:稀释体积及浓度单位换算因数;C:对照溶液浓度(μg/ml);V:为取样量(ml);U:表示供试品溶液;S:表示对照溶液。

(四) 铈量法

吩噻嗪类药物具有较强的还原性,在适当酸度下,可用硫酸铈标准液直接滴定。滴定开始时,本类药物先失去一个电子形成一种红色的自由基离子,至化学计量点时,溶液中的本类药物全部失去两个电子,使红色消失,借以指示终点。也可采用电位法或永停法指示终点,其反应简式如下：

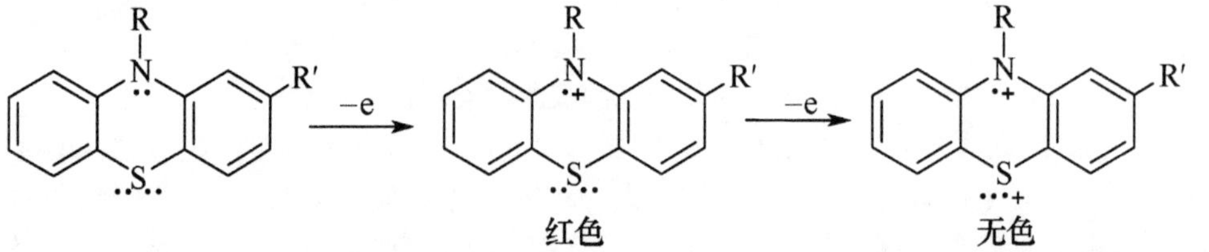

在铈量法中,由于硫酸铈具有较高的氧化电位,且为一价还原,同时不存在对环取代基的不良反应等优点,因此,该法专属性较强。采用本法时,最佳滴定酸度因药物不同而异,如测定盐酸氯丙嗪时酸度为 $0.05 \sim 0.5 mol/L$ 硫酸液;测定盐酸异丙嗪时酸度为 $0.6 \sim 0.7 mol/L$ 硫酸液。在此酸度下,片剂辅料无干扰。本法既可用于原料,又可用于片剂的含量测定,如盐酸氯丙嗪片的含量测定。

取盐酸氯丙嗪约 0.2 g(或相当于 $0.2g$ 盐酸氯丙嗪的片粉),精密称定,加水 20ml 与稀硫酸(约 1mol/L)10ml,溶解,立即用 0.1 mol/L 硫酸铈溶液滴定,至红色消失即为终点。

每 1ml 硫酸铈溶液($0.1mol/L$)相当于 $17.77mg$ 的 $C_{17}H_{19}ClN_2S \cdot HCl$。

(五) 钯离子比色法

吩噻嗪类药物在 pH 为 2 的缓冲液中,可与 Pd^{2+} 形成红色配位化合物,在 500nm 波长附近有最大吸收,因此可用比色法进行含量测定。

另外因为钯离子只与未被氧化的硫配位,当硫已被氧化为亚砜或砜时,则不能与钯离子显色,其专属性强。所以,利用空白试验对照法,钯离子比色法可选择性消除吩噻嗪类药物氧化产物的干扰。10 分钟后即可显色完全,呈色物 2 小时内稳定。比色适宜范围为 $50 \sim 250\mu g/ml$,如盐酸氯丙嗪含量测定。

取氯化钯溶液(氯化钯 50mg 溶于 50ml 盐酸中)0.5ml,加入 pH 为 2 的缓冲液 5ml 中,再加入供试品水溶液 1ml(含供试品 $50 \sim 100\mu g$),再加水至 7ml,旋摇。15 分钟后,置 1cm 吸收池中,以试剂为空白对照,在 500nm 处进行测定,即得。同时以对照品按同法测定后,进行计算。

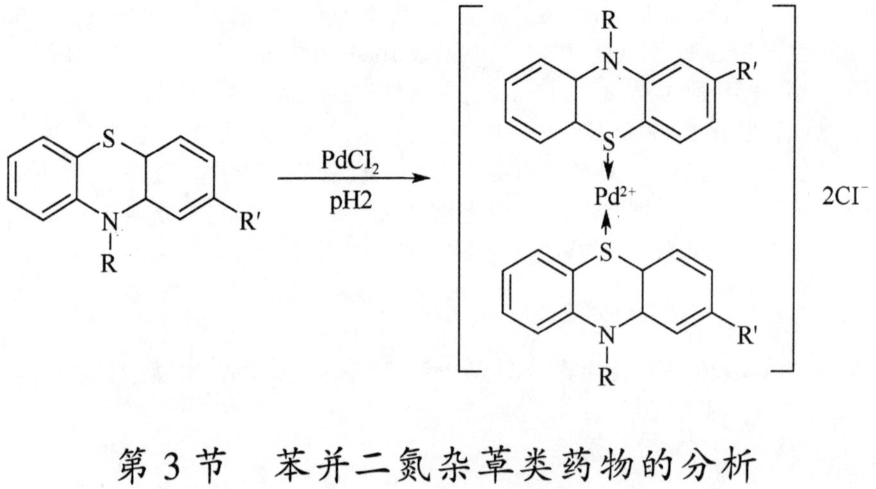

第 3 节 苯并二氮杂䓬类药物的分析

苯并二氮杂䓬类药物分子结构中具有苯并七元氮杂环基本母核,其中 1,4-苯并二氮杂䓬类药物是目前临床上应用最广泛的抗焦虑、抗惊厥药。常用的有地西泮(diazepam)、奥沙西泮(oxazepam)、氯氮䓬(chlordiazepoxide)、硝西泮(nitrazepam)等。这类药物中,除氯氮䓬外,均为地西泮的衍生物。从药品质量控制方法具有代表性出发,以地西泮、奥沙西泮和氯氮䓬为代表,阐述本类药物的分析方法。

<h1 style="text-align:center">一、结构与性质</h1>

(一) 结构

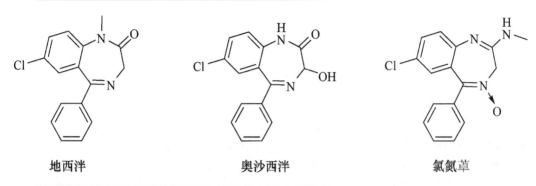

地西泮　　　　　　　　奥沙西泮　　　　　　　　氯氮䓬

(二) 性质

1. 性状　地西泮为白色或类白色结晶性粉末;无臭,味微苦;在丙酮或氯仿中易溶,在乙醇中溶解,在水中几乎不溶;熔点 130～134℃。奥沙西泮为白色或类白色结晶性粉末;几乎无臭;在乙醇、三氯甲烷或丙酮中微溶,在乙醚中极微溶解,在水中几乎不溶;熔点 198～202℃,熔融时同时分解。氯氮䓬为淡黄色结晶性粉末无臭,味苦;在乙醚、氯仿或二氯甲烷中溶解,在水中微溶。

2. 弱碱性　苯并二氮杂䓬类药物结构中的二氮杂䓬环为七元环,其环氮原子具有弱碱性,但苯基的取代可使其碱性降低,因而不能用酸碱滴定法直接测定,需用非水溶液滴定法测定。

3. 水解性　通常情况下七元环比较稳定,但可在强酸性溶液中水解,生成相应的含有芳香第一胺结构的二苯甲酮衍生物,可用于鉴别。

4. 紫外吸收特性　本类药物分子结构中有共轭体系,在紫外光区有特征吸收,可用于鉴别及含量测定。

<h1 style="text-align:center">二、鉴 别 试 验</h1>

(一) 化学鉴别法

1. 沉淀反应　苯并二氮杂䓬类药物具有生物碱性质,如氯氮䓬和地西泮的二氮杂䓬环上氮原子,在盐酸溶液中可与碘化铋钾试液反应,生成橙红色沉淀,如氯氮䓬的鉴别反应。

取本品约 10mg,加盐酸溶液(9→1000)10ml 溶解后,加碘化铋钾试液 1 滴,即生成橙红色沉淀。

2. 水解产物反应

(1) 水解后呈芳香第一胺反应:氯氮䓬、奥沙西泮可与稀盐酸缓缓煮沸,放冷后,加亚硝酸钠和碱性 β-萘酚试液,生成橙红色沉淀,放置后色渐变暗。这是由于环上 1 位未被取代的氯氮䓬、奥沙西泮在酸性下煮沸,1,2-位双键水解断裂,形成具有芳香第一胺基的 2-氨基-5-氯-二苯甲酮的缘故。其反应如下:

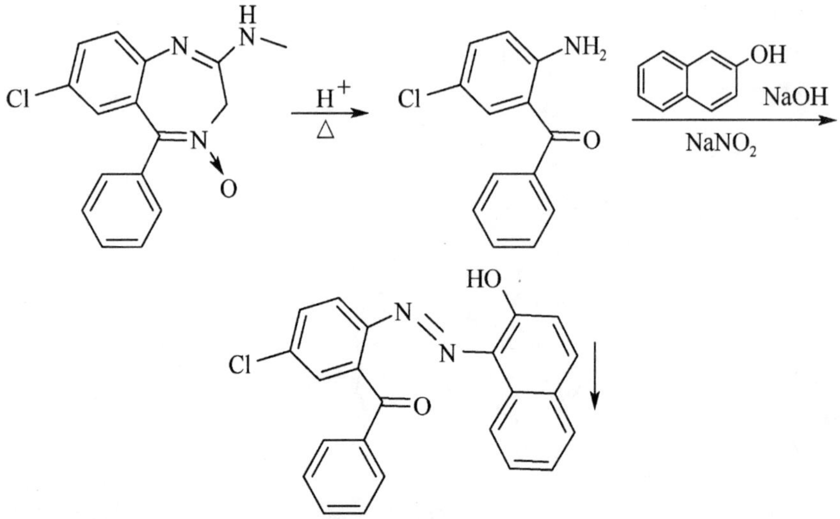

本鉴别反应亦适用于1位氮上未被取代的其他苯并二氮杂䓬类药物,除氯氮卓、奥沙西泮外,本类药物硝西泮、氯硝西泮、劳拉西泮等,水解后呈芳香第一胺反应,而地西泮等1位有取代的苯并二氮杂䓬类药物则无此反应。

奥沙西泮的鉴别方法:取本品约10mg,加盐酸溶液(1→2)15ml,缓缓煮沸,置冰水中冷却,加亚硝酸钠试液4ml,用水稀释成20ml,再置冰浴中,10分钟后,滴加碱性β-萘酚试液,即产生橙红色沉淀,放置色渐变暗。

(2) 水解后呈茚三酮反应:地西泮经酸水解后得到甘氨酸,水解液经碱中和后,加茚三酮试液,加热,溶液呈紫色。

3. 硫酸-荧光反应 苯并二氮杂䓬类药物溶于硫酸后,在紫外光灯下(365nm),呈现不同颜色的荧光,如地西泮为黄绿色,氯氮草为黄色。若在稀硫酸中反应,则荧光颜色略有差异,如地西泮为黄色,氯氮草为紫色。以地西泮的鉴别为例。

鉴别方法:取本品约3mg,加硫酸3ml,振摇使溶解,在紫外光灯(365nm)下检视,显黄绿色荧光。

4. 氯化物的鉴别反应 地西泮结构中含有氯,经适当方法破坏后可显 Cl⁻的鉴别反应。

应用实例 《中国药典》(2010年版)中地西泮的鉴别:取本品20mg,用氧瓶燃烧法进行有机破坏,以5%氢氧化钠溶液为吸收液,燃烧完全后,用稀硝酸酸化,并缓缓煮沸2分钟,溶液显氯化物的鉴别反应。

(二) 紫外分光光度法

苯并二氮杂䓬类药物分子结构中有共轭体系,因此常利用紫外最大吸收波长、最大吸收波长处的吸收度进行鉴别,见表9-2。《中国药典》2010年版采用本法鉴别氯氮草、地西泮等。

表9-2 苯并二氮杂䓬类药物的紫外特征吸收鉴别方法

药物	溶剂	质量浓度(μg/ml)	λ_{max}	A
地西泮	0.5%硫酸甲醇溶液	5	242	0.51
			284	0.23
			366	
奥沙西泮	乙醇	10	229	
			315	
氯氮草	盐酸溶液(9→1000)	7	245	
			308	

（三）红外分光光度法

《中国药典》（2010 年版）用红外分光光度法鉴别本类药物,地西泮、奥沙西泮、氯氮䓬的红外吸收图谱应分别与对照图谱一致。

（四）色谱法

苯并二氮杂䓬类药物发展很快,品种不断增多。由于本类药物结构与性质相似,不易分离、鉴别。因此,色谱法常用于本类药物的专属鉴别,如《中国药典》（2010 年版）中地西泮片及其注射液、氯氮䓬片均采用 HPLC 法鉴别。美国药典中地西泮采用 TLC 法、氯氮䓬采用 HPLC 法鉴别,英国药典中氯氮䓬采用 TLC 法鉴别。现介绍 HPLC 法鉴别地西泮注射液。

鉴别方法:在含量测定项下记录的色谱图中,供试品溶液主峰的保留时间应与对照品溶液主峰的保留时间一致。

三、杂质检查

苯并二氮杂䓬类药物在生产或贮藏过程易引入药物的中间体、副产物和分解产物等有关物质。例如,地西泮在合成过程中,因 N_1 甲基化不完全,可产生 N-去甲基安定等有关物质;亦可能因分解产生 2-甲氨基-5-氯-二苯甲酮等分解产物。《中国药典》（2010 年版）规定采用高效液相色谱法检查地西泮、奥沙西泮、氯氮䓬的原料药及制剂中的有关物质。

应用实例:地西泮原料药中有关物质检查。

取本品,加甲醇溶解并稀释制成每 1ml 中含地西泮 1mg 的溶液作为供试品溶液;精密量取供试品溶液 1ml,置 200ml 量瓶中,用甲醇稀释至刻度,摇匀,作为对照品溶液。照高效液相色谱法测定,用十八烷基键合硅胶为填充剂,以甲醇-水（70∶30）为流动相;检测波长为 254nm,理论塔板数按地西泮峰计算不低于 1500。取对照品溶液 20μl 注入液相色谱仪,调节检测灵敏度,使主成分色谱峰的峰高约为满量程的 25%;再精密量取供试品溶液和对照溶液各 10μl,分别注入液相色谱仪,记录色谱图至主成分峰保留时间的 4 倍。供试品溶液的色谱图中如有杂质峰,各杂质峰面积的和不得大于对照溶液主峰面积的 0.6 倍（0.3%）。

地西泮片剂和注射剂中有关物质均采用上法检查,其限量均为 0.5%,比原料药限量稍宽,原因是地西泮在制剂的过程中,可以分解产生有关物质。

四、含 量 测 定

苯并二氮杂䓬类药物含量测定的方法有非水滴定法、紫外分光光度法、高效液相色谱法、荧光分光光度法和比色法等。现仅介绍《中国药典》（2010 年版）中常用的几种方法。

（一）非水溶液滴定法

本类药物为有机弱碱,在冰醋酸或醋酐溶液中碱性增强,各国药典对其原料药的含量测定多采用非水溶液滴定法。由于药物的结构和碱性强弱不同,因此,所用溶剂、指示剂及终点颜色也有所不同。大多采用结晶紫作指示剂,有些采用电位滴定法指示终点。

1. 地西泮　取本品约 0.2g,精密称定,加冰醋酸与醋酐各 10ml 使溶解,加结晶紫指示液 1 滴,用高氯酸滴定液（0.1mol/L）滴定,至溶液显绿色。每 1ml 高氯酸滴定液（0.1mol/L）相当于 28.47mg 的 $C_{16}H_{13}ClN_2O$。

2. 氯氮䓬　取本品约 0.3g,精密称定,加冰醋酸 20ml 溶解后,加结晶紫指示液 1 滴,用高氯酸滴定液（0.1mol/L）滴定,至溶液显蓝色,并将滴定结果用空白试验校正。每 1ml 高氯酸滴定液（0.1mol/L）相当于 29.98mg 的 $C_{16}H_{14}ClN_3O$。

（二）紫外分光光度法

本法多用于该类药物制剂的含量测定。《中国药典》(2010年版)中采用紫外分光光度法测定奥沙西泮片、氯氮䓬片的含量。

奥沙西泮片：取本品20片，精密称定，研细，精密称取适量(约相当于奥沙西泮15mg)，置200ml量瓶中，加乙醇150ml，置温水浴中加热，并时时振摇，使奥沙西泮溶解，放冷，用乙醇稀释至刻度，摇匀，滤过，精密量取续滤液5ml，置100ml量瓶中。用乙醇稀释至刻度，摇匀。照紫外-可见分光光度法，在229nm的波长处测定吸光度，按 $C_{15}H_{11}ClN_2O_2$ 的吸收系数($E_{1cm}^{1\%}$)为1252计算，即得。

> **知识链接**
>
> 《中国药典》(2010年版)规定紫外分光光度法测定地西泮片，该测定方法较繁琐、时间较长，因此有人通过试验建议：省去"混匀、放置15分钟"操作步骤并将"充分振摇"操作改为"超声1分钟"，改进方法所得结果与药典规定方法一致，但改进方法具有节省时间、结果准确、重复性好等优点。

（三）高效液相色谱法

地西泮注射液处方中有苯甲酸、苯甲酸钠等附加剂，可干扰紫外分光光度法测定，因此《中国药典》(2010年版)采用高效液相色谱法测定其含量。

色谱条件与系统适用性试验：用十八烷基硅烷键合硅胶为填充剂；甲醇-水(70∶30)为流动相，检测波长为254nm。理论塔板数按地西泮峰计算应不低于1500。

测定方法：精密量取本品适量(约相当于地西泮10mg)，置50ml量瓶中，用甲醇稀释至刻度，摇匀，精密量取10μl注入液相色谱仪，记录色谱图；另取地西泮对照品约10mg，精密称定，同法测定。按外标法以峰面积计算，即得。

上述方法为反相高效液相色谱法，在此色谱条件下，药物、分解产物和附加剂等可完全分离。

第4节　喹诺酮类药物的分析

> **知识链接**　　　　　　　**喹诺酮类药物的发展**
>
> 国际学术界将喹诺酮类药物的发展分为4个阶段：第一阶段为发展初期，时间是20世纪70年代，产品为萘啶酸、吡哌酸，仅有中等抗菌活性。第二阶段是20世纪七八十年代，喹诺酮进入快速发展时期，代表产品有诺氟沙星、氧氟沙星、环丙沙星，称为氟喹诺酮。其综合临床疗效对革兰阴性菌来讲，已经超过了青霉素族，达到了第一代、第二代头孢菌素的效果。其中环丙沙星的抗菌活性最强。第三阶段是20世纪90年代，代表药物司帕沙星、左氧氟沙星、格帕沙星等，其中左氧氟沙星具有其高效、广谱、安全等特点，销售额很高，是喹诺酮药物发展史上的一个里程碑。第四阶段是指20世纪90年代后期开始研制，并已陆续进入临床试验，这一阶段产品有些结构较前阶段的经典产品有很大的改进，有希望占据抗感染药物的最大份额，有人预言21世纪将是喹诺酮时代。

喹诺酮类(4-qvinolones)抗菌药物具有4-吡啶酮-3-羧酸的基本结构，属于吡酮酸的衍生物，故又称吡酮酸类抗菌药物。基本结构为：

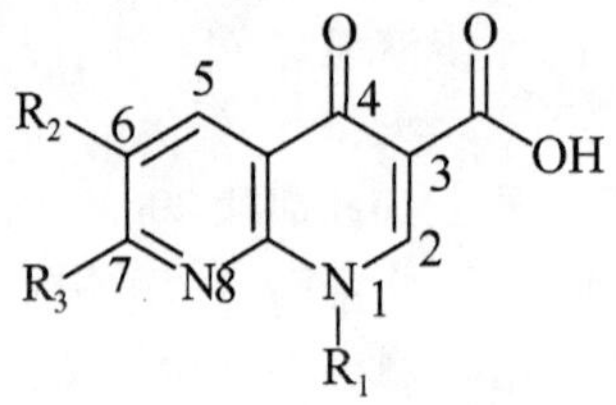

喹诺酮类抗菌药物具有抗菌谱广、抗菌作用强、使用安全、细菌对其不易产生耐药性、易于制造等特点。自1962年发现第一个喹诺酮类抗菌药物萘啶酸(nalidixicacid)以来,该类药物得到了迅速的发展。20世纪70年代我国合成吡哌酸,此后,对本类药物的结构进一步研究,在6位上引入氟原子,7位上保持哌嗪环,改变R_1的结构,均可得到一系列抗菌力增强、抗菌谱广、体内活性强、毒性低的同类药物。目前此类药物已成为临床上广泛使用的一类抗菌药。临床常用的有吡哌酸(pipemidic)、环丙沙星(cipmfioxacin)、氧氟沙星(ofloxacin)、诺氟沙星(norfloxacin)等。现以诺氟沙星和吡哌酸为例进行讨论。

一、结构与性质

(一) 结构

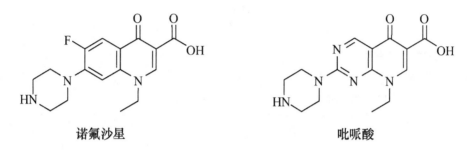

诺氟沙星　　　　　　　　　　　　　吡哌酸

(二) 性质

1. 性状　诺氟沙星为类白色至淡黄色结晶性粉末;无臭,味微苦;在空气中能吸收水分,遇光色渐变深。在二甲基甲酰胺中略溶,在水或乙醇中极微溶解;在乙酸、盐酸或氢氧化钠溶液中易溶;熔点218~224℃。吡哌酸为微黄色至黄色的结晶性粉末;无臭,味苦;在甲醇中微溶,在水或三氯甲烷中极微溶解,在乙醇或乙醚中不溶;在冰醋酸或氢氧化钠试液中易溶;熔点251~256℃,熔融时同时分解。

2. 酸碱两性　本类药物因含有酸性的羧基和碱性的哌嗪基,呈酸碱两性,故易溶于乙酸、盐酸和氢氧化钠溶液中。

3. 还原性　本类药物分子结构中的哌嗪基具有还原性,遇光易被氧化,颜色渐变深。

4. 紫外吸收特性　本类药物分子结构中均有共轭体系,在紫外光区有特征吸收,可用于鉴别及含量测定。

二、鉴别试验

(一) 丙二酸反应

本类药物分子中因有叔胺基团,可与丙二酸和醋酐共热,生成棕色、红色、紫色或蓝色的产物。此反应是叔胺基团的特殊反应。

应用实例:《中国药典》(2010年版)诺氟沙星软膏的鉴别:精密称取本品适量(约相当于诺氟沙星5mg),置分液漏斗中,加三氯甲烷15ml,振摇后,用0.1mol/L盐酸溶液25ml、20ml、20ml和20ml分次提取,合并提取液,置200ml量瓶中,加0.1mol/L盐酸溶液稀释至刻度,摇匀,取该供试品溶液5ml,置水浴上蒸干,残渣中加丙二酸约50mg与醋酐1ml,置80~90℃水浴上加热数分钟,溶液显红棕色。

(二) 氟元素反应

含氟的药物如诺氟沙星经氧瓶燃烧法有机破坏后,使有机氟化物转化为氟化氢,用稀氢氧化钠溶液吸收,吸收液中的氟离子在醋酸钠的稀醋酸缓冲液中,与茜素氟蓝及硝酸亚铈试液作用即显蓝紫色。

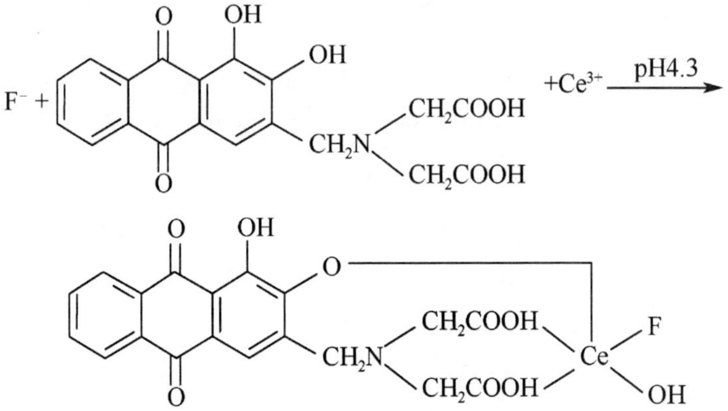

(三) 紫外分光光度法

利用本类药物分子结构中的共轭体系,在一定的紫外光区有特征吸收,进行鉴别,如《中国药典》(2010 年版)中吡哌酸的鉴别。

鉴别方法:取本品,用 0.01mol/L 的盐酸溶液制成每 1ml 中约含 3μg 的溶液,照紫外-可见分光光度法(附录Ⅳ A)测定,在 275nm 的波长处有最大吸收。

(四) 红外分光光度法

《中国药典》(2010 年版)用红外分光光度法鉴别本类药物,吡哌酸的红外吸收图谱应与对照图谱一致。

(五) 色谱法

薄层色谱法与高效液相色谱法已被各国药典所广泛采用,如诺氟沙星的薄层色谱法的鉴别试验。

鉴别方法:取本品与诺氟沙星对照品适量,加三氯甲烷-甲醇(1∶1)制成每 1ml 中含 2.5mg 的溶液,照薄层色谱法试验,吸取上述两种溶液各 10μl,分别点于同一硅胶 G 薄层板上,以三氯甲烷-甲醇-浓氨溶液(15∶10∶3)为展开剂,展开,晾干,置紫外光灯(365nm)下检视。供试品溶液所显主斑点的荧光与位置应与对照品溶液主斑点的荧光与位置相同。

三、杂质检查

喹诺酮类药物在生产或贮藏过程中引入的有关物质,一般通过溶液的澄清度与颜色、有关物质等项目的检查来进行控制。

(一) 溶液澄清度

该项检查是检查碱中不溶性杂质,如哌嗪等碱性化合物。其原因是利用喹诺酮类药物在碱性溶液中易溶,而中间体均不溶于碱性溶液。但时间稍长,中间体可分解而溶,所以检查时要迅速观察,如诺氟沙星的检查。

检查方法:取本品 5 份,各 0.5g,加氢氧化钠试液 10ml 溶解后,溶液应澄清;如显浑浊,与 2 号浊度标准液比较,均不得更浓。

(二) 有关物质

诺氟沙星在生产和贮存过程中可能生成的有关物质会影响到疗效和毒副反应,所以需要对其进行检查。《中国药典》(2010 年版)采用高效液相色谱法检测。

1. 色谱条件 用十八烷基硅烷键合硅胶为填充剂;以 0.025mol/L 磷酸溶液(用三乙胺调节

pH 至 3.0±0.1)-乙腈(87:13)为流动相 A,乙腈为流动相 B;按表9-3进行线性梯度洗脱。

表 9-3 诺氟沙星线性梯度洗脱

时间(分钟)	流动相 A(%)	流动相 B(%)
0	100	0
10	100	0
20	50	50
30	50	50
32	100	0
42	100	0

2. 测定方法 取本品适量,加 0.1mol/L 盐酸溶液(每 12.5mg 加 1ml)使溶解,用流动相 A 定量稀释制成每 1ml 中约含 0.15mg 的溶液,作为供试品溶液;精密量取适量,加流动相 A 稀释成每 1ml 中含诺氟沙星 0.75μg 的溶液,作为对照溶液。另精密称取杂质 A 对照品约 15mg,置 200ml 量瓶中,加乙腈溶解并稀释至刻度,摇匀,精密量取适量,用流动相 A 定量稀释制成每 1ml 中约含 0.3μg 的溶液,作为杂质 A 对照品溶液。称取诺氟沙星对照品、环丙沙星对照品、依诺沙星对照品各适量,加 0.1mol/L 盐酸溶液适量使溶解,用流动相 A 稀释制成每 1ml 中含诺氟沙星 0.15mg、环丙沙星与依诺沙星各 3μg 的混合溶液,取 20μl 注入液相色谱仪,以 278nm 为检测波长,记录色谱图,诺氟沙星峰的保留时间约为 9 分钟。诺氟沙星峰分别与环丙沙星峰及依诺沙星峰的分离度均应大于 2.0。取对照溶液 20μl 注入液相色谱仪,以 278nm 为检测波长,调节检测灵敏度,使主成分色谱峰的峰高约为满量程的 25%。精密量取供试品溶液、对照溶液和杂质 A 对照品溶液各 20μl,分别注入液相色谱仪,以 278nm 和 262nm 为检测波长,记录色谱图。供试品溶液色谱图中如有杂质峰,杂质 A(262nm 检测)按外标法以峰面积计算,不得过 0.2%。其他单个杂质(278nm 检测)峰面积不得大于对照溶液主峰面积(0.5%)。其他各杂质峰面积的和(278nm 检测)不得大于对照溶液主峰面积的 2 倍(1.0%),供试品溶液中任何小于对照溶液主峰面积 0.1 倍的峰可忽略不计。

四、含量测定

喹诺酮类药物的含量测定方法较多,有非水溶液滴定法、紫外分光光度法、比色法、高效液相色谱法等。现将《中国药典》(2010 年版)中常用的方法介绍如下。

(一) 非水溶液滴定法

本类药物因具有酸碱两性,且大部分药物具疏水性,用酸性非水溶剂溶解药物,可增加其碱性,采用适当的指示剂或电位法,以高氯酸滴定液进行测定,如吡哌酸原料药的含量测定。

测定方法:取本品约 0.2g,精密称定,加冰醋酸 20ml 溶解后,加结晶紫指示液 1 滴,用高氯酸滴定液(0.1mol/L)滴定至溶液显纯蓝色,并将滴定结果用空白试验校正。每 1ml 高氯酸滴定液(0.1mol/L)相当于 30.33mg 的 $C_{14}H_{17}N_5O_3$。

(二) 紫外分光光度法

利用本类药物分子结构中的共轭体系在一定的紫外光区有特征吸收,进行含量测定,如诺氟沙星乳膏的含量测定。

测定方法:精密称取本品适量(约相当于诺氟沙星 5mg),置分液漏斗中,加三氯甲烷 15ml,振摇后,用氯化钠饱和的 0.1% 氢氧化钠溶液 25ml、20ml、20ml 和 10ml 分次提取,合并提取液,置 100ml 量瓶中,加 0.1% 氢氧化钠溶液稀释至刻度,摇匀,滤过,精密量取滤液 10ml,加 0.4% 氢氧化钠溶液定量稀释制成每 1ml 中含 5μg 的溶液,照紫外-可见分光光度法,在 273nm 的波长处测定吸光度;另取诺氟沙星对照品适量,精密称定,加 0.4% 氢氧化钠溶液溶解并定量稀释制成每 1ml 中含 5μg 的溶液,同法测定,计算,即得。

(三)高效液相色谱法

本类药物因含有酸性羧基和碱性哌嗪基,能在水中解离,用高效液相色谱法单独以乙腈-水或甲醇-水为流动相时,会出现色谱峰拖尾严重、对称性差、分离度低和保留时间不稳定等问题。若采用离子抑制色谱法或离子对色谱法等技术可克服上述缺点。影响离子对色谱法的主要因素有以下几种。

1. 反离子的种类 反离子不同,对保留值的影响也不同。离子对试剂的链长增加,保留值增加;反离子浓度通常为 0.005~0.001mol/L,因超过一定范围,可能形成聚集物质,反而使保留值降低。

2. 流动相的 pH 流动相的 pH 应调整到能使被测溶质完全解离,最大程度的形成离子对,同时应考虑柱填料对酸碱的承受性,所以流动相的 pH 一般在 2~8 进行调整。

3. 极性调节剂 流动相中加入极性调节剂有利于调整保留值。常用的有机极性调节剂有甲醇和乙腈等。多数反离子易溶于甲醇,因此甲醇是较好的有机极性调节剂乙腈的黏度小于甲醇,也是一种较好的溶剂。极性调节剂的疏水性增加或浓度增加,保留值降低。

《中国药典》(2010 年版)诺氟沙星的含量测定采用离子对高效液相色谱法,具体方法为如下。

色谱条件与系统适用性试验:用十八烷基硅烷键合硅胶为填充剂;以 0.025mol/L 磷酸溶液(用三乙胺调节 pH 至 3.0±0.1)-乙腈(87:13)为流动相;流速为 0.8ml/min;检测波长为 278nm。称取诺氟沙星对照品、环丙沙星对照品、依诺沙星对照品各适量,加 0.1mol/L 盐酸溶液适量使溶解,用流动相稀释制成每 1ml 中含诺氟沙星 25μg、环丙沙星和依诺沙星各 5μg 的混合溶液,取 20μl 注入液相色谱仪,记录色谱图,诺氟沙星峰的保留时间约为 9 分钟。诺氟沙星峰与环丙沙星峰和与依诺沙星峰的分离度均应不小于 2.0。

测定方法:取本品约 25mg,精密称定,置 100ml 量瓶中,加 0.1mol/L 盐酸溶液 2ml 使溶解后,加水稀释到刻度,摇匀,精密量取 5ml,置 50ml 量瓶中,加流动相稀释到刻度,摇匀,取 20μl 注入色谱仪,记录色谱图;另取诺氟沙星对照品约 25mg,同法测定,按外标法以峰面积计算,即得。

第5节 咪唑类药物的分析

咪唑类药物分子结构中有咪唑环。常用的有甲硝唑(metronidazole)、阿苯达唑(albendazole)、西咪替丁(cimetidine)、克霉唑(clotrimazole)、硝酸咪康唑(miconazole nitrate)等。本节以甲硝唑与阿苯达唑为例进行讨论。

一、结构与性质

(一)结构

甲硝唑　　　　　　　　　　　　　　阿苯达唑

(二)性质

1. 性状 甲硝唑为白色至微黄色的结晶或结晶性粉末,有微臭,味苦而略咸;在乙醇中略溶,在水和氯仿中微溶,在乙醚中极微溶解;熔点 159~163℃。阿苯达唑为白色或类白色粉末,无臭无味;在丙酮或三氯甲烷中微溶,在乙醇中几乎不溶,在水中不溶,在冰醋酸中溶解;熔点 206~212℃,熔融时同时分解。

2. 碱性　本类药物中咪唑环显碱性,所以①可在非水溶液中,以高氯酸为滴定液测定其含量,用适当的指示剂或电位法指示终点;②在酸性条件下可与某些沉淀试液如碘化铋钾、三硝基苯酚等试液生成有色沉淀,用于鉴别。

3. 紫外吸收特性　本类药物分子结构中的咪唑环为共轭体系,在一定的紫外光区有特征吸收,可供鉴别和含量测定。

4. 其他性质　甲硝唑在酸碱溶液中加热时呈不同的颜色可用于鉴别;含硫的阿苯达唑,可用醋酸试纸鉴别硫元素的存在。

二、鉴 别 试 验

(一) 沉淀反应

本类药物含有咪唑环,显碱性,在酸性介质中可与许多沉淀试液(如碘化铋钾试液、三硝基苯酚试液等)生成有色沉淀,用于鉴别。

1. 甲硝唑　取甲硝唑约0.1g,加硫酸溶液(3→100)4ml溶解后,加三硝基苯酚试液10ml,放置后即生成黄色沉淀。

2. 阿苯达唑　取阿苯达唑约0.1g,溶于温热的稀硫酸溶液中,滴加碘化铋钾试液,即生成红棕色沉淀。

(二) 显色反应

甲硝唑的鉴别反应:取甲硝唑约10mg,加氢氧化钠试液2ml,温热,即得紫红色溶液;滴加稀盐酸使成酸性后即变成黄色,再滴加过量的氢氧化钠试液则变成橙红色。

(三) 硫元素反应

阿苯达唑的鉴别:取阿苯达唑约0.1g,置试管底部,管口放一湿润的醋酸铅试纸,加热灼烧试管底部,产生的气体可使醋酸铅试纸变黑色。

(四) 紫外分光光度法

表 9-4　咪唑类药物的紫外特征吸收鉴别方法

药物	溶剂	质量浓度($\mu g/ml$)	λ_{max}	λ_{min}	$E_{1cm}^{1\%}$
甲硝唑	盐酸溶液(9→1000)	13	277	241	365~389
阿苯达唑	冰醋酸、乙醇	约10	295	277	430~458

(五) 红外分光光度法

《中国药典》(2010年版)采用红外分光光度法鉴别本类药物,甲硝唑、阿苯达唑应分别与对照图谱一致。

三、杂 质 检 查

(一) 甲硝唑中有关物质检查

《中国药典》(2010年版)规定,甲硝唑原料药要进行2-甲基-5-硝基咪唑的检查和溶液的澄清度与颜色的检查。

1. 有关物质的检查　甲硝唑原料中的有关物质主要以2-甲基-5-硝基咪唑为对照品,采用高效液相色谱法检查。

检查方法:避光操作。精密称取本品约100mg,置100ml量瓶中,加甲醇溶解并稀释至刻度,摇匀,精密量取适量,用流动相定量稀释制成每 1ml 中含 0.2mg 的溶液,作为供试品溶液;另取 2-甲基-5-硝基咪唑对照品约 20mg,精密称定,置 100ml 量瓶中,加甲醇溶解并稀释至刻度,摇匀,作为对照品溶液。分别精密量取供试品溶液 2ml 与对照品溶液 1ml,置同一 100ml 量瓶中,用流动相稀释至刻度,摇匀,精密量取 5ml,置 50ml 量瓶中,用流动相稀释至刻度,摇匀,作为对照溶液。照高效液相色谱法(附录 V D)测定,用十八烷基硅烷键合硅胶为填充剂,以甲醇-水(20:80)为流动相,检测波长为 315nm,理论板数按甲硝唑峰计算不低于 2000,甲硝唑峰与 2-甲基-5-硝基咪唑峰的分离度应不小于 2.0。取对照溶液 20μl 注入液相色谱仪,调节检测灵敏度,使甲硝唑色谱峰的峰高为满量程的 10%;再精密量取供试品溶液和对照溶液各 20μl,分别注入液相色谱仪,记录色谱图至主成分峰保留时间的 2 倍。供试品溶液的色谱图中如有与 2-甲基-5-硝基咪唑相同保留时间的色谱峰,其峰面积不得大于对照溶液中甲硝唑峰面积的 0.5 倍(0.1%);各杂质峰面积的和不得大于对照溶液中甲硝唑峰面积(0.2%)。

2. 乙醇溶液的澄清度与颜色的检查 取本品,加乙醇溶解并稀释制成 5mg/ml 的溶液,溶液应澄清;如显浑浊,与 1 号浊度标准液比较,不得更浓;如显色,与黄色或黄绿色 2 号标准比色液比较,不得更深。

(二) 阿苯达唑中有关物质检查

《中国药典》(2010 年版)采用薄层色谱法检查阿苯达唑原料药中有关物质。

检查方法:取本品,加三氯甲烷-冰醋酸(9:1)溶解并制成每 1ml 中含 10.0mg 的溶液,作为供试品溶液;精密量取适量,加三氯甲烷-冰醋酸(9:1)分别稀释成每 1ml 中含 100μg 和 20μg 的溶液作为对照溶液(1)和(2)。照薄层色谱法试验,吸取上述三种溶液各 5μl,分别点于同一硅胶 G 薄层板上,以三氯甲烷-乙醚-冰醋酸(30:7:3)为展开剂,展开,晾干,立即置紫外光灯(254nm)下检视。对照溶液(2)应有一个明显斑点,供试品溶液如显杂质斑点,其荧光强度与对照溶液(1)的主斑点比较,不得更强。

四、含 量 测 定

《中国药典》(2010 年版)大多采用非水溶液滴定法测定咪唑类药物原料药的含量,如甲硝唑和阿苯达唑;用紫外分光光度法测定阿苯达唑的制剂(片剂、胶囊、颗粒剂)的含量;用高效液相色谱法测定甲硝唑的制剂(片剂、胶囊、注射剂、栓剂、泡腾剂)的含量。

(一) 甲硝唑原料药的含量测定

《中国药典》(2010 年版)采用非水溶液滴定法测定甲硝唑的含量。

测定方法:取本品约 0.13g,精密称定,加冰醋酸 10ml 溶解后,加萘酚苯甲醇指示液 2 滴,用高氯酸滴定液(0.1mol/L)滴定至溶液显绿色,并将滴定结果用空白试验校正。每 1ml 高氯酸滴定液(0.1mol/L)相当于 17.12mg 的 $C_6H_9N_3O_3$。

(二) 阿苯达唑片的含量测定

取本品 20 片(如为糖衣片则除去包衣),精密称定,研细,精密称取适量(约相当于阿苯达唑 20mg),置 100ml 量瓶中,加冰醋酸 10ml,振摇使阿苯达唑溶解,加乙醇稀释至刻度,摇匀,滤过,精密量取续滤液 5ml,置 100ml 量瓶中,加乙醇稀释至刻度,摇匀,照紫外-可见分光光度法(附录 IV A),在 295nm 的波长处测定吸光度,按 $C_{12}H_{15}N_3O_2S$ 的吸收系数($E_{1cm}^{1\%}$)为 444 计算,即得。

目 标 检 测

一、选择题

[A 型题]

1. 下列药物中,哪一个药物加氨制硝酸银能产生银

镜反应( )

    A. 地西泮   B. 阿司匹林

    C. 异烟肼   D. 苯佐卡因

E. 尼可刹米

2. 药物地西泮加硫酸溶解后,在紫外光下显(　　)
   A. 红色荧光　　　　　　B. 橙色荧光
   C. 黄绿色荧光　　　　　D. 淡蓝色荧光
   E. 紫色荧光

3. 《中国药典》(2010 年版)检查异烟肼中的游离肼采用的方法是(　　)
   A. 纸色谱法　　　　　　B. 薄层色谱法
   C. 紫外分光光度法　　　D. 高效液相色谱法
   E. 旋光法

4. 用铈量法测定吩噻嗪类药物的含量是利用吩噻嗪的(　　)
   A. 氧化性　　　　　　　B. 还原性
   C. 水解性　　　　　　　D. 酸性
   E. 碱性

5. 溴酸钾法测定异烟肼的含量,是利用异烟肼的(　　)
   A. 氧化性　　　　　　　B. 还原性
   C. 水解性　　　　　　　D. 酸性
   E. 碱性

6. 鉴别尼可刹米可采用的鉴别反应是(　　)
   A. 硫色素反应　　　　　B. 硫酸-荧光反应
   C. 戊烯二醛反应　　　　D. 缩合反应
   E. 还原反应

7. 下列哪个药物无水解后呈重氮化-偶合反应(　　)
   A. 氯氮䓬　　　　　　　B. 地西泮
   C. 硝西泮　　　　　　　D. 氯硝西泮
   E. 对乙酰氨基酚

8. 《中国药典》(2005 年版)对盐酸氯丙嗪注射液的含量测定,选用 306nm 波长处测定,原因是(　　)
   A. 因在其他波长处,盐酸氯丙嗪无明显紫外吸收
   B. 在实验条件下,306nm 波长是盐酸氯丙嗪的最大吸收波长
   C. 为排除盐酸氯丙嗪氧化产物的干扰
   D. 为排除氧化剂维生素 C 的干扰
   E. 在 306nm 处,盐酸氯丙嗪吸收系数最大

9. 地西泮溶于下列哪一溶剂中在紫外灯照射下呈现荧光(　　)
   A. 盐酸　　　　　　　　B. 硫酸
   C. 氢氧化钠　　　　　　D. 氨水
   E. 硝酸

10. 《中国药典》(2010 年版)对尼可刹米注射液的含量测定采用(　　)
    A. 非水溶液滴定法
    B. 紫外可见分光光度法

C. 气相色谱法
D. 高效液相色谱法
E. 氧化还原滴定法

11. 具有酸碱两性的药物是(　　)
    A. 诺氟沙星　　　　　　B. 异烟肼
    C. 地西泮　　　　　　　D. 氯丙嗪
    E. 异丙嗪

12. 为排除苯甲酸、苯甲酸钠对测定的干扰,《中国药典》(2010 年版)对地西泮注射液的含量测定采用(　　)
    A. 非水溶液滴定法
    B. 紫外可见分光光度法
    C. 气相色谱法
    D. 高效液相色谱法
    E. 氧化还原滴定法

13. 杂环类药物原料药的含量测定大多采用(　　)
    A. 旋光法
    B. 非水溶液滴定法
    C. 紫外可见分光光度法
    D. 高效液相色谱法
    E. 气相色谱法

14. 杂环类药物制剂的含量测定《中国药典》(2010 年版)大多采用(　　)
    A. 比色法　　　　　　　B. 非水溶液滴定法
    C. 高效液相色谱法　　　D. 紫外可见分光光度法
    E. 气相色谱法

15. 加硝酸能产生红色或红色沉淀的药物可能是(　　)
    A. 诺氟沙星　　　　　　B. 异烟肼
    C. 地西泮　　　　　　　D. 氯丙嗪
    E. 异丙嗪

16. 《中国药典》(2010 年版)规定地西泮检查的特殊杂质(有关物质)是(　　)
    A. 游离肼　　　　　　　B. N-去甲基安定
    C. 氧化产物　　　　　　D. 莨菪碱
    E. 去甲基麻黄碱

17. 《中国药典》(2010 年版)规定甲硝唑检查的特殊杂质是(　　)
    A. 游离肼　　　　　　　B. N-去甲基安定
    C. 莨菪碱　　　　　　　D. 氧化产物
    E. 2-甲基-5-硝基咪唑

18. 《中国药典》(2010 年版)规定甲硝唑片剂和注射剂的含量测定方法是(　　)
    A. 比色法　　　　　　　B. 非水溶液滴定法
    C. 高效液相色谱法　　　D. 紫外可见分光光度法

E. 气相色谱法

【B 型题】

[19~23 题共用备选答案]

A. 1:1　　　　　B. 1:2

C. 1:3　　　　　D. 1:4

E. 3:2

19. 溴酸钾滴定法测定异烟肼含量,被测物与标准溶液的反应摩尔比是(　　)

20. 非水溶液滴定法测定地西泮含量,被测物与标准溶液的反应摩尔比是(　　)

21. 非水溶液滴定法测定盐酸氯丙嗪含量,被测物与标准溶液的反应摩尔比是(　　)

22. 非水溶液滴定法测定甲硝唑含量,被测物与标准溶液的反应摩尔比是(　　)

23. 铈量法测定盐酸氯丙嗪含量,被测物与标准溶液的反应摩尔比是(　　)

[24~28 题共用备选答案]

A. 非水溶液滴定法　　B. 紫外可见分光光度法

C. 气相色谱法　　　　D. 高效液相色谱法

E. 氧化还原滴定法

24. 地西泮的含量测定现行药典方法为(　　)

25. 地西泮片的含量测定现行药典方法为(　　)

26. 地西泮注射液的含量测定现行法定方法为(　　)

27. 异烟肼的含量测定现行法定方法为(　　)

28. 盐酸氯丙嗪注射液的含量测定现行法定方法为(　　)

[29~33 题共用备选答案]

A. 取本品约 10mg,加水 1ml 溶解后,加硝酸 5滴即显红色,渐变淡黄色

B. 取本品 10 滴,加氢氧化钠试液 3ml,加热,即发生二乙胺的臭气,能使湿润的红色石蕊试纸变蓝色

C. 取本品约 10mg,置试管中,加水 2ml 溶解后,加氨制硝酸银试液 1ml,即发生气泡与黑色浑浊,并在试管壁上生成银镜

D. 取本品约 10mg,置干燥试管中,加丙二酸少许与醋酐 3 滴,置水治中加热 5 分钟,显深棕色

E. 取本品约 10mg,加硫酸 3ml,振摇溶解,在紫外光灯(365nm)下检视,显黄绿色荧光

29. 盐酸氯丙嗪的鉴别反应是(　　)

30. 尼可刹米的鉴别反应是(　　)

31. 地西泮的鉴别反应是(　　)

32. 异烟肼的鉴别反应是(　　)

33. 吡哌酸的鉴别反应是(　　)

【X 型题】

34. 鉴别吡啶类药物的开环反应有(　　)

A. 戊烯二醛反应　　　B. 甲醛-硫酸反应

C. 二硝基氯苯反应　　D. 维他立反应

E. 硫色素反应

35. 溴酸钾法测定异烟肼含量的方法是(　　)

A. 属于氧化还原滴定

B. 1mol 的溴酸钾相当于 3/2mol 的异烟肼

C. 采用永停滴定法指示终点

D. 在酸性条件下进行滴定

E. 还可以用于异烟肼制剂的含量测定

36. 诺氟沙星应检查的特殊杂质或项目有(　　)

A. 其他甾体　　　　B. 有关物质

C. 碱不溶性物质　　D. 酸不溶性物质

E. 游离肼

37. 异烟肼的鉴别方法有(　　)

A. 与硫酸铜试液反应,生成草绿色沉淀

B. 与香草醛反应生成黄色结晶,熔点为228～231℃

C. 与氨制硝酸银试液反应,产生气泡与黑色沉淀

D. 在酸性条件下加热后,加亚硝酸钠溶液和碱性 β-萘酚溶液,产生红色沉淀

E. 红外分光光度法

二、简答题

1. 吩噻嗪类药物为何易氧化变色?如何利用此性质进行鉴别?

2. 鉴别异烟肼常用的方法是什么?简述其原理及现象。

三、计算题

1. 取标示量为 25mg 的盐酸氯丙嗪片 20 片,除去糖衣后精密称定,总重量为 2.4120g,研细,精密称取 0.2368g,置 500ml 量瓶中,加盐酸溶液稀释至刻度,摇匀,滤过,精密量取续滤液 5ml,置 100ml 量瓶中,加同一溶剂稀释至刻度,摇匀,在 254nm 波长处测得吸收度为 0.435,按 $E_{1cm}^{1\%}$ 为 915 计算,求其标示量的百分含量。

2. 精密称定地西泮 0.2035g,加冰醋酸与醋酐各 10ml 使溶解后,加结晶紫指示剂 1 滴,用高氯酸液(0.1012mol/L)滴定,至溶液显绿色时,消耗 7.03ml 高氯酸滴定液,空白试验消耗高氯酸 0.02ml。每 1ml 高氯酸液(0.1mol/L)相当于 28.47mg 的地西泮($C_{16}H_{13}ClN_2O$)。《中国药典》(2010 年版)规定:按干燥品计算不得少于 98.5%。通过计算判断地西泮的含量是否符合《中国药典》(2010 年版)规定。

第10章 生物碱类药物的分析

学习目标

1. 掌握生物碱类药物的化学结构、理化性质和鉴别反应试验。
2. 掌握非水溶液滴定法、酸性染料比色法、紫外分光光度法、高效液相色谱法等方法生物碱类药物含量测定的原理及应用。
3. 熟悉生物碱类药物中特殊杂质的来源及检查方法。
4. 了解生物碱的化学结构分类。

 案例10-1

  0.5%盐酸麻黄碱滴鼻液是医院常用的非处方制剂,具有收缩血管的作用,其滴鼻液被广泛用于治疗鼻黏膜充血、急性鼻炎、鼻窦炎及肥大性鼻炎等。处方组成为盐酸麻黄碱0.5g,羟苯乙酯(尼泊金乙酯)0.025g,氯化钠0.76g,加水至100ml。某药检人员同时用旋光法和直接分光光度法测其含量,结果表明直接分光光度法测定值总是高于旋光法测定值,后经验证直接分光光度法测定值错误,旋光法测定值正确。

  问题:

1. 旋光法为何可用于测定0.5%盐酸麻黄碱滴鼻液的含量?
2. 试分析为何直接分光光度法不能测定0.5%盐酸麻黄碱滴鼻液的含量?
3. 试设计出其他可准确测定0.5%盐酸麻黄碱滴鼻液含量的分析方法?

  生物碱(alkaloids)是一类含氮的有机化合物,绝大多数存在于植物体内,大部分显碱性,故称生物碱。自19世纪初从阿片中发现第一个生物碱——吗啡以来,目前已分离得到10 000余种生物碱,其中结构已确定的达3000余种,近百种生物碱具有特殊而显著的生理活性,已广泛应用于临床。由于生物碱大多具有毒性,因此,临床应用须十分慎重,须严格控制其质量,保证用药的安全有效。

  生物碱类药物数目较多、结构复杂,其基本母核多种多样,《中国药典》(2010年版)收载的生物碱类药物主要有苯烃胺类中盐酸麻黄碱与盐酸伪麻黄碱;托烷类中硫酸阿托品与氢溴酸东莨菪碱;喹啉类中的硫酸奎宁与硫酸奎尼丁;异喹啉类中的盐酸吗啡与磷酸可待因;吲哚类中的硝酸士的宁与利血平;黄嘌呤类中的咖啡因与茶碱等。

第1节 苯 烃 胺 类

  苯烃胺类生物碱的结构特点是氮原子不在环状结构内。常用的药物有盐酸麻黄碱(ephedrine hydrochloride)、盐酸伪麻黄碱(pseudoephedrine hydrochloride)、秋水仙碱(colchicine)等。本节以盐酸麻黄碱和盐酸伪麻黄碱为例,就其鉴别、杂质检查等相关问题进行讨论。

一、结构与性质

(一) 结构

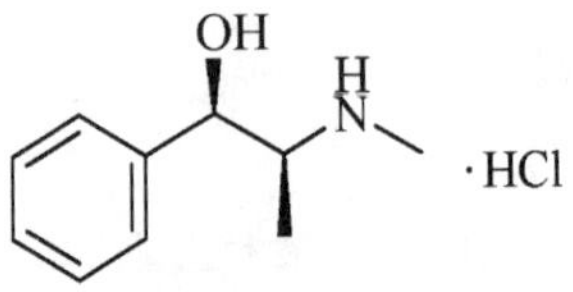

盐酸麻黄碱 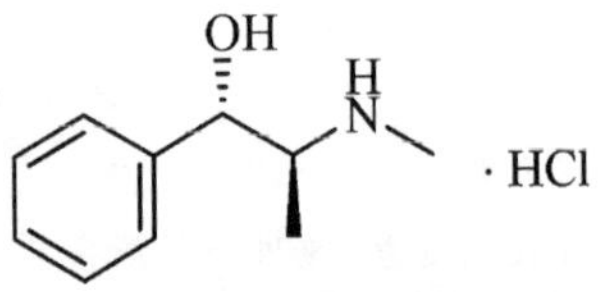　　　　　　　　　　　盐酸伪麻黄碱

(二) 性质

1. 性状　盐酸麻黄碱为白色针状结晶或结晶性粉末;无臭,味苦;在水中易溶,在乙醇中溶解,在三氯甲烷或乙醚中不溶;熔点 217~220℃。盐酸伪麻黄碱为白色结晶性粉末;无臭,味苦;在水中极易溶解,在乙醇中易溶,在三氯甲烷中微溶;熔点 183~186℃。

2. 碱性　麻黄碱和伪麻黄碱具有苯烃胺结构,其氮原子均为仲胺,碱性较强,易与酸成盐。

3. 氨基醇性质　芳环侧链上有氨基醇结构,可与双缩脲试液反应,用于鉴别和含量测定。

4. 紫外吸收特性　麻黄碱和伪麻黄碱结构中含有芳环,在紫外光谱区有特征吸收,可供鉴别和含量测定。

5. 旋光性　麻黄碱和伪麻黄碱侧链上均具有不对称碳原子,因此具有旋光性。麻黄碱为左旋体,每 1ml 含盐酸麻黄碱 50mg 的水溶液,比旋度为 $-35.5°~-33°$;伪麻黄碱为右旋体,每 1ml 含盐酸伪麻黄碱 50mg 的水溶液,比旋度为 $+61.0°~+62.5°$。

二、鉴 别 试 验

(一) 双缩脲反应

此反应系芳环侧链具有氨基醇结构的生物碱的特征反应,盐酸麻黄碱和盐酸伪麻黄碱均具有。反应机制为 Cu^{2+} 与仲氨基形成紫堇色配位化合物,无水配位化合物及含有 1 分子水的配位化合物均易溶于乙醚而显紫红色,具有 4 分子水的配位化合物则溶于水显蓝色,如盐酸麻黄碱的鉴别,其反应如下:

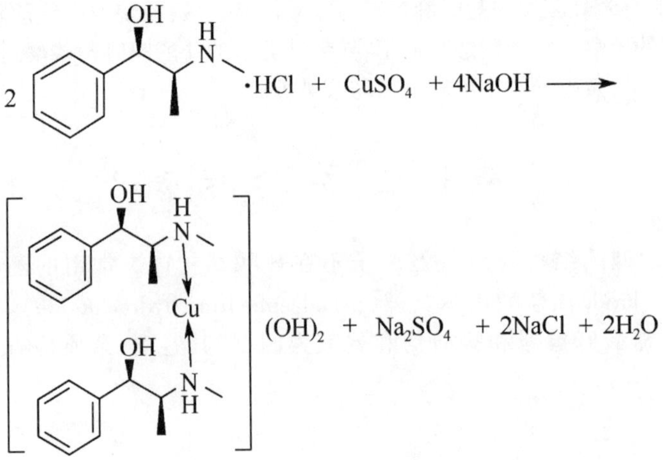

鉴别方法:取本品约 10mg,加水 1ml 溶解后,加硫酸铜试液 2 滴与 20% 氢氧化钠溶液 1ml,即

显蓝紫色;加乙醚 1ml 振摇后,放置,乙醚层即显紫红色,水层变成蓝色。

(二) 氯化物反应

本类药物常用其盐酸盐,应显氯化物的鉴别反应。

(三) 紫外分光光度法

本类药物的分子结构具有共轭体系,因此常利用紫外最大吸收波长进行鉴别,如盐酸伪麻黄碱的鉴别。

鉴别方法:取本品,加水制成每 1ml 中含 0.5mg 的溶液,照紫外-可见分光光度法测定,在 251nm、257nm 与 263nm 的波长处有最大吸收。

(四) 红外分光光度法

《中国药典》(2010 年版)采用红外分光光度法鉴别本类药物的原料药,盐酸麻黄碱、盐酸伪麻黄碱的红外吸收图谱应分别与对照图谱一致。

三、杂质检查

从麻黄中提取麻黄碱和伪麻黄碱时,常常引入结构相似的甲基麻黄碱、甲基伪麻黄碱、去甲基麻黄碱、去甲基伪麻黄碱等生物碱成分。

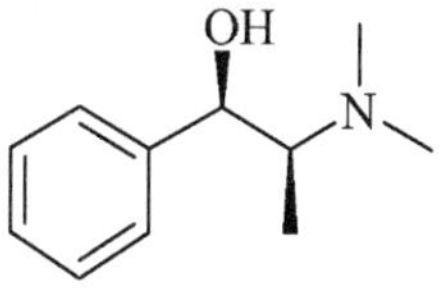

甲基麻黄碱 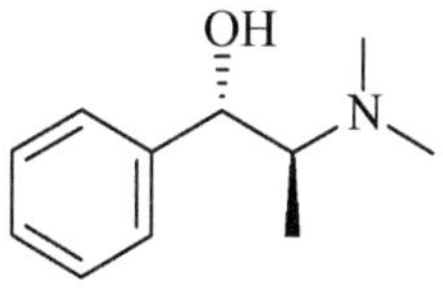　　　　甲基伪麻黄碱 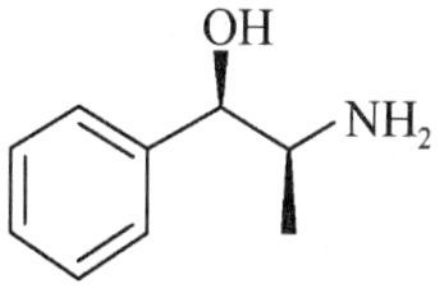　　　　去甲基麻黄碱 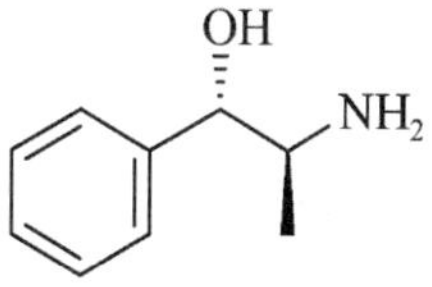　　　　去甲基伪麻黄碱

因此《中国药典》(2010 年版)规定盐酸麻黄碱和盐酸伪麻黄碱需要检查有关物质。现介绍盐酸伪麻黄碱中有关物质的检查。

检查方法:取本品,加流动相溶解并制成每 1ml 中含 2mg 的溶液,作为供试品溶液;精密量取适量,加流动相稀释制成每 1ml 中含 10μg 的溶液作为对照溶液(1);取盐酸麻黄碱对照品 10mg,置 100ml 量瓶中,加供试品溶液 5ml,用流动相溶解并稀释至刻度,摇匀,作为对照溶液(2)。照高效液相色谱法测定。用苯基硅烷键合硅胶为填充剂;以 1.16% 醋酸铵溶液-甲醇(94∶6,用醋酸调节 pH 至 4.0)为流动相;检测波长为 257nm。理论板数按伪麻黄碱峰计算不低于 2000,且两峰的分离度应大于 2.0。取对照溶液(2)20μl,注入液相色谱仪,调整检测灵敏度,使两主成分色谱峰的峰高为满量程的 50% 以上,精密量取供试品溶液与对照溶液(1)各 20μl,分别注入液相色谱仪中,记录色谱图至伪麻黄碱峰保留时间的 2 倍。供试品溶液的色谱图中如有杂质峰,单个杂质峰面积不得大于对照溶液(1)主峰面积(0.5%);各杂质峰面积的和不得大于对照溶液(1)主峰面积的 2 倍(1.0%),小于对照溶液(1)主峰面积 0.1 倍的峰可忽略不计。

第 2 节　托　烷　类

托烷类(莨菪烷类)是由莨菪烷衍生物莨菪醇与莨菪酸缩合而成的酯类化合物,常见的药物有硫酸阿托品(atropine sulfate)、氢溴酸山莨菪碱(anisodamine hydrobromide)、氢溴酸东莨菪碱(scopolamine hydrobromide)等。本节以硫酸阿托品和氢溴酸东莨菪碱为例,对其鉴别、杂质检查等相关问题进行讨论。

一、结构与性质

(一) 结构

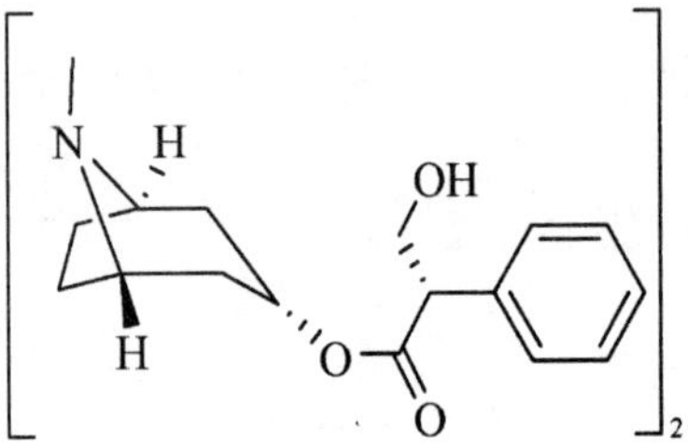

硫酸阿托品 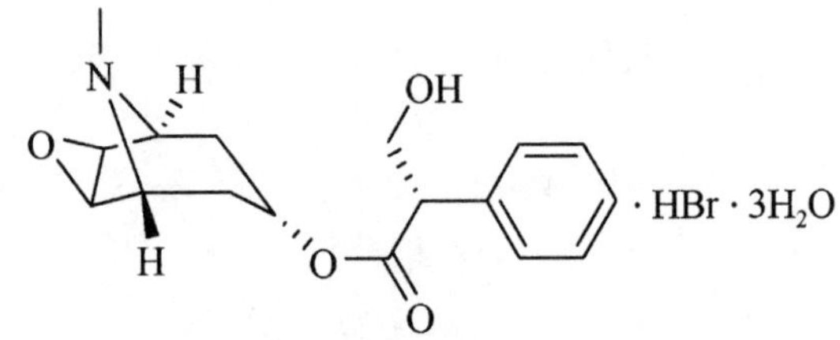　　　　　　　　　　　　　　　氢溴酸东莨菪碱

(二) 性质

1. 性状　硫酸阿托品为无色结晶或结晶性粉末;无臭;在水中极易溶解,在乙醇中易溶;熔点不得低于 189℃,熔融时同时分解。氢溴酸东莨菪碱为无色或白色结晶性粉末;无臭;微有风化性;在水中易溶,在乙醇中略溶,在三氯甲烷中极微溶解,在乙醚中不溶;熔点为 195~199℃。

2. 碱性　阿托品和东莨菪碱的分子结构中,五元环上均含有叔胺氮,因此碱性较强,易与酸成盐。

3. 水解性　硫酸阿托品和氢溴酸东莨菪碱是由莨菪醇和莨菪酸组成的酯类化合物发生水解。

4. 旋光性　氢溴酸东莨菪碱结构中有不对称碳原子,呈左旋体,每 1ml 含 50mg 氢溴酸东莨菪碱的水溶液,比旋度为 −27°~−24°,而阿托品虽有不对称碳原子,但是其外消旋体,无旋光性。

二、鉴别试验

(一) 维他立反应(Vitalli 反应)

此反应为阿托品、东莨菪碱、山莨菪碱等含莨菪酸的托烷类生物碱的特征反应。反应机制为托烷类生物碱结构的酯键水解后生成莨菪酸,经发烟硝酸加热处理,生成黄色三硝基衍生物,再与氢氧化钾醇溶液和固体氢氧化钾作用,即生成深紫色的醌型化合物。以阿托品为例,其反应式如下:

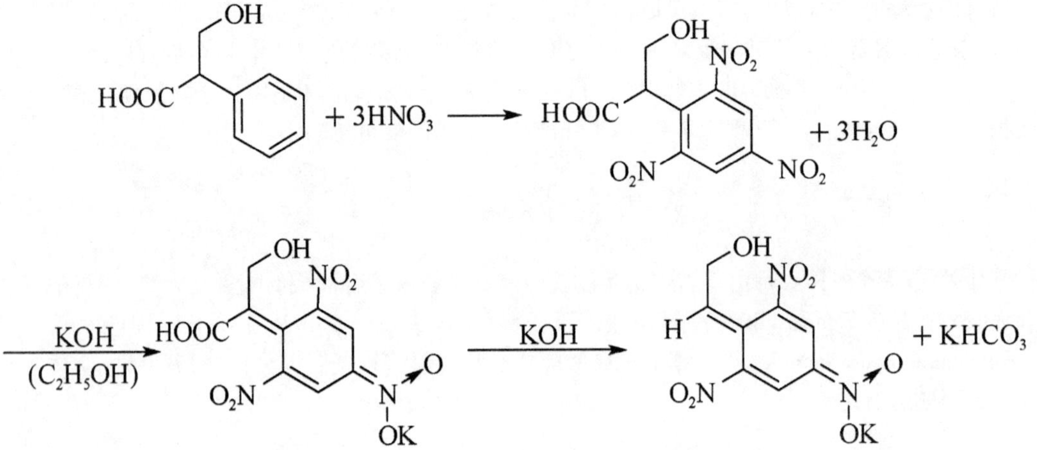

鉴别方法:取本品约 10mg,加发烟硝酸 5 滴,置水浴上蒸干得黄色残渣,放冷;加乙醇 2～3 滴湿润,加固体氢氧化钾 1 小粒,即显深紫色。.

(二) 沉淀反应

本类生物碱药物,可与生物碱沉淀剂生成沉淀。阿托品与氯化汞醇试液反应,则生成黄色沉淀;但氢溴酸东莨菪碱与氯化汞醇试液反应,则生成白色复盐沉淀。以氢溴酸东莨菪碱为例,介绍其鉴别方法。

鉴别方法:取本品约 10mg,加水 1ml 溶解后,置分液漏斗中,加氨试液使成碱性后,加三氯甲烷 5ml,振摇,分取三氯甲烷液,置水浴上蒸干,残渣中加二氯化汞的乙醇溶液(取二氯化汞 2g,加 60% 乙醇使成 100ml)1.5ml,即生成白色沉淀。

(三) 硫酸盐与溴化物反应

硫酸阿托品应具硫酸盐的鉴别反应。硫酸阿托品的水溶液,加氯化钡试液,即生成白色沉淀,沉淀在盐酸或硝酸中均不溶解;加醋酸铅试液,也生成白色沉淀,但沉淀在醋酸铵或氢氧化钠试液中溶解。

氢溴酸东莨菪碱应具溴化物的鉴别反应。氢溴酸东莨菪碱的水溶液,加硝酸银试液,即生成淡黄色凝乳沉淀,沉淀能在氨试液中微溶,但在硝酸中几乎不溶;滴加氯试液,溴即游离,加三氯甲烷振摇,三氯甲烷层显黄色或红棕色。

(四) 红外分光光度法

《中国药典》(2010 年版)采用红外分光光度法鉴别本类药物,硫酸阿托品、氢溴酸东莨菪碱的红外吸收图谱应分别与对照图谱一致。

三、杂 质 检 查

(一) 氢溴酸东莨菪碱中有关物质的检查

氢溴酸东莨菪碱在生产和贮藏过程中容易产生阿扑东莨菪碱、颠茄碱、阿扑阿托品、易氧化物等有关物质,中国药典通过酸度、其他生物碱和易氧化物检查进行控制。

1. 酸度　东莨菪碱的碱性很弱,对石蕊试纸几乎不显碱性反应。氢溴酸东莨菪碱为强酸弱碱盐,通常其 5% 水溶液的 pH 应为 4.0～5.5,由此来控制本品中的酸性杂质。

检查方法:取本品 0.50g,加水 10ml 溶解后,依法测定,pH 应为 4.0～5.5。

2. 其他生物碱　氢溴酸东莨菪碱中有其他生物碱,如阿扑阿托品、颠茄碱等,加入氨试液则产生混浊。本品水溶液加入氢氧化钾试液,则东莨菪碱析出,溶液显浑浊。因为东莨菪碱在碱性条件下可水解,生成异东莨菪醇和莨菪酸,前者在水中溶解,后者生成钾盐在水溶液中也能溶解,故可使瞬即生成的混浊消失。

检查方法:取本品 0.10g,加水 2ml 溶解后,分成两等份:一份中加氨试液 2～3 滴,不得发生浑浊;另一份中加氢氧化钾试液数滴,只许发生瞬即消失的类白色浑浊。

3. 易氧化物　本品在生成过程如果引入杂质阿扑东莨菪碱及其他含有不饱和双键的有机物质,可使高锰酸钾溶液褪色。

检查方法:取本品 0.15g,加水 5ml 溶解后,在 15～20℃ 加高锰酸钾滴定液(0.02mol/L)0.05ml,10 分钟内红色不得完全消失。

(二) 硫酸阿托品中有关物质的检查

1. 莨菪碱　莨菪碱是阿托品在生产过程中消旋化不完全而引入的杂质,其毒性较大,故应检查硫酸阿托品中的莨菪碱。检查原理是莨菪碱为左旋体,而硫酸阿托品为外消旋体,无旋光性,因此可以利用旋光法来检查莨菪碱杂质。

检查方法:取本品,按干燥品计算,加水制成每 1ml 中含 50mg 的溶液,依法测定,旋光度不得过-0.40°。

2. 有关物质

检查方法:取本品,加水溶解并稀释制成每 1ml 中含 0.5mg 的溶液,作为供试品溶液;精密量取 1ml,置 100ml 量瓶中,用水稀释至刻度,摇匀,作为对照溶液。照高效液相色谱法试验。用十八烷基硅烷键合硅胶为填充剂,以 0.05mol/L 磷酸二氢钾溶液(含 0.0025mol/L 庚烷磺酸钠)-乙腈(84∶16)(用磷酸或氢氧化钠试液调节 pH 至 5.0)为流动相,检测波长为 225nm,阿托品峰与相邻杂质峰的分离度应符合要求。取对照溶液 20μl 注入液相色谱仪,调节检测灵敏度,使主成分色谱峰的峰高约为满量程的 20%;再精密量取供试品溶液与对照溶液各 20μl,分别注入液相色谱仪,记录色谱图至主成分峰保留时间的 2 倍。供试品溶液色谱图中如有杂质峰,除相对主峰保留时间 0.17 前的溶剂峰外,各杂质峰面积的和不得大于对照溶液主峰面积(1.0%)。

第 3 节 喹 啉 类

喹啉类生物碱药物分子结构中含有苯环与吡啶稠合而成的喹啉杂环,环上杂原子的反应性与基本吡啶相同。本类药物主要有硫酸奎宁(quinine sulfate)、硫酸奎尼丁(quinidine sulfate)、磷酸氯喹(chloroquine phosphate)等。本节主要以硫酸奎宁和硫酸奎尼丁为例,对其鉴别、杂质检查等相关问题进行讨论。

一、结构与性质

(一) 结构

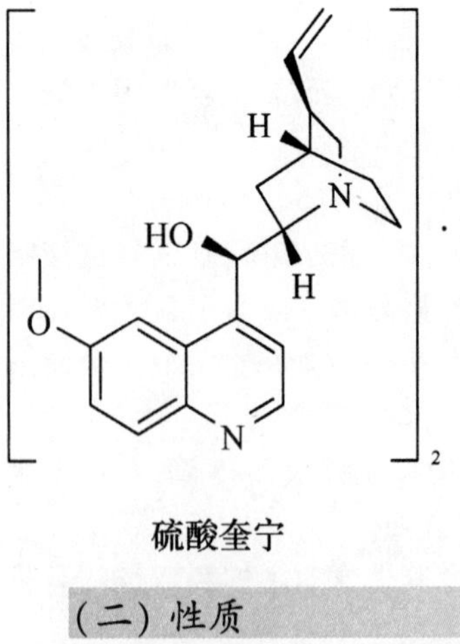

硫酸奎宁 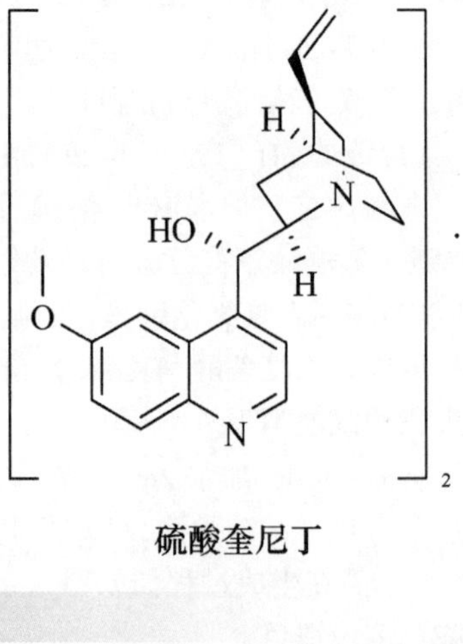   硫酸奎尼丁

(二) 性质

1. 性状 硫酸奎宁为白色细微的针状结晶;轻柔,易压缩,无臭,味极苦;遇光渐变色;在三氯甲烷-无水乙醇(2∶1)的混合液中易溶,在水、乙醇、三氯甲烷或乙醚中微溶。硫酸奎尼丁为白色细针状结晶;无臭,味极苦;遇光渐变色;在沸水中易溶,在水中微溶,在三氯甲烷、乙醇中溶解,在乙醚中几乎不溶。

2. 碱性 奎宁或奎尼丁结构中包括喹啉环和喹核碱两部分,各含一个氮原子,其中喹核碱含脂环氮,碱性强,可以与硫酸成盐。奎啉环上氮系芳环氮,碱性较弱,不能与硫酸成盐。因此两分子的奎宁或奎尼丁与一分子二元酸成盐。

3. 旋光性 硫酸奎宁和硫酸奎尼丁的分子式完全相同,但喹核碱部分立体结构不同,前者为左旋体,后者为右旋体,每 1ml 含硫酸奎宁和硫酸奎尼丁 20mg 的 0.1mol/L 盐酸溶液,比旋度分别为−244°~−237°和+275°~+290°。

4. 荧光特性 硫酸奎宁和硫酸奎尼丁在稀硫酸溶液均显蓝色荧光。

二、鉴 别 试 验

(一) 绿奎宁反应(Thalleioquin 反应)

此反应为含氧喹啉衍生物的特征反应,奎宁和奎尼丁均为含氧喹啉衍生物,可发生绿奎宁反应。反应机制为 6 位含氧喹啉,经氯水(或溴水)氧化氯化,再与氨水缩合,生成绿色的二醌基亚胺的铵盐。以硫酸奎宁为例,其反应式如下:

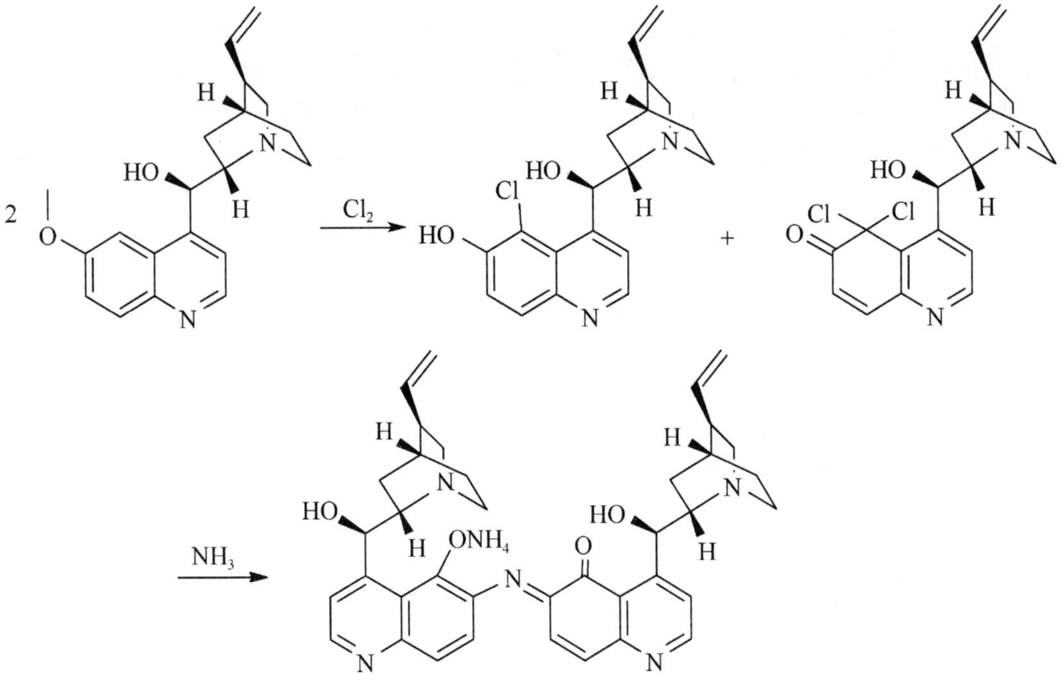

鉴别方法:取本品 5mg,加水 5ml,加溴试液 3 滴与氨试液 1ml,即显翠绿色。

(二) 硫酸盐反应

硫酸奎宁和硫酸奎尼丁均含硫酸根,均具硫酸盐反应,如硫酸奎宁的鉴别。

鉴别方法:取本品 5mg,加水 5ml,加盐酸使呈酸性后,加氯化钡试液 1ml,即产生白色沉淀。

(三) 荧光光谱特征

利用硫酸奎宁和硫酸奎尼丁在稀硫酸溶液均显蓝色荧光,可鉴别本类药物,如硫酸奎尼丁的鉴别。

鉴别方法:取本品约 20mg,加水 20ml 溶解后,分取溶液 10ml,加稀硫酸使成酸性,即显蓝色荧光,加几滴盐酸,荧光即消失。

（四）红外分光光度法

《中国药典》(2010 年版)采用红外分光光度法鉴别本类药物,硫酸奎宁的红外吸收图谱应与对照图谱一致。

三、杂 质 检 查

硫酸奎宁和硫酸奎尼丁易在生产过程引入中间体及副反应产物等有关物质,中国药典通过酸度、三氯甲烷-乙醇中不溶物和其他金鸡纳碱检查等来控制。下面以硫酸奎宁为例介绍。

1. 酸度　本项检查主要控制药物中酸性杂质。

检查方法:取本品 0.20g,加水 20ml 溶解后,依法测定,pH 应为 5.7~6.6。

2. 三氯甲烷-乙醇中不溶物　本项检查主要控制药物中醇不溶性杂质或无机盐类等。

检查方法:取本品 2.0g,加三氯甲烷-无水乙醇(2∶1)的混合液 15ml,在 50℃加热 10 分钟后,用称定重量的垂熔坩埚滤过,滤渣用上述混合液分 5 次洗涤,每次 10ml,在 105℃干燥至恒重,遗留残渣不得过 2mg。

3. 其他金鸡纳碱　本项检查主要控制药物中其他生物碱。

检查方法:取本品,加稀乙醇制成每 1ml 约含 10mg 的溶液,作为供试品溶液;精密量取适量,加稀乙醇稀释制成每 1ml 中约含 50μg 的溶液,作为对照溶液。照薄层色谱法试验,吸取上述两种溶液各 5μl,分别点于同一硅胶 G 薄层板上,以三氯甲烷-丙酮-二乙胺(5∶4∶1.25)为展开剂,展开,微热使展开剂挥散,喷以碘铂酸钾试液使显色。供试品溶液所显杂质斑点,与对照溶液的主斑点比较,不得更深。

第 4 节　异 喹 啉 类

异喹啉类生物碱结构复杂,数目繁多,生理活性广泛,常用的药物有吗啡、可待因、罂粟碱、那可汀和小檗碱等。本节以盐酸吗啡(morphine hydrochloride)和磷酸可待因(codeine phosphate)为例,对其鉴别、杂质检查等相关问题进行讨论。

一、结构与性质

（一）结构

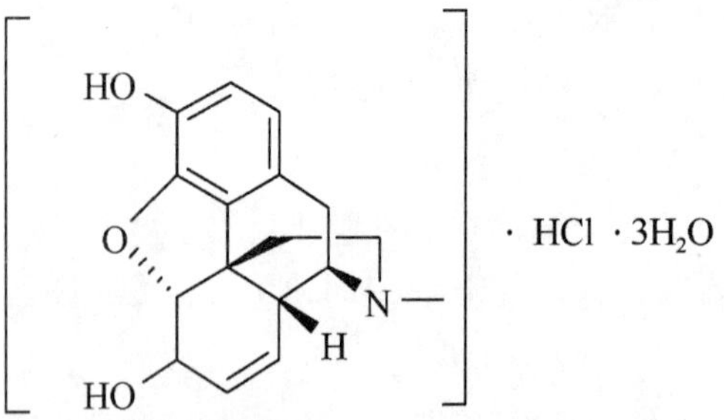

盐酸吗啡 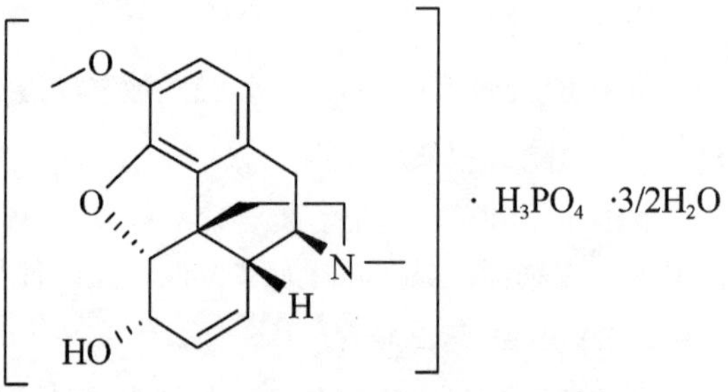　　　　　　　　　　　　　　磷酸可待因

（二）性质

1. 性状　盐酸吗啡为白色、有丝光的针状结晶或结晶性粉末;无臭;遇光易变质;在水中溶解,在乙醇中略溶,在三氯甲烷或乙醚中几乎不溶。磷酸可待因为白色细微针状结晶性粉

末;无臭;有风化性;水溶液显酸性反应;在水中易溶,在乙醇中微溶,在三氯甲烷或乙醚中极微溶。

2. 酸碱两性　吗啡分子中含有酚羟基和叔胺基团,属酸碱两性生物碱,但碱性略强于酸性,既可溶于氢氧化钠溶液又可溶于盐酸溶液。可待因分子中仅有叔胺基团,无酚羟基,碱性较吗啡稍强,不能溶于氢氧化钠溶液。

3. 旋光性　吗啡和磷酸可待因分子结构中都含不对称碳原子,为左旋体。每 1ml 含盐酸吗啡 20mg 的水溶液,比旋度分别为-115°~-110°。

4. 紫外吸收特性　吗啡和可待因结构中含有共轭体系,在紫外光谱区有特征吸收,可供鉴别和含量测定。

二、鉴 别 试 验

(一) 甲醛-硫酸反应(Marquis 反应)

此反应为含酚羟基的异喹啉类生物碱的特征反应,如吗啡属于此类药物,该类生物碱遇甲醛-硫酸可生成具有醌式结构的有色化合物。

鉴别方法:取本品约 1mg,加甲醛硫酸试液 1 滴,即显紫堇色。

(二) 显色反应

盐酸吗啡与磷酸可待因都可与生物碱显色试剂反应,呈现不同的颜色。常用显色剂有钼硫酸、硒硫酸等。

盐酸吗啡的鉴别方法:

(1) 取本品约 1mg,加钼硫酸试液 0.5ml,即显紫色,继变为蓝色,最后变为棕绿色(盐酸吗啡的专属鉴别反应)。

(2) 取本品约 1mg,加水 1ml 溶解后,加稀铁氰化钾试液 1 滴,即显蓝绿色。

磷酸可待因的鉴别方法:

取本品约 1mg,置白瓷板上,加含亚硒酸 2.5mg 的硫酸 0.5ml,立即显绿色,渐变蓝色。

(三) 氯化物及磷酸盐反应

盐酸吗啡具氯化物反应,磷酸可待因具磷酸盐反应。

(四) 红外分光光度法

《中国药典》(2010 年版)采用红外分光光度法鉴别本类药物,盐酸吗啡、磷酸可待因的红外吸收图谱应与对照图谱一致。

三、杂 质 检 查

(一) 盐酸吗啡中有关物质的检查

盐酸吗啡在生产和贮藏过程中易引入阿扑吗啡、罂粟酸、可待因、蒂巴因等有关物质,因此《中国药典》(2010 年版)通过阿扑吗啡、罂粟酸、其他生物碱检查来控制杂质。

1. 阿扑吗啡　吗啡在酸性溶液加热,经脱水及分子重排,生成阿扑吗啡。检查原理是阿扑吗啡具有邻二酚结构,可被碘溶液氧化,生成水溶性绿色化合物,此化合物能溶于乙醚,显深宝石红色,水层仍显绿色。

检查方法:取本品 50mg,加水 4ml 溶解后,加碳酸氢钠 0.10g 与 0.1mol/L 碘溶液 1 滴,加乙醚 5ml,振摇提取,静置分层后,乙醚层不得显红色,水层不得显绿色。

2. 罂粟酸 本项检查主要控制从阿片中提取吗啡时,可能引入罂粟酸。检查原理是罂粟酸在微酸性溶液中遇三氯化铁生成红色的罂粟酸铁。

检查方法:取本品 0.15g,加水 5ml 溶解后,加稀盐酸 5ml 与三氯化铁试液 2 滴,不得显红色。

3. 有关物质

检查方法:取本品适量,加流动相溶解并稀释制成每 1ml 中约含盐酸吗啡 0.5mg 的溶液,作为供试品溶液;精密量取适量,用流动相定量稀释制成每 1ml 中含 5μg 的溶液作为对照溶液。另取盐酸吗啡对照品适量,加水溶解,制成每 1ml 中含 0.2mg 的溶液,量取 5ml,加 0.4% 的三氯化铁溶液 1ml,置沸水浴中加热 10 分钟,放冷;量取该溶液 1ml,加入磷酸可待因对照品溶液(取磷酸可待因对照品适量,加流动相溶解并稀释制成每 1ml 中约含磷酸可待因 25μg 的溶液)1ml,摇匀,作为系统适用性试验溶液。照高效液相色谱法试验。用十八烷基硅烷键合硅胶为填充剂;以 0.0025mol/L 庚烷磺酸钠的 0.01mol/L 磷酸二氢钾水溶液(含 0.1% 三乙胺,用磷酸调 pH 至 2.5±0.1)-乙腈(85∶15)为流动相;检测波长为 210nm;柱温为 30℃。取系统适用性试验溶液 20μl 注入液相色谱仪,记录色谱图,主要色谱峰的出峰顺序为:吗啡、伪吗啡和可待因。吗啡的相对保留时间为 7~8 分钟,伪吗啡的相对保留时间为 1.2~1.5,可待因的相对保留时间为 2.0~2.3;各色谱峰之间的分离度均应符合要求。取对照溶液 20μl 注入液相色谱仪,调节检测灵敏度,使主成分色谱峰的峰高约为满量程的 20%。精密量取对照溶液和供试品溶液各 20μl,分别注入液相色谱仪,记录色谱图至主成分色谱峰保留时间的 4 倍。供试品溶液中如有与伪吗啡峰保留时间一致的色谱峰,其峰面积乘以校正因子 2 后,不得大于对照溶液主峰面积的 0.4 倍(0.4%),可待因和其他单个杂质峰均不得大于对照溶液主峰面积的 0.25 倍(0.25%),各杂质峰面积的和不得大于对照溶液主峰面积(1.0%)。供试品溶液色谱图中任何小于对照溶液主峰面积 0.05 倍的峰忽略不计。

(二) 磷酸可待因中有关物质的检查

检查方法:取本品,精密称定,加流动相溶解并稀释制成每 1ml 中含 10mg 的溶液作为供试品溶液;另取吗啡对照品,精密称定,用流动相溶解并稀释制成每 1ml 中含 1mg 的溶液作为对照品溶液;精密量取供试品溶液 0.2ml 与对照品溶液 1ml,置同一 100ml 量瓶中,用流动相稀释至刻度,摇匀,作为对照溶液。照高效液相色谱法试验,用十八烷基硅烷键合硅胶为填充剂;以 0.03mol/L 醋酸钠溶液(用冰醋酸调节 pH 至 3.5)-甲醇(60∶10)为流动相;检测波长为 230nm;理论板数按磷酸可待因峰计算不低于 2000,吗啡峰与磷酸可待因峰的分离度应符合要求。取对照溶液 10μl 注入液相色谱仪,调节检测灵敏度,使主成分色谱峰的峰高约为满量程的 20%。再精密量取供试品溶液和对照溶液各 10μl,分别注入液相色谱仪,记录色谱图至主成分峰保留时间的 3 倍,供试品溶液的色谱图中如有与吗啡峰保留时间一致的色谱峰,其峰面积不得大于对照溶液中吗啡峰面积(0.1%);其他单个杂质峰面积不得大于对照溶液中磷酸可待因峰面积的 2.5 倍(0.5%);各杂质峰面积的和不得大于对照溶液中磷酸可待因峰面积的 5 倍(1.0%)。

第 5 节 吲 哚 类

吲哚类生物碱分子结构中含有苯环与吡咯稠合而成的吲哚杂环,此类药物数目较多,大多数结构复杂而有显著或重要的生理活性,如士的宁、利血平、长春碱、麦角新碱、新长春碱、毒扁豆碱等。本节以硝酸士的宁(strychnine nitrate)和利血平(reserpine)为例,就其鉴别和杂质检查等相关问题进行讨论。

一、结构与性质

(一) 结构

硝酸士的宁　　　　　　　　　　　　　　利血平

(二) 性质

1. 性状　硝酸士的宁为无色针状结晶或结晶性粉末;无臭,味极苦;在沸水中易溶,在水中略溶,在三氯甲烷、乙醇中微溶,在乙醚中几乎不溶。利血平为白色或淡黄褐色结晶或结晶性粉末;无臭,几乎无味;遇光渐变深;在三氯甲烷中易溶,在丙酮或苯中微溶,在水、甲醇、乙醇或乙醚中几乎不溶。

2. 碱性　士的宁和利血平结构中均含有两个碱性强弱不同的氮原子,士的宁结构中的吲哚氮由于与芳香环共轭,氮上的电子云密度小,几乎无碱性,酶环叔胺氮碱性较强可与一分子硝酸成盐。而利血平酶环叔胺氮由于受立体效应的影响,碱性极弱,不能与酸结合成稳定的盐,而以游离状态存在。

3. 还原性和荧光性　利血平在光照和氧气存在情况下极易被氧化,氧化产物为3,4-二去氢利血平,为黄色,并有黄绿色荧光,进一步氧化为3,4,5,6-四去氢利血平,有蓝色荧光,再进一步氧化则生成无荧光的褐色和黄色聚合物。

4. 水解性　利血平含有酯的结构,与碱接触或受热易水解。

5. 旋光性　利血平具不对称碳原子,因此有旋光性。每1ml 含 10mg 利血平的三氯甲烷溶液,比旋度为−131°～−115°。

6. 紫外吸收特性　士的宁和利血平都具苯环等共轭体系,故在紫外光区有特征吸收,可用来鉴别和含量测定。

二、鉴 别 试 验

(一) 显色反应

硝酸士的宁与利血平都可与生物碱显色试剂反应,呈现不同的颜色。

硝酸士的宁的鉴别方法:取本品约 0.5mg,置蒸发皿中,加硫酸 1 滴溶解后,加重铬酸钾的结晶一小粒,周围即显紫色。

利血平的鉴别方法:取本品约 1mg,加 0.1% 钼酸钠的硫酸溶液 0.3ml,即显黄色,约 5 分钟后转变为蓝色。

(二) 硝酸盐反应

硝酸士的宁显硝酸盐的鉴别反应。取硝酸士的宁水溶液,置试管中,加等量的硫酸,注意混合,冷却后,沿管壁加硫酸亚铁试液,使成两液层,接界面显棕色。

(三) 红外分光光度法

《中国药典》(2010 年版)采用红外分光光度法鉴别本类药物,利血平的红外吸收图谱应与对照图谱一致。

三、杂质检查

(一) 硝酸士的宁中有关物质的检查

硝酸士的宁在生产过程中易引入马钱子碱。检查原理是利用马钱子碱经硝酸与水等体积混合液作用后,得红色或淡红色的硝化产物。

检查方法:取本品 0.1g,加硝酸与水的等容混合液 1ml,除黄色外,不得显红色或淡红棕色。

(二) 利血平中氧化产物和有关物质的检查

氧化产物检查方法:取本品 20mg,置 100ml 量瓶中,加冰醋酸溶解并稀释至刻度,摇匀,照紫外-可见分光光度法,在 388nm 的波长处测定吸光度,不得超过 0.10。

有关物质检查方法:避光操作。取本品约 10mg,置 10ml 量瓶中,加冰醋酸 1ml 使溶解,加甲醇稀释至刻度,摇匀,作为供试品溶液;精密量取 1ml,置 100ml 量瓶中,用流动相稀释至刻度,摇匀,作为对照溶液。照含量测定项下的色谱条件,取对照溶液 10ul,注入液相色谱仪,调节检测灵敏度,使主成分色谱峰的峰高约为满量程的 20%。再精密量取供试品溶液与对照溶液各 10μl,分别注入液相色谱仪,记录色谱图至主成分峰保留时间的 2 倍。供试品溶液色谱图中如有杂质峰,各杂质峰面积的和不得大于对照溶液主峰面积的 1.5 倍(1.5%)。

第 6 节 黄 嘌 呤 类

本类药物的分子结构含有黄嘌呤基本母核,数目较多,常用药物有咖啡因(caffeine)、茶碱(theophylline)、多索茶碱(doxofylline)等药物。本节以咖啡因和茶碱为例,就其鉴别和杂质检查等相关问题进行讨论。

一、结构与性质

(一) 结构

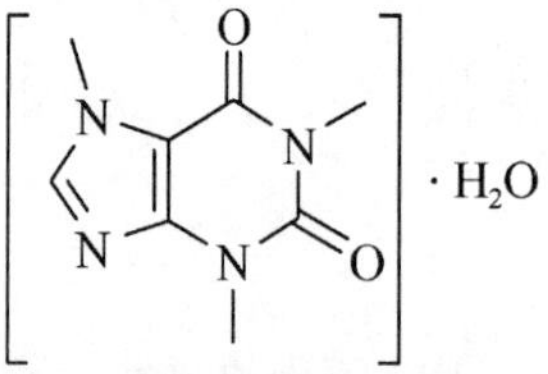

咖啡因 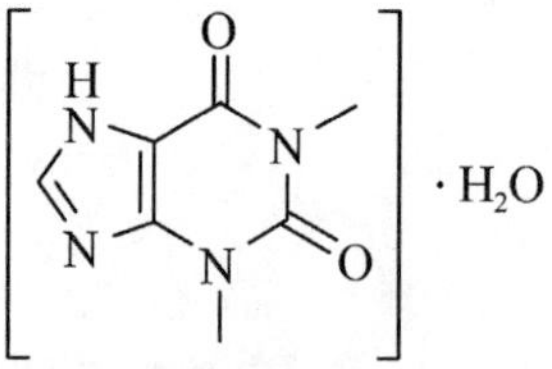   茶碱

(二) 性质

1. 性状   咖啡因为白色或带极微黄绿色、有丝光的针状结晶;无臭,味苦;有风化性;在热水或三氯甲烷中易溶,在水、乙醇或丙酮中略溶,在乙醚中极微溶解;熔点 235~238℃。茶碱为白色结晶性粉末;无臭,味苦;在乙醇或三氯甲烷中微溶,在水中极微溶解,在乙醚中几乎不溶;在氢氧化钾溶液或氨溶液中易溶。

2. 酸碱性   咖啡因和茶碱是咪唑和嘧啶相并合的双杂环化合物,分子结构中虽含有四个氮原子,但两个氮原子受到邻位羰基的影响,几乎不显碱性,不易与酸结合成盐。茶碱氮原子上的氢可解离,呈弱酸性,可与碱成盐,如与乙二胺形成的盐为氨茶碱(aminophylline),是临床中常用的平滑肌松弛药和利尿药。

二、鉴别试验

(一) 紫脲酸铵反应

此反应为咖啡因、茶碱等黄嘌呤类生物碱的特征反应。供试品加盐酸和氯酸钾,在水浴上共热蒸干,残渣遇氨气即生成紫色的四甲基紫脲酸铵,再加氢氧化钠溶液紫色即消失。反应式如下:

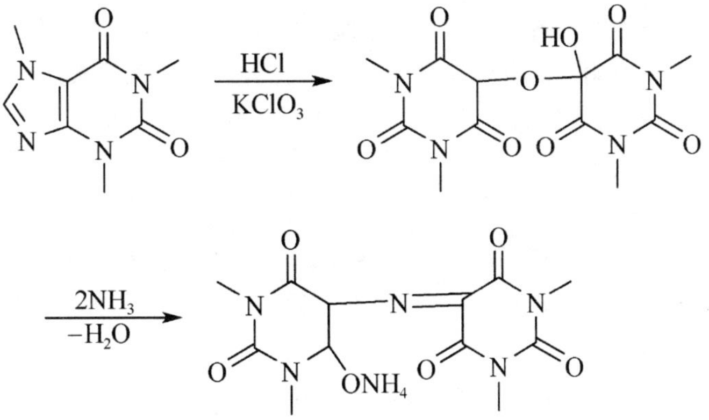

茶碱鉴别方法:取本品约 10mg,加盐酸 1ml 与氯酸钾 0.1g,置水浴上蒸干,遗留浅红色的残渣,遇氨气即变为紫色;再加氢氧化钠试液数滴,紫色即消失。

(二) 沉淀反应

本类药物在酸性水溶液中,遇生物碱沉淀试剂,反应生成沉淀,如咖啡因的鉴别反应。

取本品的饱和水溶液 5ml,加碘试液 5 滴,不生成沉淀;再加稀盐酸 3 滴,即生成红棕色的沉淀,并能在稍过量的氢氧化钠试液中溶解。

(三) 显色反应

本类药物与生物碱显色试剂作用而呈现不同颜色,如茶碱的鉴别反应。

(1) 取本品约 50mg,加氢氧化钠试液 1ml 溶解后,加重氮苯磺酸试液 3ml,应显红色。

(2) 取本品约 10mg,溶于 5ml 水中,加氨-氯化铵缓冲液(pH8.0)3ml,再加铜吡啶试液 1ml,摇匀后,加三氯甲烷 5ml,振摇,三氯甲烷层显绿色。

(四) 红外分光光度法

《中国药典》(2010 年版)采用红外分光光度法鉴别本类药物,咖啡因、茶碱的红外吸收图谱应与对照图谱一致。

三、杂质检查

《中国药典》(2010 年版)采用薄层色谱法检查咖啡因中有关物质。现介绍咖啡因中有关物质检查。

检查方法:取本品,加三氯甲烷-甲醇(3∶2)制成每 1ml 中约含 20mg 的溶液,作为供试品溶液;精密量取适量,加上述溶剂稀释成每 1ml 中约含 0.10mg 的溶液,作为对照溶液。照薄层色谱法试验,吸取上述两种溶液各 $10\mu l$,分别点于同一硅胶 GF_{254} 薄层板上,以正丁醇-丙酮-三氯甲烷-浓氨溶液($40:30:30:10$)为展开剂,展开,晾干,在紫外光灯($254nm$)下检视。供试品溶液如显杂质斑点,与对照溶液的主斑点比较,不得更深。

第7节 含量测定

本节选择上述常用的六类药物中的典型药物,从其结构、性质、含量测定方法的关系来讨论。

一、非水溶液滴定法

非水溶液滴定法是在非水溶剂中进行的酸碱滴定法。生物碱类药物通常具有弱碱性,在水溶液中用酸直接滴定没有明显的突跃,不能获得满意的结果,而在非水酸性介质中(如冰醋酸-醋酐),碱性显著增强,用高氯酸滴定,可获得满意的结果。因此,各国药典中生物碱原料药的含量测定基本上采用此法。

(一) 基本原理

采用非水溶液滴定法测定生物碱类药物时,咖啡因等为游离碱,直接与高氯酸反应,盐酸麻黄碱、硫酸阿托品、盐酸吗啡、硝酸士的宁等盐类药物的高氯酸滴定过程,实际上是一个置换滴定过程,即强酸滴定液置换出与生物碱结合的较弱的酸。其反应原理可用下列通式表示:

$$BH^+ \cdot A^- + HClO_4 \longrightarrow BH^+ \cdot ClO_4^- + HA$$

式中 $BH^+ \cdot A^-$ 表示生物碱盐类,HA 表示被置换出的弱酸,由于被置换出的 HA 的酸性强弱不同,对滴定终点的影响也不同,必须根据不同情况,采用相应测定条件。生物碱盐中被置换出的无机酸类在乙酸中的酸性依下列排序递减:

$$HClO_4 > HBr > H_2SO_4 > HCl > HNO_3 > H_3PO_4$$

由于在非水介质中,高氯酸的酸性最强。因此,生物碱的盐都可用高氯酸滴定。但是氢卤酸在冰醋酸中酸性较强,反应不能进行到底,对滴定终点有影响,不能直接滴定,需要进行处理。一般处理方法是加入过量(计算量的 $1\sim3$ 倍)的醋酸汞冰醋酸溶液,使氢卤酸生成难解离的卤化汞而消除干扰,再用高氯酸滴定液滴定。

$$2BH^+ \cdot X^- + Hg(Ac)_2 \longrightarrow 2BH^+ \cdot Ac^- + HgX_2 \downarrow$$

(二) 一般方法

除另有规定外,精密称取经适当方法干燥的供试品适量,加冰醋酸 $10\sim30ml$ 溶解(若为生物碱的氢卤酸盐,应再加 5% 醋酸汞的冰醋酸溶液 $3\sim5ml$),加规定的指示剂(或以电位滴定法指示终点),用 $0.1mol/L$ 的高氯酸滴定液滴定至终点,并将滴定结果用空白试验校正。

(三) 测定条件的选择

1. 溶剂的选择 本法主要用于 $pK_b > 8$ 的生物碱药物及其盐类的含量测定。生物碱的碱性较弱,只有选择合适的溶剂,才能获得较满意的结果。一般来说,当生物碱的 pK_b 为 $8\sim10$ 时,宜选冰醋酸作溶剂;pK_b 为 $10\sim12$ 时,宜选用冰醋酸与醋酐的混合溶剂作溶剂;$pK_b > 12$ 时,应用醋酐作溶剂。这是因为当碱性药物的 $pK_b > 10$ 时,在冰醋酸中没有足以辨认的滴定突跃,不能滴定。在冰醋酸中加入不同量的醋酐为溶剂,随着醋酐量的不断增加,甚至以醋酐为溶剂,更有利于碱性药物的碱性增强,使突跃显著增大,而获得满意的结果。

2. 指示终点的方法 《中国药典》(2010 年版)生物碱的非水溶液滴定,指示终点的方法有电位滴定法和指示剂法。

电位滴定法采用玻璃电极为指示电极,饱和甘汞电极为参比电极。

指示剂法常采用的指示剂有结晶紫、橙黄Ⅳ、喹哪啶红、孔雀绿等。指示剂的重点颜色变化,均需要电位滴定法来确定。用结晶紫作指示剂时,滴定不同强度的碱,终点颜色不同。滴定较强的生物碱应以蓝色为终点,如硫酸阿托品、氢溴酸东莨菪碱等。碱性次之以蓝绿色或绿色为终点,如盐酸奎宁、地西泮;滴定较弱碱时,以黄绿色或黄色为终点,如咖啡因、硝西泮。

知识链接　　　　　　　　　　**高氯酸滴定液的稳定性**

配制高氯酸滴定液的溶剂为冰醋酸,但冰醋酸有挥发性,且膨胀系数较大,因此温度和贮存条件影响滴定剂的稳定性。若滴定供试品与标定高氯酸滴定液的温度超过 10℃,应重新标定;若没有超过 10℃,则可根据下式将滴定剂进行校正:

$$N_1 = \frac{N_0}{1+0.0011(t_1-t_0)}$$

式中:N_1 为 t_1 时高氯酸滴定液的浓度;N_0 为 t_0 时高氯酸滴定液的浓度;t_1 为滴定供试品时的温度;t_0 为标定高氯酸滴定液时的温度;0.0011 为冰醋酸的体积膨胀系数。

(四) 含量测定实例

1. 游离弱碱的测定　有机弱碱如咖啡因等,碱性极弱,不能与酸成盐,常呈游离状态,在冰醋酸中没有足以辨认的滴定突跃,故必须加入醋酐,使滴定突跃显著增大,终点敏锐,才可用本法测定含量,如咖啡因的含量测定。

测定方法:取本品约 0.15g,精密称定,加醋酐-冰醋酸(5∶1)的混合液 25ml,微热使溶解,放冷,加结晶紫指示剂 1 滴,用高氯酸滴定液(0.1mol/L)滴定,至溶液显黄色,并将滴定结果用空白试验校正。每 1ml 高氯酸滴定液(0.1mol/L)相当于 19.42mg 的 $C_8H_{10}N_4O_2$。

2. 氢卤酸盐的测定　生物碱类药物大部分为氢卤酸盐,如盐酸麻黄碱、盐酸伪麻黄碱、盐酸吗啡、盐酸罂粟碱、氢溴酸东莨菪碱等。当其溶于冰醋酸,被高氯酸置换出氢卤酸,由于氢卤酸在冰醋酸中酸性较强,对测定有干扰,必须加入过量的醋酸汞的冰醋酸溶液,使生成难以电离的卤化汞,以消除干扰,如盐酸麻黄碱的含量测定。

测定方法:取本品约 0.15g,精密称定,加冰醋酸 10ml,加热溶解后,加醋酸汞试液 4ml 与结晶紫指示液 1 滴。用高氯酸滴定液(0.1mol/L)滴定至溶液显翠绿色,并将滴定的结果用空白试验校正。每 1ml 高氯酸滴定液(0.1mol/L)相当于 20.17mg 的 $C_{10}H_{15}NO \cdot HCl$。

3. 硫酸盐的测定　硫酸为二元酸,在水溶液中能完成二级离解,但在冰醋酸介质中,只能离解为 HSO_4^-,不再发生二级离解。因此,生物碱的硫酸盐,在冰醋酸的介质中只能被滴定至生物碱的硫酸氢盐。

$$(BH^+)_2 \cdot SO_4^{2-} + HClO_4 \longrightarrow BH^+ \cdot ClO_4^- + BH^+ \cdot HSO_4^-$$

采用非水溶液滴定法,以高氯酸滴定液直接滴定生物碱硫酸盐时,应注意药物的化学结构,正确判断反应的化学计量摩尔比,方能正确地进行含量计算。

(1) 硫酸阿托品的测定:阿托品为碱性较强的一元碱药物。因而硫酸阿托品分子结构可简写为 $(BH^+)_2 \cdot SO_4^{2-}$,反应式同上。硫酸阿托品与高氯酸反应的化学计量摩尔比为 1∶1,由此可计算含量。

测定方法:取本品约 0.5g,精密称定,加冰醋酸与醋酐各 10ml 溶解后,加结晶紫指示液 1~2 滴,用高氯酸滴定液(0.1mol/L)滴定,至溶液显纯蓝色,并将滴定的结果用空白试验校正。每 1ml 高氯酸滴定液(0.1mol/L)相当于 67.68mg 的 $(C_{17}H_{23}NO_3) \cdot H_2SO_4$。

(2) 硫酸奎宁的测定:奎宁为二元碱,喹核碱的碱性较强,可以与硫酸成盐,而喹啉环的碱

性极弱,不能与硫酸成盐而始终保持游离状态。用高氯酸滴定时,反应式为:

$$(C_{20}H_{24}N_2O_2 \cdot H^+)_2 \cdot SO_4^{2-} + 3HClO_4 \longrightarrow (C_{20}H_{24}N_2O_2 \cdot 2H^+) \cdot 2ClO_4^- + (C_{20}H_{24}N_2O_2 \cdot 2H^+) \cdot HSO_4^- \cdot ClO_4^-$$

从上式可知,硫酸奎宁与高氯酸的化学计量摩尔比为1:3,由此可计算含量。

测定方法:取本品约 0.2g,精密称定,加冰醋酸 10ml 溶解后,加醋酐 5ml 与结晶紫指示液 1~2 滴,用高氯酸滴定液(0.1mol/L)滴定至溶液显蓝绿色,并将滴定的结果用空白试验校正。每 1ml 的高氯酸滴定液(0.1mol/L)相当于 24.90mg 的 $(C_{20}H_{24}N_2O_2) \cdot H_2SO_4$。

(3)硫酸奎宁片的测定:硫酸奎宁经强碱溶液碱化,生成奎宁游离碱,再用高氯酸滴定,反应式如下:

$$(C_{20}H_{24}N_2O_2 \cdot H^+)_2 \cdot SO_4^{2-} + 2NaOH \longrightarrow 2C_{20}H_{24}N_2O_2 + Na_2SO_4 + 2H_2O$$

$$2C_{20}H_{24}N_2O_2 + 4HClO_4 \longrightarrow 2[(C_{20}H_{24}N_2O_2H_2^{2+}) \cdot 2ClO_4^-]$$

从上式可知,硫酸奎宁与高氯酸的化学计量摩尔比为1:4,由此可计算含量。

测定方法:取本品 20 片,除去包衣后,精密称定,研细,精密称取适量(约相当于硫酸奎宁 0.3g),置分液漏斗中,加氯化钠 0.5g 与 0.1mol/L 氢氧化钠溶液 10ml,混匀,精密加三氯甲烷 50ml,振摇 10 分钟,静置,分取三氯甲烷液,用干燥滤纸滤过,弃取初滤液,精密量取续滤液 25ml,加醋酐 5ml 与二甲基黄指示液 2 滴,用高氯酸滴定液(0.1mol/L)滴定,至溶液显玫瑰红色,并将滴定的结果用空白试验校正。每 1ml 的高氯酸滴定液(0.1mol/L)相当于 19.57mg 的 $(C_{20}H_{24}N_2O_2)_2 \cdot H_2SO_4 \cdot 2H_2O$。

4. 硝酸盐的测定 硝酸在冰醋酸介质中虽为弱酸,但具有氧化性,可以使指示剂变色,所以用非水溶液滴定法测定生物碱硝酸盐时,一般不用指示剂而用电位法指示终点,如硝酸士的宁的含量测定。

测定方法:取本品约 0.3g,精密称定,加冰醋酸 20ml,振摇使溶解,照电位滴定法,用高氯酸滴定液(0.1mol/L)滴定,并将滴定的结果用空白试验校正,即得。每 1ml 高氯酸滴定液(0.1mol/L)相当于 39.74mg 的 $C_{21}H_{22}N_2O_2 \cdot HNO_3$。

5. 磷酸盐的测定 磷酸在冰醋酸介质中酸性极弱,不影响滴定反应的定量完成,可按常规方法直接滴定,如磷酸可待因的含量测定。

测定方法:取本品约 0.25g,精密称定,加冰醋酸 10ml 溶解后,加结晶紫指示液 1 滴,用高氯酸滴定液(0.1 mol/L)滴定至溶液显绿色,并将滴定结果用空白试验校正。每 1ml 高氯酸滴定液(0.1 mol/L)相当于 39.74mg 的 $C_{18}H_{21}NO_3 \cdot H_3PO_4$。

二、提取酸碱滴定法

一些碱性较强的 pK_b(6~9)生物碱盐类,经碱化、有机溶剂提取后,可直接用酸碱滴定法测定含量。

(一)基本原理与方法

利用生物碱盐类可溶于水,游离生物碱不溶于水而溶于有机溶剂的性质提取后滴定。其方法是将供试品溶于水或稀矿酸中,加入适当的碱性试剂使生物碱游离,用合适的有机溶剂振摇提取,使游离的生物碱转溶于有机溶剂中,有机相用水洗,除去混存的碱性试剂和水溶性杂质,再用无水硫酸钠或西黄蓍胶脱水,滤过,然后按下述任何一种方法处理后进行测定。

1. 直接滴定法 将有机溶剂蒸干,于残渣中加入适量中性乙醇使残渣溶解,然后用酸滴定液直接滴定。

2. 剩余滴定法 将有机溶剂蒸干,于残渣中加过量的酸滴定液使溶解,再用碱滴定液滴定剩余的酸。如遇挥发性生物碱如麻黄碱、烟碱等极易分解的生物碱,应在蒸至近干时加入酸滴定液,使生物碱成盐,再继续加热将残余的有机溶剂除尽,放冷,再依法滴定。

3. 提取剩余滴定法　不蒸去有机溶剂,加入定量过量的酸滴定液提取生物碱,有机层再用水振摇提取,合并酸和水提取液,再以碱滴定液回滴。应注意:有些生物碱的盐酸盐(如盐酸可待因、盐酸奎宁等)可溶于三氯甲烷,应防止溶解损失,使结果偏低,所以用三氯甲烷为提取溶剂时,酸滴定液不宜用盐酸,而应用硫酸。

(二) 测定条件的选择

1. 碱化试剂　能使生物碱游离的碱性试剂有氨水、碳酸氢钠、氢氧化钠、氢氧化钙和氧化镁等,但强碱不适用于下列生物碱。

(1) 含酚结构的药物:如吗啡、吐根酚碱等可与强碱形成酚性盐而溶于水,难以被有机溶剂提取。

(2) 含酯结构的药物:如阿托品和利血平,与强碱接触或受热,易分解。

(3) 含脂肪性共存药物:碱化后易发生乳化,使提取不完全。

因此,应选择一种碱强度适中,不使生物碱分解或提取过程中不发生乳化的碱性试剂。氨水 pK_b 为 4.76,足以使大部分生物碱(pK_b 6~9)游离,又不会使含酯结构药物分解和含酚性药物成盐,且不发生乳化,氨又具挥发性、易除去,对测定无干扰,是理想的碱化试剂。

2. 提取溶剂　选择合适的提取溶剂是提取酸碱滴定法的关键之一,其选择的基本原则如下。

(1) 提取溶剂应对生物碱具有极大的溶解度而对其他物质不溶或几乎不溶,并且为与水不相混溶的易挥发的有机溶剂。若单一溶剂达不到要求,可采用混合溶剂。

(2) 应选择对生物碱及碱化试剂不起任何反应的有机溶剂。例如,小檗碱可与苯、丙酮、三氯甲烷生成几乎不溶于水的分子结合体,在提取小檗碱或与小檗碱共存的其他生物碱时,不宜采用苯、丙酮、三氯甲烷等溶剂。强碱与三氯甲烷长时间接触或加热,可使三氯甲烷分解生成盐酸,与生物碱成盐,影响测定结果。故提取强碱性生物碱时,不宜选择三氯甲烷为溶剂。以三氯甲烷为提取溶剂时,不宜完全蒸干,以防三氯甲烷分解。

根据以上性质,除少数不溶于三氯甲烷的生物碱如吗啡及强碱性生物碱外,最有效和最常用的提取溶剂为三氯甲烷。一般是将三氯甲烷提取液蒸发至少量或近干,即加入滴定液,然后再加热将三氯甲烷赶尽,防止测定结果偏低。但是,在用三氯甲烷为溶剂,提取一些与脂肪性物质共存的生物碱或一些生物碱的浸出制剂时,常易发生难以分离的乳化现象,使三氯甲烷的应用受到一定限制。

乙醚也是一种常用的溶剂,但应用不如三氯甲烷广泛,这是由于可溶于乙醚的生物碱较少,且其沸点低,易挥发、易燃、在水中溶解度又较大。为了减少乙醚在水中的溶解度,可加入中性盐如氯化钠,使水层饱和,使其与水充分分离而使提取完全。由于乙醚易于氧化为过氧化物,蒸发时应避免蒸干引起爆炸。

3. 提取溶剂用量　提取溶剂的体积和提取次数的确定,可参考下述原则。一般提取 4 次,第一次用量至少应为水液体体积的一半,以后几次所用的溶剂量应为第一次的一半,如果生物碱量或水液体积很小时,则第一次提取溶剂的用量应与水液体积相等。

4. 指示剂的选择　在生物碱滴定分析中,被滴定的生物碱是与定量过量的酸滴定液作用生成强酸弱碱盐,再以碱滴定液滴定剩余的酸。此滴定反应的化学计量点和滴定突跃均在酸性区,因此,应选择在酸性范围内变色的指示剂,如甲基红(变色范围为 pH4.2~6.3,由红变黄)、溴酚蓝(变色范围为 pH3.0~4.6,由黄变蓝)。同时根据被测生物碱的 K_b,计算化学计量点时的 pH(即 pT),pT 应在选用的指示剂的变色范围内。指示剂的正确选用对于滴定反应的定量完成是十分重要的。一些常用生物碱的 pK_b、化学计量点 pH(pT)等详见表 10-1。

表 10-1　常用生物碱的 pK_b 与化学计量点 pH

药品名称	pK_b	化学计量点的 pH(pT)		滴定突跃的 pH	指示剂
		0.1mol/L	0.01mol/L		
奎宁(K_1)	5.96	6.05	6.05	5.5~6.5	溴甲酚紫
奎尼丁(K_1)	6.00	6.05	6.05	5.5~6.5	溴甲酚紫
阿托品	4.35	5.40	5.90	3.8~7.2	甲基红
士的宁(K_1)	6.00	5.15	5.15	3.8~6.0	甲基红
古柯碱	5.58	4.85	5.35	4.0~6.5	甲基红
吐根碱(K_1)	5.77	4.35	4.88	4.2~6.5	甲基红
吐根碱(K_2)	6.64	4.35	4.88	4.2~6.5	甲基红
吗啡	6.13	4.55	5.05	4.0~5.2	甲基红
可待因	6.04	4.64	5.15	3.6~6.3	甲基红
蒂巴因	6.04	4.64	5.15	4.0~6.2	甲基红
马钱子碱(K_1)	6.04	—	5.35	3.9~6.0	甲基红
毒扁豆碱(K_1)	6.12	—	4.80	3.8~6.0	甲基红
那可汀	7.82	3.75	4.25	3.9~4.9	溴酚蓝
毛果芸香碱(K_1)	7.15	—	4.35	3.6~5.0	溴酚蓝
罂粟碱	7.10	3.60	4.10	3.8~4.6	溴酚蓝

(三) 含量测定实例

《中国药典》(2010 年版)用本法测定含量的有磷酸可待因糖浆等,现介绍磷酸可待因糖浆的含量测定。

测定方法:用内容量移液管精密量取本品 10ml,以水洗出移液管内的附着液,置分液漏斗中,加氨试液使成碱性,用三氯甲烷振摇提取至少 4 次,第一次 25ml,以后每次各 15ml,至可待因提尽为止,每次得到的三氯甲烷液均用同一份水 10ml 洗涤,洗液用三氯甲烷 5ml 振摇提取,合并三氯甲烷液,置水浴上蒸干,精密加硫酸滴定液(0.01mol/L)25ml,加热使溶解,放冷,加甲基红指示液 2 滴,用氢氧化钠滴定液(0.02mol/L)滴定。每 1ml 硫酸滴定液(0.01mol/L)相当于 8.488mg 的 $C_{18}H_{21}NO_3 \cdot H_3PO_4 \cdot 3/2H_2O$。

三、置换酸碱滴定法

置换酸碱滴定法,即将不能直接用酸或碱滴定的物质,与某些试剂反应,产生定量的酸或碱,再用酸碱滴定法测定。该法拓宽了酸碱滴定法的应用范围,使许多不具酸碱性或酸碱性很弱的药物可采用该法测定,如茶碱缓释片的含量测定即采用此法。

测定方法:取本品 20 片,精密称定,研细,精密称取适量(约相当于无水茶碱 0.3g),置研钵中,加热水 50ml 分次研磨,并移入锥形烧瓶中,放冷后,加硝酸银滴定液(0.1mol/L)25ml、茜素磺酸钠指示剂 8 滴,迅速用氢氧化钠滴定液(0.1mol/L)滴定至溶液显微红色。每 1ml 氢氧化钠滴定液(0.1mol/L)相当于 18.02mg 的 $C_7H_8N_4O_2$。

四、酸性染料比色法

生物碱类药物可与一些酸性染料如磺酸酞类指示剂,在一定 pH 条件下定量结合显色,因此可利用比色法测定其含量。此方法具有一定的专属性和准确度,灵敏度高,用量少,适用于少量供试品、小剂量药物及其制剂,或生物体内生物碱类药物的定量分析。

(一) 基本原理

在适当的介质中,生物碱类药物(B)可与氢离子结合成阳离子(BH^+),一些酸性染料如溴麝香草酚蓝等,可解离成阴离子(In^-),上述的阳离子与阴离子定量地结合成有机配位物($BH^+ \cdot In^-$),即离子对,可以定量地被有机溶剂提取,在一定波长处测定该有色溶液的吸收度,计算出生物碱的含量。其反应示意式如下:

$$B + H^+ \rightleftharpoons BH^+$$

$$HIn \rightleftharpoons H^+ + In^-$$

$$BH^+ + In^- \rightleftharpoons (BH^+ \cdot In^-)_{水相} \rightleftharpoons (BH^+ \cdot In^-)_{有机相}$$

也可将呈色的有机相碱化(如加入醇制氢氧化钠),使与生物碱结合的酸性染料释放出来,测定其吸收度,再计算生物碱的含量。

(二) 测定条件的选择

应用酸性染料比色法测定生物碱类或有机碱性药物,影响因素很多,主要包括:水相 pH、酸性染料的种类、有机溶剂的种类和性质、有机相中水分及酸性染料中的有色杂质。现分别讨论如下。

1. 水相最佳 pH 的选择　水相的 pH 选择极为重要,只有选择的 pH 使生物碱均成阳离子(BH^+),同时,酸性染料解离出足够的阴离子(In^-),阴阳离子能定量生成离子对,并完全溶于有机溶剂中,而过量的酸性染料完全保留在水相中,才能定量测定。

从上述平衡式可知,如果水相的 pH 过小,酸性染料几乎以分子状态存在;如果水相的 pH 过大,则生物碱将几乎全部以游离碱的形式存在,也就无法形成离子对而被有机溶剂提取后供测定。因此,介质最适 pH 的确定,对测定是非常重要的。表 10-2 是某些生物碱用溴麝香草酚蓝酸性染料比色法测定时的最佳 pH。

表 10-2　生物碱用溴麝香草酚蓝酸性染料比色法测定时的最佳 pH

生物碱	结合比(生物碱-染料)	最佳 pH	
		实验值	理论值
可待因	1:1	5.2~5.8	5.8~6.0
阿托品	1:1	5.2~6.4	5.6~6.8
麻黄碱	1:1	5.2~6.4	6.0~6.6
依米丁	1:2	4.0~5.8	5.8~6.2
奎宁	1:2	3.0~4.6	4.2~6.4
士的宁	1:2	3.0~4.6	4.4~6.0
毛果芸香碱	1:2	5.2	5.2~5.8

由表 10-2 可见,形成 1:1 的离子对,最好在 pH 为 5.2~6.4 时提取,二元碱形成的 1:2 离子对,则最好在 pH 为 3.0~5.8 时提取。

2. 酸性染料及其浓度　酸性染料要求是,不但能与有机碱定量地结合,而且生成的配合物(离子对)在有机相中溶解度大,并且在其最大吸收波长处有较大的吸收度。酸性染料本身在有机溶剂中不溶或很少溶解。

常用的酸性染料有溴麝香草酚蓝(BTB)、溴酚蓝(BPB)、溴甲酚紫(BCP)、溴甲酚绿(BCC)和甲基橙等。溴麝香草酚蓝(BTB)与生物碱形成的离子对在有机溶剂中的溶解度大,提取效率高,因而认为 BTB 为最好的酸性染料。

一般认为酸性染料的浓度对测定结果影响不大,只要足量即可,增加酸性染料的浓度可提高测定的灵敏度,但浓度过高时,易形成难以破坏的乳化层对测定不利。

3. 有机溶剂的选择 有机溶剂应对生物碱与染料形成的离子对溶解度大,易于提取完全,该离子对在其中有较高的吸收度;不与或极少与水混溶,否则水中的剩余染料将被带入有机相而影响测定;混溶的少量水分应易除去(加脱水剂、滤过等)。能与离子对形成氢键的有机溶剂提取效率高,常用的有机溶剂有三氯甲烷、二氯甲烷、二氯乙烯、苯、甲苯、四氯化碳等。其中三氯甲烷与离子对形成氢键的能力最强,是较理想的溶剂。

4. 水分的影响 在提取过程中,应严防水分混入有机溶剂中,因为微量水分可使有机相发生混浊影响比色,同时由于带入了水相中的过量染料,使测定结果偏高。因此提取后的有机溶剂可加入脱水剂(如无水硫酸钠)或经干燥滤纸滤过,以除去微量水分。

5. 有色杂质的排除 若酸性染料中有色杂质混入有机相中将使测定结果受到干扰。为了获得准确结果,可在加入供试品之前,将缓冲液(保证水相 pH 恒定)与染料的混合液先用所用的有机溶剂提取,弃去该提取液,除去染料中有色杂质,再加入供试品溶液,依法测定。

(三) 含量测定实例

《中国药典》(2010 年版)用本法测定含量的有硫酸阿托品片及注射液、氢溴酸东莨菪碱片及注射液等。现仅介绍硫酸阿托品片的含量测定。

1. 对照品溶液的制备 取硫酸阿托品对照品约 25mg,精密称定,置 25ml 量瓶中,加水溶解并稀释至刻度,摇匀,精密量取 5ml,置 100ml 量瓶中,加水稀释至刻度,摇匀,即得。

2. 供试品溶液的制备 取本品 20 片,精密称定,研细,精密称取适量(约相当于硫酸阿托品 2.5mg),置 50ml 量瓶中,加水振摇使硫酸阿托品溶解并稀释至刻度,用干燥滤纸滤过,收集续滤液,即得。

3. 测定方法 精密量取对照品溶液与供试品溶液各 2ml,分别置预先精密加入三氯甲烷 10ml 的分液漏斗中,各加溴甲酚绿溶液(取溴甲酚绿 50mg 与邻苯二甲酸氢钾 1.021g,加 0.2mol/L 氢氧化钠溶液 6.0ml 使溶解,再加水稀释至 100ml,摇匀,必要时滤过)2.0ml,振摇提取 2 分钟后,静置使分层,分取澄清的三氯甲烷液,在 420nm 的波长处分别测定吸收度,计算,并将结果与 1.027 相乘,即得供试品中含有 $(C_{17}H_{23}NO_3)_2 \cdot H_2SO_4 \cdot H_2O$ 的重量。

五、紫外-可见分光光度法

生物碱分子结构中大多含有不饱和双键或芳香环,对紫外光有一定吸收,故可用紫外可见分光光度法测定生物碱的含量。常用于测定制剂含量、含量均匀度及溶出度等。

硝酸士的宁注射液的含量测定:精密量取本品适量,加水制成每 1ml 中约含 16μg 的溶液,照紫外-可见分光光度法,在 254nm 的波长处测定吸光度,按 $C_{21}H_{22}N_2O_2 \cdot HNO_3$ 的吸收系数 $(E_{1cm}^{1\%})$ 为 316 计算,即得。

六、高效液相色谱法

生物碱药物的含量测定除采用以上几种方法之外,近几年来色谱法在生物碱药物分析中发展十分迅速,其应用范围愈来愈广泛,特别是高效液相色谱法在生物碱类药物中的应用已非常普及。高效液相色谱法具有分离模式多样、适用范围广、选择和专属性强、检测手段多样灵敏、分析速度快等优点。各国药典中采用 HPLC 法对生物碱类药物的含量测定的比例不断增加。反相高效液相色谱法为测定生物碱类药物含量中最常用的方法。

反相高效液相色谱法,是指流动相的极性大于固定相极性的色谱方法。

常用固定相有十八烷基硅烷键合硅胶(Octadecylsilane,ODS 或 C_{18})和辛基硅烷键合硅胶(C_8)、氨基硅烷键合硅胶等,其中 ODS 是反相高效液相色谱法最为常用的固定相。常用流动相多由甲醇或乙腈等有机溶剂与水或缓冲液混合组成的溶剂系统,极性较强。化学键合固定相允许的流动相 pH 通常为 2～8,经特别封端处理的固定相允许 pH 达到 1.5～11。

在反相高效液相色谱分析时,极性强的组分在固定相中的保留弱,先被洗脱出柱,极性弱的组分在固定相中的保留强,后被洗脱出柱。反相高效液相色谱法适用于共存组分的极性等化学性质有差异的样品分析。

现以盐酸吗啡缓释片的含量测定为例,测定方法如下。

色谱条件与系统适用性试验:用十八烷基硅烷键合硅胶为填充剂;以 0.05mol/L 磷酸二氢钾溶液-甲醇(4∶1)为流动相;检测波长为 280nm。理论板数按吗啡峰计算不低于 1000。

测定方法:取本品 10 片,精密称定,研细,精密称取适量(约相当于盐酸吗啡 35mg),置 250ml 量瓶中,加水适量,充分振摇使盐酸吗啡溶解,用水稀释至刻度,摇匀,用 0.45μm 滤膜滤过,精密量取续滤液 20μl,注入液相色谱仪,记录色谱图;另取吗啡对照品适量,精密称定,加流动相定量稀释制成每 1ml 中约含 0.1mg 的溶液,同法测定。按外标法以峰面积计算,结果乘以 1.317,即得供试品中 $C_{17}H_{19}NO_3 \cdot HCl \cdot 3H_2O$ 的量。

目标检测

一、选择题

【A 型题】

1. 盐酸麻黄碱、盐酸伪麻黄碱分子结构中,芳环侧链具有氨基醇结构,其特征反应为(　　)
   A. 绿奎宁反应　　　　　　　B. 甲醛-硫酸反应
   C. 维他立(Vitalli)反应　　　D. 紫脲酸铵反应
   E. 双缩脲反应

2. 硫酸阿托品特征鉴别反应所用的试剂是(　　)
   A. 硫酸铜试液　　　　　　　B. 溴水和氨试液
   C. 甲醛-硫酸试液　　　　　　D. 氨制硝酸银试液
   E. 发烟硝酸和醇制氢氧化钾

3. 在提取酸碱滴定法中,最常用的碱化试液是(　　)
   A. 氢氧化钠　　　　　　　　B. 氨水
   C. 乙二胺　　　　　　　　　D. 碳酸钠
   E. 碳酸氢钠

4. 关于酸性染料比色法的正确叙述是(　　)
   A. 利用生物碱的碱性进行测定
   B. 是一种特殊的非水滴定法
   C. 常用的酸性染料是一些难解离的化合物
   D. 在一定 pH 溶液中生物碱阴离子与酸性染料阳离子结合离子对,被有机溶剂提取后进行测定
   E. 在一定 pH 溶液中生物碱阳离子与酸性染料阴离子结合离子对,被有机溶剂提取后进行测定

5. 酸性染料比色法测定生物碱类药物含量时,最常用的有机溶剂是(　　)
   A. 三氯甲烷　　　　　　　　B. 二氯甲烷
   C. 苯　　　　　　　　　　　D. 四氯化碳
   E. 丙酮

6. 采用非水溶液滴定法测定盐酸盐生物碱含量时需先加入消除盐酸的干扰的是(　　)
   A. 氯化汞　　　　　　　　　B. 氯化钠
   C. 醋酸汞　　　　　　　　　D. 醋酸钠
   E. 碳酸钠

7. 提取酸碱滴定法测定生物碱含量时,最常用的有机溶剂为(　　)
   A. 三氯甲烷　　　　　　　　B. 乙醚
   C. 苯　　　　　　　　　　　D. 乙醇
   E. 二氯甲烷

8. 硫酸奎宁片剂碱化处理,生成奎宁游离碱,然后再用高氯酸标准液滴定,此时,1mol 的硫酸奎宁消耗高氯酸的摩尔数为(　　)
   A. 1　　　　　　　　　　　　B. 2
   C. 3　　　　　　　　　　　　D. 4
   E. 5

9. 生物碱的硝酸盐采用非水碱量法测定时,利用电位法指示终点是因为滴定时产生的硝酸会(　　)
   A. 中和指示剂　　　　　　　B. 还原指示剂
   C. 氧化指示剂　　　　　　　D. 沉淀指示剂
   E. 吸附指示剂

10. 能区别盐酸吗啡和磷酸可待因的反应是(　　)
    A. 绿奎宁反应　　　　B. 缩合反应
    C. 维他立(Vitalli)反应　D. 铁氰化钾反应
    E. 双缩脲反应

11. 《中国药典》(2010年版)对生物碱原料药的含量测定大多采用(　　)
    A. 旋光法　　　　　　B. 非水溶液滴定法
    C. 紫外可见分光光度法　D. 高效液相色谱法
    E. 气相色谱法

12. 《中国药典》(2010年版)对生物碱制剂的含量测定大多采用(　　)
    A. 旋光法　　　　　　B. 非水溶液滴定法
    C. 紫外可见分光光度法　D. 高效液相色谱法
    E. 气相色谱法

13. 《中国药典》(2010年版)中检查硫酸阿托品中莨菪碱采用的方法是(　　)
    A. 高效液相色谱法
    B. 薄层色谱法
    C. 紫外可见分光光度法
    D. 原子吸收分光光度法
    E. 旋光法

14. 比色法测定盐酸麻黄碱滴鼻液含量时,加入的显色剂是(　　)
    A. 溴甲酚紫　　　　　B. 淀粉-碘化钾
    C. 酚酞、重铬酸钾　　　D. 茚三酮
    E. 结晶紫、重铬酸钾

15. 《中国药典》(2010年版)中测定茶碱缓释片中茶碱含量采用的方法是(　　)
    A. 酸碱滴定法　　　　B. 非水溶液滴定法
    C. 紫外可见分光光度法　D. 高效液相色谱法
    E. 置换酸碱滴定法

16. 加盐酸与氯酸钾,置水浴上蒸干,残渣遇氨气即显紫色;再加氢氧化钠试液数滴,紫色即消失的药物是(　　)
    A. 伪麻黄碱　　　　　B. 利血平
    C. 茶碱　　　　　　　D. 东莨菪碱
    E. 吗啡

【B型题】
[17～21题共用备选答案]
    A. 绿奎宁反应　　　　B. 甲醛-硫酸反应
    C. 双缩脲反应　　　　D. 紫脲酸铵反应
    E. 维他立反应

17. 鉴别麻黄碱可利用(　　)
18. 鉴别阿托品可利用(　　)
19. 鉴别吗啡可利用(　　)
20. 鉴别奎宁可利用(　　)
21. 鉴别咖啡因可利用(　　)

[22～26题共用备选答案]
    A. 阿扑吗啡　　　　　B. 吗啡
    C. 莨菪碱　　　　　　D. 其他金鸡纳碱
    E. 马钱子碱

22. 硫酸阿托品需要检查的杂质是(　　)
23. 磷酸可待因需要检查的杂质是(　　)
24. 盐酸吗啡需要检查的杂质是(　　)
25. 硝酸士的宁需要检查的杂质是(　　)
26. 硫酸奎宁需要检查的杂质是(　　)

[27～32题共用备选答案]
    A. 被测物与高氯酸的摩尔比为1∶1
    B. 被测物与高氯酸的摩尔比为1∶2
    C. 被测物与高氯酸的摩尔比为1∶3
    D. 被测物与高氯酸的摩尔比为1∶4
    E. 被测物与高氯酸的摩尔比为3∶2

27. 硫酸阿托品原料药在冰醋酸与醋酐中用高氯酸滴定(　　)
28. 硝酸士的宁原料药用高氯酸滴定(　　)
29. 盐酸麻黄碱原料药用高氯酸滴定(　　)
30. 磷酸可卡因原料药用高氯酸滴定(　　)
31. 硫酸奎宁原料药用高氯酸滴定(　　)
32. 硫酸奎宁片经碱化处理,三氯甲烷提取后用高氯酸滴定(　　)

【X型题】
33. 用非水溶液滴定法测定盐酸麻黄碱原料药含量时,应使用(　　)
    A. 盐酸　　　　　　　B. 冰醋酸
    C. 高氯酸滴定液　　　D. 醋酸汞试液
    E. 结晶紫指示液

34. 阿托品具有的化学性质有(　　)
    A. 旋光性　　　　　　B. 水解性
    C. 碱性　　　　　　　D. 还原性
    E. 紫外吸收特性

35. 具有氨基醇结构的药物是(　　)
    A. 盐酸吗啡　　　　　B. 硫酸奎宁
    C. 硝酸士的宁　　　　D. 盐酸麻黄碱
    E. 盐酸伪麻黄碱

36. 不加醋酸汞,以结晶紫为指示剂,用高氯酸直接滴定的药物有(　　)
    A. 盐酸吗啡　　　　　B. 硫酸奎尼丁
    C. 硝酸士的宁　　　　D. 磷酸可待因
    E. 氢溴酸东莨菪碱

37. 下列物质有旋光性的是(　　)

A. 盐酸麻黄碱　　　B. 莨菪碱

C. 盐酸吗啡　　　　D. 硫酸阿托品

E. 硫酸奎宁

38. 盐酸吗啡应检查的特殊杂质为(　　)

A. 吗啡　　　　　　B. 阿扑吗啡

C. 罂粟酸　　　　　D. 其他生物碱

E. 莨菪碱

二、简答题

1. 简述酸性染料比色法的基本原理及关键点?

2. 非水溶液滴定法测定生物碱含量时条件的选择

有哪些?

三、计算题

硫酸阿托品的含量测定:取本品约 0.4820g,精密称定,加冰醋酸与醋酐各 10ml 溶解后,加结晶紫指示液 1~2 滴,用高氯酸滴定液(0.1010mol/L)滴定至溶液显纯蓝色,消耗高氯酸滴定液(0.1010mol/L)7.03ml,空白试验消耗高氯酸滴定液 0.03ml。每 1ml 高氯酸滴定液(0.1mol/L)相当于 67.68mg 的($C_{17}H_{23}NO_3$)$_2 \cdot H_2SO_4$。计算硫酸阿托品的含量。

第11章 甾体激素类药物的分析

学习目标

1. 掌握甾体激素各类典型药物的结构及特点。
2. 理解甾体激素类药物结构特征与分析方法之间的关系。
3. 掌握甾体激素类药物的鉴别方法及含量测定原理。
4. 了解本类药物特殊杂质的来源及检查方法。

📖 案例 11-1

2008 年 9 月,某医院皮肤科接诊一年轻女患者,因脸部潮红、起水疱久治不愈前来就诊。经医生询问得知,该患者从广告推销中使用了某厂家化妆品,开始效果非常满意,皮肤变得白嫩,富有弹性,经一段时间使用后出现脸部出现潮红等不适症状,且日益加重,甚至害怕见人。医生给患者开了处方进行规范治疗,不久痊愈。该患者将厂家化妆品送到质检部门进行检验,发现含有甾体激素成分,于是进行诉讼,获得赔偿。

问题:

1. 为什么患者脸部出现潮红等不适症状与化妆品中甾体激素有关?
2. 化妆品中甾体激素是通过什么方法进行检测的?

分析:

甾体激素添加到化妆品中,具有丰乳、美白、除皱和增加皮肤弹性等美容功效,但长期使用会产生大量不良反应甚至有致癌的危险。《欧盟化妆品规程》和我国《化妆品卫生规范》都明文规定性激素为化妆品中的禁用物质。

国内外文献报道的化妆品中甾体激素检测方法有比色法、薄层色谱法、气相色谱法、高效液相色谱法、气相色谱-质谱法和液相色谱-质谱法。

第 1 节 结构特点与性质

一、基本结构及特点

甾体激素类药物是指分子结构中含有甾体母核的激素类药物,为临床上一类较为重要的药物,在机体发育、生殖和体内平衡等方面有着广泛的作用。其主要包括肾上腺皮质激素和性激素两大类,性激素又分为雌激素、雄激素和蛋白同化激素及孕激素等。ChP(2010 年版)收载的本类药物及其制剂共有 97 个品种。

(一)基本骨架

甾体激素类药物种类较多,有些为天然药物,有些为人工合成品。但无论是天然的还是人工合成的甾体激素类药物,其基本骨架相同,均具有环戊烷并多氢菲母核。其基本骨架如下:

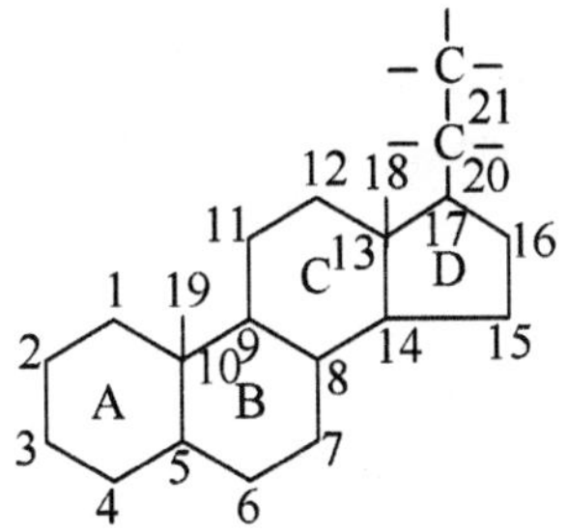

基本骨架主要是由三个六元环和一个五元环所组成，四个环分别称为 A、B、C、D 环。各种甾体激素结构上的差异主要在于取代基的种类、位置和数目；双键的位置和数目，以及 C_{10}上有无角甲基等。

（二）甾体激素类药物的基本类型及结构

1. 雌激素

典型药物：

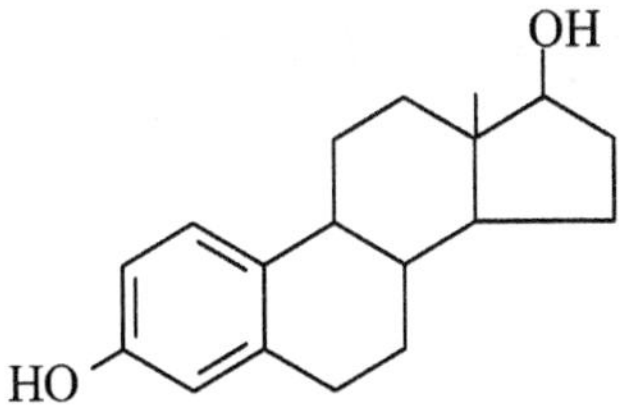

雌二醇

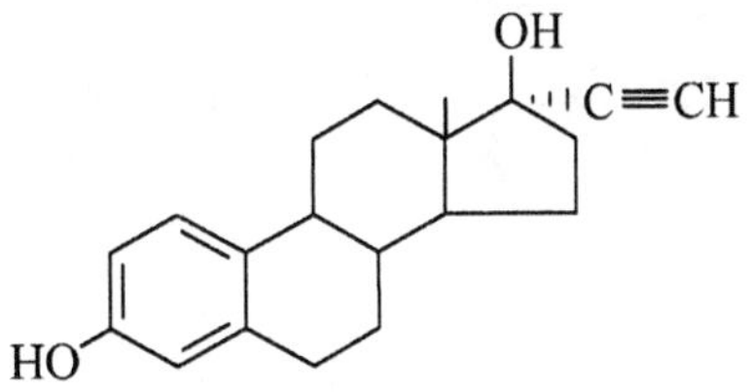

炔雌醇

雌激素类药物的结构特点是：A 环为苯环；3 位有酚羟基（有些形成了酯）；10 位无甲基；13 位上有甲基；D 环 17 位上有羟基或羰基（有些形成了酯），有些有乙炔基（如炔雌醇）。

ChP（2010 年版）收载的雌激素类药物有炔雌醇（ethinylestradiol）、炔雌醚（quinestrol）、雌二醇（estradiol）、尼尔雌醇（nilestriol）及苯甲酸雌二醇（estradiol benzoate）、戊酸雌二醇（estradiol valerate）等。天然雌激素中以雌二醇的生理活性最强，此外还有一些化学结构很简单的非甾体化合物，如人工合成代用品己烯雌酚，为可供口服的具有较强活性的雌激素。

2. 雄激素和蛋白同化激素

典型药物：

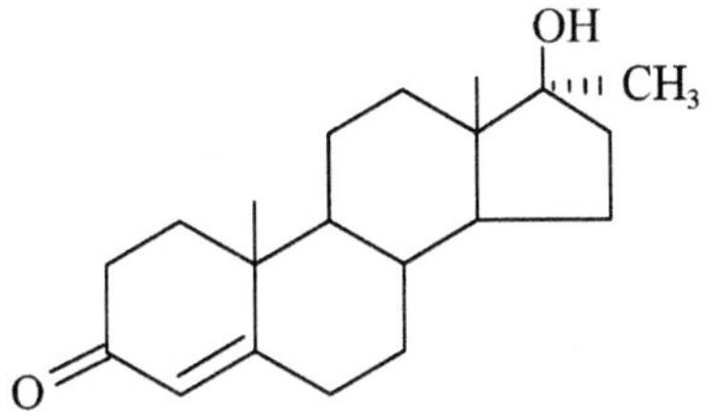

甲睾丸素

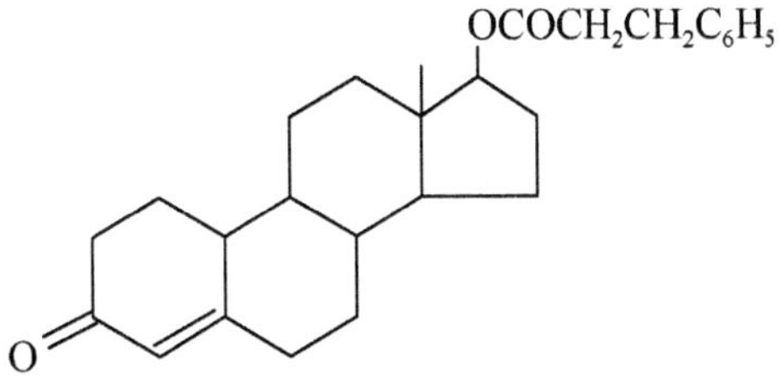

苯丙酸诺龙

该类药物的结构特点是：A 环上有共轭体系 Δ^4-3-酮基（C_3上有酮基，C_4、C_5之间为双键，并与 C_3-酮基共轭，称为 α，β-不饱和酮，标记为 Δ^4-3-酮基）；10 位和 13 位上皆有甲基；D 环 17 位上无侧链，多为羟基（如甲睾酮），有些是由羟基形成的酯（如丙酸睾酮）；有的蛋白同化激素 10 位上无甲基，如苯丙酸诺龙。

ChP(2010 年版)收载的该类药物有丙酸睾酮(testosterone propionate)、甲睾酮(methyltestos-terone)、苯丙酸诺龙(nandrolone phenylpropionate)、司坦唑醇等。

3. 孕激素

典型药物:

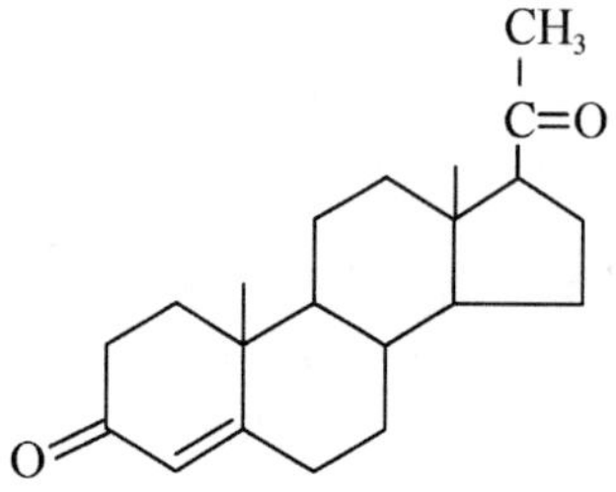

黄体酮 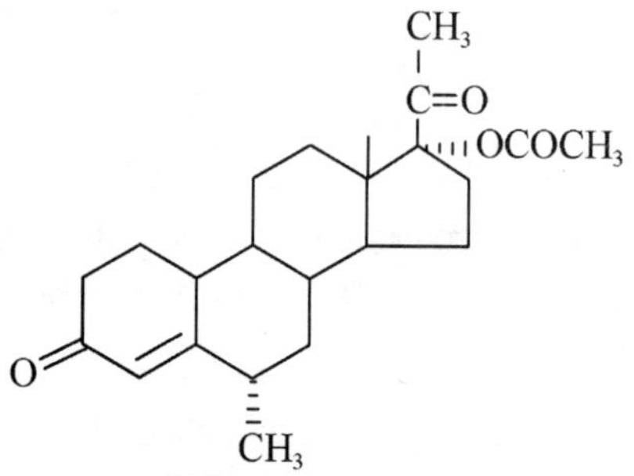　　　　　　　　　　　甲羟孕酮

孕激素类药物的结构特点是:A 环上有 Δ^4-3-酮基;10 位和 13 位上皆有甲基;D 环 17 位上有甲酮基,有些具有羟基,有些是由羟基形成的酯,还有些具有乙炔基。

ChP(2010 年版)收载的孕激素类药物有黄体酮(progesterone)、炔孕酮(ethisterone)、炔诺酮(norethisterone)、炔诺孕酮(norgestrel)、醋酸氯地孕酮(chlormadinone acetate)和醋酸甲地孕酮(megestrol acetate)等。

4. 肾上腺皮质激素(简称皮质激素)

典型药物:

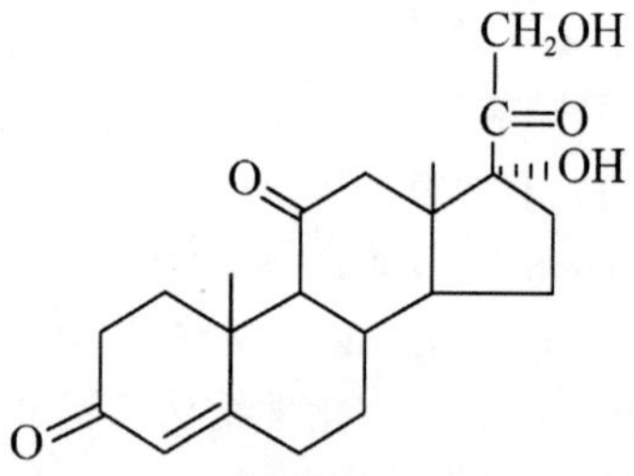

可的松 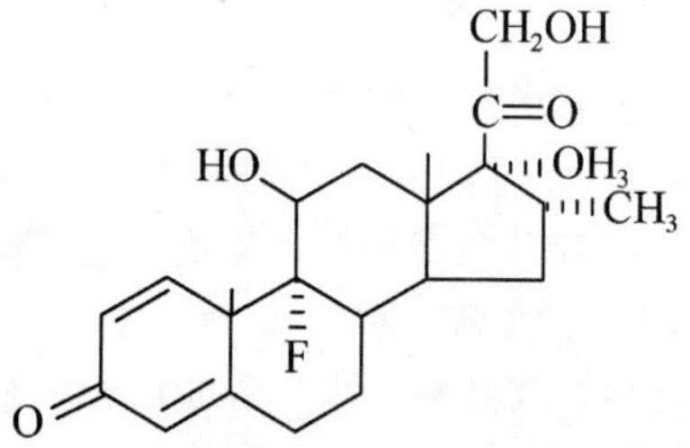　　　　　　　　　　　地塞米松

该类药物的结构特点是:A 环上有 Δ^4-3-酮基;10 位和 13 位上皆有甲基;C 环 11 位上有羰基或羟基;D 环 17 位上有羟基和 α-醇酮基等。

ChP(2010 年版)收载的肾上腺皮质激素类药物有氢化可的松(hydrocortisone)、醋酸泼尼松(prednisone acetate)、醋酸地塞米松(dexamethasone acetate)、醋酸氟轻松(fluocinonide)、地塞米松磷酸钠(dexamethasone sodium phosphate)、倍他米松(betamethasone)等。

二、结构特征与分析方法

甾体激素类药物种类较多,根据上述各类甾体激素类药物结构特点,可作为分析用的主要基团有以下几种。

(一) 羰基的呈色反应

C_3-酮基和 C_{20}-酮基可与羰基试剂 2,4-二硝基苯肼、异烟肼、硫酸苯肼等呈色,供鉴别,如黄体酮、醋酸可的松、醋酸氢化可的松的鉴别可用此法。

（二）17-α-醇酮基

肾上腺皮质激素类药物均有此结构,因而具有还原性,能与多种氧化剂反应,可用于鉴别。

（三）紫外吸收特性

利用该类药物结构中的共轭体系,在 240nm 或 280nm 波长附近有紫外特征吸收,进行甾体激素类药物的鉴别和含量测定,如炔孕酮的含量测定、炔孕酮片的鉴别可用此法。

（四）酯键

一些甾体激素类药物具有羧酸酯的结构,能水解生成乙酸乙酯的香气或己酸、戊酸的特臭,供鉴别,如醋酸地塞米松、戊酸雌二醇、己酸羟孕酮的鉴别可用此法。

（五）卤素的反应

含有有机氟或有机氯的甾体激素类药物,可用确认取代的卤素原子的方法进行鉴别,如醋酸地塞米松、醋酸氟轻松、丙酸氯倍他索等药物。

此外,17 位上的羟基、乙炔基、甲酮基、A 环上的酚羟基、苯环及甾体母核等结构特征均可供分析用。

第 2 节　鉴 别 试 验

甾体激素类药物的母核结构相似,本类药物的性状项下,多收载药物的物理常数测定项目,以区别不同的药物,如熔点、比旋度、吸收系数等。另外根据甾体结构和其所连接的各种官能团的特征反应进行鉴别,常用的鉴别方法有呈色反应、沉淀反应、测定衍生物熔点、水解产物的反应、有机氟的反应、薄层色谱法、红外分光光度法等方法。

一、呈 色 反 应

（一）与强酸的呈色反应

甾体激素类药物中有许多能与硫酸、盐酸、高氯酸、磷酸等反应呈色,其中与硫酸的呈色反应应用较为广泛。

ChP(2010 年版)收载的一些甾体激素类药物与硫酸的呈色反应和荧光,以及加水稀释后的变化情况见表 11-1。

表 11-1　某些甾体激素与硫酸呈色及荧光

甾体药物名称	浓硫酸		加水稀释后现象
	颜色	荧光	
地塞米松	淡红棕色	—	颜色消失
醋酸可的松	黄色或微带橙色	—	颜色消失,溶液应澄清
氢化可的松	橙黄→红	绿	黄→橙黄,微带绿色荧光,产生絮状沉淀
醋酸氢化可的松	黄→棕黄	绿	—
己酸羟孕酮	微黄	—	绿→红→红紫,蓝色荧光
炔雌醇	橙红	黄绿	产生玫瑰红色絮状沉淀
苯甲酸雌二醇	黄绿	蓝	淡橙

例如,醋酸氢化可的松鉴别:取本品约 2mg,加硫酸 2ml 使溶解,即显黄色至棕黄色,并带绿色荧光。

Ch. P(2010 年版)还收载有硫酸-乙醇的呈色反应的鉴别法。

例如,炔孕酮的鉴别:取本品约 2mg,加无水乙醇-硫酸(1∶1)4ml,在水浴中加热溶解,溶液呈红色,置紫外光灯(365nm)下检视,呈亮红色荧光。

甾体激素类药物与硫酸(或硫酸-乙醇)的呈色反应为其结构中甾体母核的呈色反应,具有操作简便,形成的颜色或荧光不同而能互相区别,且反应较为灵敏等优点。虽然操作中对取样量及试剂用量要求较为严格,专属性稍差,但目前仍为各国药典所采用。

(二) 官能团的呈色反应

1. 羰基的呈色反应 含 C_3-酮和 C_{20}-酮的甾体激素类药物能与一般羰基试剂 2,4-二硝基苯肼、硫酸苯肼、异烟肼等呈色,如黄体酮与异烟肼缩合生成异烟腙而呈黄色。

该反应中,盐酸酸性条件下,具有 Δ^4-3-酮结构的甾体激素类药物可立刻反应;具有 $\Delta^{1,4}$-3-酮结构的甾体激素类药物反应需 1~3 分钟;具有 C_{20}-酮基的甾体激素类药物反应需更长时间。

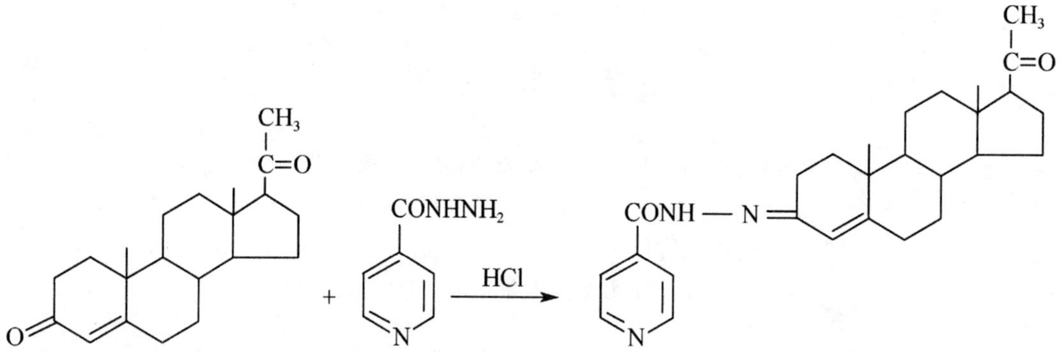

2. α-醇酮基的呈色反应 肾上腺皮质激素分子结构中 C_{17} 位上连有 α-醇酮基,具有还原性,能与氧化剂(如碱性酒石酸铜、氨制硝酸银、四氮唑盐等)反应而呈色。例如,醋酸泼尼松龙的鉴别:取本品约 20mg,加甲醇 1ml,微温溶解后加热的碱性酒石酸铜试液(斐林试剂)1ml,即生成橙红色沉淀。

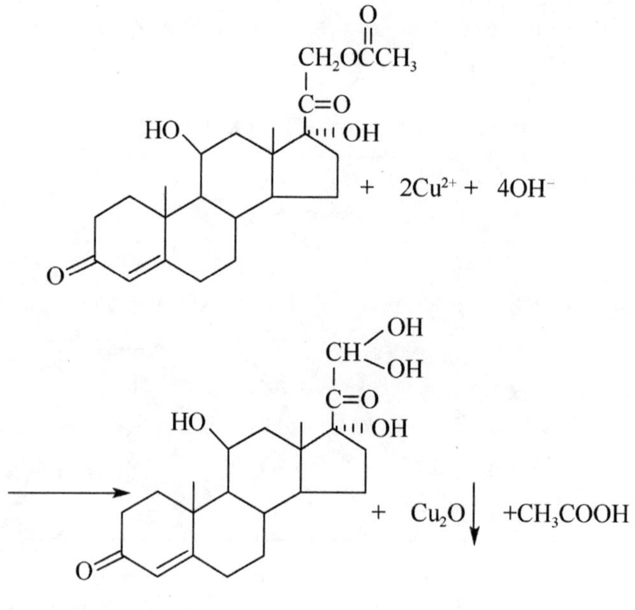

醋酸去氧皮质酮的鉴别:取本品约 5mg,加乙醇 0.5ml 溶解后,加氨制硝酸银试液(多仑试剂)0.5ml,即生成黑色沉淀。

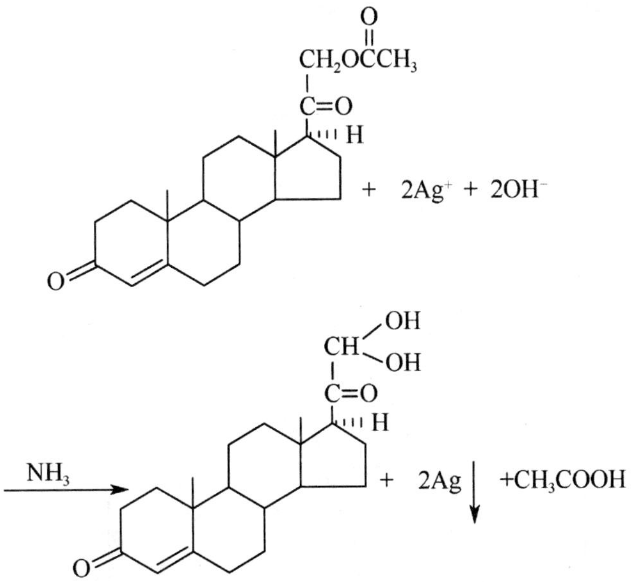

醋酸泼尼松的鉴别:取本品约 1mg,加乙醇 2ml 使溶解,加 10%氢氧化钠溶液 2 滴与氯化三苯四氮唑试液 1ml,即显红色。

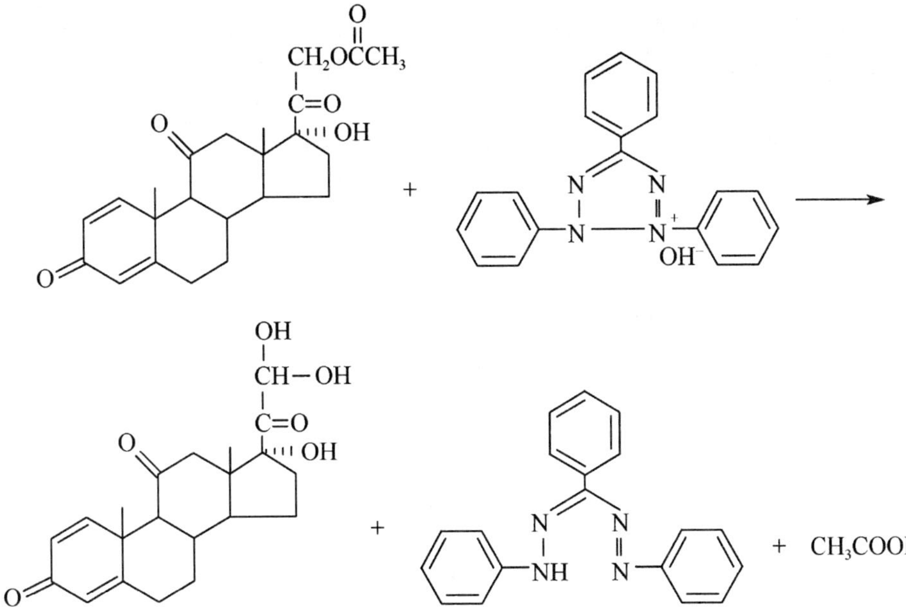

其中的四氮唑盐试剂不仅用于 α-醇酮基的鉴别,也常作为肾上腺皮质激素类药物中杂质"其他甾体"检查的显色剂,同时也是该类药物含量测定的依据。

3. 酚羟基的呈色反应 雌激素 A 环上有酚羟基,可与三氯化铁反应呈色。例如,Ch. P. (2010 年版)雌二醇的鉴别。

取本品约 2ml,加硫酸 2ml 溶解,有黄绿色荧光,加三氯化铁试液 2 滴,呈草绿色,再加水稀释,则变为红色。

4. 酮基的呈色反应 分子结构中含有甲酮基的甾体激素类药物,能与亚硝基铁氰化钠、间二硝基苯、芳香醛等反应呈色。其中含有 C_{17}-甲酮基的黄体酮与亚硝基铁氰化钠反应,生成蓝紫色配位化合物,该反应是黄体酮的灵敏、专属的鉴别方法。

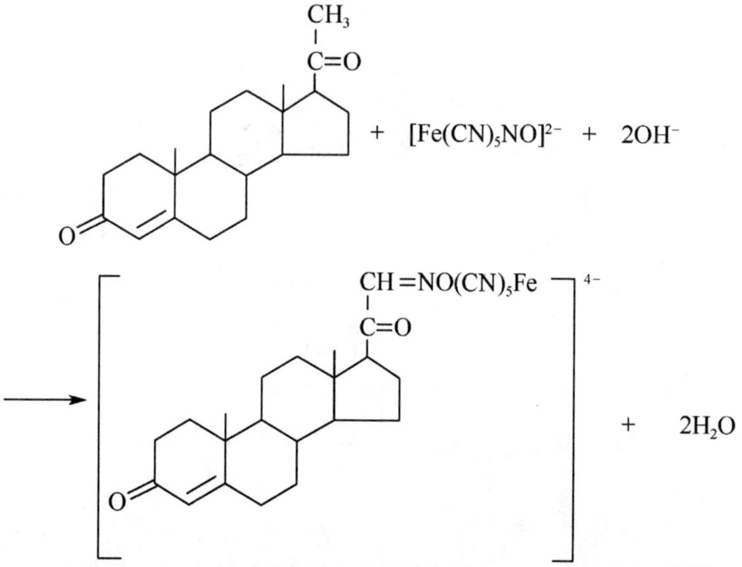

5. 卤素的反应 某些甾体激素类药物在母核上有氯或氟的取代,可通过有机破坏(如氧瓶燃烧法)后生成无机卤化物,再进行鉴别。例如,醋酸氯地孕酮的鉴别:取铜片或铜丝一小条,置火焰上燃烧至不显绿色火焰,放冷,蘸取本品约 1mg,再置火焰上燃烧,火焰即显绿色。此法是利用药品中的有机氯被破坏为氯化氢,与铜表面的氧化铜作用,生成挥发性的氯化铜,在无色火焰中呈绿色。又如,醋酸地塞米松中含有氟原子,先用氧瓶燃烧法对氧瓶进行有机破坏,再在 pH4.3 的条件下与茜素氟蓝试液及硝酸亚铈试液发生反应,生成蓝紫色配位化合。

二、炔基的沉淀反应

含炔基的甾体激素类药物,遇硝酸银试液,即生成白色的炔银盐沉淀。例如,Ch. P.(2010 年版)炔雌醇的鉴别:取本品 10mg,加乙醇 1ml 溶解后,加硝酸银试液 5~6 滴,即生成白色沉淀。

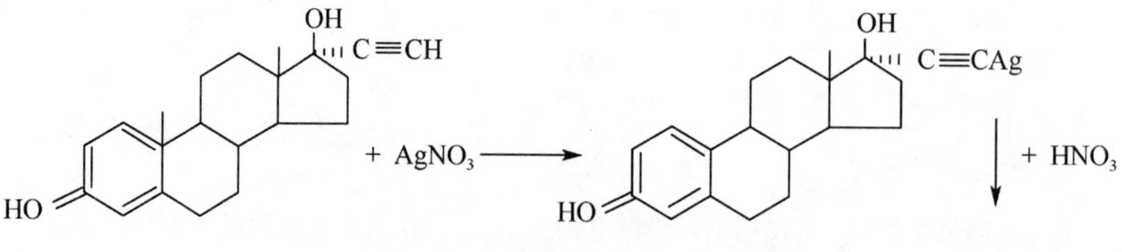

三、薄层色谱法

薄层色谱法鉴别甾体激素类药物,是根据甾体激素类药物分子结构及构型上的差异,在一定条件下,测其 R_f 值或 R_{st} 值来进行鉴别。薄层色谱法具有简便、快速、分离效能高等优点。

测定方法是先排除供试品注射液、片剂、软膏剂等中所含辅料的干扰,然后将处理好的供试品和对照品用规定溶剂配成一定浓度,在同一块薄层板上同时点样,用规定的流动相展开,晾干,用规定的显色剂显色后检视。测得供试液斑点与对照液斑点的 R_f 值应相同。

常用甾体激素类药物的薄层色谱鉴别法所用的供试品和对照品的溶剂、浓度和所用吸附剂、点样量、展开剂、显色剂等见表 11-2。

表 11-2　常用甾体激素类药物的薄层色谱鉴别法条件

药物	溶剂	浓度 (mg/ml)	点样量 (μl)	吸附剂	展开剂	显色剂
醋酸氯地孕酮	氯仿	20	5	硅胶 G	苯-无水乙醇 (95:5)	硫酸-无水乙醇 (1:1)
醋酸泼尼松片	氯仿	2	5	硅胶 G	二氯甲烷-乙醚-甲醇-水 (385:60:15:2)	碱性四氮唑蓝
丙酸睾酮注射液	无水乙醇	1	10	硅胶 GF254	二氯甲烷-甲醇 (19:0.5)	紫外灯下
苯丙酸诺龙注射液	丙酮	5	10	硅胶 G	正庚烷-丙酮 (2:1)	硫酸-乙醇 (1:49)
苯甲酸雌二醇注射液	无水乙醇	0.1	10	硅胶 G	苯-乙醚-冰醋酸 (50:30:0.5)	硫酸-无水乙醇 (1:1)
复方炔诺酮片	氯仿-甲醇 (9:1)	炔诺酮 2.4 雌二醇 0.14	10	硅胶 G	苯-乙酸乙酯 (4:1)	硫酸-无水乙醇 (7:3)
哈西奈德软膏	氯仿-甲醇 (9:1)	2	10	硅胶 G	氯仿-乙酸乙酯 (3:1)	碱性四氮唑蓝

四、紫外分光光度法

甾体激素类药物分子结构中具有 Δ^4-3-酮、$\Delta^{1,4}$-3-酮等 C=C—C=O 和 C=C—C=C 共轭体系,在紫外光区有特征吸收,可用紫外分光光度法进行鉴别。例如,每 1ml 含丙酸倍氯米松 20μg 的乙醇溶液,在 239nm 的波长处有最大吸收,吸收度应为 0.57~0.61;在 239nm 与 263nm 波长处的吸收度比值应为 2.25~2.45。

五、红外分光光度法

由于甾体激素类药物结构复杂,只要结构上有细小差异,在红外光谱上都能反映出来,所以红外吸收光谱法是鉴别甾体激素类药物有效而可靠的方法。目前,各国药典收载的甾体激素类药物都采用红外分光光度法作为一项鉴别方法,Ch.P(2010 年版)收载的甾体激素原料药均采用该法鉴别。除原料药外,部分制剂也采用该法鉴别例如,曲安奈德注射液的鉴别:取本品适量(约相当于曲安奈德 40mg),加水 5ml 混匀,加乙醚 10ml,振摇提取后取水层,水浴蒸干,残渣经减压干燥,依法测定,本品的红外光吸收谱图应与对照的谱图(光谱集 603 图)一致。图 11-1 是醋酸可的松的红外吸收光谱。

甾体激素类药物分子中某些基团的红外特征吸收频率见表 11-3。

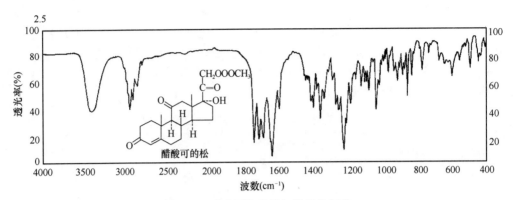

图 11-1 醋酸可的松的红外吸收光谱

表 11-3 甾体激素类药物某些基团的红外特征吸收频率

振动类型	基团	位置	频率(cm^{-1})	备注
ν_{C-H}	—C≡C—H	所有位置	650~900	
ν_{C-O-C}	—OCOR		1000~1200	
ν_{C-O}	—C—OH(醇)	所有位置	1000~1230	
	—C—OH(酚)		1200~1300	
$\nu_{C=C}$			1585~1620	
$\nu_{C=O}$	—C=C—C=O	六元环(Δ^4-3-酮)	1620~1684	d
	—OCOCH$_3$	所有位置	1735~1742	
	饱和酮	C$_{20}$—	1706~1710	
		五元环	1742~1749	
		六元环	1705~1720	c
ν_{C-H}	CH$_2$、CH$_3$	所有位置	2850~2970	b
	=C—H	六元环	3010~3040	
	≡C—H		3320	
ν_{-OH}	OH	所有位置	~3600	a

注:a. 若形成氢键,往低波数位移 3330~3550cm^{-1};b. 常见为肩峰;c. 在氯仿中频率较低;d. C$_3$酮基形成氢键往低频率位移时,会重叠而观察不到。

六、高效液相色谱法

采用高效液相色谱法鉴别甾体药物,近年已逐渐增多。一般方法是:在含量测定项下的高效液相色谱图中,规定供试品溶液主峰的保留时间应与对照品溶液主峰的保留时间一致。

Ch.P(2010 年版)收载的醋酸氟轻松乳膏、醋酸氟氢可的松乳膏、醋酸曲安奈德乳膏等甾体类药物及制剂的鉴别试验均采用高效液相色谱法。

第 3 节 特殊杂质检查

甾体激素类药物检查项下,除一般杂质检查外,根据药物生产和贮存过程中有可能引入的杂质,通常要做有关物质的检查。此外,有些甾体激素还规定有游离磷酸盐、残留溶剂、硒、乙炔基等其他检查项目。例如,地塞米松磷酸钠检查游离磷酸盐、甲醇和丙酮;曲安奈德、醋酸地塞米松、醋酸氟轻松等中检查硒;炔诺孕酮检查乙炔基等。

一、有 关 物 质

甾体激素类药物多由甾体母核或结构类似的其他甾体激素,通过结构改造制备而得,在制备过程中可能会引入原料、中间体、异构体、降解产物等具有和药物结构相似的杂质,这些杂质被定义为"有关物质",其限量检查为甾体激素类药物杂质检查的一个重要项目。有关物质的检查方法,各国药典普遍采用高效液相色谱法和薄层色谱法。

(一) 高效液相色谱法

高效液相色谱法是各国药典中甾体激素药物原料及制剂中有关物质检查应用最广泛的方法。

1. 方法　采用主成分自身对照法或归一化法。

2. 色谱条件

(1) 色谱柱:常用 ODS 柱。

(2) 流动相:常以甲醇、乙醇等为溶剂,以及各种不同比例的甲醇-水混合溶剂为流动相。

(3) 检测器:紫外吸收检测器。视不同的甾体品种可在波长 218nm、230nm、241nm、254nm、281nm、288nm 等处检测。

(4) 供试溶液和对照溶液的制备:将供试品用规定溶剂溶解配制成高、低两种浓度的溶液,高浓度者为溶液 I,低浓度者为溶液 II。

(5) 判定法:溶液 I 显示的杂质峰数不得超过 1 个或数个;各杂质峰面积及其总和不得大于溶液 II 主峰面积的一定分数。

3. 检查实例　丙酸睾酮中其他甾体的检查。

检查方法:取本品适量,加甲醇溶解并稀释制成每 1ml 约含 1mg 的溶液,作为供试品溶液;精密量取 1ml,置 100ml 量瓶中,用甲醇稀释至刻度,摇匀,作为对照溶液。照含量测定下的色谱条件,取对照溶液 10μl 注入液相色谱仪,调节检测灵敏度,使主成分峰高约为满量程的 20%。再精密量取供试品溶液与对照溶液各 10μl,分别注入液相色谱仪,记录色谱图至主成分峰保留时间的 2 倍。供试品溶液的色谱图如显示杂质峰,单个杂质峰面积不得大于对照液主峰面积的 1.5 倍(0.5%),各杂质峰面积的和不得大于对照溶液主峰面积(1.0%)。供试品溶液色谱图中任何小于对照页主峰面积 0.02 倍的峰可忽略不计。

(二) 薄层色谱法

1. 方法　采用主成分自身对照法(高低浓度对照法),即将供试品制成高、低两种浓度的溶液,高浓度溶液作为供试溶液,低浓度的溶液作为对照溶液。供试溶液图谱中杂质斑点的数目和颜色与对照溶液图谱的主斑点进行比较,即通过杂质斑点总数和各单一杂质的量(颜色)进行控制。

2. 色谱条件

(1) 薄层板:大多采用硅胶 G,也有的采用硅胶 HF$_{254}$ 或硅胶 GF$_{254}$ 铺成薄层板。

(2) 溶剂:大多采用三氯甲烷-甲醇。

(3) 展开剂:常采用各种比例的苯-无水乙醇-水、氯仿-甲醇、二氯甲烷-乙酸甲酯-水、苯-丙酮、二氯甲烷-乙醚-甲醇-水等混合溶剂。

(4) 显色剂:碱性四氮唑蓝试液、20%硫酸、硫酸-乙醇(2∶8 或 1∶1 或 3∶7)、10%磷钼酸-乙醇溶液等。

(5) 判定法:按各药品项下规定的杂质斑点的数目和颜色的要求进行判定。

3. 检查实例　醋酸氟氢可的松中有关物质的检查。

检查方法:取本品,加三氯甲烷-甲醇(9:1)制成每1ml中含3mg的溶液,作为供试品溶液;精密量取1ml,置50ml量瓶中,用上述溶剂稀释至刻度,摇匀,作为对照溶液。照薄层色谱法(附录ⅤB)试验,吸取上述两种溶液各5μl,分别点于同一硅胶G薄层板上;以二氯甲烷-乙醚-甲醇-水(385:75:40:6)为展开剂,展开,晾干,在105℃干燥10分钟,放冷,喷以碱性四氮唑蓝试液,立即检视。供试品溶液如显杂质斑点,不得多于2个,其颜色与对照溶液的主斑点比较,不得更深。

二、游离磷酸盐

(一) 检查原理

游离磷酸盐是在甾体激素类药物制备过程中,由磷酸酯化时残存的过量磷酸盐,用钼蓝比色法检查。Ch.P(2010年版)采用磷钼酸比色法检查,利用在酸性溶液中磷酸盐与钼酸铵作用,生成磷钼酸铵,经还原形成磷钼酸蓝(钼蓝)在740nm处有最大吸收,以一定浓度的标准磷酸二氢钾溶液作为对照,规定供试品溶液的吸光度不得大于对照溶液的吸光度。

$$H_3PO_4 \xrightarrow{\text{钼酸盐,H}^+} H_3[P(MoO_{10})] \cdot nH_2O$$

$$H_3[P(MoO_{10})] \cdot nH_2O \xrightarrow{\text{还原}} \text{钼蓝}$$

(二) 检查实例

Ch.P(2010年版)收载的地塞米松磷酸钠中游离磷酸盐的检查。

检查方法:精密称取本品20mg,置25ml量瓶中,加水15ml使溶解;另取标准磷酸盐溶液[精密称取经105℃干燥2小时的磷酸二氢钾0.35g,置1000ml量瓶中,加硫酸溶液(3→10)10ml与水适量使溶解,并稀释至刻度,摇匀;临用时再稀释10倍]4.0ml,置另一25ml量瓶中,加水11ml;各精密加钼酸铵硫酸试液2.5ml与1-氨基-2-萘酚-4-磺酸溶液(取无水亚硫酸钠5g、亚硫酸氢钠94.3g与1-氨基-2-萘酚-4-磺酸0.7g充分混合,临用时取此混合物1.5g加水10ml使溶解,必要时滤过)1ml,加水至刻度,摇匀,在20℃放置30~50分钟。照紫外-可见分光光度法(附录Ⅳ A),在740nm的波长处测定吸光度。供试品溶液的吸光度不得大于对照溶液的吸光度。

标准磷酸二氢钾溶液的浓度为0.035mg/ml,相当于磷酸的浓度浓度为0.025mg/ml,供试品中游离磷酸盐的限量为0.5%

三、甲醇和丙酮

(一) 检查原理

在制备过程中使用了有机溶剂的药物都需要检查残留溶剂。例如,地塞米松磷酸钠在制备过程中使用了甲醇(二类溶剂,限度为0.3%)、乙醇(三类溶剂,限度为0.5%)和丙酮(三类溶剂,限度为0.5%),需按照药典残留溶剂测定法(附录Ⅷ P)规定的气相色谱法做残留量检查。

(二) 检查实例

Ch.P(2010年版)收载的地塞米松磷酸钠中甲醇、乙醇和丙酮的检查。

检查方法:取本品约1.0g,精密称定,置10ml量瓶中,加内标溶液(取正丙醇,用水稀释制成0.02%(ml/ml)的溶液)溶解并稀释至刻度,摇匀,精密量取5ml,置顶空瓶中,密封,作为供试品溶液;另取甲醇约0.3g,乙醇约0.5g,丙酮约0.5g,精密称定,置100ml量瓶中,用上述内标溶液稀释至刻度,摇匀,精密量取1ml,置10ml量瓶中,用上述内标溶液稀释至刻度,摇匀,精密量取

5ml,置顶空瓶中,密封,作为供试品溶液。照残留溶剂测定法试验,用 6% 氰丙基苯基-94% 二甲基聚硅烷毛细管色谱柱,起始温度为 40℃,以每分钟 5℃的速率升温至 120℃,维持 1 分钟,顶空瓶平衡温度为 90℃,平衡时间为 60 分钟,理论塔板数按正丁醇峰计算不低于 10 000,各成分峰间的分离度均应符合要求。分别量取供试品溶液与对照品溶液顶空瓶上层气体 1ml,注入气相色谱仪,记录色谱图,按内标法以峰面积计算,应符合规定。

四、硒

(一) 检查原理

硒来源于生产中使用二氧化硒脱氢工艺。其检查原理是利用氧瓶燃烧法破坏后,使硒以无机状态的 Se^{6+} 存在,然后用盐酸羟胺将 Se^{6+} 还原成 Se^{4+},再于 pH 为 2 的条件下与 2,3-二氨基萘作用,生成 4,5-苯并硒二唑,经环己烷提取后,在 378nm 波长处有最大吸收。通过测定供试品溶液和对照品溶液在 378nm 波长处的吸收度进行比较,规定供试品溶液的吸收度不得大于硒对照溶液的吸收度,从而判断供试品中硒是否超过了限量。

(二) 检查实例

Ch. P(2010 年版)收载的醋酸氟轻松中硒的检查:取本品 50mg 依法检查(附录Ⅷ D),应符合规定(0.01%)。

五、乙 炔 基

(一) 检查原理

含乙炔基的甾体激素类药物需进行乙炔基的有效性检查,利用硝酸银与乙炔基上的活泼氢作用,生成乙炔银化合物和一分子硝酸,再用氢氧化钠滴定液滴定生成的硝酸,电位指示终点。

$$R—C≡CH + AgNO_3 \longrightarrow R—C≡CAg\downarrow + HNO_3$$

$$HNO_3 + NaOH \longrightarrow NaNO_3 + H_2O$$

(二) 检查实例

Ch. P(2010 年版)收载的炔诺孕酮中乙炔基的检查。

检查方法:取本品约 0.2g,精密称定,置 50ml 烧杯中,加四氢呋喃 20ml,搅拌使溶解,加 5% 硝酸银溶液 10ml。按照电位滴定法,以玻璃电极为指示电极,饱和甘汞电极(玻璃套管内装饱和硝酸钾溶液)为参比电极,用氢氧化钠滴定液(0.1mol/L)滴定。每 1ml 氢氧化钠滴定液(0.1mol/L)相当于 2.503mg 的乙炔基。含乙炔基应为 7.8%～8.2%(理论值为 8.0%)。

第 4 节 含 量 测 定

甾体激素类药物含量测定的方法很多,根据其具有的官能团和整个分子结构特征,可采用的方法主要有滴定分析法、高效液相色谱法、紫外分光光度法、荧光法、气相色谱法、四氮唑比色法、异烟肼比色法、三硝基酚比色法和柯柏(Kober)反应比色法等。本节主要讨论高效液相色谱法、紫外分光光度法、四氮唑比色法、异烟肼比色法和柯柏反应比色法等常用方法。

一、高效液相色谱法

高效液相色谱法具有快速、取样量少、准确、灵敏、分离效能好等特点,因此,被各国药典所采用和重视。Ch. P(2010 年版)收载的甾体激素类原料药及各种制剂的含量测定方法,高效液相色谱法居各分析方法之首。具体见表 11-4。

表 11-4　Ch. P(2010 年版)收载的甾体激素类药物含量测定方法

测定方法	甾体激素类药物
紫外分光光度法	醋酸氯地孕酮、泼尼松龙片、氢化可的松片、醋酸可的松片、醋酸泼尼松龙片、米非司酮片的含量测定采用吸收系数法;炔雌醚、尼尔雌醇片的含量测定采用对照品比较法
四氮唑比色法	醋酸去氧皮质酮、氢化可的松乳膏、醋酸可的松眼膏、醋酸地塞米松注射液、醋酸泼尼松龙眼膏、醋酸泼尼松龙乳膏、醋酸氢化可的松片
Kober 反应比色法	复方炔诺孕酮滴丸
HPLC 法	除上述药物外,其他均采用 HPLC 法测定含量

测定本类药物的 HPLC 法多为反相色谱法,采用内标法或外标法定量。色谱系统适用性试验考察中,柱效、分离度等指标应符合规定,如 Ch. P(2010 年版)收载的地塞米松磷酸钠的含量测定。

1. 色谱条件与系统适用性试验　用十八烷基硅烷键合硅胶为填充剂;以三乙胺溶液(取三乙胺 7.5ml,加水稀释至 1000ml,用磷酸调节 pH 至 3.0±0.05)-甲醇-乙腈(55∶40∶5)为流动相,检测波长为 242nm。取地塞米松磷酸钠与地塞米松,加甲醇溶解并稀释制成每 1ml 中各约含 10μg 的溶液,取 20μl 注入液相色谱仪,记录色谱图,地塞米松磷酸钠与地塞米松的分离度应大于 4.4。理论塔板数按地塞米松磷酸钠峰计算不低于 7000。

2. 测定法　取本品约 20mg,精密称定,置 50ml 量瓶中,加水溶解并稀释至刻度,摇匀,精密量取适量,用流动相定量稀释成每 1ml 约含 40μg 的溶液,精密量取 20μl 注入液相色谱仪,记录色谱图;另取地塞米松磷酸酯对照品,同法测定。按外标法以峰面积乘以 1.0931 计算,即得。

本法属离子对反相色谱法,外标法定量。药物为磷酸盐,可离解为磷酸根,影响分离。在流动相中加入三乙胺,并调节 pH 至 3.0±0.05,三乙胺在酸性条件下离解成三乙胺正离子,可与磷酸根形成电中性的离子对,有利于组分的分离。

知识链接　　**液相色谱-串联质谱法检测蛋白同化激素类兴奋剂**

20 世纪 50 年代中期,随着不同类型蛋白同化激素药物的问世,滥用蛋白同化激素类药物的现象日趋严重。普遍认为蛋白同化激素对运动能力的提高,尤其是对一些力量性运动项目成绩的提高有积极作用,因此造成大量运动员置体育道德于不顾大量滥用的情况。它的滥用对人体严重的危害性已引起高度重视,加之滥用这类兴奋剂有悖于体育运动的宗旨,扼杀了公平、合理竞争的体育精神,1976 年蒙特利尔奥运会第一次将蛋白同化激素列入禁药范围。现存在国际奥林匹克委员会医学中心的"兴奋剂"阳性案例中,蛋白同化激素所占的比例始终高居榜首。

国际奥林匹克委员会规定的蛋白同化激素检测标准是采用气相色谱-质谱法(GC/MS)来分析尿样。毛发由于性质稳定,易取材和保存,检出时限长,可弥补尿检的缺陷,以及反映用药史等优点而受到越来越多的关注。

应用液相色谱-质谱法(LC/MS/MS)检测毛发时无需进行衍生化,其高分离效能、高选择性和高灵敏度,简单、省时,在保证灵敏度的情况下还可以达到在目标范围内未知化合物筛选的目的,为兴奋剂检测提供了简捷、高效、可靠的分析测定方法。

二、紫外分光光度法

甾体激素类药物分子结构中具有 Δ^4-3-酮、$\Delta^{1,4}$-3-酮、苯环等结构,在紫外光区有特征吸收,因此,可用紫外分光光度法进行含量测定。具有 Δ^4-3-酮结构的肾上腺皮质激素、雄性激素、孕激素及许多口服避孕药物在 240nm 波长附近有最大吸收;具有苯环的雌激素在 280nm 附近有最大吸收,可用吸收系数法或对照品比较法定量。

对于甾体激素类原料药、注射液可直接用紫外分光光度法测定含量,但对片剂测定时,为消除赋形剂在 240nm 附近或 280nm 附近吸收的干扰,需先用适当溶剂提取或经色谱分离后,再用紫外分光光度法测定含量,如炔孕酮的含量测定。

测定方法:取本品,精密称定,加无水乙醇溶解并定量稀释成每 1ml 约含 10μg 的溶液,照紫外-可见分光光度法(附录Ⅳ A),在 240nm 的波长处测定吸收度,按 $C_{21}H_{28}O_2$ 的吸收系数($E_{1cm}^{1\%}$)为 520 计算,即得。

三、四氮唑盐比色法

(一) 四氮唑盐的种类

常用的四氮唑盐有两种。

1. 2,3,5-三苯基氯化四氮唑(TTC)　简称为氯化三苯四氮唑或红四氮唑(RT),其还原产物为不溶于水的深红色三苯甲䐶,在 480~490nm 波长处有最大吸收。红四氮唑显色灵敏度较低,但空白吸收较小。

2. 蓝四氮唑(BT)　即 3,3′-二甲氧基苯基-双-4,4′-(3,5-二苯基)氯化四氮唑,其还原产物为暗蓝色的双甲䐶,在 525nm 波长处有最大吸收。蓝四氮唑显色灵敏度较高,但空白吸收较大,对试剂质量要求较高。TTC 和 BT 的结构如下:

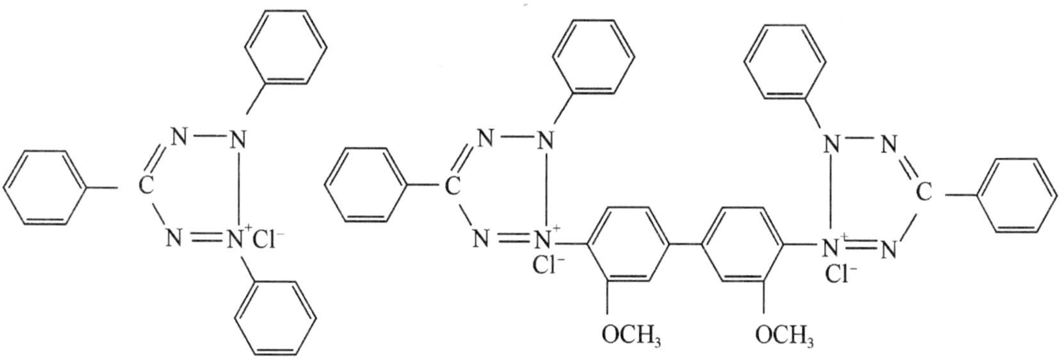

TTC　　　　　BT

(二) 基本原理

肾上腺皮质激素类药物 C_{17}-α-醇酮基(—CO—CH$_2$OH)具有还原性,在碱性溶液中能将四氮唑盐定量地还原为有色甲䐶,有色甲䐶在可见光区有最大吸收,且具有一定的稳定性,可用比色法测定甾体激素类药物的含量。

反应原理主要认为在甾体激素类药物分子结构中,α-醇酮基失去 2 个电子,被氧化为 20-酮-21-醛基,而四氮唑得到 2 个电子,环被打开,还原为相应的有色甲䐶,其反应的 mol 比为 1:1。TTC 和 BT 得到 2 个电子开环,还原为有色甲䐶的反应式为:

209

TTC

BT

（三）测定方法实例

Ch. P（2010 年版）收载的醋酸泼尼松眼膏的含量测定。

1. 对照品溶液的制备　精密称取醋酸泼尼松对照品 25mg，置 100ml 量瓶中，加无水乙醇使溶解并稀释至刻度，摇匀，即得。

2. 供试品溶液的制备　精密称取本品 5g（相当于醋酸泼尼松 25mg），置烧杯中，加无水乙醇约 30ml，置水浴上加热，充分搅拌使醋酸泼尼松溶解，再置冰浴中放冷后，滤入 100ml 量瓶中，同法提取 3 次，滤液并入量瓶中，加无水乙醇稀释至刻度，摇匀，即得。

3. 测定法　精密量取对照品溶液与供试品溶液各 1ml，分置具塞试管中，各精密加无水乙醇 9ml 与氯化三苯四氮唑试液 2ml，摇匀，再精密加氢氧化四甲基铵试液 2ml，摇匀，置 25℃ 的暗处 40 分钟，照紫外-可见分光光度法，在 485nm 的波长处分别测定吸收度，计算，即得。

眼膏剂分析时，应经前处理过程提取有效成分，一般方法为：加甲醇或乙醇适量，置水浴上加入，充分搅拌，使待测成分溶解，再置冰浴中放冷使基质析出，过滤除去基质。

（四）影响因素

本法测定时受各种因素的影响，如肾上腺皮质激素的结构、溶剂和水分、呈色温度和时间、碱的浓度、空气中氧及光线等，对形成有色甲瓒的反应速度、呈色强度、稳定性都有影响。因此，在操作中，应严格控制实验条件，才能获得满意的结果。

1. 结构影响　一般认为，C_{11}-酮基比 C_{17}-羟基的甾体激素类药物反应速度快；C_{21}-羟基酯化后比其未酯化的母体羟基的反应速度慢；当酯化的基团是三甲基乙酸酯、磷酸酯、琥珀酸酯时，反应速度更慢。

2. 溶剂和水分的影响　含水量大时会使呈色速度减慢，但含水量不超过 5% 时，对结果几乎无影响。为了减少整个反应液中水分的含量，一般使用无水乙醇。另外，醛具有一定还原性，会使吸收度增高，故一般应采用无醛醇作溶剂。

3. 温度和时间的影响　一般情况呈色速度随温度增高而加快，一般以室温或 30℃ 恒温条件下显色，易得重现性较好的结果。Ch. P（2005 年版）中多数反应的温度和时间是 25℃ 暗处反应 40~45 分钟。

4. 碱的影响　在各类有机或无机碱中，以氢氧化四甲基铵最为理想，能得到满意结果，故最为常用。一般用甲醇或乙醇将 10% 的氢氧化四甲基铵溶液稀释后再用，反应完毕后溶液中碱的浓度约为 0.01mol/L。

5. 空气中氧与光线的影响　反应及其产物对光和氧皆敏感，因此必须用避光容器且置于暗处，并尽量减少反应容器的剩余空间进行显色，同时在达到最大呈色时间后，立即测定吸收度。

6. 干扰物影响　有些还原性物质如维生素 C、还原性糖、多元酚、硫醇等皆能与四氮唑盐反应而带来干扰，但在甾体激素类原料药及制剂的分析中不易遇到。而某些赋形剂如聚乙二醇、丙二醇、羊毛脂对蓝四氮唑的显色反应则有较显著的干扰，山梨醇和角鲨烯也有干扰。因此，测定油膏、冷霜等制剂时应先分离后方能测定。

四、柯柏反应比色法

（一）基本原理

柯柏（Kober）反应是指雌激素类药物与硫酸-乙醇共热，通过质子化、分子重排、去氢等作用形成共轭多烯而显色。在反应过程中，雌激素首先与硫酸-乙醇共热被氧化生成黄色产物，然后加水或稀硫酸再继续氧化，最终生成红色产物，照分光光度法测定含量。

（二）测定方法实例

Ch. P. （2010 年版）收载的复方炔诺孕酮滴丸中含炔诺孕酮和炔雌醇两种药物,用 Kober 反应比色法测定炔雌醇的含量,炔诺孕酮不干扰测定,方法如下。

取本品 10 丸,除去包衣后,置 20ml 量瓶中,加乙醇约 12ml,微温使炔诺孕酮与炔雌醇溶解,放冷,用乙醇稀释至刻度,摇匀,滤过,取续滤液作为供试品溶液;另取炔诺孕酮与炔雌醇对照品,精密称定,加乙腈溶解并定量稀释制成每 1ml 中约含炔诺孕酮 0.15mg 与炔雌醇 15μg 的溶液,作为对照液。精密量取对照品溶液与供试品溶液各 2ml,分别置具塞锥形瓶中,置冰浴中冷却 30 秒后,各精密加硫酸-乙醇（4∶1）8ml（速度必须一致）,随加随振摇,加完后继续冷却 30 秒钟,取出,在室温放置 20 分钟,照紫外-可见分光光度法,在 530nm 的波长处分别测定吸光度,计算,即得。

用该法测定雌激素类药物制剂的含量时,在比色测定前采用分离提取,应严格控制反应条件,并消除背景干扰可获得满意结果。

目标检测

一、选择题

【A 型题】

1. 下列具有环戊烷骈多氢菲母核的药物是（　　）
   A. 维生素类　　　　　B. 巴比妥类
   C. 芳胺类　　　　　　D. 甾体激素类
   E. 吡啶类

2. 下列具有 Δ^4-3-酮基结构的药物为（　　）
   A. 氢化可的松　　　　B. 雌二醇
   C. 庆大霉素　　　　　D. 盐酸普鲁卡因
   E. 维生素 C

3. 醋酸地塞米松加碱性酒石酸铜,产生红色沉淀是基于分子结构中（　　）
   A. Δ^4-3-酮基　　　B. C_{17}炔基
   C. C_{17}甲基酮基　　　D. C_{17}羟基
   E. $C_{17\alpha}$-醇酮基反应

4. 下列可与 2,4-二硝基苯肼、硫酸苯肼、异烟肼等反应,形成黄色腙的药物是（　　）
   A. 庆大霉素　　　　　B. 硫酸奎宁
   C. 黄体酮　　　　　　D. 炔雌醇
   E. 维生素 B_1

5. 黄体酮加亚硝基铁氰化钠显蓝紫色是基于分子结构中（　　）
   A. Δ^4-3-酮基　　　B. C_{17}炔基
   C. C_{17}甲基酮基　　　D. C_{17}羟基
   E. $C_{17\alpha}$-醇酮基反应

6. 下列可与硝酸银试液反应生成白色沉淀的药物是（　　）
   A. 醋酸泼尼松　　　　B. 炔雌醇
   C. 庆大霉素　　　　　D. 阿莫西林

E. 雌二醇

7. Kober 反应比色法可用于下列哪个药物的含量测定（　　）
   A. 复方炔诺孕酮滴丸　　B. 丙酸睾酮注射液
   C. 维生素 A 口服液　　　D. 醋酸地塞米松片剂
   E. 黄体酮注射液

8. 各国药典测定甾体激素类药物的含量,最常采用的方法是（　　）
   A. 紫外分光光度法　　　B. 比色法
   C. 荧光法　　　　　　　D. 高效液相色谱法
   E. 薄层色谱法

9. 四氮唑比色法可用于下列哪些药物的含量测定（　　）
   A. 醋酸地塞米松注射液
   B. 丙酸睾酮注射液
   C. 维生素 C 胶丸
   D. 炔雌醇片剂
   E. 黄体酮注射液

10. 用 TLC 法检查甾体激素药物中的"有关物质"最常用的方法是（　　）
    A. 对照药物法　　　　B. 杂质对照法
    C. 比色法　　　　　　D. 外标法
    E. 供试品自身溶液的稀释液对照

11. HPLC 法测定黄体酮含量时,采用内标法定量,其内标物为（　　）
    A. 氢化可的松　　　　B. 甲睾酮
    C. 丙酸睾酮　　　　　D. 己烯雌酚
    E. 维生素 D

12. 四氮唑比色法测定醋酸地塞米松注射液含量的

依据是(　　)

A. 分子中具有甲酮基

B. 分子中具有 Δ^4-3-酮基

C. 分子中具有酚羟基

D. 分子中 C_{17}-α-醇酮基具有氧化性

E. 分子中 C_{17}-α-醇酮基具有还原性

【B 型题】

[13~17 题共用备选答案]

A. 黄体酮　　　　　B. 雌二醇

C. 苯丙酸诺龙　　　D. 氟轻松

E. 丙酸睾酮

13. 与斐林试剂反应生成橙红色沉淀(　　)

14. 与亚硝基铁氰化钠作用产生蓝紫色(　　)

15. 与硝酸银生成白色银盐沉淀(　　)

16. 与硫酸三氯化铁反应显草绿色(　　)

17. 与茜素氟蓝反应呈色(　　)

[18~22 题共用备选答案]

A. α-醇酮基　　　　B. 甲酮基

C. 酚羟基　　　　　　D. 氨基嘧啶环

E. 内酯环

18. 雌二醇分子结构中具有(　　)

19. 抗坏血酸分子结构中具有(　　)

20. 氢化可的松分子结构中具有(　　)

21. 盐酸硫胺分子结构中具有(　　)

22. 黄体酮分子结构中具有(　　)

【X 型题】

23. 具有酚羟基的药物有(　　)

A. 苯丙酸诺龙　　　B. 炔雌醇

C. 戊酸雌二醇　　　D. 雌二醇

E. 泼尼松

24. 黄体酮的鉴别试验方法有(　　)

A. 红外光谱法　　　　B. Vitali 反应

C. 与异烟肼反应　　　D. 氯元素反应

E. 与亚硝基铁氰化钠的反应

25. 下列可与异烟肼缩合显黄色的是(　　)

A. 醋酸地塞米松　　　B. 炔雌醇

C. 黄体酮　　　　　　D. 丙酸睾酮

E. 头孢氨苄

26. 甾体激素类药物应检查的特殊杂质应包括(　　)

A. 硒　　　　　　　　B. 游离磷酸盐

C. 聚合物　　　　　　D. 有机溶剂

E. 有关物质

27. 四氮唑比色法测定皮质激素类药物含量时常用的四氮唑盐是(　　)

A. BT　　　　　　　B. USP

C. BGC　　　　　　D. TTC

E. YWG

28. 甾体激素类药物可用紫外分光光度法测定含量,它们的 λ_{max} 在(　　)

A. 325nm 左右　　　B. $3400cm^{-1}$

C. $1680\ cm^{-1}$　　　D. 240 nm 左右

E. 280nm 左右

二、简答题

1. 简述雌激素、雄激素及肾上腺皮质激素各结构特点,主要基团与分析方法之间有何关系?

2. 为什么说红外分光光度法是甾体激素类药物鉴别的重要手段?

3. 为什么 HPLC 法成为本类药物的最主要含量测定方法?

第12章 维生素类药物的分析

学习目标

1. 掌握维生素 A、维生素 E、维生素 B_1、维生素 C 的鉴别试验及含量测定方法。
2. 熟悉维生素 A、维生素 B_1 的结构及主要的化学性质。
3. 熟悉维生素 D 的鉴别试验及含量测定方法。
4. 了解维生素 D 的结构及主要的化学性质。
5. 了解维生素类常用药物中特殊杂质的检查。

维生素是维持人体正常代谢所必需的微量有机物质。人体要维持生命,除了不断地从食物中摄取糖类、脂肪、蛋白质及矿物质等物质外,还必须摄取食物中含量微小,却又为身体生长与维持正常生理过程所必需的维生素。维生素虽不能直接供给能量,但为能量转换和代谢调节所必需。如果一旦缺乏或吸收过量,都将破坏其在体内有效量的相互平衡,引起机体的病理变化,因此,保持维生素在体内一定量的平衡是维持生命所必须的。

维生素多为醇、酚、酯、醛、胺或酸类等有机化合物,各自具有其不同的理化性质和生理作用。《中国药典》(2010 年版)收载有维生素 A、B_1、B_2、B_6、B_{12}、C、D_2、D_3、E、K_1 及烟酸、烟酰胺等原料药及制剂共 40 多个品种。按其在油脂中和水中的溶解度不同,可分为脂溶性维生素和水溶性维生素两大类。其中脂溶性维生素有维生素 A、D、E 和 K 等;水溶性维生素有维生素 B 族、维生素 C、烟酸和叶酸等。本章着重介绍维生素 A、D、E、B_1、C 等五种维生素类药物的鉴别、检查和含量测定。

第 1 节 维生素 A 的分析

维生素 A(vitamin A)通常是指维生素 A_1。在自然界中,其天然产物主要来源于鲛类无毒海鱼肝脏中提取的脂肪油(即鱼肝油),但目前主要使用人工合成方法制取。在鱼肝油中,维生素 A 多以各种酯类混合物形式存在。

一、结构与性质

(一) 结构

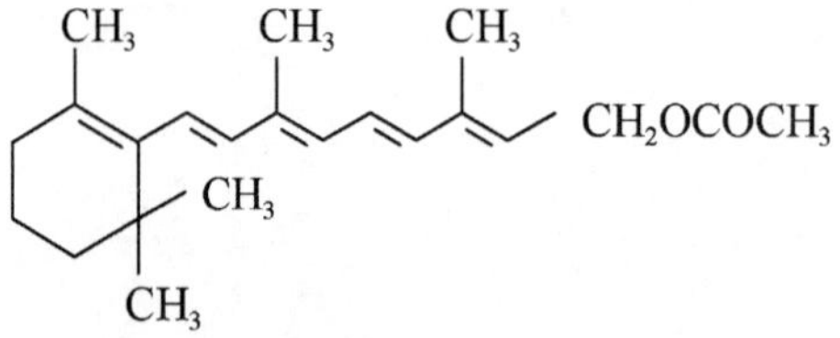

维生素A

维生素 A 的结构为具有一个共轭多烯醇侧链的环己烯,因而具有多个立体异构体,天然维生素 A 主要是全反式维生素 A,另外,还有多种其他异构体,如新维生素 A_a、A_b、A_c 和异维生素 A_a、A_b 等。鱼肝油中还含有去氢维生素 A(维生素 A_2),其生物效价仅为维生素 A_1 的 40%;脱水维生素 A(维生素 A_3),其效价也低于维生素 A_1;鲸醇(维生素 A 醇的二聚体),无生物活性。这些物质在 311~328nm 波长处均具有紫外吸收,并能与显色试剂产生相近颜色。因此,在测定维生素 A 含量时必须考虑这些因素的干扰。

 知识链接

　　维生素 A 主要作用是保持皮肤、骨骼、牙齿、毛发健康生长，维持正常视力。维生素 A 可以从鱼肝油、动物肝脏、肾脏、禽蛋、全乳制品当中摄取，也可多食用色泽鲜艳的蔬菜，如西红柿、菠菜、芒果等。缺乏维生素 A 会导致夜盲症及干眼病，导致上皮细胞的功能减退，出现皮肤弹性下降、干燥、粗糙、失去光泽。但维生素 A 摄入过多，会造成慢性中毒。正常人群，只要注意选择食物，不偏食，就能满足一天维生素 A 的需要。对于乳母、婴儿等一些特殊人群，完全从食物中获取则比较困难，可以用添加鱼肝油的办法予以增加。

(二) 性质

　　1. 性状　维生素 A 为淡黄色油溶液，或结晶与油的混合物(加热至 60℃ 应为澄明溶液)；无败油臭；在空气中易氧化，遇光易变色。

　　2. 溶解性　维生素 A 可与三氯甲烷、乙醚、环己烷、石油醚任意比例混溶，微溶于乙醇，不溶于水。

　　3. 易氧化变质，维生素 A 分子结构中有共轭多烯醇侧链，性质不稳定，易被空气中氧或氧化剂氧化，易被紫外光裂解，遇光也易变质。在受热或有金属离子存在时更易氧化变质，生成无活性的环氧化物、维生素 A 醛和维生素 A 酸等。

 知识考点

　　维生素 A 结构什么部位导致易被氧化？

　　4. 与三氯化锑呈色　维生素 A 在三氯甲烷中与三氯化锑试剂作用，产生不稳定的蓝色。

　　5. 具有紫外吸收　维生素 A 结构中具有共轭多烯侧链，因此，维生素 A 的环己烷或乙醇溶液在 325~328nm 波长处有最大吸收。其无水乙醇溶液在盐酸催化下加热，可发生脱水反应生成脱水维生素 A，脱水维生素 A 在 348nm、367nm 和 389nm 波长处有最大吸收。

二、鉴别试验

(一) 三氯化锑反应(Carr-Price 反应)

　　维生素 A 在三氯甲烷中能与三氯化锑试剂(在三氯化锑反应中，实际起作用的可能是氯化锑中存在的氯化高锑)反应，形成不稳定的碳正离子，显蓝色。

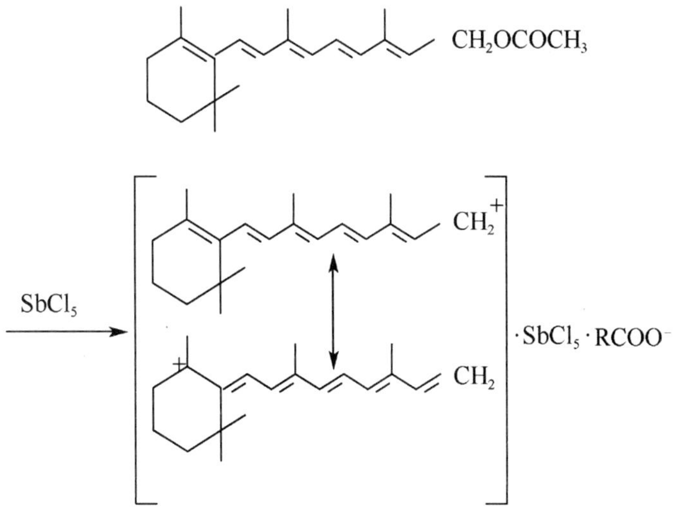

反应需在无水、无醇条件下进行。因为水可使三氯化锑水解生成氯化高锑,而乙醇可与正碳离子作用,使正电荷消失。

鉴别方法:取本品 1 滴,加三氯甲烷 10ml 振摇使溶解,取出 2 滴;加三氯甲烷 2ml 与 25% 三氯化锑的三氯甲烷溶液 0.5ml,即显蓝色,渐变成紫红色。

(二) 紫外吸收光谱法

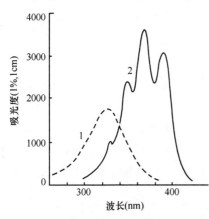

图 12-1　维生素 A 和脱水维生素 A 的紫外吸收光谱图
1. 维生素 A;2. 脱水维生素 A

BP(1993 年版)收载的鉴别浓缩维生素 A 酯类药物采用此法。

维生素 A 分子结构中具有 5 个共轭双键,其无水乙醇溶液在 326nm 波长处有最大吸收。当在盐酸催化下加热,发生脱水反应生成脱水维生素 A。脱水维生素 A 比维生素 A 分子结构中多了一个共轭双键,在 340~390nm 波长间出现 3 个最大吸收峰。

鉴别方法:取约含 10IU 的维生素 A,加无水乙醇-盐酸(100:1)溶液溶解,立即在 300~400nm 波长范围内测定紫外光谱,应在 326nm 波长处有最大吸收。再将该溶液在水浴上加热 30 秒种,冷却,继续在波长 300~400nm 波长范围内测定紫外光谱,则应在 348nm、367nm 和 389nm 波长处出现三个吸收峰,并且在 332nm 波长处有较低的吸收峰或曲折。维生素 A 和脱水维生素 A 的紫外吸收光谱图见图 12-1。

(三) 薄层色谱法

BP(1993 年版)收载的浓缩合成品维生素 A 酯类药物采用此法鉴别。

1. 色谱条件

吸附剂:硅胶 G 或氧化铝。

溶剂:环己烷(或三氯甲烷)。

展开剂:环己烷-乙醚(80:20)或环己烷-乙酸乙酯。

显色剂:三氯化锑(或磷钼酸)。

2. 鉴别方法　取供试品和对照品适量,加环己烷(或三氯甲烷)分别制成每 1ml 中含 1.5~5IU 浓度的溶液,各取 2~10μl 点样于同一薄层板上,展开后,薄层板置空气中挥干,喷以磷钼酸为显色剂,比较供试品溶液和对照品溶液的蓝绿色斑点位置,即可鉴别。维生素 A 醇及其醋酸酯、棕榈酸酯的 R_f 值分别为 0.1、1.45 和 0.7。

三、含 量 测 定

维生素 A 及其制剂含量测定的方法,最初采用生物学方法测定其生物活性。因该法操作繁琐、费时、准确度与重现性较差,后来采用三氯化锑比色法。但由于三氯化锑反应专属性差,呈色极不稳定,测定结果受水分、温度影响较大,现被紫外分光光度法所替代。紫外分光光度法快速、准确,测定结果能较准确地反应出维生素 A 的生物效价。故目前各国药典均采用紫外分光光度法测定维生素 A 及其制剂的含量。

(一) 测定原理

利用维生素 A 在 325~328nm 波长处有最大吸收峰进行含量测定。但其最大吸收峰的位置和百分吸收系数随溶剂不同而略有差异。维生素 A 醇及其乙酸酯在不同溶剂中的最大吸收波长、吸收系数见表 12-1。

表 12-1　维生素 A 醇及其乙酸酯在不同溶剂中的紫外吸收

溶剂	维生素 A 醇			维生素 A 乙酸酯		
	λ_{max}(nm)	$E_{1cm}^{1\%}$	换算因子	λ_{max}(nm)	$E_{1cm}^{1\%}$	换算因子
环己烷	326.5	1755	1900	327.5	1530	1900
乙醇	325.0	1820	1830	325.0	1600	1830

由于维生素 A 制剂中含有稀释用油和维生素 A 原料中混有其他的一些杂质，所测得的吸收度不是维生素 A 所独有。在规定的条件下，为了得到正确的结果，非维生素 A 物质的吸收所引入的误差可用校正公式校正。《中国药典》(2010 年版)附录中收载的维生素 A 测定法项下的"第一法"和"第二法"中分别采用了两个校正公式。

第一法校正公式：$A_{328校正} = 3.52(2A_{328} - A_{316} - A_{340})$

第二法校正公式：$A_{325校正} = 6.815A_{325} - 2.555A_{310} - 4.260A_{334}$

校正公式是采用三点法，除其中一点是在吸收峰波长处测得外，其他两点分别在吸收峰两侧的波长处测定。"三点法"也称"三波长校正法"或"三点校正法"，本法是在三个波长处测得吸收度后，按上述校正公式计算吸收度校正值 A_{max} 校正后，再计算含量。

其吸收度校正原理主要基于以下两点。

(1) 供试品中干扰杂质引起的吸收在 310~340nm 波长范围内呈线性，且随波长的增大吸收度变小。

(2) 物质对光的吸收具有加合性，即在供试品溶液的吸收曲线上，各波长的吸收度是维生素 A 与干扰杂质吸收度的加和值，因而其吸收曲线是供试品溶液与干扰杂质吸收曲线的叠加。

测定应在半暗室中快速进行，以防止维生素 A 在测定过程中被氧化破坏。若供试品中干扰测定的杂质较少，能符合下列第一法测定的规定时，可直接用溶剂溶解供试品后测定；否则按第二法，经皂化提取，除去干扰后测定。

(二) 测定方法

1. 第一法(紫外-可见分光光度法)

(1) 直接测定法

1) 操作方法：取供试品适量，精密称定，加环己烷溶解并定量稀释制成每 1ml 中含 9~15 单位的溶液，照分光光度法测定其吸收峰的波长。如果吸收峰波长在 326~329nm，则分别在 300nm、316nm、328nm、340nm、360nm 5 个波长处分别测定吸收度；如果吸收峰不在 326~29nm，则应改为第二法测定。

2) 计算：先计算出 300nm、316nm、328nm、340nm、360nm 各波长的吸收度与 328nm 波长处的吸收度比值(A_i/A_{328})，并与表 12-2 中规定的理论值比较。

a. 如果所测得的各波长处吸收度比值不超过表 12-2 中规定的±0.02，则可用下式计算含量。

表 12-2　各波长处的吸收度与 328nm 波长处的吸收度理论比值

波长(nm)	吸收度比值(A_i/A_{328})
300	0.555
316	0.907
328	1.000
340	0.811
360	0.299

$$每 1g 供试品中含维生素 A 单位数(IU/g) = E_{1cm}^{1\%} \times 1900 = \frac{A_{328实测}}{C \cdot L} \times 1900 \qquad (12-1)$$

制剂标示量的含量百分比，按下式计算：

$$标示量(\%) = \frac{E_{1cm}^{1\%} \times 1900 \times \overline{W}}{标示量} \times 100\% = \frac{A_{328实测} \times D \times 1900 \times \overline{W}}{W \times 100 \times L \times 标示量} \times 100\% \qquad (12\text{-}2)$$

式中，$A_{328实测}$为供试品在 328nm 波长处实际测得的吸收度；1900 为效价换算因子，即当供试品溶液的 $E_{1cm}^{1\%}$ 为 1 时，供试品的生物效价（IU/g）；W 为供试品取量（若是胶丸，则为胶丸内容物重量）；$\overline{W}$ 为单位制剂中用于测定部分的平均重量（若是胶丸，则为胶丸内容物的平均重量）；D 为供试品溶液的稀释倍数 $[D = (各步稀释后的体积之乘积)/(各步稀释时所取溶液的体积之乘积)]$；100 为每 1ml 溶液中含有维生素 A 重量换算为每 100ml 溶液中含有维生素 A 的重量；L 为吸收池厚度（cm）。

  b. 如果所测得各波长吸收度与 328nm 波长处测得吸收度的比值超过表 12-2 中规定的 ±0.02，应按下式求出 328nm 波长校正吸收度，然后以 $A_{328校正}$ 代替 $A_{328实测}$，按上述（12-1）或（12-2）计算含量。

$$A_{328校正} = 3.52(2A_{328} - A_{316} - A_{340})$$

  若校正吸收度与实测吸收度相差（即 $\frac{A_{328校正} - A_{328实测}}{A_{328实测}} \times 100\%$）不超过 $\pm3.0\%$，则仍用 $A_{328实测}$ 计算含量；

  若校正吸收度与实测吸收度相差（即 $\frac{A_{328校正} - A_{328实测}}{A_{328实测}} \times 100\%$）在 $-15\% \sim -3\%$，则用 $A_{328校正}$ 计算含量；

  若校正吸收度超过实测吸收度（即 $\frac{A_{328校正} - A_{328实测}}{A_{328实测}} \times 100\%$）的 -15% 或 $+3\%$，则供试品不能用直接测定法测定，而应采用皂化法测定。

  直接测定法适用于浓度较高的维生素 A 酯及其制剂的含量测定。

  （2）皂化法

  1）测定方法：另精密称取供试品适量（约相当于维生素 A 总量 500 单位，重量不多于 2g），置皂化瓶中，加乙醇 30ml 与 50%（g/g）氢氧化钾溶液 3ml，置水浴中煮沸回流 30 分钟，冷却后，自冷凝管顶端加水 10ml 冲洗冷凝管内部，将皂化液移至分液漏斗中（分液漏斗活塞涂以甘油淀粉润滑剂）。皂化瓶用水 60~100ml 分数次洗涤，洗液并入分液漏斗中，用不含过氧化物的乙醚振摇提取 4 次，每次振摇约 5 分种，第一次 60ml，以后各 40ml，合并乙醚液，用水洗涤数次，每次约 100ml，洗涤时应缓缓旋动，避免乳化，直至水层遇酚酞指示液不显红色。乙醚液用铺有脱脂棉与无水硫酸钠的滤器滤过，滤器用乙醚洗涤，洗液与乙醚液合并，放入 250ml 量瓶中，用乙醚稀释至刻度，摇匀；精密量取适量，置蒸发皿内，微温使乙醚挥发，迅速加异丙醇溶解并定量稀释制成每 1ml 中含维生素 A 9~15 单位，照紫外-可见分光光度法，在 300nm、310nm、325nm 与 334nm 4 个波长处测定吸收度，并测定吸收峰的波长。吸收峰的波长应在 323~327nm，且 300nm 波长处的吸收度与 325nm 波长处的吸收度的比值应不超过 0.73，按下式计算。

  2）计算

  a. 如果测得的吸收峰的波长在 323~327nm，且在 300nm 波长处的吸收度与 325nm 波长处的吸收度的比值（A_{300}/A_{325}）不超过 0.73，则按下式计算 $A_{325校正}$，并与 $A_{325实测}$ 比较。

$$A_{325校正} = 6.815A_{325} - 2.555A_{310} - 4.260A_{334}$$

  若 $\frac{A_{325校正} - A_{325实测}}{A_{325实测}} \times 100\%$ 的值在 $\pm3.0\%$ 以内，仍以 $A_{325实测}$ 计算：

  每 1g 供试品中含维生素 A 单位数（IU/g）$= E_{1cm}^{1\%} \times 1830$

$$= \frac{A_{325实测}}{C \cdot L} \times 1830 \qquad (12\text{-}3)$$

制剂标示量的含量百分比为：

$$标示量(\%) = \frac{E_{1cm}^{1\%} \times 1830 \times \overline{W}}{标示量} \times 100\%$$

$$= \frac{A_{325实测} \times D \times 1830 \times \overline{W}}{W \times 100 \times L \times 标示量} \times 100\% \qquad (12\text{-}4)$$

式(12-3)和(12-4)式中的有关符号和常数与第一法计算式(12-1)和(12-2)中的含义相同。

若 $\frac{A_{325校正} - A_{325实测}}{A_{325实测}} \times 100\%$ 的值在 ±3% 以外，则以 $A_{325校正}$ 代替 $A_{325实测}$ 按公式(12-3)和(12-4)计算含量。

b. 如果测得的吸收峰的波长不在 323～327nm，或 (A_{300}/A_{325}) 的比值大于 0.73，则表示供试品溶液中杂质含量过高，应采用色谱法将未皂化部分纯化后再进行测定。

具体方法是：自上述皂化后的乙醚提取液 250ml 中，另精密量取适量(相当于维生素 A300～400 单位)，微温使乙醚挥发至约剩 5ml，再在氮气气流下吹干，立即精密加入甲醇 3ml，溶解后，精密量取 500μl，注入维生素 D 测定法(附录Ⅶ K)第二法项下的净化用色谱柱系统，准确收集含有维生素 A 的流出液，在氮气气流下吹干，而后照上述方法自"迅速加异丙醇溶解"起，依法操作并计算含量。

2. 第二法(高效液相色谱法) 本法适用于维生素 A 醋酸酯原料及其制剂中维生素 A 的含量测定。具体的测定操作方法见《中国药典》(2010 年版)二部附录。

3. 应用示例 维生素 AD 胶丸的测定方法：精密称取本品(标示量为每丸含维生素 A 为10 000单位)装量差异项下的内容物为 0.1287g(每丸内容物的平均装量为 0.07985g)，置 10ml 烧杯中，加环己烷溶解并定量转移至 50ml 量瓶中，用环己烷稀释至刻度，摇匀。以溶剂环己烷作空白，用分光光度法测定，测得最大吸收波长为 328nm，再分别测定 300nm、316nm、328nm、340nm 和 360nm 波长处的吸收度见表 12-3。试计算胶丸中维生素 A 标示量的含量百分比。

表 12-3 维生素 AD 胶丸分光光度法测定数据

波长(nm)	300	316	328	340	360
测得吸收度(A)	0.374	0.592	0.66	0.553	0.228
吸收度比值(A_i/A_{328})	0.563	0.892	1.00	0.833	0.345
规定比值	0.555	0.907	1.00	0.811	0.299
比值之差	+0.008	0.015	0	+0.022	+0.046

计算：该操作为测定方法中的直接测定法

1）计算各波长处吸收度与 328nm 波长处吸收度的比值(A_i/A_{328})，并与规定比值比较(见表 12-3)。

其中，比值(A_{360}/A_{328})与规定比值之差为 +0.044，超过了规定的限定 ±0.02，所以应计算校正吸收度。

2）计算校正吸收度，并与实测值比较。

$$A_{325校正} = 3.52(2A_{328} - A_{316} - A_{340}) = 3.52(2 \times 0.664 - 0.592 - 0.553) = 0.644$$

$$\frac{A_{328校正} - A_{328实测}}{A_{328实测}} \times 100\% = -3.0\%$$

校正吸收度与实测值之差未超过-3.0%，故仍以$A_{328实测}$计算。

3) 计算胶丸中维生素 A 标示量的含量百分比：

$$维生素 A 标示量(\%) = \frac{A_{328实测} \times D \times 1900 \times \overline{W}}{W \times 100 \times L \times 标示量} \times 100\%$$

$$= \frac{0.664 \times \dfrac{50 \times 50}{2} \times 1900 \times 0.07985}{0.1287 \times 100 \times 1 \times 10000} \times 100\%$$

《中国药典》(2010 年版)规定每丸含维生素 A 应为标示量的 90.0% ~ 120.0%。

** 知识考点**

《中国药典》(2010 年版)收录维生素 A 的含量测定有哪几种方法？

第 2 节　维生素 D 的分析

《中国药典》(2010 年版)收载的维生素 D(vitamin D)类药物有维生素 D_2 和 D_3 的原料药及其制剂。

一、结构与性质

(一) 结构

维生素D_2

维生素D_3

维生素 D_2 和维生素 D_3 都是甾醇衍生物,维生素 D_2 与维生素 D_3 结构上的区别仅在于维生素 D_3 侧链无双键和少一个甲基。

知识链接

维生素 D 主要用于组成和维持骨骼的强壮,用来防治儿童的佝偻病(Rickets)和成人的软骨症、骨质疏松、关节痛等。现代研究表明,维生素 D 还可以用来降低患结肠癌、乳腺癌和前列腺癌的机率。

佝偻病是由于维生素 D 缺乏引起体内钙、磷代谢紊乱,致使骨骼钙化不良的一种疾病,在婴儿期较为常见,该病使小儿抵抗力降低,容易合并肺炎及腹泻等疾病,影响小儿生长发育,因此,必须积极补充防治。

患有骨质疏松症的人通过补充适量的维生素 D 来提高机体对钙、镁离子的吸收而改善症状。

维生素 D 可以从富含脂肪的鱼类、黄油等食物中获得。另外日光浴也可以促进皮肤内脱氢胆固醇转化生成维生素 D。

(二)性质

1. 性状　维生素 D_2、维生素 D_3 皆为无色针状结晶或白色结晶性粉末;无臭,无味;遇光或空气均易变质。

2. 溶解性　维生素 D_2 在三氯甲烷中极易溶解,在乙醇、丙酮或乙醚中易溶,在植物油中略溶,在水中不溶;维生素 D_3 在乙醇、丙酮、三氯甲烷或乙醚中极易溶解,在植物油中略溶,在水中不溶。

3. 稳定性　维生素 D_2、维生素 D_3 遇光或空气中均易变质,效价降低。

4. 旋光性　维生素 D_2 比旋度为 $+102.5°$ 至 $+107.5°$(无水乙醇溶解并定量稀释制成每 1ml 中含 40mg 的溶液);维生素 D_3 比旋度为 $+105°$ 至 $+112°$(无水乙醇溶解并定量稀释制成每 1ml 中含 5mg 的溶液)。

5. 醋酐-浓硫酸反应　维生素 D_2、维生素 D_3 用三氯甲烷溶解后,均可与醋酐-浓硫酸发生显色反应而鉴别。

6. 紫外吸收　维生素 D_2、维生素 D_3 各用无水乙醇制成每 1ml 中含 $10\mu g$ 的溶液,均在 265nm 波长处有最大吸收,其吸收系数($E_{1cm}^{1\%}$)分别为 $460\sim490$ 和 $465\sim495$。

二、鉴别试验

维生素 D_2 和维生素 D_3 都是甾醇的衍生物,只是在侧链上有所不同,二者是通过显色反应、测定物理常数和红外光谱来鉴别。

(一)维生素 D_2 和维生素 D_3 的鉴别

1. 与醋酐-浓硫酸的显色反应　鉴别方法:分别取维生素 D_2、维生素 D_3 各约 0.5mg,加三氯甲烷 5ml 溶解后,加醋酐 0.3ml 与硫酸 0.1ml,振摇,初显黄色,渐变红色,迅即变为紫色。若为维生素 D_2 则最后成绿色;若为维生素 D_3 再变为蓝绿色,最后变为绿色。

2. 红外光吸收光谱法　维生素 D_2 红外光吸收图谱应分别与对照的图谱(红外光谱集 453 图)相一致。

(二)维生素 D_2 与维生素 D_3 的区别

取维生素 D_2、维生素 D_3 各 10mg,溶于乙醇 10ml 中。再取该溶液 0.1ml 加入乙醇 1ml 和硫酸 5ml。维生素 D_2 显红色,在 570nm 波长处有最大吸收;维生素 D_3 显黄色,在 495nm 波长处有最大吸收。

三、杂 质 检 查

《中国药典》(2010 年版)规定维生素 D_2 原料药中应检查麦角甾醇。

检查方法:取本品 10ml,加 90% 乙醇 2ml 溶解后,加洋地黄皂苷溶液(取洋地黄皂苷 20mg,加 90% 乙醇 2ml,加热溶解制成)2ml,混合,放置 18 小时,不得发生浑浊或沉淀。

四、含 量 测 定

《中国药典》(2010 年版)采用正相高效液相色谱法测定维生素 D 的含量。该法是测定维生素 D_2 和维生素 D_3 及其制剂、维生素 AD 制剂或鱼肝油中所含维生素 D 及前维生素 D 经折算成维生素 D 的总含量,以单位表示,每单位相当于维生素 D $0.025\mu g$。

维生素 D 测定法又分为第一法、第二法和第三法。无维生素 A 醇及其他杂质干扰的供试品

药物分析

可用第一法测定,否则应按第二法经皂化处理后测定;如果按第二法处理后,前维生素 D 峰仍受杂质干扰,仅有维生素 D 峰可以分离时,则应按第三法测定。具体的测定操作方法见《中国药典》(2010 年版)二部附录。

第 3 节 维生素 E 的分析

维生素 E(vitamin E)又称 α-生育酚。生育酚主要具有 α、β、γ 和 δ 四种异构体,其中以 α-异构体的生理作用最强。其天然品为右旋体,合成品为消旋体,药用品一般为合成品。《中国药典》(2010 年版)收载的维生素 E 为消旋 α-生育酚醋酸酯,收载的维生素 E 制剂有片剂、注射剂、软胶囊和粉剂。

一、结构与性质

(一) 结构

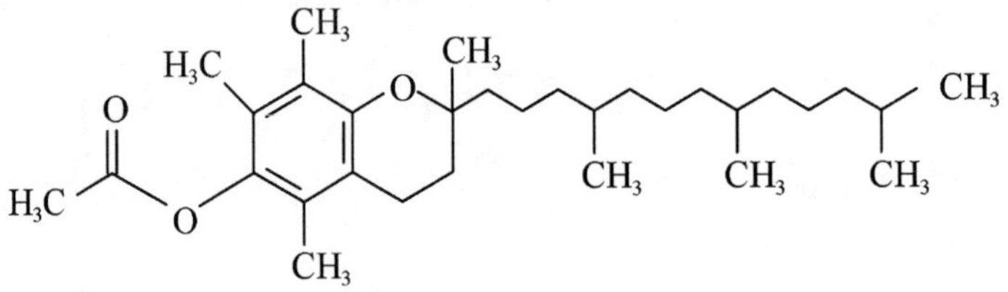

维生素E

维生素 E 为苯并二氢吡喃醇衍生物,苯环上有一个乙酰化的酚羟基。

> **知识链接**
>
> 维生素 E 与生殖能力密切相关,用于预防先兆流产和习惯性流产,降低心肌梗死和脑梗死的危险性,此外还具有抗氧化的作用,可以调节体内的氧化应激反应和控制自由基的生成,在改善更年期综合征、抗衰老等方面也有很好的疗效。
>
> 富含维生素 E 的食物主要有压榨植物油、胚芽、杏仁、禽蛋及菠菜类等。维生素 E 不宜长期大量摄入,过量的维生素 E 可能会增加心血管等系统疾病的危险。

(二) 性质

1. **性状** 维生素 E 为微黄色或黄色透明的黏稠液体;几乎无臭;遇光色渐变。

2. **溶解性** 易溶于无水乙醇、丙酮、乙醚或石油醚中,不溶于水。

3. **易被氧化** 游离生育酚暴露于空气和日光中,极易被氧化变色,其酯类则相对稳定,但遇光色也渐变深。

4. **水解性** 维生素 E 为醋酸酯类,在酸性或碱性溶液中加热可水解生成游离生育酚,生育酚在氧或氧化剂存在时则进一步氧化生成醌型化合物,尤其在碱性条件下,氧化反应则更易发生。

5. **紫外吸收** 维生素 E 结构中有苯环,故有紫外吸收,其无水乙醇溶液在 284nm 波长处有最大吸收,其吸收系数($E_{1cm}^{1\%}$)为 41.0~45.0。

> **知识考点**
>
> 维生素 E 的主要性质有哪些?

二、鉴别试验

(一) 硝酸反应

维生素 E 在酸性条件下水解生成生育酚,生育酚同时被硝酸氧化为邻醌化合物生育红而显橙红色。

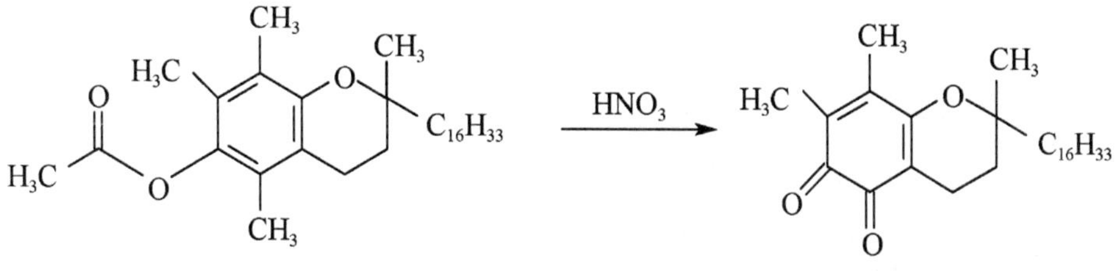

维生素E $\xrightarrow{HNO_3}$ 生育红(橙红色)

鉴别方法:取本品约 30mg,加无水乙醇 10ml 溶解后,加硝酸 2ml,摇匀,在 75℃加热约 15 分钟,溶液显橙红色。

(二) 三氯化铁反应

在碱性条件下维生素 E 发生水解,生成游离生育酚,生育酚经乙醚提取后,被 Fe^{3+} 氧化生成对生育醌,同时 Fe^{3+} 被还原为 Fe^{2+},Fe^{2+} 能与 2,2'-联吡啶生成血红色配离子。

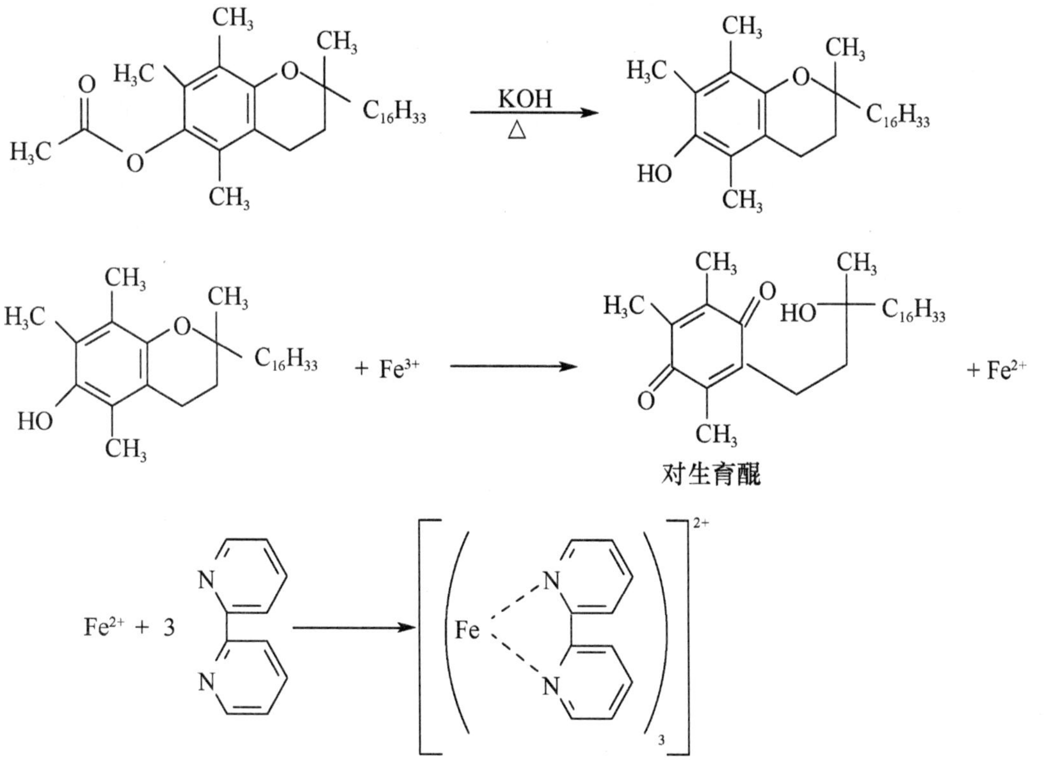

对生育醌

鉴别方法:取本品约 10mg,加乙醇制氢氧化钾试液 2ml,煮沸 5 分钟,放冷,加水 4ml 与乙醚 10ml,振摇,静置使分层;取乙醚液 2ml,加 2,2'-联吡啶的乙醇溶液(0.5→100)数滴与三氯化铁的乙醇溶液(0.2→100)数滴,应显血红色。

（三）红外光谱法

《中国药典》(2010 年版)采用红外光谱法鉴别维生素 E，供试品图谱应与对照的图谱相一致(红外光谱集 1206 图)。

（四）气相色谱法

《中国药典》(2010 年版)采用气相色谱法鉴别维生素 E 软胶囊。按含量测定项下的方法实验，记录的色谱图中，供试品主峰的保留时间应与维生素 E 对照品峰的保留时间一致。

 知识考点

鉴别维生素 E 有哪几种方法？

三、游离生育酚的检查

《中国药典》(2010 年版)采用铈量法检查维生素 E(天然型)中的游离生育酚。其原理是利用游离生育酚具有还原性，可被硫酸铈定量氧化，通过限制硫酸铈滴定液消耗的体积，控制游离生育酚的限量。因维生素 E 的酚羟基被乙酰化，故对游离生育酚的检查无干扰。《中国药典》(2010 年版)要求维生素 E 中含游离生育酚杂质限量不得过 2.15%。

检查方法：取本品 0.10g，加无水乙醇 5ml 溶解后，加二苯胺试液 1 滴，用硫酸铈滴定液(0.01mol/L)滴定，消耗硫酸铈滴定液(0.01mol/L)不得过 1.0ml。

四、含 量 测 定

维生素 E 含量测定的方法有很多，以往主要有铈量法，即利用其水解产物游离生育酚的还原性，用硫酸铈滴定液直接滴定；或采用三氯化铁-2,2′-联吡啶比色法，即将 Fe^{3+} 还原为 Fe^{2+}，再与 2,2′-联吡啶生成有色配位化合物后进行比色测定；也可用硝酸氧化、邻苯二胺缩合后荧光测定等方法。这些方法均存在着不足。近年来，各国国家药典多采用气相色谱法，该法简便、快速、专属性强。《中国药典》(2010 年版)收载的维生素 E 原料药、维生素 E 片剂、注射剂、软胶囊及粉剂均采用气相色谱法测定含量。

 知识考点

维生素 E 的含量测定《中国药典》(2010 年版)采用什么方法？

（一）气相色谱法（内标法）

维生素 E 的沸点为 350℃，虽很高，但仍可不经衍生化而直接用气相色谱法测定含量。由于气相色谱法选择性高，可分离维生素 E 及其异构体，故可选择性地测定维生素 E，尤其适用于维生素 E 制剂的含量测定。

1. 色谱条件与系统适用性试验 载气为氮气；用硅酮(OV-17)为固定相，涂布浓度为 2% 的填充柱；柱温为 265℃，进样口温度应高于柱温 30~50℃；进样量一般不超过数微升；检测器为氢火焰离子化检测器。理论塔板数按维生素 E 峰计算应不低于 500(填充柱)或 5000(毛细管柱)，维生素 E 峰与内标物质峰的分离度应大于 2。

2. 校正因子测定 取正三十二烷适量，加正己烷溶解并稀释成每 1ml 中含 1.0mg 的溶液，摇匀，作为内标溶液。另取维生素 E 对照品约 20mg，精密称定，置棕色具塞锥形瓶中，精密加入内标溶液 10ml，密塞，振摇使溶解，取 1~3μl 注入气相色谱仪中，计算校正因子。

3. 测定方法 取本品约 20mg,精密称定,置棕色具塞锥形瓶中,精密加入内标溶液 10ml,密塞,振摇使溶解,取 1~3μl 注入气相色谱仪,测定,计算,即得。

4. 计算

$$校正因子(f) = \frac{A_S/C_S}{A_R/C_R}$$

式中,A_S 为内标物质的峰面积或峰高;A_R 为对照品的峰面积或峰高;C_S 为内标物质的浓度;C_R 为对照品的浓度。

$$含量(C_X) = f \cdot \frac{A_X}{A_S/C_S}$$

式中,A_X 为供试品峰面积或峰高;C_X 为供试品的浓度;f、A_S 和 C_S 的意义同上。

(二) 高效液相色谱法

JP(2014 年版)收载的维生素 E 含量测定采用此法。JP(2014 年版)中维生素 E 是指 dl-α-生育酚。

1. 色谱条件 色谱柱内填充粒径为 5~10μm 的十八烷基硅烷键合硅胶为固定相;甲醇-水(49∶1)为流动相;紫外检测器,检测波长为 292nm。生育酚与其醋酸酯的分离度应大于 2.6,峰高的相对标准差应小于 0.8%(n=3)。

2. 测定方法 取供试品维生素 E 和对照品生育酚各约 0.05g,精密称定,分别溶于无水乙醇中,并准确稀释至 50.0ml,制成供试品溶液和对照品溶液。精密量取两种溶液各 20μl 注入色谱仪,记录色谱图。

3. 计算

$$供试品中生育酚的含量(m_X) = m_R \cdot \frac{H_X}{H_R}$$

式中,m_R 为对照品的量(mg);H_R 为对照品的峰高;H_X 为供试品中生育酚的峰高。

由于供试品和对照品是在平行条件下按同法操作,溶液的稀释过程相同。故计算时可不考虑溶液的稀释体积,使计算简便。

第 4 节 维生素 B_1 的分析

一、结构与性质

(一) 结构

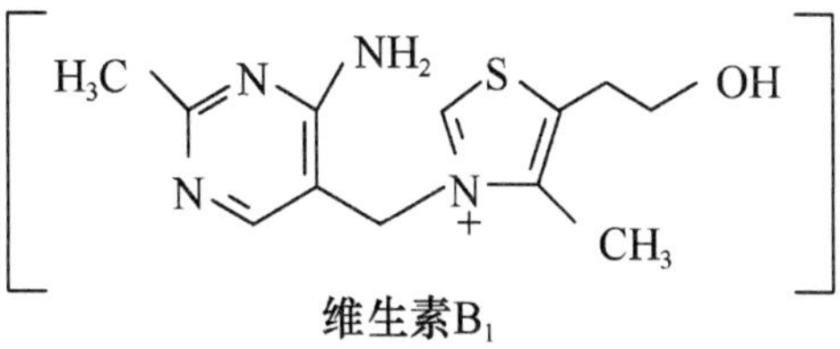

维生素B_1

维生素 B_1(vitamin B_1)又名盐酸硫胺,是由氨基嘧啶环和噻唑环通过亚甲基连接而成的季铵化合物的盐酸盐。

(二) 性质

1. 性状 维生素 B_1 为白色结晶或结晶性粉末;有微弱的特臭;味苦;干燥品在空气中迅速

吸收约 4% 的水分。

2. 溶解性 本品在水中易溶,在乙醇中微溶,在乙醚中不溶。

3. 显酸性 本品水溶液显酸性,且在酸性溶液中较稳定。

4. 碱性中与氧化剂反应 维生素 B_1 中的噻唑环在碱性介质中可开环,再与嘧啶环上的氨基环合,经铁氰化钾等氧化剂氧化生成具有蓝色荧光的硫色素,加酸酸化后荧光消失,碱化后复现。此反应又称硫色素反应。

知识考点

维生素 B_1 的硫色素实验原理及现象。

5. 与生物碱沉淀剂反应 维生素 B_1 分子结构中含有杂环,可与硅钨酸等生物碱沉淀试剂反应生成沉淀。

案例 12-1

小佳佳 5 个多月了,出生后一直吃母乳,妈妈每天按时给他喂奶。按理说,母乳是婴儿最好的粮食,宝宝吃了,应该既长得壮又长得快,可小佳佳比起同龄的宝宝显得又瘦又小。他好像总是没有食欲,不爱吃奶,还经常吐奶、拉肚子,也不像别的宝宝那样活泼爱玩耍。这两天不知为什么,小佳佳的嗓子突然嘶哑了起来,更不爱吃东西也更没精神了。妈妈以为小佳佳感冒了,便带他去看医生。医生诊断后告诉妈妈,小佳佳所有的表现,都是由于身体内缺乏维生素 B_1 造成的。让妈妈没想到的是,这一切还都是因她而起,并对此感到不解,为什么小佳佳吃母乳,还会缺乏维生素 B_1 呢?

分析:

原来小佳佳的妈妈吃东西特别挑剔,总是这也不吃那也不吃,虽说现在有了宝宝,可她还是这样。平时,米和面要吃精细的,做饭淘米经常是洗了一遍又一遍,还要用力搓几下;肉和蛋类也不爱吃,豆制品更是很少被她"青睐"。这样,妈妈的体内便缺乏了维生素 B_1 了,奶水里的维生素 B_1 含量自然就很少了。

医生说如果缺乏维生素 B_1,就会患脚气病、神经炎及消化功能障碍等。建议妈妈多吃富含维生素 B_1 的食物如动物的肝脏、肉类、谷物和大豆等。

6. 紫外吸收 本品的 $12.5\mu g/ml$ 的盐酸溶液($9\rightarrow1000$),在 246nm 波长处有最大吸收,吸收系数($E_{1cm}^{1\%}$)为 406~436。

二、鉴 别 试 验

(一) 硫色素反应

维生素 B_1 在碱性溶液中,可被铁氰化钾氧化生成硫色素。硫色素溶于正丁醇(或异丁醇)中,显蓝色荧光。

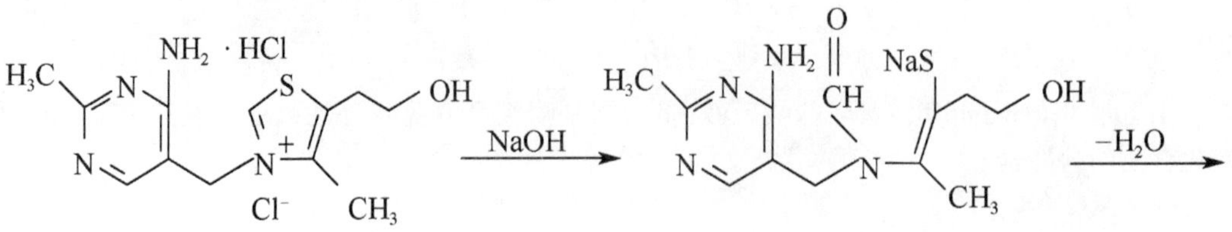

$$\text{H}_3\text{C} \cdots \xrightarrow{\text{NaOH}} \cdots \xrightarrow{-\text{H}_2\text{O}}$$

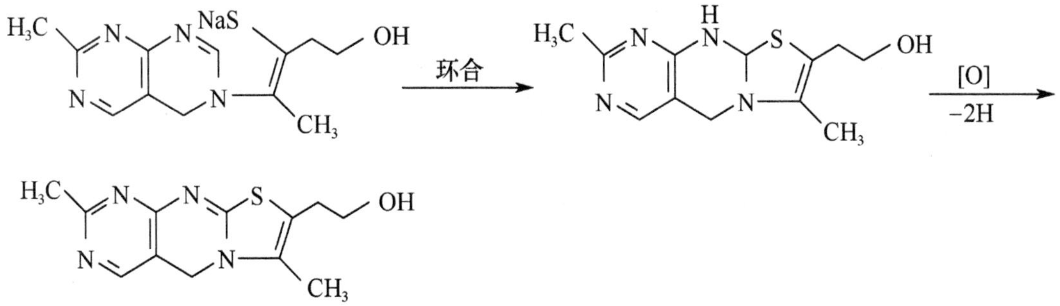

鉴别方法:取本品约 5mg,加氢氧化钠试液 2.5ml 溶解后,加铁氰化钾试液 0.5ml 与正丁醇 5ml,强力振摇 2 分钟,放置使分层,上面的醇层显蓝色荧光(如在紫外灯下观察更明显);加酸使呈酸性,荧光即消失;再加碱使呈碱性,荧光又重现。

(二) 生物碱沉淀试剂反应

维生素 B₁ 可与多种生物碱沉淀试剂反应,生成不同颜色沉淀。例如,本品与碘生成红色沉淀[B]·HI·I₂;与碘化汞钾生成淡黄色沉淀[B]·H₂HgI₄;与硅钨酸生成白色沉淀[B]₂·SiO₂(OH)₂·12WO₃·4H₂O;与苦味酸生成黄色沉淀。

(三) 与硝酸铅的反应

维生素 B₁ 与氢氧化钠共热,分解产生硫化钠,生成的硫化钠可与硝酸铅反应生成黑色硫化铅沉淀可供鉴别。

(四) 本品水溶液显氯化物的鉴别反应

三、含 量 测 定

维生素 B₁ 及其制剂常用的含量测定方法有硅钨酸重量法、硫色素荧光法、银量法、酸性染料比色法、非水溶液滴定法及紫外分光光度法等。《中国药典》(2010 年版)收载的维生素 B₁ 原料药采用非水溶液滴定法测定含量,对其片剂和注射液则采用紫外分光光度法测定含量。

(一) 非水溶液滴定法

本法简便、快速、准确。《中国药典》从 1995 年版开始,就用本法取代了前几版收载的硅钨酸重量法,而用于维生素 B₁ 的含量测定。

维生素 B₁ 分子结构中含有两个碱性基团,即已成盐伯胺和季铵基团,在非水溶液中均可与高氯酸作用,反应系数比为 1:2。故每 1ml 的高氯酸滴定液(0.1mol/L)相当于 16.86mg 的维生素 B₁(C₁₂H₁₇ClN₄OS·HCl)。

(二) 紫外分光光度法

维生素 B₁ 分子结构中具有共轭双键,因而有紫外吸收,可在 246nm 最大吸收波长处测定吸收度,进行含量测定。《中国药典》(2010 年版)收载的维生素 B₁ 片和注射液均采用本法测定含量,如维生素 B₁ 片的含量测定。

测定方法:取维生素 B₁ 片 20 片,精密称取适量(约相当于维生素 B₁ 25mg),置 100ml 量瓶中,加盐酸溶液(9→1000)约 70ml,振摇 15 分钟使维生素 B₁ 溶解,加盐酸溶液(9→1000)稀释至刻度,摇匀,用干燥滤纸滤过,精密量取续滤液 5ml,置另一个 100ml 量瓶中,再加盐酸溶液(9→1000)稀释至刻度,照分光光度法,在 246nm 波长处测定吸收度,按 C₁₂H₁₇ClN₄OS·HCl 的吸收系数($E_{1cm}^{1\%}$)为 421 计算,即得。

计算:

$$\text{标示量}(\%) = \frac{\dfrac{A}{E_{1cm}^{1\%}} \times \dfrac{1}{100} \times D \times V \times \text{平均片重}}{W \times \text{标示量}} \times 100\%$$

式中,A 为吸收度;V 为配置体积(ml);D 为供试品的稀释倍数;W 为称取维生素 B_1 片粉的质量。

第 5 节 维生素 C 的分析

一、结构与性质

(一) 结构

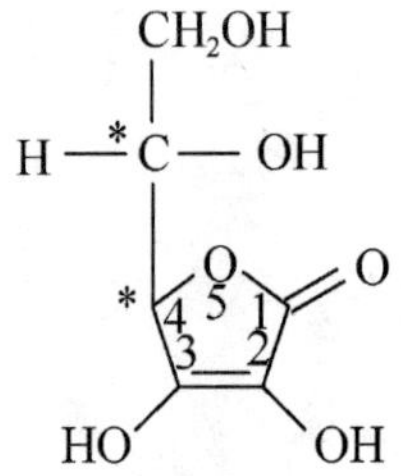

维生素C

维生素 C(vitamin C)又称抗坏血酸,有 2 个手性碳原子(*号处),4 种光学异构体,其中以 L-构型右旋体的生物活性最强。维生素 C 分子中具有与羰基共轭的烯二醇结构和内酯环结构。化学结构与糖类十分相似。

> **历史瞬间**
>
> 16 世纪,意大利伟大的航海家哥伦布经常带领船队在大西洋上探险。有一次,船队出发不久,航行不到一半的路程,就已经有十几个船员病倒了。为了不拖累大家,患病的船员提出要留在附近的荒岛上,等船队返航时再将尸体运回家乡。几个月后哥伦布的船队胜利返航了,当船在荒岛靠岸时,那十几个患坏血病的船员竟向大船奔跑过来,哥伦布又惊又喜地问他们:"你们是怎么活过来的?""我们来到岛上以后,很快就把你们留下的食物吃完了。后来我们就只好采些野果子吃,就这样我们不仅一天天地活下来了,而且病也好了。"难道是野果子治好了这些船员的坏血病吗?正是由于这些野果子富含丰富的维生素 C,而维生素 C 能防治坏血病,所以这些船员得救了。

(二) 性质

1. 性状 本品为白色结晶或结晶性粉末;无臭,味酸;久置色渐变微黄。

2. 溶解性 本品在水中易溶,水溶液显酸性,在乙醇中略溶,在三氯甲烷或乙醚中不溶。

3. 糖的性质 结构与糖相似,因而具有糖类性质的反应。

4. 旋光性 分子中有 2 个手性碳原子,因而具有旋光性。含本品为 0.10g/ml 的水溶液,比旋度为 +20.50°～+21.50°

5. 还原性 结构中的烯二醇具有极强的还原性,易被氧化为去氢维生素 C,氢化又可还原为维生素 C。去氢维生素 C 在碱性溶液或强酸性溶液中,可进一步水解生成二酮古洛糖酸而失去活性。

L-抗坏血酸　　　　　　　　　　L-去氢抗坏血酸　　　　　　　　L-二酮古洛糖酸
（有生物活性）　　　　　　　　　（有生物活性）　　　　　　　　　（无生物活性）

6. 酸性　维生素 C 分子中具有烯二醇结构，C_2—OH 由于受共轭效应影响性极弱（$pK_2 =$ 11.5）；C_3—OH 酸性较强（$pK_1 = 4.17$）。故维生素 C 显酸性，能与碳酸氢钠作用生成钠盐。

7. 紫外吸收　由于维生素 C 分子结构中具有共轭双键，在稀矿酸溶液中，在 243nm 波长处有最大吸收，$E_{1cm}^{1\%}$ 为 560；若在中性或碱性条件下，则波长红移至 265nm。

> ◈ **知识考点**
>
> 维生素 C 主要有哪些性质？

> ▣ **知识链接**
>
> 在人体内，维生素 C 与胶原蛋白合成及血管弹性有关，许多重要的生物合成过程中需要维生素 C 参与，它也是高效抗氧化剂。
>
> 当缺乏维生素 C 的时候，机体就会患坏血病，症状为皮肤出现红色斑点，以腿部最多，牙龈出现海绵状，身体多处黏膜如鼻黏膜等出血。严重的坏血病患者会出现开放性的溃烂伤口及掉齿，最终导致死亡。
>
> 如果在刷牙时，常有牙龈出血的现象，或者虽没有用力碰撞，但身上常见多处乌青、瘀血，这也是缺乏维生素 C 的症状。由于人体自身无法合成维生素 C，必须从新鲜的蔬菜水果中获取。

二、鉴 别 试 验

（一）硝酸银反应

维生素 C 分子中有烯二醇的结构，具有极强的还原性，可被硝酸银氧化为去氢维生素 C，同时产生黑色银沉淀。

鉴别方法：取本品 0.2g 加水 10ml 溶解后，取该溶液 5ml，加硝酸银试液 0.5ml，即生成银的黑色沉淀。

（二）2,6-二氯靛酚钠反应

2,6-二氯靛酚为一氧化性的染料,其氧化型在酸性介质中为玫瑰红色,碱性介质中为蓝色。当2,6-二氯靛酚钠与维生素C作用后,被还原成无色的酚亚胺。

鉴别方法:取本品0.2g,加水10ml溶解后,取该溶液5ml,加二氯靛酚钠试液1～2滴,试液的颜色即消失。

（三）碱性酒石酸酮反应

利用维生素C钠具有还原性,与碱性酒石酸铜试液共热,可将Cu^{2+}还原,生成红色氧化亚铜沉淀,从而鉴别本品。

鉴别方法:取维生素C钠水溶液(1→50)4ml,加盐酸溶液1ml,加碱性酒石酸铜试液数滴,加热,生成红色沉淀。

 知识考点

维生素C还原性实验常见有哪几个?

（四）利用维生素C具糖类性质的反应

维生素C结构与糖类类似,具有糖类性质,可在三氯醋酸或盐酸存在下,经水解、脱羧、失水等反应,转变为糠醛,再与吡咯在50℃下反应,产生蓝色,也可作鉴别。

（五）红外吸收光谱法

本品的红外吸收图谱应与对照的图谱(光谱集450图)一致。

三、杂 质 检 查

维生素 C 除需检查"炽灼残渣"和"重金属"等一般杂质外,还应检查以下杂质。

(一) 溶液的澄清度和颜色

取本品 3.0g,加水 15ml,振摇使溶解,溶液应澄清无色;如显色,将溶液经 4 号垂熔玻璃漏斗滤过,取滤液,照紫外-可见分光光度法(附录Ⅳ A),在 420nm 的波长处测定吸收度,不得超过 0.03。

(二) 铁盐和铜盐的检查

由于微量的铁盐和铜盐会加速维生素 C 的氧化、分解,《中国药典》(2010 年版)对维生素 C 中所含铁和铜均采用原子吸收分光光度法进行检查。

(三) 细菌内毒素

供注射用的维生素 C 需做此项检查。取本品,加碳酸钠(170℃加热 4 小时以上)适量,使混合,照"细菌内毒素检查法"依法检查,每 1mg 维生素 C 中含内毒素的量应小于 0.02EU。

四、含 量 测 定

利用维生素 C 具有强还原性,进行含量测定的方法有很多:碘量法、2,6-二氯靛酚法、碘酸钾法、铈量法、溴酸钾法、铁氰化钾法等。为适用于复方制剂和体液中微量维生素 C 的测定,又相继发展了紫外-可见分光光度法和高效液相色谱法等,而最常用的方法为碘量法。

(一) 测定原理

维生素 C 具有强的还原性,在稀乙酸性溶液中,可被碘定量氧化,以淀粉为指示剂,终点为溶液显蓝色。根据碘滴定液消耗的体积,可计算出维生素 C 的含量。

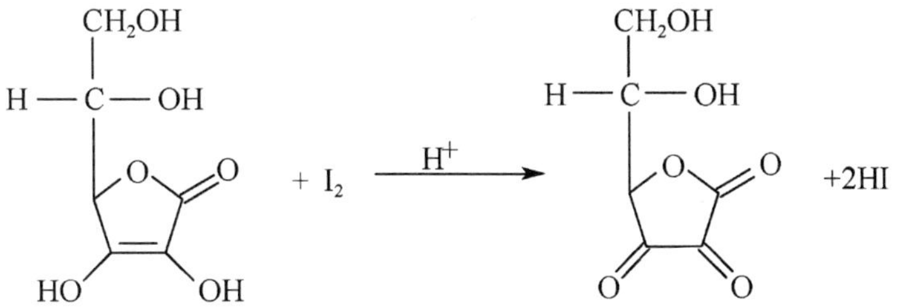

(二) 测定方法

取本品约 0.2g,精密称定,加新沸过的冷水 100ml 与稀乙酸 10ml 使溶解,加淀粉指示液 1ml,立即用碘滴定液(0.1mol/L)滴定,至溶液显蓝色并在 30 秒内不褪色。每 1ml 碘滴定液(0.1mol/L)相当于 8.806mg 的 $C_6H_8O_6$。

(三) 计算

含量百分比:

$$维生素 C 含量 = \frac{VTF}{W_样} \times 100\%$$

式中,V 为碘滴定液消耗的体积;T 为滴定度;F 为滴定校正因子;$W_样$ 为样品量。

《中国药典》(2010 年版)规定维生素 C 含 $C_6H_8O_6$ 不得少于 99.0%。

(四) 测定中应注意

(1) 乙酸酸性介质中滴定维生素 C,受空气中氧的氧化速度较慢,但供试品溶于稀乙酸后仍应立即进行滴定。

(2) 加新沸过的冷水也是为了减少水中溶解氧对测定的影响。

(3) 测定维生素C制剂时,为消除辅料的干扰:①测定片剂时,片剂溶解后应滤过,取续滤液测定;②测定注射液时,应加丙酮(或甲醛)进行掩蔽,以消除抗氧剂亚硫酸氢钠的干扰。

目 标 检 测

一、选择题

【A 型题】

1. 目前各国药典测定维生素A的含量,多数采用的方法是(　　)

A. 薄层色谱法　　　　B. 红外分光光度法

C. 紫外分光光度法　　D. 高效液相色谱法

E. 气相色谱法

2. 维生素A可使用无水三氯化锑的(　　)溶液显色后来进行鉴别(　　)

A. 无氯仿乙醇　　　　B. 无醇氯仿

C. 无水乙醇　　　　　D. 无醇乙醚

E. 无醚氯仿

3. 维生素A可用紫外吸收光谱法鉴别,是由于其分子结构中具有(　　)结构

A. 共轭双键　　　　　B. 环己烯

C. 苯环　　　　　　　D. 甲基

E. 醋酸酯

4. 紫外分光光度法测定维生素A的含量中校正公式是采用(　　)

A. 一点法　　　　　　B. 二点法

C. 三点法　　　　　　D. 四点法

E. 五点法

5. 若测得维生素A吸收度的波长在 323 ~ 327nm,且 A_{300}/A_{325} 不超过 0.73。则用下列哪种方法测定其含量(　　)

A. 第一法　　　　　　B. 第二法

C. 三点法　　　　　　D. 色谱法

E. 五点法

6. 《中国药典》(2010 年版)采用下列哪种方法测定维生素D的含量(　　)

A. 酸碱滴定法　　　　B. 紫外分光光度法

C. 高效液相色谱法　　D. 碘量法

E. 沉淀滴定法

7. 《中国药典》(2010 年版)规定,维生素 D_2 原料药中应检查的杂质是(　　)

A. 麦角甾醇　　　　　B. 游离生育酚

C. 维生素 D_3　　　　D. 溶液的澄清度

E. 水杨酸

8. 利用紫外吸收特性鉴别维生素E,是由于分子结构中具有(　　)

A. 苯环　　　　　　　B. 共轭双键的侧链

C. 酚羟基　　　　　　D. 醌型结构

E. 酯键

9. 鉴别维生素E是在碱性条件下加热后,再与三氯化铁反应,生成的 Fe^{2+} 与 2-2′联吡啶反应的生成物为(　　)

A. 血红色配合物　　　B. 蓝绿色配合物

C. 紫黑色配合物　　　D. 黄褐色配合物

E. 赭色配合物

10. 《中国药典》(2010 年版)测定维生素 B_1 片剂的含量采用(　　)

A. 紫外分光光度法　　B. 银量法

C. 非水溶液滴定法　　D. 薄层色谱法

E. 高效液相色谱法

11. 维生素 B_1 在硫色素反应中,加入铁氰化钾,目的是作为(　　)

A. 抗氧剂　　　　　　B. 还原剂

C. 氧化剂　　　　　　D. 催化剂

E. 配合剂

12. 维生素 B_1 的含量测定中国药典采用的方法为(　　)

A. 重量法　　　　　　B. 碘量法

C. 沉淀滴定法　　　　D. 非水溶液滴定法

E. 紫外分光光度法

13. 《中国药典》(2010 年版)采用碘量法测定维生素C含量。测定中加稀醋酸的目的,是使维生素C在酸性介质中受空气中氧的氧化作用(　　)

A. 减慢　　　　　　　B. 加快

C. 完全　　　　　　　D. 消失

E. 不存在

14. 测定维生素C注射液的含量时,在操作中要加入丙酮,其目的是(　　)

A. 保持维生素C的稳定

B. 增加维生素C的溶解度

C. 使反应完全

D. 加快反应速度

E. 消除注射液中抗氧剂的干扰

15. 中国药典(现行版)采用碘量法测定维生素 C 含量。测定中用新沸过的冷水的目的是为了减少水中溶解(　　)

A. 一氧化碳对测定分析的影响

B. 二氧化碳对测定分析的影响

C. 氨气对测定分析的影响

D. 氮气对测定分析的影响

E. 氧对测定分析的影响

【B 型题】

[16~20 题共用备选答案]

A. 可用三氯化锑反应鉴别

B. 水溶液显氯化物的鉴别

C. 可用硝酸反应鉴别

D. 可用硝酸银反应鉴别

E. 可用醋酐-浓硫酸反应鉴别

16. 维生素 A(　　)

17. 维生素 B_1(　　)

18. 维生素 C(　　)

19. 维生素 D(　　)

20. 维生素 E(　　)

【X 型题】

21. 维生素 A 鉴别试验的方法有(　　)

A. 三氯化锑反应　　　B. 环己烷法

C. 紫外分光光度法　　D. 薄层色谱法

E. 无水乙醇溶液法

22. 维生素 E 的鉴别试验有(　　)

A. 被硝酸氧化呈色反应

B. 还原硝酸银的反应

C. 硫色素的反应

D. 碱性水解后加 2,2′-联吡啶的乙醇溶液与三氯化铁的乙醇溶液呈色反应

E. 三氯化锑反应

23. 《中国药典》(2010 年版)规定维生素 B_1 的鉴别试验有(　　)

A. 羟肟酸铁反应　　　B. 二氯靛酚钠反应

C. 氯化物反应　　　　D. 硫色素反应

E. 被硝酸氧化呈色反应(橙红色)

24. 《中国药典》(2010 年版)规定维生素 C 鉴别试验的方法有(　　)

A. 红外吸收光谱法　　B. 硫色素反应

C. 三氯化锑反应　　　D. 二氯靛酚钠反应

E. 硝酸银反应

25. 维生素 C 的性质有(　　)

A. 水溶液显酸性　　　B. 具有旋光性

C. 具有极强的还原性　D. 具有紫外吸收

E. 具有极强的氧化性

二、计算题

1. 紫外分光光度法测定维生素 A 胶丸含量:取内容物 0.1027g,加环己烷溶解并定量转移至 50ml 量瓶中,用环己烷稀释至刻度,摇匀,精密量取 5ml,置另一 50ml 量瓶中,用环己烷稀释至刻度。测得各波长处的吸收度分别为: 0.380(300nm)、0.594(316nm)、0.668(328nm)、0.562(340nm)、0.232(360nm)。已知胶丸内容物平均量为 0.08426g,胶丸标示量为 5000IU/丸。通过计算,判断本品是否符合《中国药典》(2010 年版)规定的限度。《中国药典》(2010 年版)规定每丸含维生素 A 应为标示量的 90.0% ~ 120.0%。

2. 维生素 C 注射液(标示量 2ml : 0.1g)的含量测定:精密量取本品 4ml,加新煮沸过的冷水 15ml 与丙酮 2ml,摇匀,放置 5 分钟,加稀醋酸 4ml 与淀粉指示液 1ml,用碘滴定液(0.1016mol/L)滴定至溶液呈蓝色并持续 30 秒不褪,消耗滴定液 21.85ml。每 1 ml 碘滴定液(0.1mol/L)相当于 8.806mg 的 $C_6H_8O_6$。药典规定本品应为标示量的 90.0% ~ 110.0%。

(1) 实验操作中加入新沸过的冷水的目的是什么?

(2) 实验操作中加入稀醋酸的目的是什么?

(3) 通过计算判断本品是否符合药典的要求?

实 训 指 导

维生素 B_1 片的含量测定

一、实 验 目 的

(1) 掌握吸光系数法测定药物含量的方法。

（2）熟悉紫外-可见分光光度计的原理和操作。

二、实验原理

维生素B_1结构中的嘧啶环为一芳香杂环,具有紫外吸收。因此可在其最大吸收波长处测定吸收度,进行含量测定。

三、实验步骤

1. 方法步骤　取本品20片,精密称定,研细,精密称取适量（约相当于维生素$B_1$25mg）,置100ml量瓶中,加盐酸溶液（9→1000）约70ml,振摇15分钟,使维生素B_1溶解,加盐酸溶液（9→1000）稀释至刻度,摇匀,用干燥滤纸滤过,精密量取续滤液5ml,置另一100ml量瓶中,再加盐酸溶液（9→1000）稀释至刻度,摇匀,照紫外-可见分光光度法,在246nm波长处测定吸收,按$C_{12}H_{17}ClN_4OS \cdot HCl$的吸收系数（$E_{1cm}^{1\%}$）为421计算,即得。《中国药典》（2010年版）规定本品含维生素B_1（$C_{12}H_{17}ClN_4OS \cdot HCl$）应为标示量的90.0%～110.0%。

2. 计算

$$标示量（\%）= \frac{\dfrac{A}{E_{1cm}^{1\%}} \times \dfrac{1}{100} \times V \times D \times \overline{W}}{W \times S_{标}} \times 100\%$$

四、操作注意事项

（1）仪器的准备

1）开启电源,使仪器预热20分钟。

2）开机前,先确认仪器样品室内是否有东西挡在光路上,以免影响仪器自检。

（2）仪器的操作步骤

1）设置波长（246nm）。

2）测定。

3）数据记录与结果处理。

（3）将比色皿洗净装盒,关机。

（4）填写仪器使用记录。

（5）维生素B_1的紫外吸收峰随溶液pH的变化而不同,因此要严格控制溶液的pH。

维生素C注射液的含量测定

一、实验目的

（1）理解维生素C注射液含量测定的原理和方法。

（2）能进行正确的测定操作和有关计算。

（3）掌握注射液含量测定时排除附加剂（稳定剂）干扰的常用方法和操作技能。

二、实验原理

维生素C分子结构中的连二烯醇基具有较强的还原性,在酸性溶液中,被碘定量地氧化,因此,可以用碘量法测定其含量。

焦亚硫酸钠、亚硫酸氢钠或亚硫酸钠等抗氧剂,可与丙酮或甲醛反应生成加成物,从而排除抗氧剂对测定的干扰。

三、实 验 步 骤

1. 操作方法 精密量取本品适量(约相当于维生素 C 0.2g),加水 15ml 与丙酮 2ml,摇匀,放置 5 分钟,加稀醋酸 4ml 与淀粉指示液 1ml,用碘滴定液(0.1mol/L)滴定,至溶液显蓝色并持续 30 秒不褪。每 1ml 碘滴定液(0.1mol/ L)相当于 8.806mg 的 $C_6H_8O_6$。《中国药典》(2010 年版)规定本品含 $C_6H_8O_6$ 应为标示量的 90.0% ~ 110.0%。

2. 计算

$$标示量(\%) = \frac{V \times F \times T \times 每支容量}{V_{供} \times 标示量} \times 100\%$$

四、注 意 事 项

(1)滴定操作多在酸性溶液中进行,因在酸性溶液中维生素 C 受空气中氧的氧化速度减慢,较为稳定。但供试液加稀醋酸后仍需立即进行。

(2)用碘量瓶进行滴定操作,放置 5 分钟时应将碘量瓶瓶塞盖住,以避免空气中的氧氧化维生素 C。

(3)放置 5 分钟是为了使丙酮与供试品中附加剂充分反应完全。

(4)维生素 C 注射液的规格:

1)2ml∶0.1g;   2)2ml∶0.25g;

3)5ml∶0.5g;   4)20ml∶2.5g。

第 13 章 抗生素类药物的分析

学习目标

1. 熟悉抗生素类药物的种类。
2. 掌握 β-内酰胺类抗生素结构、性质及典型药物的分析方法。
3. 掌握氨基糖苷类、四环素类抗生素结构、性质及典型药物的分析方法。
4. 熟悉氯霉素类抗生素及大环内酯类结构、性质及典型药物的分析方法。

第 1 节 概 述

抗生素是一类防治疾病的重要药物,临床上主要用于杀灭或抑制各种致病微生物、治疗恶性肿瘤等。其主要由生物发酵、经提纯精制和化学结构修饰过程,最后制成合适的制剂。由于生物合成的生产技术复杂,不易控制,虽经过精制提纯,但异物污染的可能性较大,成品中仍不可避免含有杂质,如无机盐、脂肪、各种蛋白质及其降解产物,以及色素、热原、毒性物质等。又由于多数抗生素的性质不够稳定,其分解产物常使疗效降低或失效,有时甚至引起毒副作用。因此,为了保证临床用药安全与有效,根据抗生素的性质及生产方法的特殊性和复杂性,抗生素类药物的常规检验项目一般应包括下列项目。

1. **鉴别试验** 用化学法或生物学方法证明是何种抗生素。
2. **异常毒性试验** 限制产品中的毒性杂质。
3. **无菌试验** 检查有无杂菌污染。
4. **热原试验** 检查产品中的致热物质。
5. **水分测定** 限制过高的水分,以免影响产品的稳定性。
6. **溶液澄清度检查** 限制不溶性杂质混入。
7. **溶液酸碱度** 规定溶液的酸碱度,使产品稳定并适合于临床应用。
8. **降压试验** 检查降压物质的限度。
9. **含量测定或效价测定** 确定有效成分的含量或效价。

由于各种抗生素及其制剂的生产过程和性质不同,规定的检查项目也不完全相同,如头孢拉定规定检查“结晶性”,普鲁卡因青霉素规定检查“抽针试验”,注射用普鲁卡因青霉素规定检查“悬浮时间与抽针试验”,硫酸庆大霉素规定检查“庆大霉素 C 组分”等。

抗生素含量或效价测定方法主要分为微生物检定法和化学或物理化测定法。

微生物检定法是以抗生素抑制细菌生长的能力或其杀菌力作为衡量效价的标准。测定原理恰与临床应用的要求一致,更能够反映抗生素的医疗价值,而且本法灵敏度较高,需用供试品量较小。本法既适用于较纯的精制品,也适用于纯度较差的制品;对已知或新发现的抗生素均能应用。但其操作步骤多、测定时间长、误差较大。

化学或物理化学法是根据抗生素的化学结构特点,利用其特有的物理化学性质及反应而进行的。对于提纯的产品及化学结构已经确定的抗生素,能较迅速、准确地测定其效价。本法操作简单、省时、准确,并具较高的专属性,只有当本法的测定结果与微生物检定法相吻合时,才可用于含量测定。目前各国药典收载的抗生素中,除青霉素、头孢菌素、氯霉素、四环素、灰黄霉素等采用化学法测定外,多数还是采用微生物检定法。随着抗生素化学研究的进展,寻求化学及物理化学方法取代生物学方法正在逐步实现,尤其是高效液相色谱法在抗生素的测定中的应用得越来越广。《中国药典》(2010 年版)收载的 127 种 β-内酰胺类抗生素原料及其制剂中 125 种均已采用高效液相色谱法或高效液相梯度洗脱进行含量测定。

本章主要介绍 β-内酰胺类、氨基糖苷类、四环素类、氯霉素类及大环内酯类抗生素的结构、理化性质、鉴别反应、杂质检查及含量测定的原理和方法。

 知识考点

> 抗生素含量或效价测定方法主要分为哪两种?

第 2 节　β-内酰胺类抗生素的分析

本类抗生素包括青霉素类和头孢菌素类,其分子结构中均含有 β-内酰胺环,故统称为 β-内酰胺类抗生素。

一、结构与性质

(一)结构

青霉素(penicillins)和头孢菌素(cephalosporins)分子中均具有一个游离羧基和酰胺侧链。氢化噻唑环或氢化噻嗪环与 β-内酰胺并合的杂环,分别构成二者的母核。基本结构如下:

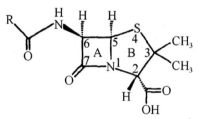

侧链　　A:β-内酰胺环 　　　　B:氢化噻嗪环	侧链　　A:β-内酰胺环 　　　　B:氢化噻嗪环
青霉素族(penicillins)	**头孢菌素族**(cephalosporins)

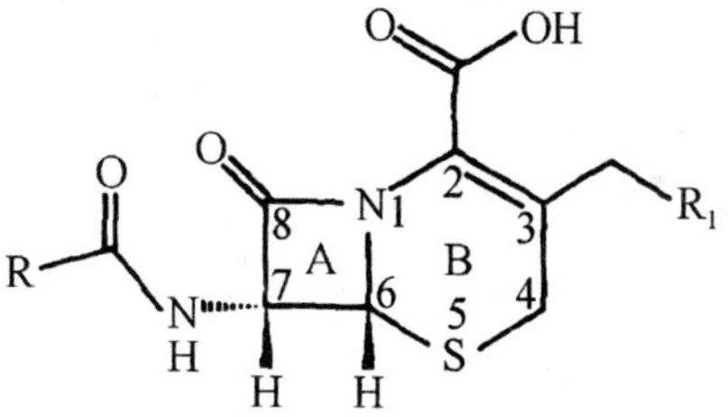

青霉素族分子的母核称为 6-氨基青霉烷酸(简称 6-APA);头孢菌素族分子的母核称为 7-氨基头孢菌烷酸(简称 7-ACA)。因此,青霉素族的分子结构是由侧链 RCO— 与母核(6-APA)两部分组成;头孢菌素族的分子结构是由侧链 RCO— 与母核(7-ACA)两部分组成。

青霉素分子中含有三个手性碳原子(C_3、C_5、C_6),头孢菌素分子中含有两个手性碳原子(C_6、C_7)。由于酰胺基上 R 及 R_1 的不同,构成各种不同的半合成青霉素和头孢菌素。《中国药典》(2010 年版)收载的青霉素族及头孢菌素族药物分别见表 13-1 和表 13-2。

 知识考点

> 青霉素和头孢菌素类药物的母核分别是什么? 各有几个手性碳原子?

表 13-1　常见的青霉素类药物

药物	R 基
青霉素钠 benzylpenicillin sodium	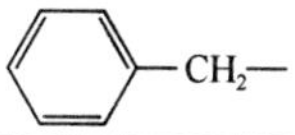 ⟨苯环⟩—CH₂—

续表

药物	R 基
阿莫西林 amoxicillin	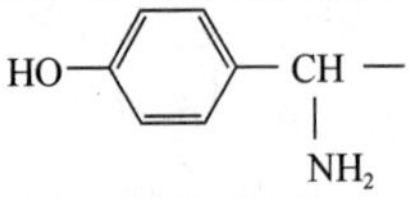 HO—C₆H₄—CH(NH₂)—
氨苄西林 ampicillin	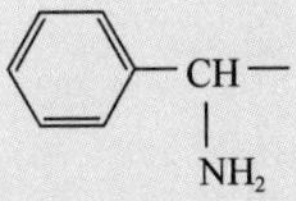 C₆H₅—CH(NH₂)—
苯唑西林钠 oxacillin sodium	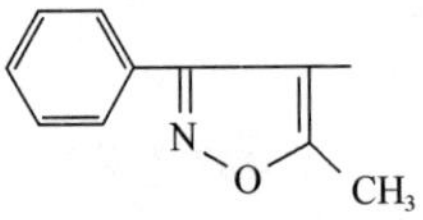 3-苯基-5-甲基异噁唑-4-基
氯唑西林钠 cloxacillin sodium	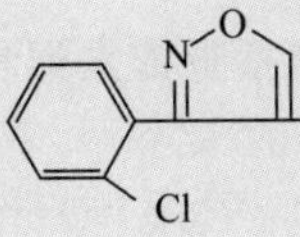 3-(2-氯苯基)-5-甲基异噁唑-4-基
哌拉西林 piperacillin	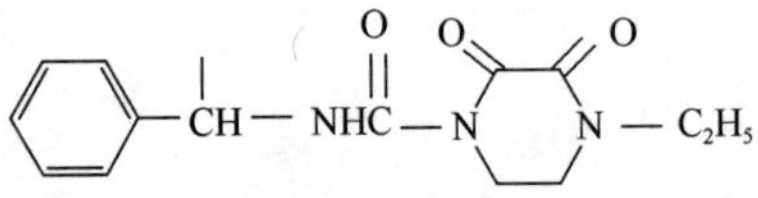 C₆H₅—CH—NHC(=O)—(4-乙基-2,3-二氧哌嗪-1-基)
磺苄西林钠 sulbenicillin sodium	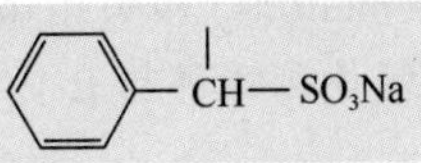 C₆H₅—CH—SO₃Na

表 13-2　常见的头孢菌素类药物

药物	R 基	R₁ 基
头孢拉定 cefradine	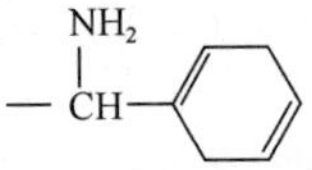 —CH(NH₂)—(1,4-环己二烯基)	H
头孢氨苄 cefalexin	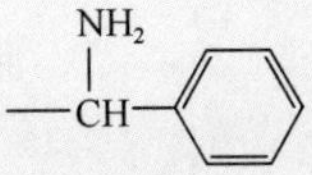 —CH(NH₂)—C₆H₅	H
头拉羟氨苄 cefadroxil	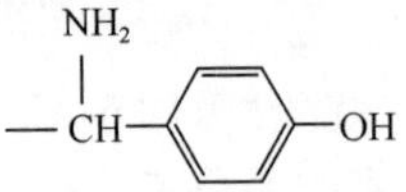 —CH(NH₂)—C₆H₄—OH	H
头孢噻吩钠 cefalotin sodium	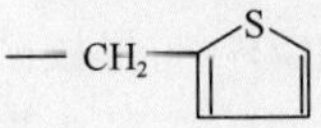 —CH₂—(噻吩-2-基)	—OCOCH₃
头孢噻肟钠 cefotaxime sodium	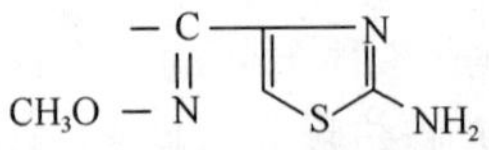 CH₃O—N=C—(2-氨基噻唑-4-基)	—OCOCH₃
头孢唑啉钠 cefazolin sodium	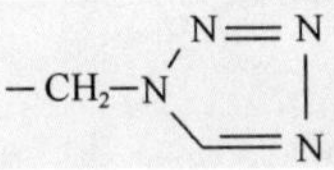 —CH₂—(四氮唑-1-基)	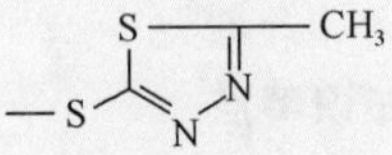 —S—(5-甲基-1,3,4-噻二唑-2-基)
头孢哌酮 cefoperazone	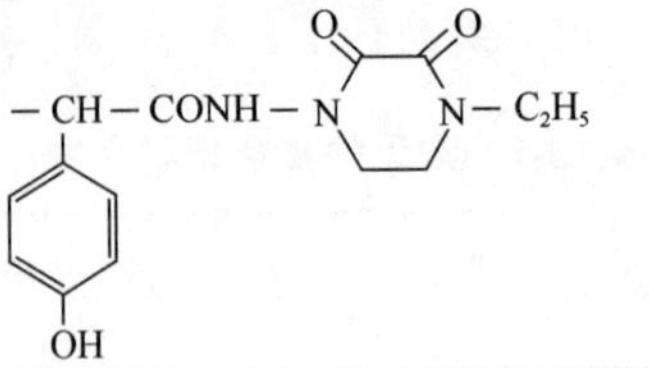 —CH(—C₆H₄—OH)—CONH—(4-乙基-2,3-二氧哌嗪-1-基)	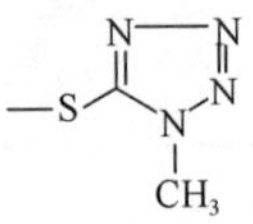 —S—(1-甲基-1H-四氮唑-5-基)

知识链接

1928 年英国细菌学家弗莱明(Alexander Fleming)在做细菌培养实验时,首先发现了世界上第一种抗生素——青霉素(Penicillin),1941 年前后英国牛津大学病理学家霍华德·弗洛里(Howard Walter Florey)与生物化学家钱恩(Ernst Boris Chain)实现对青霉素的分离与纯化,并发现其对很多感染有疗效,弗莱明、弗洛里、钱恩三人因此共同获得 1945 年诺贝尔奖。

青霉素的发现是人类药物史上具有里程碑的意义一件事,它完全改变了人类与传染病之间生死搏斗的历史,人类的平均寿命也得以延长。

青霉素作用于细菌的细胞壁,而人类细胞只有细胞膜无细胞壁,故对人类的毒性较小,除能引起严重的过敏反应外,在一般用量下,其毒性不甚明显。

(二) 性质

1. 性状　青霉素类和头孢菌素类药物均为白色、类白色或微黄色结晶性粉末,其分子中的游离羧基具有较强的酸性(大多数青霉素的 pK_a 在 2.5~2.8),能与无机碱或某些有机碱作用成盐,如青霉素钠(钾)、氨苄西林钠、磺苄西林钠、普鲁卡因青霉素、头孢噻吩钠等。其碱金属盐易溶于水,其有机碱盐难溶于水,易溶于甲醇等有机溶剂。青霉素的碱金属盐水溶液遇酸则析出游离体的白色沉淀。

2. 旋光性　青霉素母核中含有三个手性碳原子,头孢菌素母核中含有两个手性碳原子,故都具有旋光性,如氨苄西林的比旋度为+280°~+350°(约 2.5mg/ml 的水溶液),头孢噻吩钠的比旋度为+124°~+134°(约 30mg/ml 的水溶液)。此性质,可用于定性和定量分析。

3. 紫外吸收　青霉素族分子中的母核部分无紫外吸收,但其侧链部分由于具有苯环共轭系统,则有紫外吸收特征,例如,青霉素钾(钠)的 R 为苄基,因而其水溶液在 264nm 波长处具有较强的紫外吸收。头孢菌素由于母核部分具有 O＝C—N—C＝C 结构,故具有紫外吸收,如头孢氨苄的水溶液在 262nm 波长处有最大吸收;头孢唑啉钠的水溶液在 272nm 波长处有最大吸收。

4. β-内酰胺环的不稳定性　干燥纯净的青霉素盐很稳定。在室温可保存 3 年以上,60℃条件下可保存 6 周,150℃空气中可保存 1.5 小时,153℃真空可保存 25 小时,效价无明显降低。青霉素的水溶液很不稳定,微量的水分即易引起水解。如将青霉素盐的水溶液在 30℃放置 24 小时,效价会下降 56%。

β-内酰胺环是青霉素族结构中最不稳定的部分,如与酸、碱、青霉素酶、羟胺及某些金属离子(铜、铅、汞、银)等作用时,易发生水解和分子重排,导致 β-内酰胺环的破坏而失去抗菌活性。青霉素的 β-内酰胺环破坏和发生分子重排后,产生一系列的降解产物,如青霉噻唑酸、青霉酸、青霉醛、青霉胺、α-青霉噻唑酰基羟胺酸和青霉烯酸等。其降解反应如下页所示。

　知识考点

β-内酰胺环的不稳定性,青霉素的 β-内酰胺环破坏和发生分子重排后,产生一系列的降解产物有哪些?

头孢菌素族,如头孢噻吩钠,干燥粉末密封保存于 25℃可保存 3 年以上,但其水溶液于 25℃放置 24 小时约损失活性 8%。酸、碱、β-内酰胺酶、胺类(包括氨、氨基酸、羟胺等)均能促使本品降解。与青霉素相比,头孢菌素较不易发生开环反应,对青霉素酶和稀酸比较稳定。

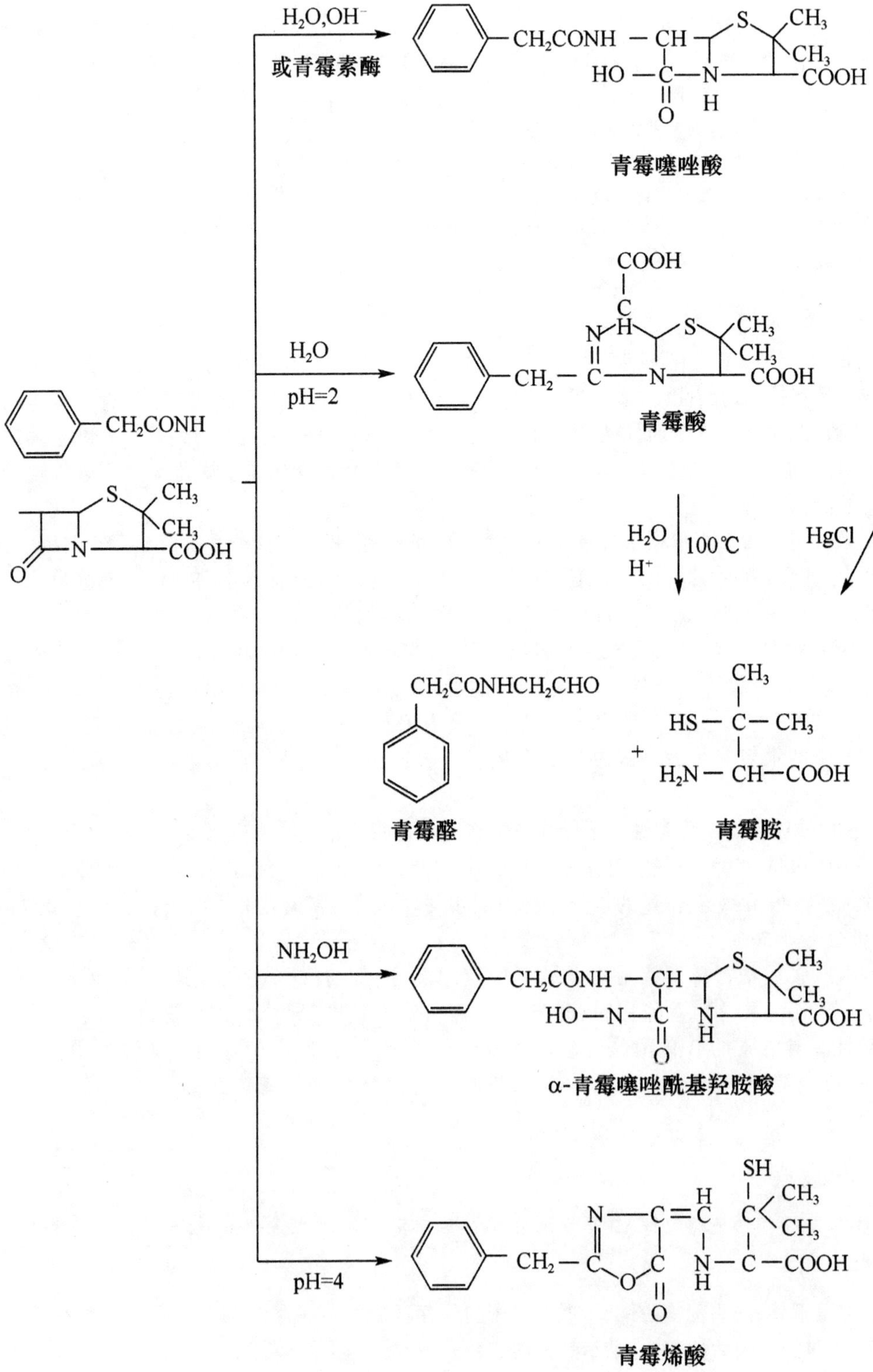

H2O,OH−
或青霉素酶
CH2CONH
HO
青霉噻唑酸
H2O
pH=2
COOH
青霉酸
H2O
H+
100℃
HgCl
CH2CONHCH2CHO
青霉醛
青霉胺
NH2OH
α-青霉噻唑酰基羟胺酸
pH=4
SH
青霉烯酸

二、鉴别试验

(一) 钾、钠盐的火焰反应

青霉素族、头孢菌素族药物多是制成钾盐或钠盐供临床使用,因此可利用其火焰反应进行鉴别。钠盐在无色火焰中燃烧,火焰即显鲜黄色。

(二) 呈色反应

1. 羟肟酸铁反应 青霉素及头孢菌素在碱性溶液中与羟胺作用,β-内酰胺环破裂生成羟肟酸,在稀酸中与高铁离子呈色,如氨苄西林呈紫红色,头孢氨苄呈红褐至褐色,头孢噻吩钠呈红褐色,头孢唑啉钠和头孢哌酮呈红棕色,普鲁卡因青霉素呈紫红色。

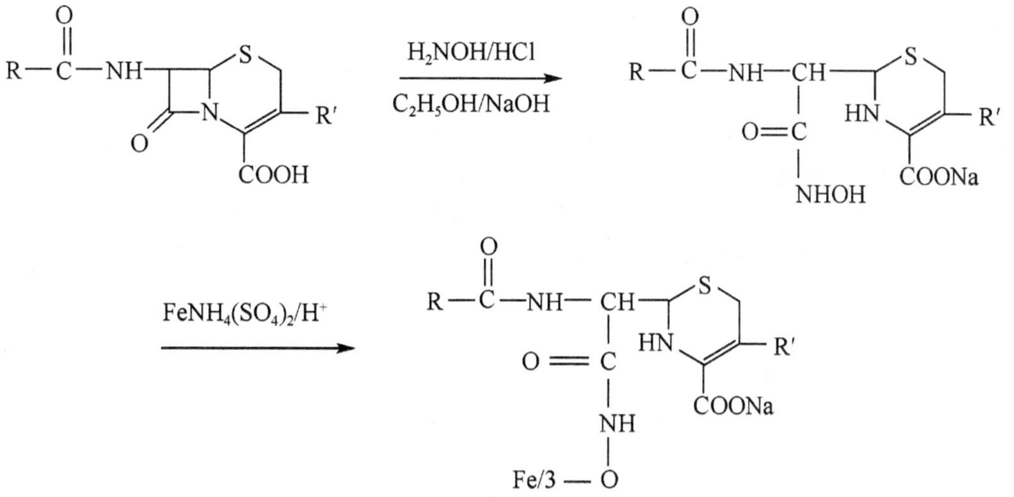

◇ 知识考点

β-内酰胺类抗生素具备羟肟酸铁反应。

---

2. 硫酸-硝酸呈色反应 头孢菌素能与硫酸-硝酸反应后呈色。反应机制目前尚不清楚,但此反应可区别某些头孢菌素族抗生素,如头孢噻吩钠呈红棕色,头孢氨苄呈黄色,头孢噻肟钠呈亮黄色。有些国外药典也采用此法鉴别。

3. 与斐林试剂反应 本类药物具有类似肽键(—CONH—)结构,可产生双缩脲反应,开环分解,使碱性酒石酸铜盐还原显紫色。阿莫西林、氨苄西林钠等可采用本法鉴别。

4. 茚三酮反应 某些具有 α-氨基酸的本类药物,如氨苄西林遇茚三酮显蓝紫色。

5. 变色酸-硫酸呈色反应 阿莫西林加变色酸-硫酸试剂混合后,于 150℃加热 2~3 分钟,因分解出甲醛与变色酸缩合而呈深褐色。

6. 与重氮苯磺酸呈色反应 头孢菌素族 7 位侧链含有酚羟基时,能与重氮苯磺酸试液产生偶合反应,显橙黄色。

7. 与铜盐呈色 头孢氨苄加乙酸、硫酸铜、氢氧化钠试液后,生成铜配位盐,显橄榄绿色。此反应可区别于其他头孢菌素族抗生素。

(三) 沉淀反应

1. 在稀盐酸中生成白色沉淀 青霉素钾和青霉素钠加水溶解后,加稀盐酸 2 滴,即析出难溶于水的游离体白色沉淀。此沉淀能在乙醇、乙酸戊酯、氯仿、乙醚或过量的盐酸中成盐。

2. 有机胺盐的特殊反应

（1）重氮化-偶合反应：普鲁卡因青霉素水溶液酸化后，生成具有芳香第一胺的普鲁卡因，可发生重氮化-偶合反应，生成红色的偶氮化合物沉淀。

（2）三硝基苯酚反应：苄星青霉素经氢氧化钠碱化后，用乙醚提取，蒸去乙醚后残渣含有二苄基乙二胺，加稀乙醇使残渣溶解，加三硝基苯酚的饱和溶液，加热后放冷，即析出二苄基乙二胺苦味酸盐结晶。

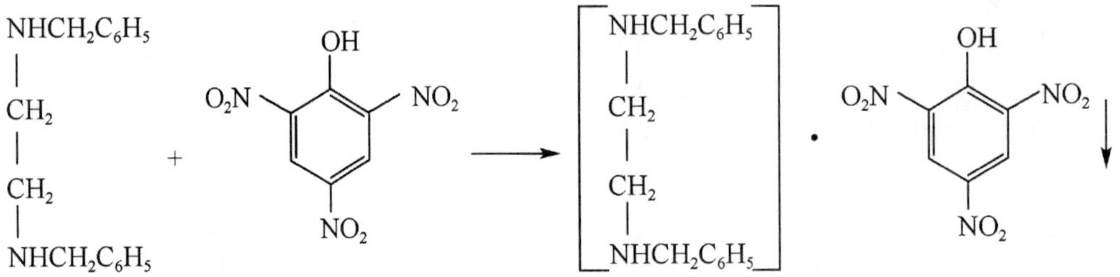

（四）光谱法

1. 紫外分光光度法

（1）最大吸收波长鉴别法：将供试品配成适当浓度的水溶液，直接进行紫外分光光度法检测，根据其吸收光谱的最大吸收波长进行鉴别。《中国药典》（2010 年版）收载的头孢唑啉钠、头孢氨苄、头孢噻肟钠均用此方法鉴别。例如，每 1ml 含头孢唑啉钠约 16μg 的溶液，在 272nm 的波长处有最大吸收；每 1ml 含头孢噻肟钠 10μg 的盐酸溶液（0.1mol/L），在 262nm 的波长处测定吸收度，按无水物计算，吸收系数（$E_{1cm}^{1\%}$）为 400~440；每 1ml 含头孢氨苄 20μg 的溶液，在 262nm 的波长处测定吸收度，（$E_{1cm}^{1\%}$）为 220~245。

（2）水解产物的最大吸收波长鉴别法：先将供试品在一定条件下水解，测定水解产物的最大吸收波长，如苯唑西林钠的鉴别。

鉴别方法：取本品，加醋酸-醋酸钠缓冲液（pH3.8）制成每 1ml 中含 50μg 的溶液，量取 10ml，在水浴中加热 30 分钟，立即冷却，以未加热的供试品缓冲液作空白对照液，照分光光度法测定，在 339nm 波长处有最大吸收，吸收度约为 0.6。

本法是利用苯唑西林钠在弱酸条件下经微量 Cu^{2+} 的催化，β-内酰胺环发生分子重排，产生的苯唑青霉烯酸在 339nm 波长处有最大吸收。

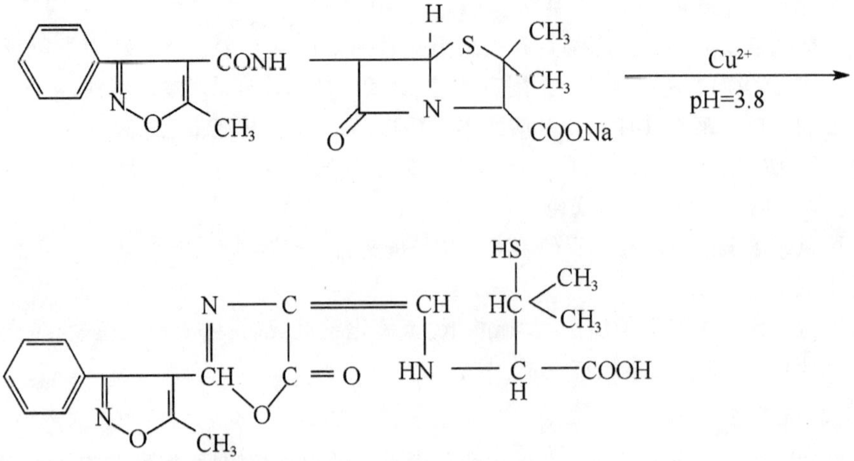

2. 红外光谱法 红外吸收光谱反映了分子的结构特征，如头孢氨苄（含 1 分子结晶水）的红

外吸收图谱见图 13-1,其主要特征吸收见表 13-3。

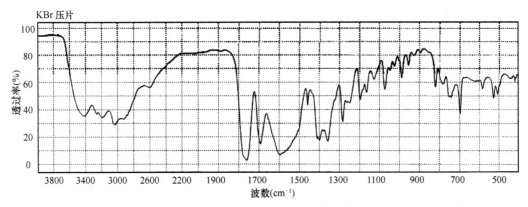

图 13-1　头孢氨苄的红外吸收图谱

表 13-3　头孢氨苄红外吸收光谱特征

波数(cm^{-1})	归属		波数(cm^{-1})	归属	
3500~2500	水、酰胺和胺盐	$\nu_{O-N,N-H}$	1600,1400	羧酸离子	ν_{COO-}
1740	β-内酰胺	$\nu_{C=O}$	1550	酰胺	$\delta_{N-H}+\nu_{C-N}$
1690	酰胺	$\nu_{C=O}$	695	苯环	$\delta_{环}$

各国药典对收载的 β-内酰胺类抗生素几乎均采用了本法进行鉴别,《中国药典》(2010 年版)也用于青霉素钠、头孢拉啶等药物的鉴别。

3. 核磁共振光谱　核磁共振光谱是利用构成分子的原子核本身性质的差异进行分析的,而不是利用核外电子性质的差异进行的,因而专属性很高。由于各种药物在重水(D_2O 是由氢的放射性核素重氢与氧化合生成的水)中的 NMR 谱有明显差别,JP(13)收载的头孢氨苄、头孢噻吩、头孢利定等 37 种药物均采用本法进行鉴别。

此外,《中国药典》(2010 年版)还采用薄层色谱法鉴别头孢氨苄,采用高效液相色谱法鉴别头孢羟氨苄、头孢噻吩钠、头孢拉定等。

三、杂 质 检 查

(一) 青霉素聚合物检查

《中国药典》(2010 年版)"青霉素聚合物"照分子排阻色谱法(附录Ⅴ H)测定。

1. 色谱条件与系统适用性试验　用葡聚糖凝胶 G-10(40~120μm)为填充剂,玻璃柱内径为 1.0~1.4cm,柱高度为 30~40cm。以 pH 为 7.0 的 0.1mol/L 磷酸盐缓冲液[0.1mol/L 磷酸氢二钠溶液-0.1mol/L 磷酸二氢钠溶液(61∶39)]为流动相 A,以水为流动相 B;流速为每分钟 1.5ml,测定波长为 254nm。量取 0.1mg/ml 蓝色葡聚糖 2000 溶液 100~200μl,注入液相色谱仪,分别以流动相 A、B 进行测定,记录色谱图。理论板数按蓝色葡聚糖 2000 峰计算均不低于 400。拖尾因子均应小于 2.0。在两种流动相系统中蓝色葡聚糖 2000 峰保留时间的比值均应在0.93~1.07,对照溶液主峰和供试品溶液中聚合物峰与相应色谱系统中蓝色葡聚糖 2000 峰的保留时间的比值均应在 0.93~1.07。取本品约 0.4g,置 10ml 量瓶中,加 0.05mg/ml 的蓝色葡聚糖 2000 溶液并稀释至刻度,摇匀。量取 100~200μl,注入液相色谱仪,以流动相 A 进行测定,记录色谱图;高聚体的峰高与单体与高聚体之间的谷高比应大于 2.0。另以流动相 B 为流动相,精密量取对照溶液 100~200μl,连续进样 5 次,峰面积的相对标准偏差应不大于 5.0%。

2. 对照溶液的制备 取青霉素对照品适量,精密称定,加水溶解并定量稀释制成每 1ml 约含 0.1mg 的溶液。

3. 测定法 取本品约 0.4g,精密称定,置 10ml 量瓶中,加水适量使溶解后,用水稀释至刻度,摇匀,立即精密量取 100~200μl 注入液相色谱仪,以流动相 A 为流动相进行测定,记录色谱图。另精密量取对照品溶液 100~200μl 注入液相色谱仪,以流动相 B 为流动相进行测定,记录色谱图。按外标法以峰面积计算,含量青霉素聚合物以青霉素计不得超过 0.08%。

(二) 头孢氨苄中有关物质的检查

由于在生产过程中,采用 α-苯甘氨酸和 7-氨基去乙酰氧基头孢烷酸缩合的工艺,故成品中可能引入上述两项物质和其他杂质。

检查方法:精密称取本品适量,加流动相 A 溶解并稀释制成每 1ml 中含 1.0mg 的溶液,作为供试品溶液,精密量取 1ml,置 100ml 量瓶中,用流动相 A 稀释至刻度,摇匀,作为对照溶液;取 7-氨基去乙酰氧基头孢烷酸对照品和 α-苯甘氨酸对照品各约 10mg,精密称定,置同一 100ml 量瓶中,先加 pH7.0 磷酸盐缓冲液约 20ml 超声使溶解,再加流动相 A 稀释至刻度,摇匀。精密量取 2.0ml,置 20ml 量瓶中,用流动相 A 稀释至刻度,摇匀,作为杂质对照品溶液。照高效液相色谱法(附录Ⅴ D)测定,用十八烷基硅烷键合硅胶为填充剂;流动相 A 为 pH5.0 磷酸盐缓冲液(取 0.2mol/L 磷酸二氢钠溶液一定量,用氢氧化钠试液调节 pH 至 5.0),流动相 B 为甲醇,流速为每分钟 1.0ml,线性梯度洗脱;检测波长为 220nm,取杂质对照品溶液 20μl,注入液相色谱仪,记录色谱图,7-氨基去乙酰氧基头孢烷酸峰与 α-苯甘氨酸峰的分离度应符合要求。取供试品溶液适量,在 80℃ 水浴加热 60 分钟,冷却,取 20μl 注入液相色谱仪,记录色谱图,头孢氨苄峰与相邻杂质峰的分离度应符合要求。取对照溶液 20μl,注入液相色谱仪,调节检测灵敏度,使主成分色谱峰的峰高约为满量程的 20%~25%。精密量取供试品溶液、对照溶液及杂质对照品溶液各 20μl,分别注入液相色谱仪,记录色谱图至供试品溶液主峰保留时间的 2 倍。供试品溶液色谱图中如有杂质峰,含 7-氨基去乙酰氧基头孢烷酸峰与 α-苯甘氨酸峰按外标以峰面积计算,均不得过 1.0%;除 7-氨基去乙酰氧基头孢烷酸峰与 α-苯甘氨酸峰外,其他单个杂质的峰面积不得大于对照溶液主峰面积的 1.5 倍(1.5%),其他各杂质峰面积的和不得大于对照溶液主峰面积的 2.5 倍(2.5%)(供试品溶液中任何小于对照溶液主峰面积 0.05 倍的峰可忽略不计)。

 知识考点

头孢氨苄中有关物质的检查方法《中国药典》(2010 年版)采用什么方法?

除了上述检查项目外,还有异构体、不溶性微粒等杂质检查。

四、含 量 测 定

青霉素族和头孢菌素族的理化测定含量的方法文献报道比较多。主要方法有酸碱滴定法、碘量法、汞量法、紫外分光法、高效液相色谱法等。

(一) 酸碱滴定法

青霉素或头孢菌素的 β-内酰胺环可被稀碱水解,如青霉素水解生成青霉噻唑酸衍生物,此水解反应是定量完成的,可用于含量测定。苯唑西林钠的含量测定曾采用酸碱滴定法,其原理是苯唑西林钠在水溶液中加过量的氢氧化钠滴定液水解,产生的青霉噻唑酸被中和,再以盐酸滴定液滴定剩余的氢氧化钠液,以氢氧化钠滴定液的消耗量计算苯唑西林钠的含量。

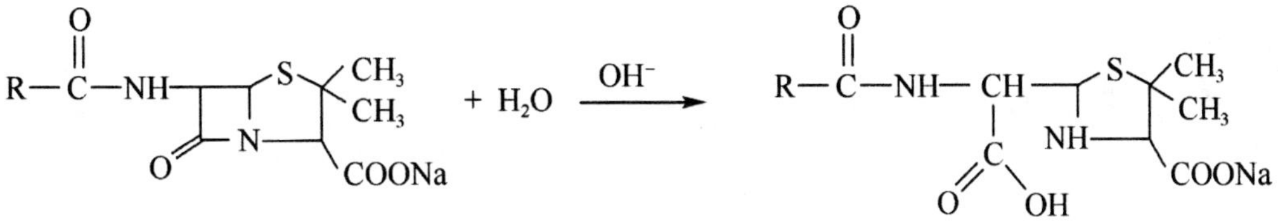

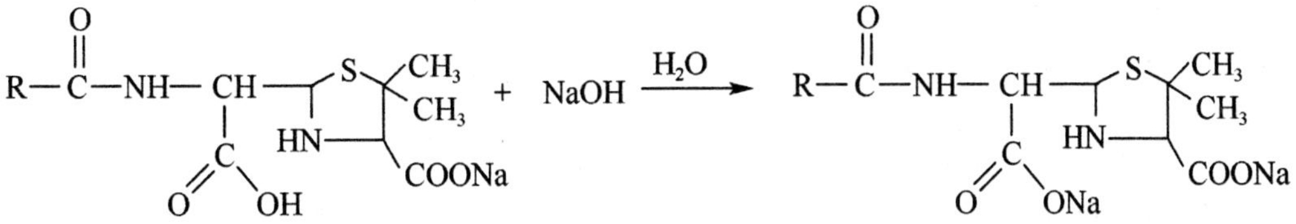

测定方法:取本品约 0.5g,精密称定,加新沸过(驱 CO$_2$)的并用 0.01mol/L 氢氧化钠溶液中和至酚酞指示液刚显示红色的水 20ml 使溶解,再用 0.01mol/L 氢氧化钠溶液中和后,精密加氢氧化钠滴定液(0.1mol/L)25ml,摇匀,置 95℃ 的水溶加热 20 分钟,注意避免吸收空气中的二氧化碳,冷却后,加酚酞指示液 1~2 滴,用盐酸滴定液(0.1mol/L)滴定,并将滴定结果用空白试验校正。每 1ml 的氢氧化钠滴定液(0.1mol/L)相当于 40.14mg 的 C$_{19}$H$_{19}$N$_3$O$_5$S。

测定中应注意避免吸收空气中的二氧化碳,可在瓶口盖一小漏斗或在瓶口装碱石灰吸收管后加热水解;加热完毕后应迅速密塞和冷却。

(二)碘量法

青霉素或头孢菌素分子不消耗碘,其降解产物消耗碘,如青霉素经水解生成的青霉噻唑酸可与碘作用,根据消耗的碘量计算青霉素的含量。

反应分为两步进行:第一步水解反应,生成青霉噻唑二钠,是按化学计算量进行;第二步青霉噻唑二钠在酸性条件下被碘氧化,此氧化反应受温度、pH、时间等因素的影响,故耗碘量没有固定的量关系。因此在实验过程中要严格控制温度,同时采用与青霉素标准品平行对照测定,则可抵消上述可变因素的影响。

第一步反应:

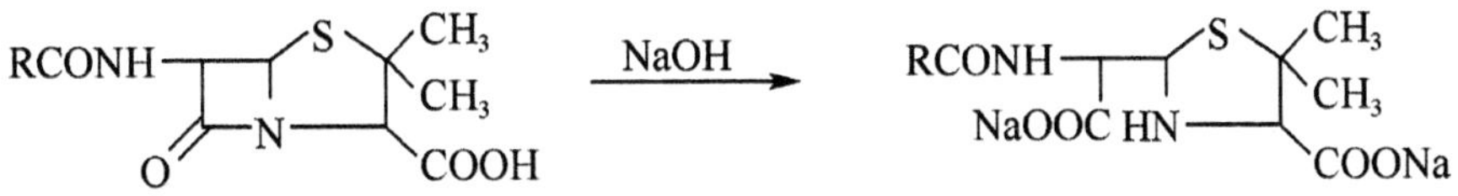

第二步反应:

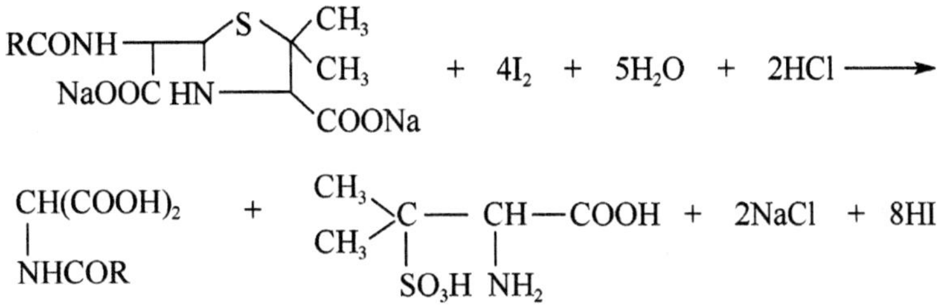

$$I_2 + 2Na_2S_2O_3 \longrightarrow 2NaI + Na_2S_4O_6$$

青霉素的降解产物等杂质亦可消耗碘而影响测定结果,可以用未经水解的样品液做空白试验进行校正。

一般认为碘与青霉噻唑酸的作用以 pH 为 4.5,温度为 24~26℃为最好。由于青霉素能吸收较多的碘(1mol 青霉素能消耗 8mol 碘),故本法灵敏度较高,如注射用普鲁卡因青霉素的含量测定。

测定方法:精密称取本品 0.12g,置 100ml 量瓶中,加水使溶解并稀释至刻度,摇匀,精密量取 5ml,置碘瓶中,加 1mol/L 氢氧化钠溶液 1ml,放置 20 分钟,再加 1mol/L 盐酸溶液 1ml 与醋酸-醋酸钠缓冲液(pH4.5)5ml,精密加入碘滴定液(0.01mol/L)15ml,密塞,摇匀,在 20~25℃暗处放置 20 分钟,用硫代硫酸钠滴定液(0.01mol/L)滴定,至近终点时加淀粉指示液,继续滴定并强力振摇,至蓝色消失;另精密量取供试品溶液 5ml,置碘瓶中,加醋酸-醋酸钠缓冲液(pK_a = 4.5)5ml,精密加入碘滴定液(0.01mol/L)15ml,密塞,摇匀,在暗处放置 20 分钟,用硫代硫酸钠滴定液(0.01mol/L)滴定,作为空白。同时用已知含量的青霉素对照品同法测定作对照,算出供试品的含量。

测定中应注意在滴定至近终点时,放慢滴定速度,并强力振摇;如果滴定至终点时又显蓝色,说明真正的终点尚未到达。

本品含量测定计算公式:

$$含量(\%) = \frac{V_{XO} - V_X}{V_{RO} - V_R} \times \frac{C_R}{W} \times 100\%$$

式中,V_{XO}、V_{RO}:滴定供试品空白液和对照品空白液消耗硫代硫酸钠液(0.02mol/L)的体积(ml);V_X、V_R:滴定供试品和对照品消耗硫代硫酸钠液(0.02mol/L)的体积(ml);C_R:对照品的浓度(g/ml);W:供试品的取样量(g);D:供试品的稀释倍数。

碘量法是青霉素族的经典测定方法,头孢菌素族也可经碱水解,β-内酰胺开环后与碘发生氧化还原反应,根据消耗的碘量计算含量。

(三) 汞量法

青霉素不与汞盐反应,而其碱性水解产物青霉噻唑酸及继续水解生成的青霉胺都能与汞盐定量反应,根据消耗的汞盐量可计算青霉素的含量。以青霉素钠为例,青霉素分子中的氢化噻唑环含有一个硫原子,开环后形成巯基(—SH),再用汞盐滴定巯基化合物。

$$Hg^{2+} + 2RSH \longrightarrow (RS)_2Hg + 2H^+$$

测定方法:取本品 50ml,精密称定,加水 5ml 溶解后,加 1mol/L 氢氧化钠 5ml,摇匀,放置 15 分钟,加 1mol/L 硝酸溶液 5ml,醋酸盐缓冲液(pH = 4.6)20ml 及水 20ml,摇匀,照电位滴定法,用铂电极作为指示电极,汞-硫酸亚汞电极作为参比电极,在 35~40℃,用硝酸汞滴定液(0.02mol/L)缓缓滴定(控制滴定过程约为 15 分钟),不计第一个计量点,计第二个计量点时消耗滴定液的量,每 1ml 的硝酸汞滴定液(0.02mol/L)相当于 7.128mg 的总青霉素(按 $C_{16}H_{17}N_2NaO_4S$ 计算)。

另取本品约 0.5g,精密称定,加水与上述醋酸盐缓冲液各 25ml,振摇使完全溶解,在室温下立即用硝酸汞(0.02mol/L)滴定,滴定终点判断方法同上。每 1ml 硝酸汞滴定液(0.02mol/L)相当于 7.128mg 降解物(按 $C_{16}H_{17}N_2NaO_4S$ 计算)。

总青霉素的含量百分比与降解物的含量百分比之差值即为青霉素的含量百分比。

应用示例:称取水分含量为 0.5% 的青霉素钠供试品 50.0mg,按按汞量法测定总青霉素钠含量时,用去硝酸汞滴定液(0.02mol/L)6.97ml。另称取上述供试品 500.0mg,按规定测定降解产物含量时,用去硝酸汞滴定液(0.02mol/L)1.33ml,求供试品中青霉素的含量百分比。

$$总青霉素(\%) = \frac{V_{供}\ TF}{W_{供}} \times 100\%$$

$$降解物(\%) = \frac{V_{空}\ TF}{W_{空}} \times 100\%$$

$$青霉素(\%) = 总青霉素(\%) - 降解物(\%) = 99.86\% - 1.19\% = 97.95\%$$

（四）紫外-可见分光光度法

1. 酸水解法（铜盐法）　青霉素族分子的 β-内酰胺环无紫外吸收,而其在弱酸性下的降解产物青霉烯酸在 320~360nm 处有强烈吸处,但此水解产物不稳定,可加 Cu^{2+} 与青霉烯酸形成较稳定的螯合物,在 320nm 波长处有最大吸收。JP(2013)收载的氨苄西林、5-甲基-3-邻氯苯基-4-异恶唑青霉素钠、羟氨苄青霉素等均采用本法测定含量,如氨苄西林的含量测定。

测定方法:分别取本品及氨苄西林标准品约 100ml,作为供试溶液和标准溶液。再精密量取供试原液和标准原液各 2ml,加硫酸铜-枸橼酸试液使成 100ml,作为供试溶液和标准溶液。准确量取供试溶液和标准溶液各 10ml,置具塞试管使成 100ml,作为供试溶液和标准溶液。准确量取供试溶液和标准溶液各 10ml,置具塞试管中,盖上试管塞,在 75℃ 的水浴中加热 30 分钟后,立即冷却至室温。分别以不加热的两溶液作为对照液,在 320nm 波长处测定供试溶液和标准溶液的吸收度 A_T 和 A_S。

$$本品含量(\mu g/mg) = \frac{A_X}{A_S} \times \frac{氨苄西林标准品取量(mg)}{本品取量(mg)} \times 1000$$

2. 硫酸汞盐法　青霉素族抗生素在咪唑的催化下与氯化高汞能定量反应生成相应的青霉烯酸硫醇汞盐,在 324~345nm 波长范围内有最大吸收,如氯唑西林钠胶囊的含量测定。

测定方法:精密称取适量(约相当于氯唑西林 60mg),置 100ml 量瓶中,加水溶解并稀释至刻度,摇匀,滤过,精密量取滤液 5ml,置 100ml 量瓶中,加水稀释至刻度,摇匀,再精密量取 5ml,置 25ml 量瓶中,加咪唑溶液(取经苯精制后咪唑 8.25g,加水 60ml 溶解后加 6mol/100ml,滤过)至刻度,摇匀,置 60℃ 水浴中,加热 30 分钟,取出,冷却,照分光光度法,在 346nm 的波长处测定吸收度;另取氯唑西林对照品,同法测定,计算含量的百分比。

$$含量(\%) = \frac{A_X C_R \times 1.052 \times D}{A_R W} \times 100\%$$

式中,A_X:供试品吸收度;A_R:对照品吸收度;1.052:1g 氯唑西林相当于氯唑西林钠的克数;D:供试品稀释倍数;W:供试品取量。

（五）高效液相色谱法

高效液相色谱法能较好地分离供试品中可能存在的降解产物、未除尽的原料及中间体等杂质而准确定量。本法具有快速、高效、灵敏、选择性强、重现性好等特点。各国近版药典应用本法测定的 β-内酰胺类抗生素数目越来越多。《中国药典》(2010 年版)也大量应用了该法,收载本类抗生素原料及制剂 127 余种,其中应用本法测定含量或梯度洗脱的有 125 种,如头孢唑啉钠的含量测定。

1. 色谱条件与系统适用性试验　用十八烷基硅烷键合硅胶为填充剂;以磷酸氢二钠、枸橼酸溶液(取无水磷酸氢二钠 1.33g 与枸橼酸 1.12g,加水溶解并稀释成 1000ml)-乙腈(88∶12)为流动相;检测波长为 254nm,头孢唑啉的保留时间约为 7.5 分钟,头孢唑啉峰和相邻杂质峰的分离度应大于 2。

2. 测定方法 取本品适量,精密称定,加流动相溶解并稀释成每 1ml 中约含 0.1mg 的溶液,摇匀,取 10μl 注入液相色谱仪,记录色谱图;另取头孢唑啉对照品适量,加磷酸盐缓冲液(pH=7.0)5ml 溶解后,再用流动相稀释,同法测定。按外标法以峰面积计算出供试品中 $C_{14}H_{14}N_8O_4S_3$ 的含量。

 知识考点

《中国药典》(2010 年版)收载的青霉素族和头孢菌素族的理化测定含量方法有哪些?

第 3 节　氨基糖苷类抗生素的分析

　　本类抗生素的化学结构都是以碱性环己多元醇为苷元,与氨基糖综合而成的苷,故称为氨基糖苷类抗生素。本类抗生素主要有链霉素、庆大霉素、卡那霉素、硫酸阿米卡星、新霉素、巴龙霉素等。这些药物的抗菌谱和化学性质都有共同之处。本节主要讨论链霉素和庆大霉素。

一、结构与性质

(一) 结构

　　1. 链霉素 链霉素(streptomycin)是由链霉胍(streptidine)、链霉糖(streptose)和 N-甲基-L-葡萄糖胺(N-methyl-L-glucosamine)以糖苷键彼此相连结合而成的苷。链霉胍通过氧苷键与链霉糖相接,链霉糖以另一个氧苷键与 N-甲基葡萄糖胺连接在链霉双糖胺上。

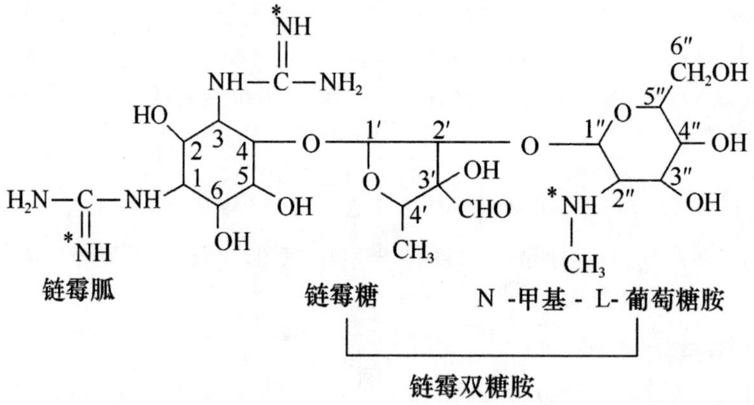

链霉胍　　　　　链霉糖　　　N -甲基 - L- 葡萄糖胺

链霉双糖胺

　　链霉素分子中有三个碱性中心(结构式上标有 * 号处),其中两个是链霉胍上的强碱性胍基($pK_a=11.5$),另一个是葡萄糖胺上的甲氨基($pK_a=7.7$)。可与无机酸或有机酸形成可溶于水的盐,临床多用其硫酸盐。

 知识考点

链霉素有哪几个碱性中心?

　　2. 庆大霉素 庆大霉素(gentamycin)是由绛红糖胺(purpurosamine)、脱氧链霉胺(deoxys-streptosamine)和加洛糖胺(garosamine)缩合而成的苷。

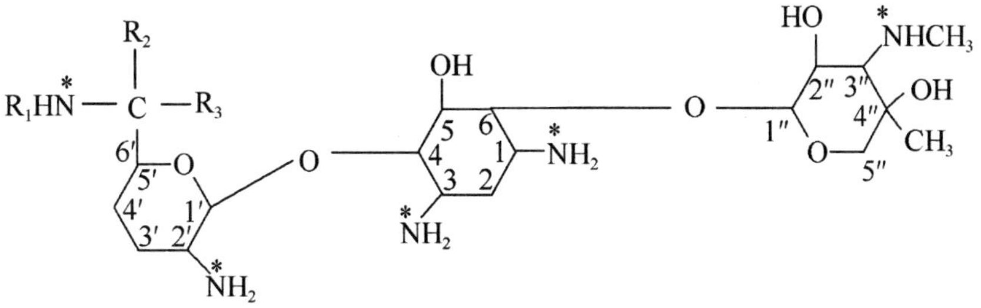

绛红糖胺   2-脱氧链霉胺   加洛糖胺

庆大霉素是庆大霉素 C 的复合物,其主要成分为 C_1、C_2、C_{1a}、C_{2a},庆大霉素 C_1、C_2、C_{1a} 三者结构相似(表 13-4),仅在绛红糖 C_6 位及氨基上甲基化程度不同。C_{2a} 是 C_2 的异构体。

表 13-4 庆大霉素 C_1、C_2、C_{1a} 的结构

庆大霉素	R_1	R_2	R_3	分子式
C_1	CH_3	CH_3	H	$C_{21}H_{43}N_5O_7$
C_2	CH_3	H	H	$C_{20}H_{41}N_5O_7$
C_{1a}	H	H	H	$C_{19}H_{29}N_5O_7$
C_{2a}	H	H	CH_3	$C_{20}H_{41}N_5O_7$

庆大霉素有五个碱性中心(式中有 * 号处),其碱性相似,pK_a 约为 8,能与无机酸或有机酸形成可溶于水的盐。临床多用其硫酸盐。

(二) 性质

1. 性状 硫酸链霉素为白色或类白色粉末;无臭或几乎无臭,味微苦;有引湿性;易溶于水,不溶于乙醇、氯仿。硫酸庆大霉素为白色或类白色粉末;无臭;有引湿性;在水中易溶,在乙醇、丙酮、氯仿或乙醚中不溶。

2. 水解性 硫酸链霉素水溶液在 pH 为 5~7.5 最为稳定,过酸或过碱条件下易水解失效。由于链霉胍和链霉双糖胺之间的苷键要比链霉糖和氨基葡萄糖之间的苷键弱得多,因此在酸性条件下,链霉素水解为链霉胍和链霉双糖胺,进一步水解则得 N-甲基-L-葡萄糖胺。弱碱性也能使链霉素水解为链霉胍和链霉双糖胺。而庆大霉素对光、热、空气均较稳定,水溶液亦稳定,pH为 2~12 时,100℃加热 30 分钟活性无明显变化。

3. 氧化还原性 链霉素分子结构中具有醛基,遇氧化剂如高锰酸钾、氯酸钾、过氧化氢等易被氧化成链霉酸而失效;遇还原剂如维生素 C、葡萄糖、半胱氨酸等被还原为双氢链霉素,毒性增加。

二、鉴 别 试 验

(一) 茚三酮反应

链霉素与庆大霉素均具有氨基糖苷结构,具有羟基胺类和 α-氨基酸的性质,可与茚三酮缩合成蓝紫色缩合物。

$$\underset{\underset{H}{|}}{\overset{NH_2}{|}}{C} \;+\; 2\; \underset{}{HO}\underset{HO}{C} \;\xrightarrow{\Delta}\; \text{蓝紫色缩合物} \;+\; C{=}O \;+\; 3H_2O$$

氨基糖　　　　水合茚三酮　　　　　　蓝紫色缩合物

1. 硫酸链霉素　取本品水溶液(1→100)5ml,加茚三酮试液 1ml 及吡啶 0.5ml,加热 10 分钟,溶液呈紫色。

2. 硫酸庆大霉素　取本品约 5mg,加水 1ml 溶解后,加 0.1%、茚三酮的水饱和正丁醇溶液 1ml 与吡啶 0.5ml,在水浴中加热 5 分钟,即显蓝紫色。

(二) N-甲基葡萄糖胺(Elson-Morgan)反应

链霉素与庆大霉素经水解,均产生 N-甲基葡萄糖胺,在碱性溶液中与乙酰丙酮缩合成吡咯衍生物,与对二甲氨基苯甲醛的酸性醇溶液(Ehrlich)反应,生成红色缩合物。

(三) 麦芽酚(Maltol)反应

麦芽酚反应为链霉素特有的反应。链霉素经碱性水解后生成链霉糖,链霉糖经分子重排使环扩大形成六元环,然后消除 N-甲基葡萄糖胺,再消除链霉胍生成麦芽酚(α-甲基-β-羟基-γ-吡喃酮)。麦芽酚可与铁离子在微酸性溶液中形成紫红色配位化合物。

鉴别方法:取本品约 20mg,加水 5ml 溶解后,加氢氧化钠试液 0.3ml,置水浴上加热 5 分钟,加硫酸铁铵溶液(取硫酸铁铵 0.1g,加 0.5mol/L 硫酸溶液 5ml 使溶解)0.5ml,即显紫红色。

> ◈ **知识考点**
>
> 麦芽酚(Maltol)反应。

（四）坂口（Sakaguchi）反应

坂口反应为链霉素水解产物链霉胍的特有反应。在碱性溶液中,链霉胍和 8-羟基喹啉分别与次溴酸钠反应,生成的产物再相互作用生成橙红色化合物。

鉴别方法:取本品约 0.5mg,加水 4ml 溶解后,加氢氧化钠试液 2.5ml 与 0.1% 8-羟基喹啉的乙醇溶液 1ml,放冷至约 15℃,加次溴酸钠试液 3 滴,即显橙红色。

> ◈ **知识考点**
>
> 坂口（Sakaguchi）反应。

（五）显硫酸盐的鉴别反应

（六）紫外分光光度法

庆大霉素分子中无共轭双键系统,故在紫外光区无吸收。BP（2005 年版）利用这一性质进行鉴别。

鉴别方法:取硫酸庆大霉素 10mg,加水 1ml 和 40% 硫酸 5ml,在水浴中加热 100 分钟,冷却,用水稀释至 25ml。此液在 240~330nm 波长范围内应无吸收。

（七）薄层色谱法

《中国药典》（2010 年版）采用薄层色谱法鉴别庆大霉素。

鉴别方法:取本品与硫酸庆大霉素标准品,各加水制成每 1ml 中含 2.5mg 的溶液,照薄层色谱法试验,吸取上述两种溶液各 2μl 分别点于同一硅胶 G 薄层板（临用前于 105℃ 活化 2 小时）上;另取三氯甲烷-甲醇-氨溶液（1∶1∶1）混合振摇,放置,分取下层混合液为展开剂,展开后取出于 20~25℃ 晾干,置碘蒸汽中显色,供试品溶液与标准品溶液所显主斑点数、颜色与位置应一致。

三、杂 质 检 查

（一）链霉素中有关物质检查

取本品适量,精密称定,加水溶解并定量稀释制成每 1ml 中约含链霉素 3.5mg 的溶液,作为供试品溶液;精密量取适量,加水稀释制成每 1ml 中约含链霉素 35μg、70μg 和 140μg 的溶液,作为对照溶液（1）、（2）、（3）。照高效液相色谱法（附录Ⅴ D）测定。用十八烷基硅烷键合硅胶为填充剂,以 0.15mol/L 的三氟醋酸溶液为流动相,流速为每分钟 0.5ml,用蒸发光散射检测器检测(参考条件:漂移管温度为110℃,载气流速为2.8L/min)。取链霉素对照品适量,用水溶解并稀释制成每1ml中约含链霉素3.5mg的溶液,置日光灯(3000Lx)下照射24小时,作为分离度试验用溶液。取妥布霉素对照品适量,用分离度试验用溶液溶解并稀释制成每1ml中约含妥布霉素0.06mg的溶液,量取10μl注入液相色谱仪,记录色谱图。链霉素峰保留时间为10~12分钟,链霉素峰,链霉素与相对保留时间为0.9处的杂质峰的分离度和链霉素峰与妥布霉素峰的分离度分别应大于1.2和1.5。连续进样5次,链霉素峰面积的相对标准偏差应不大于2.0%。

照含量测定项下的色谱条件,量取对照溶液(1)10μl注入液相色谱仪,调节检测灵敏度,使主成分色谱峰的峰高为满量程的20%,精密量取对照溶液(1)、(2)、(3)各10μl,分别注入液相色谱仪,记录色谱图。以对照溶液浓度的对数值与相应峰面积的对数值计算回归方程,相关系数(r)应不小于0.99。

另取供试品溶液,同法测定,记录色谱图至主成分峰保留时间的2倍,用回归方程计算,单个杂质不得过2.0%,杂质总量不得过5.0%。

(二) 硫酸庆大霉素中庆大霉素C组分的测定

硫酸庆大霉素在国内于1969年正式投产。国内各生产厂的发酵工艺基本一致,但提炼工艺各有其特点。由于发酵菌种不同或工艺略有差别,各厂家产品C组分含量比例不完全一致。庆大霉素C_1、C_2、C_{1a}对微生物的活性无明显差异,但其毒副作用和耐药性有差异,导致各组分的多少影响产品的效价和临床疗效。因此,应规定控制各组分的相对含量百分比。《中国药典》(2010年版)采用高效液相色谱法测定庆大霉素C组分的含量。

$$R-NH_2 + \text{(邻苯二甲醛)} + HSCH_2COOH \xrightarrow{OH^-} \text{(产物, SCH}_2COOH, N-R)$$

庆大霉素C组分照高效液相色谱法(附录Ⅴ D)测定。

1. 色谱条件与系统适用性试验 用十八烷基硅烷键合硅胶为填充剂;以0.2mol/L三氟醋酸-甲醇(92∶8)为流动相;流速为每分钟0.6ml;用蒸发光散射检测器检测(参考条件:漂移管温度为110℃,载气流速为2.8L/min);分别取庆大霉素和小诺霉素标准品各适量,加流动相溶解并稀释成每1ml中约含庆大霉素1.0mg与小诺霉素0.2mg的混合溶液,取20μl注入液相色谱仪,记录色谱图,C组分的出峰顺序从第二个主峰计,依次为:庆大霉素C_{1a}、C_2、小诺霉素、C_{2a}、C_1,小诺霉素、C_{2a}、C_1之间的分离度均应符合要求,连续进样数次,小诺霉素峰面积的相对标准差应不大于2.0%。

2. 测定法 取庆大霉素标准品适量,精密称定,加流动相溶解并定量稀释成每1ml中约含有庆大霉素1.0mg、2.5mg、5.0mg的溶液作为标准品溶液(1)、(2)、(3),取上述三种溶液各20μl,分别注入液相色谱仪,记录色谱图,计算标准品溶液各组分浓度的对数值与相应的峰面积对数值的线性回归方程,相关系数(r)应不小于0.99;另取本品适量,精密称定,加流动相溶解并定量稀释成每1ml中约含有庆大霉素2.5mg的溶液,同法测定,用庆大霉素各组分的线性回归方程分别计算供试品中对应组分的量(X_{c_x}),并根据所得的各组分的量(X_{c_x})按下面公式计算出各组分的含量:

$$c_x(\%) = \frac{X_{c_x}}{X_{c_{1a}} + X_{c_2} + X_{c_{2a}} + X_{c_1}} \times 100\%$$

式中,c_x为庆大霉素各组分的含量。

c_1 应为 25% ~ 50% , c_{1a} 应为 15% ~ 40% , $c_{2a}+C_2$ 应为 20% ~ 50%。

(三) 溶液的澄清度与颜色

硫酸链霉素与硫酸庆大霉素均应检查溶液的澄清度与颜色,以控制生产中引入的杂质、菌丝体、培养基、降解产物和色素等的限量。以硫酸链霉素为例,其成品中混有某些杂质或受热均可加速链霉素的变质降解,链霉素的分解物——链霉双糖胺为色素原,此物本身无色,但在 pH 为 4~8 时放置即产生红色。链霉素水溶液的颜色受温度和放置时间的影响很大,因此在测定色号时,应当严格控制室温在 25℃左右,并且溶解后立即观察。

硫酸链霉素检查方法:取本品 5 份,各 1.5g,分别加水 5ml 使溶解,溶液应澄清无色,如显混浊,与 2 号浊度标准液(附录Ⅸ B)比较,均不得更浓;如显色,与各色 5 号标准比色液(附录Ⅸ A 第一法)比较,均不得更深。

硫酸庆大霉素检查方法:取本品 5 份,各 0.4g,分别加水 5ml 使溶解,溶液应澄清无色,如显混浊,与 1 号浊度标准液(附录Ⅸ B)比较,均不得更浓;如显色,与黄色或黄绿色 2 号标准比色液(附录Ⅸ A 第一法)比较,均不得更深。

四、含　量　测　定

目前各国药典仍采用抗生素微生物检定法测定氨基糖苷类抗生素及各种制剂的含量。《中国药典》(2010 年版)也采用此类方法测定含量。

第4节　四环素类抗生素的分析

四环素类抗生素的化学结构中均具有氢化并四苯环,故称为四环素类抗生素。

一、结构与性质

(一) 结构

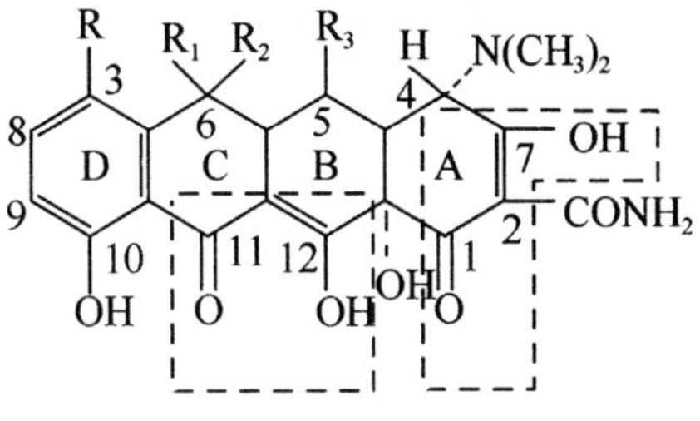

四环素类抗生素可以看作四并苯或萘并萘的衍生物。根据结构中各取代基 R、R_1、R_2、R_3 的不同而构成了不同的四环素类抗生素。常见的本类药物见表 13-5。

表 13-5　四环素类常用药物分子中的取代基

药物	R	R_1	R_2	R_3
四环素 tetracycline(TC)	H	OH	CH_3	H
金霉素 chlortetracycline(CTC)	Cl	OH	CH_3	H
土霉素 oxytetracycline(OTC)	H	OH	CH_3	OH
多西环素 doxycycline(DOTC)	H	H	CH_3	H
美他环素 metacycline(METC)	H		$=CH_2$	OH

四环素类抗生素由 A、B、C、D 四个环组成,均为氢化并四苯的衍生物。其结构特点为母核 C_4 位有二甲氨基[—$N(CH_3)_2$]、C_2 位有酰胺基(—$CONH_2$)、C_{10} 位有酚羟基(Ar—OH)和两个含有酮基和烯醇基的共轭双键(结构式中虚线框内所示部分)。

(二) 性质

1. 性状　四环素类抗生素均为黄色结晶性粉末;无臭,味苦;有引湿性;大多数遇光色渐变深在碱性溶液中易破坏失效;在水中溶解,在乙醇中略溶,在氯仿或乙醚中不溶。

2. 酸碱性　分子中具有酚羟基和烯醇型羟基,显弱酸性,同时分子中具有二甲氨基,显弱碱,故为酸碱两性化合物,遇酸及碱均能生成相应的盐,临床多使用其盐酸盐。

知识考点

四环素酸碱两性。

3. 不稳定性　干燥的四环素类游离碱及其盐较稳定,但在贮存中遇光氧化颜色变深。在酸性溶液中会发生差向异构化反应及降解反应;在碱性溶液中会发生降解反应。

(1) 差向异构化反应:四环素类抗生素在 pH 为 2~6 的溶液中,由于 A 环上手性碳原子 C_4 构型的改变,发生差向异构化,形成差向异构体即 4-差向四环素。反应是可逆的,达到平衡时溶液中差向化合物的含量可达 40%~60%。金霉素也很容易发生差向异构化,形成 4-差向金霉素,其抗菌活性极弱或完全消失。而土霉素、多烯环素、美他环素由于 C_5 上的羟基和 C_4 上的二甲氨基形成氢键,因而较稳定,C_4 上不易发生差向异构化。溶液中某些阴离子如磷酸根、枸橼酸根、醋酸根离子的存在,能使差向化速度增大,加速异构化反应的进行。

(2) 酸性条件下的降解反应:四环素类抗生素如四环素和金霉素,在 pH<2 的溶液中,特别是在加热的情况下极易脱水,生成脱水四环素和脱水金霉素。这是由于 C 环 C_6 上羟基脱落与 C_{5a} 上的氢生成水,而在 C_{5a} 与 C_6 之间形成双键,导致 C_{11}—C_{11a}—C_{12} 上双键发生转移,使 C 环发生芳构化,使共轭双键的数目增加,颜色加深,对光的吸收程度也增大。橙黄色的脱水四环素和脱水金霉素分别在 435nm 及 445nm 处有最大吸收。此性质可作为金霉素和四环素的比色测定依据。

四环素的差向异构化反应和降解反应可表示如下:

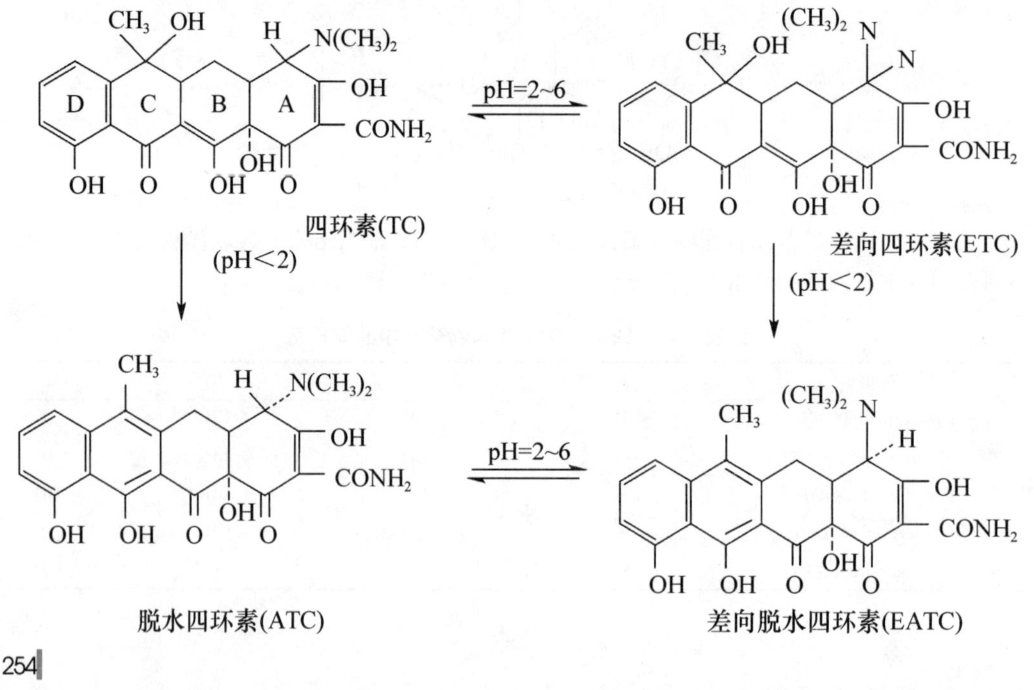

四环素(TC)　　差向四环素(ETC)

(pH<2)　　(pH<2)

脱水四环素(ATC)　　差向脱水四环素(EATC)

知识考点

四环素在酸性或碱性条件下表现出哪些不稳定性?

（3）碱性条件下的降解反应：四环素抗生素在碱性溶液中，由于氢氧根离子的作用，C_6 上的羟基形成氧负离子，向 C_{11} 发生分子内亲核进攻，经电子转移，C 环破裂，生成无活性的具内酯结构的异构体。若在强碱性溶液中加热，几乎可以定量地转化为异四环素，其在紫外光照射下，具强烈荧光。

4. 与金属离子形成配位化合物　四环素类抗生素分子中具有酚羟基和烯醇基，能与许多金属离子形成不溶性盐类或有色配位化合物。例如，与钙离子、镁离子形成不溶性的钙盐或镁盐，与铁离子形成红色配位化合物，与铝离子形成黄色配位化合物。

二、鉴 别 试 验

（一）硫酸反应

四环素类抗生素遇硫酸立即产生颜色，可用于鉴别和区别各种四环素类抗生素。例如，盐酸四环素显深紫色；盐酸金霉素显蓝色，渐变橄榄绿色；盐酸土霉素显深朱红色；盐酸多烯环素显黄色；盐酸美他环素显橙红色。

（二）三氯化铁反应

四环素类抗生素分子结构中具有酚羟基，遇三氯化铁试液立即产生颜色。例如，盐酸四环素显红棕色；盐酸金霉素显深褐色；盐酸土霉素显橙褐色；盐酸多烯环素显褐色。

（三）氯化物反应

本类抗生素在临床多用其盐酸盐，可与硝酸银在酸性条件下生成氯化银白色凝乳状沉淀，沉淀能溶于氨试液，再加硝酸，沉淀生成。

（四）紫外分光光度法

本类抗生素分子内含有共轭双键系统，在紫外光区有吸收。如用 1mol/L 盐酸的甲醇溶液（1→100）制成每 1ml 中含盐酸美他环素 10μg 的溶液，在 345nm 波长处有最大吸收，其吸收度 0.31～0.33。用氯化钾溶液（取 0.2mol/L 氯化钾溶液 250ml 与 0.2ml/L 盐酸溶液 53ml，加水稀释至 1000ml）制成每 1ml 中含盐酸土霉素 20μg 的溶液，在 353nm 波长处有最大吸收，吸收度为 0.54～0.58。

（五）荧光法

本类抗生素分子中具有共轭双键，在紫外光照射下能产生荧光，其降解产物也具有荧光，可供鉴别。例如，土霉素经酸性降解后，在紫外光下呈绿色荧光；金霉素经碱降解后，在紫外光下呈蓝色荧光；土霉素经碱降解后呈绿色荧光，加热，转为蓝色荧光；四环素经碱降解后呈黄色荧光。其中盐酸金霉素可用下列方法鉴别。

鉴别方法：取本品约 50mg，加 0.4% 氢氧化钠溶液 5ml 使溶解，于 100℃ 加热 1 分钟，在紫外光灯(365nm)下检视,显强烈的蓝色荧光。

(六)薄层色谱法

《中国药典》(2010 年版)收载的盐酸土霉素系采用此法进行鉴别。取本品与土霉素对照品,加甲醇溶解并稀释制成每 1ml 含 1mg 的溶液,作为供试品与对照品溶液;另取土霉素与盐酸四环素对照品,加甲醇溶解并稀释制成第 1ml 中各含 1mg 的混合溶液,照薄层色谱法(附录 V B)试验,吸取上述三种溶液各 1μl,分别点于同一薄层板上,以乙酸乙酯-三氯甲烷-丙酮(2∶2∶1)溶液 200ml 中加 4%乙二胺四醋酸二钠溶液(pH=7.0)5ml 作为展开剂,展开,晾干,用氨蒸汽熏后,置紫外灯(365nm)下检视,混合溶液应显两个完全分离的斑点,供试品溶液所显主斑点的位置和荧光与对照品溶液主斑点的位置和荧光相同。

三、杂质检查

(一)盐酸四环素中有关物质的检查

盐酸四环素中的有关物质,主要是指在生产和贮存过程中易形成的异构杂质、降解杂质(ETC、ATC、EATC)和金霉素(CTC)等。临床上因服用变质四环素可引起患者出现恶心、呕吐、酸中毒、蛋白尿、糖尿等现象。动物试验证明,静脉给药时,四环素差向异构体的急性毒性比四环素高一倍以上;脱水差向四环素无论静脉注射或口服给药,均可在尿中出现大量糖及蛋白质。因此,各国药典采用不同的方法控制有关物质的限量。《中国药典》(2010 年版)采用高效液相色谱法控制盐酸四环素中"有关物质"的限量。

检查方法:临用现配。取本品适量,加 0.01mol/L 盐酸溶液溶解并稀释制成每 1ml 中含 0.5mg 的溶液;精密量取 2ml,置 100ml 量瓶中,用 0.01mol/L 盐酸溶液溶解稀释至刻度,摇匀,作为对照液。作为供试品溶液。照含量测定项下的色谱条件,取对照溶液 10μl 注入液相色谱仪,调节检测器灵敏度,使主成分色谱峰的峰高约为满量程的 20%,再精密量取供试品溶液与对照溶液各 10μl,分别注入液相色谱仪,记录色谱图至主成分峰保留时间的 2.5 倍,供试品溶液色谱图中如有杂质峰,土霉素、4-差向四环素、盐酸金霉素、脱水四环素、差向脱水四环素按校正后的峰面积(分别乘以校正因子 1.0、1.42、1.39、0.48 和 0.62)分别不得大于对照溶液主峰面积的 0.25 倍(0.5%)、1.5 倍(3.0%)、0.5 倍(1.0%)、0.25 倍(0.5%)、0.25 倍(0.5%),其他各杂质峰面积的和不得大于对照溶液主峰面积的 0.5 倍(1.0%)。

(二)盐酸土霉素中杂质吸收度的检查

杂质吸收度越大,四环素类药物的脱水物及差向脱水物的含量也越高。各国药典均规定了杂质吸收度限量。《中国药典》(2010 年版)采用分光光度法检查盐酸土霉素中的杂质吸收度的限量。

检查方法:取本品,加 0.1mol/L 盐酸溶液的甲醇溶液(1→100)制成每 1ml 中含 2.0mg 的溶液,照紫色-可见分光光度法(附录 IV A)于 1 小时内在 430nm 波长处测定,吸收度不得过 0.50。另取本品,用上述盐酸的甲醇溶液制成每 1ml 中含 10mg 的溶液,照上法,在 490nm 波长处测定,吸收度不得过 0.20。

四、含量测定

四环素类抗生素的含量测定,各国药典多采用抗生素微生物检定法。《中国药典》(2010 年版)已全部采用高效液相色谱法测定。以盐酸四环素含量测定为例。

(一)色谱条件与系统适用性试验

用十八烷基硅烷键合硅胶作为填充剂;醋酸铵溶液[0.15mol/L 醋酸铵溶液-0.01mol/L 乙

二胺四醋酸二钠溶液-三乙胺(100∶10∶1),用醋酸调节至 pH 至 8.5]-乙腈(83∶17)为流动相;检测波长:280nm。取 4-差向四环素、土霉素、差向脱水四环素、盐酸金霉素及脱水四环素对照品各 3mg 与盐酸四环素对照品约 48mg,置 100ml 量瓶中,加 0.1mol/L 盐酸溶液 10ml 使溶解后,用水稀释到刻度,摇匀,作为系统适用性试验溶液,取 10μl 注入液相色谱仪,记录色谱图,出峰顺序为:4-差向四环素、土霉素、差向脱水四环素、盐酸四环素、盐酸金霉素、脱水四环素,盐酸四环素峰的保留时间约为 14 分钟。4-差向四环素峰、土霉素峰、差向脱水四环素峰、盐酸四环素峰、盐酸金霉素峰、脱水四环素峰间的分离度均应符合要求,盐酸金霉素及脱水四环素峰的分离度应大于 1.0。

(二) 测定方法

取本品约 25mg,精密称定,置 50ml 量瓶中,加 0.01mol/L 盐酸溶液溶解并稀释至刻度,摇匀,精密量取 5ml,置 25ml 量瓶中,用 0.01mol/L 盐酸溶液溶解并稀释至刻度,摇匀,精密量取 10μl 注入液相色谱仪,记录色谱图;另取盐酸四环素对照品适量,同法测定。按外标法以峰面积计算,即得。

第 5 节　氯霉素类抗生素的分析

一、结构与性质

临床常用的氯霉素类抗生素有氯霉素(chloromycetin)、甲砜霉素(硫霉素)(thiamphenicol)及无味氯霉素等。氯霉素为广谱抗生素,由于其对血液系统的毒性较大,故已较少用。

氯霉素　　　　　　　　甲砜霉素

(一) 结构

氯霉素含有两个手性碳原子,有四个旋光异构体。其中仅 1R,2R(-) 或 D(-)苏阿糖型(threo)有抗菌活性。合霉素(syntomycin)是氯霉素的外消旋体,疗效为氯霉素的一半。

> ◎ **知识考点**
>
> 哪种氯霉素旋光异构体抗菌活性高?

(二) 性质

氯霉素为白色针状或微带黄绿色的针状、长片状结晶或结晶性粉末;味苦。在甲醇、乙醇、丙酮、丙二醇中易溶,在水中微溶。在干燥时稳定,在弱酸性和中性溶液中较稳定,煮沸也不见分解,遇强酸、碱溶液酰胺键(生成氨基)和二氯键可发生水解(生成二羟基),易失效。在无水乙醇中呈右旋体,在乙酸乙酯中呈左旋体。

> **知识考点**
>
> 在无水乙醇中呈右旋体,在乙酸乙酯中呈左旋体。

甲砜霉素为白色结晶性粉末;无臭。在二甲基甲酰胺中易溶,在无水乙醇中略溶,在水中微溶。甲砜霉素的化学结构中,以甲砜基取代了氯霉素中的亚硝基,因而毒性较氯霉素低,并且增强了抗菌活力。

二、鉴 别 试 验

(一) 硝基的反应

氯霉素分子中的硝基经氯化钙和锌粉还原成羟胺衍生物,在醋酸钠存在下与苯甲酰氯进行苯甲酰化,再在弱酸性溶液中与高铁离子生成紫红色的配位化合物。

鉴别方法:取氯霉素 10mg,加稀乙醇 1ml 溶解后,加 1%氯化钙溶液 3ml 与锌粉 50mg,置水浴加热 10 分钟,取上清液,加苯甲酰氯约 0.1ml,立即强力振摇 1 分钟,加三氯化铁试液 0.5ml 与三氯甲烷 2ml,振摇,水层显紫红色。如按同一方法,但不加锌粉试验,应不显色。

(二) 氯化物的反应

甲砜霉素在乙醇制氢氧化钾试液中,水浴 15 分钟,可以将有机氯转变为无机氯,呈氯化物的鉴别反应。

(三) 旋光法

氯霉素在乙酸乙酯中呈左旋,而在无水乙醇中呈右旋。

$[\alpha]_D^{25}$:+18.5°至+21.5°(5%无水乙醇)

$[\alpha]_D^{25}$:-25.5°(5%乙酸乙酯)

甲砜霉素在二甲基甲酰胺中呈左旋:

$[\alpha]_D^{25}$:-25°至-24°(二甲基甲酰胺)

(四) 红外光谱法

供试品的红外吸收光谱应与对照的图谱一致。

(五) 高效液相色谱法

在含量测定项下记录的色谱图中,供试品溶液各主峰的保留时间应与对照品溶液主峰的保留时间一致。

三、杂 质 检 查

《中国药典》(2010 年版)在氯霉素检查项下规定了"结晶性"、"酸碱度"、"有关物质"、"残留溶剂"等项目。

(一) 有关物质

氯霉素的有关物质主要是在生产和贮藏过程中水解产生的二醇物及对硝基苯甲醛。《中国药典》(2010 年版)用高效液相色谱法检查。

(二) 残留溶剂

氯霉素残留溶剂需检查乙醇与氯苯。《中国药典》(2010 年版)用高效液相色谱法检查。用标准加入法以峰面积计算,均应符合规定。

四、含 量 测 定

照《中国药典》(2010 年版)高效液相色谱法(附录 Ⅴ D),按外标法以峰面积计算氯霉素的含量。

第 6 节 大环内酯类抗生素的分析

大环内酯类抗生素是指由链霉菌产生的一类弱碱性、具有内酯结构的 14~16 元大环的一类抗生素。临床广泛使用的有 14 元环大环内酯类抗生素(如红霉素等)和 16 元环大环内酯类抗生素(如螺旋霉素、乙酰螺旋霉素、麦迪霉素等)及 15 元环大环内酯抗生素(阿奇霉素等)。

 知识考点

临床广泛使用的红霉素为多少元环的内酯结构?

一、结构与性质

(一) 结构

红霉素(erythromycin)是由红霉素内酯与去氧氨基糖和红霉糖缩合而成的碱性苷。红霉内酯环为 14 元大环,无双键,偶数 C 上共有 6 个甲基,9 位上有 1 个羰基,3、5、6、12 位上共有 4 个羟基,内酯环的 C_3 通过氧原子与红霉糖相连,C_5 通过氧原子与去氧氨基糖连接而成。

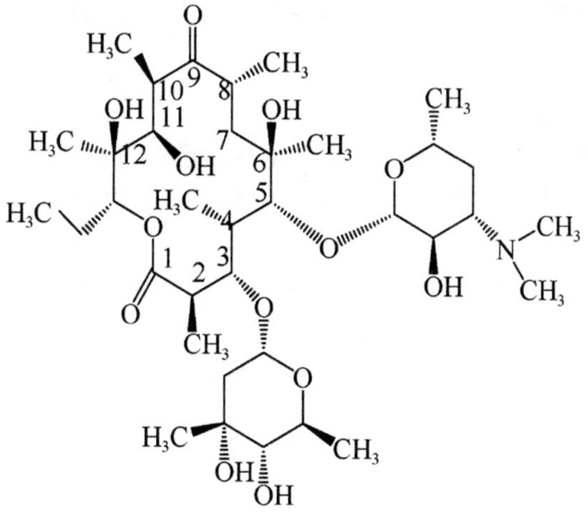

红霉素

(二) 性质

红霉素为白色或类白色结晶性粉末,无臭,味苦,微有吸湿性。易溶于乙醇、三氯甲烷、丙酮和乙醚,微溶于水,成盐后溶解度增加。在干燥空气中稳定,其水溶液在中性、弱碱性溶液中较稳定,在过酸(pH<4)、过碱(pH>8)或过热时,分子中的内酯环、苷键均可以水解,还可以发生脱水反应,这些反应都可以使红霉素失去抗菌活性。

螺旋霉素(spiramycin)为白色或微黄色粉末,微有味;微吸湿;易溶于乙醇、丙醇、丙酮和甲醇,难溶于水。目前临床常用乙酰螺旋霉素,以螺旋霉素为原料,经乙酰化制得,改善螺旋霉素的吸收,性质也较稳定。

阿奇霉素(azithromycin)为半合成的唯一一个用于临床的 15 元环半合成大环内酯类抗生素,是由 15 元氮杂环与去氧氨基糖和红霉糖缩合而成的苷,其结构与红霉素有所不同,特点为在 14 元大环内酯的 9α 位插入一个氮原子而形成 15 元环,称为氮环内酯类抗生素。阿奇霉素为白色或类白色结晶性粉末,无臭,味苦;微有吸湿性,在甲醇、丙酮、无水乙醇、盐酸中易溶,在水中几乎不溶。

二、鉴别试验

(一) 红外光谱法

红霉素的红外吸收光谱应与对照的图谱(光谱集167图)一致。如不一致,取本品与标准品适量,加少量三氯甲烷溶解后,水浴蒸干,置五氧化二磷干燥器中减压干燥后测定,除1980cm^{-1}至2025cm^{-1}波长范围外,应与对照品的图谱一致。

(二) 高效液相色谱法

红霉素的鉴别也可以采用高效液相色谱法,在红霉素A组分项下记录的色谱图中,供试品溶液各主峰的保留时间应与对标准溶液主峰的保留时间一致。

(三) 薄层色谱

《中国药典》(2010年版)中乙酰螺旋霉素的鉴别采用薄层色谱法。

鉴别方法:取本品和乙酰螺旋霉素标准品,分别加入甲醇制成每1ml中含5mg的溶液,作为供试品溶液和标准品溶液;照薄层色谱法(附录Ⅴ B)试验,吸取上述两种溶液各10μl,分别点于同一薄层板上,以甲苯:甲醇(9:1)为展开剂,展开后,晾干,置碘蒸汽中显色。供试品溶液所显4个主斑点颜色与位置应与标准品溶液所显4个主斑点的颜色和位置相同。

三、杂质检查

《中国药典》(2010年版)在检查项下规定红霉素需进行"碱度"、"红霉素B、C组分及有关物质"、"硫氰酸盐"、"红霉素A组分"等项目。其中红霉素的组分检查及有关物质检查均采用高效液相色谱法。

乙酰螺旋霉素的组分测定照高效液相色谱法(附录Ⅴ D)测定。

四、含量测定

红霉素类抗生素目前各国药典大多仍然采用抗生素微生物检定法测定药物的含量,《中国药典》(2010年版)中红霉素和乙酰螺旋霉素均采用此方法,阿奇霉素的含量测定则采用高效液相色谱法。

红霉素含量测定:精密称取本品适量,加乙醇(10mg加乙醇1ml)溶解后,用灭菌水定量制成每1ml中约含有1000单位的溶液,照抗生素微生物检定法(附录ⅪA管碟法或浊度法)测定,可信限率不得大于7%。1000红霉素单位相当于1mg的$C_{37}H_{67}NO_{13}$。

目 标 检 测

一、选择题

【A型题】

1. 下列哪个药物会发生羟肟酸铁反应(　　)

　　A. 青霉素　　　　　B. 庆大霉素

　　C. 红霉素　　　　　D. 链霉素

　　E. 维生素 C

2. 能发生重氮化-偶合反应的抗生素类药物是

　　(　　)

　　A. 青霉素　　　　　B. 庆大霉素

　　C. 苄星青霉素　　　D. 盐酸四环素

　　E. 普鲁卡因青霉素

3. 四环素在酸性条件下的降解产物是(　　)

　　A. 差向四环素　　　B. 脱水四环素

　　C. 异四环素　　　　D. 去甲四环素

　　E. 去甲氧四环素

4. 可发生坂口反应的药物是(　　)

A. 维生素 B$_1$　　　B. 四环素

C. 庆大霉素　　　D. 头孢氨苄

E. 链霉素

5. 抗生素类药物的含量测定方法分为哪两大类（　　）

A. 物理方法和化学方法

B. 生物学方法和物理方法

C. 微生物检定法和化学及物理化学的方法

D. 物理方法和物理化学方法

E. 色谱法和光谱法

6. 下列哪个不是 β-内酰胺类抗生素所具有的结构特征（　　）

A. 分子结构中常有共轭双键骨架

B. 氢化噻唑环上有羧基取代

C. β-内酰胺环

D. 有手性碳原子

E. 侧链取代基一定含苯环

7. 具有 7-ACA 母核的抗生素类药物是（　　）

A. 青霉素类　　　B. 头孢菌素类

C. 四环素类　　　D. 氨基糖苷类

E. 大环内酯类

8. 具有氨基糖苷结构的药物是（　　）

A. 链霉素　　　B. 青霉素钠

C. 头孢羟氨苄　　　D. 盐酸四环素

E. 盐酸土霉素

9. 药典采用下列哪种方法测定硫酸链霉素和硫酸庆大霉素的含量（　　）

A. 高效液相色谱法　B. 微生物检定法

C. 汞量法　　　D. 气相色谱法

E. 碘量法

10. 四环素在酸性条件下（pH<2）的降解产物是（　　）

A. 差向四环素　　　B. 脱水四环素

C. 异四环素　　　D. 差向脱水四环素

E. 金霉素

[X 型题]

11. 属于 β-内酰胺类的抗生素药物有（　　）

A. 青霉素　　　B. 红霉素

C. 头孢菌素　　　D. 庆大霉素

E. 四环素

12. 能和茚三酮发生呈色反应的物质有（　　）

A. 链霉素　　　B. 庆大霉素

C. 土霉素　　　D. 氨基酸

E. 苯巴比妥

13. 青霉素类药物可用下面哪些法测定（　　）

A. 三氯化铁比色法　B. 氧化还原法

C. 碘量法　　　D. 硫醇汞盐法

E. 酸性染料比色法

14. 关于氯霉素的下列描述哪些是正确的

A. 分子中含有 2 个手性碳原子

B. 四个光学异构体均有抗菌活性

C. 在无水乙醇中呈右旋体，在醋酸乙酯中呈左旋体

D. 干燥时稳定，在弱酸性和中性溶液中较稳定

E. 能与高铁离子呈色

二、简答题

1. 抗生素有哪些分类？试分别列举典型代表药物。

2. 简述下 β-内酰胺类抗生素具有的结构特征及不稳定性。

3. 链霉素有哪些鉴别反应？分别针对其结构中的哪些部位？

第14章　药物制剂分析

学习目标

1. 掌握片剂的常规检查项目、含量均匀度和溶出度的检查、片剂和注射剂中附加剂对测定的干扰与排除及片剂和注射剂的含量测定。

2. 熟悉药物制剂含量的表示方法、注射剂的常规检查项目和胶囊剂的质量分析方法。

3. 了解药物制剂分析的特点、颗粒剂与软膏剂和复方制剂的分析方法。

第1节　概　述

在临床上，常常将原料药制成各种制剂使用，目的是为了使药物发挥更好的疗效，降低药物的毒副反应，增加药物的稳定性，便于贮存、运输和使用。制剂的类型很多，各种剂型的优点、缺点不同，因此控制药物制剂的质量是非常重要的。《中国药典》（2010 年版）收载的剂型有：片剂、注射剂、胶囊剂、软膏剂、颗粒剂、糖浆剂、膜剂、洗剂、凝胶剂等剂型。

药物制剂分析就是利用物质的物理、化学性质或其他一些特性，采用物理、化学、物理化学或生物学等方法对各种剂型的药物进行分析，以检验其是否符合最新药品质量标准的要求。

知识考点

原料药与制剂的组成区别。

一、制剂分析的特点

药物制剂是由药物原料与辅料组成的，同一种原料制成的不同制剂采用不同的辅料（赋形剂、稀释剂、稳定剂、防腐剂、着色剂等），甚至同原料同制剂所使用的辅料也有可能不一样。这些附加成分的存在，常常会影响制剂的质量分析，故制剂的分析与原料的分析方法有所差异。药物制剂的分析有以下几个特点。

（一）药物制剂分析较原料药分析复杂

因药物制剂的组成较原料复杂，因此在选用分析方法时除了要考虑被分析成分的结构与性质，还要考虑附加成分和复方制剂的其他主药成分的干扰，包括干扰的方式和程度，怎样避免或排除这些干扰成了选择药物制剂分析方法时需要解决的主要问题。被分析成分的原料分析方法是选择药物制剂分析方法的重要依据，但决不能全盘照搬。选用分析方法时必须注意分析方法的专属性、灵敏性和可操作性。例如，在《中国药典》（2010 年版）中，马来酸氯苯那敏的原料药、注射剂及滴丸剂采用的是高效液相色谱法，而片剂则采用的紫外分光光度法。复方制剂较单方制剂的分析则更为复杂，因除了附加成分对分析有干扰外，其他主成分，尤其是结构较为相似的成分，干扰程度更大，应予注意。

（二）药物制剂的分析项目较原料药不同

各种剂型有各自的特点，故《中国药典》中对每种制剂均有具体特殊的规定，即"制剂通则"。如一般片剂规定检查外观、重量差异和崩解时限，而不同片剂对崩解时限的规定也有可能不一样,甚至有些对此项不加以规定,如咀嚼片;注射剂则检查装量、澄明度、无菌、热源或细菌内毒素及不溶性微粒等。

(三) 药物制剂分析项目与原料药要求不同

1. 制剂的鉴别　制剂鉴别所使用的方法一般与原料药类似。如果其他成分(其他有效成分或附加成分)对该鉴别方法有干扰,则视具体情况采用不同的措施排除干扰。①先分离,再鉴别,如乙酰唑胺片的鉴别,先将样品研细后,用氢氧化钠溶液溶解并过滤,取滤液再按原料药鉴别方法鉴别。②选用与原料药不同的方法加以鉴别,如乙酰螺旋霉素的原料药采用薄层色谱法进行鉴别,而片剂则经过一系列处理后,采用紫外分光光度法鉴别之。

如果主药成分含量较低,采用与原料药相同的方法对该制剂进行鉴别,则有可能取用量太大,结果容易产生误差,则应采用灵敏度更高、专属性更强的方法进行鉴别,如薄层色谱法、紫外分光光度法、气相色谱法和高效液相色谱法等;如所选用的方法专属性不够,则应增加与同类药物的区别反应。

2. 杂质检查　制剂是以符合最新质量标准的原料药与辅料通过规定的制备方法制备而成的。在制备的过程中,原料与其他物质如容器、生产设备、辅料、空气等物质接触,有可能发生分解、聚合等化学反应,生成其他物质,引进了一些新的杂质。因此,药物制剂的杂质检查项目与原料药的检查项目不同。一般情况下,原料药已检查的项目有些不必重复,主要是检查药物在制剂生产过程和贮存过程中有可能引入杂质。例如,葡萄糖的杂质检查项目有酸度、溶液的澄清度与颜色、乙醇溶液的澄清度、氯化物、硫酸盐、亚硫酸盐与可溶性淀粉、干燥失重、炽灼残渣、蛋白质、铁盐、重金属、砷盐等,葡萄糖注射剂只保留了重金属一项,其他项目不必再重复检查,同时增加了 5-羟甲基糠醛(5-HMF)的检查。又如盐酸普鲁卡因注射剂增加了原料药中没有的“对氨基苯甲酸”的检查项目,原因是本品原料药干燥状态下稳定,而水溶液注射液在制备和贮存过程中因 pH 改变、高温灭菌及贮存条件变化,会或多或少地水解生成对氨基苯甲酸。

3. 含量测定　制剂中主药的存在环境,决定了制剂的含量测定有别于原料药。根据制剂中被测组分与其他物质之间的关系,可分为以下几种情况。

1) 主药含量大,无其他成分,或其他成分对测定无干扰或干扰可以忽略不计,则一般可采用与原料药相同的方法进行测定。例如,用银量法测定氯化钠注射剂、氯化钾注射剂;用亚硝酸钠法测定磺胺嘧啶片、盐酸普鲁卡因注射剂;用配位滴定法测定硫酸锌口服液及其片剂和颗粒。

2) 其他成分对被测组分的含量测定方法有干扰,则应先排除干扰,再采用与原料药相同的方法进行测定。例如,乳酸钠注射剂,即先将注射剂的溶剂水用恒温干燥法除去后,再与原料药相同的非水滴定法测定,也可以选择与原料药不同的方法进行测定。

3) 主药含量太低,如采用与原料药相同的方法进行含量测定,则取用量太大,常常选择取用量少、灵敏度高的仪器分析法以取代原料药的含量测定方法。例如,盐酸吗啡原料药采用非水滴定法进行含量测定,其片剂和注射剂采用紫外分光光度法测定含量,而缓释片的测定方法则是高效液相色谱法。

对于复方制剂,可以将除被测组分以外的组分全归纳为其他成分中,处理方法与上述相同。

总之,制剂的含量测定方法要视具体情况而定,所采用的方法不一定与原料药的测定方法相同,同一药物不同剂型的测定方法也可能不一样。

二、制剂含量限度的表示方法

制剂的含量限度范围,系根据主药含量、测定方法、生产过程和贮存期间可能产生的偏差或变化而制定的。其表示方法有别于原料药。原料药的含量限度是以含量百分比来表示的,一般表示为含原料药不得少于百分之多少,如异烟肼规定按干燥品计算,含异烟肼($C_6H_7N_3O$)不得少于99.0%。有些原料药也规定范围,如呋喃妥英规定按干燥品计算含呋喃妥英($C_8H_6N_4O_5$)应为98.0%~102.0%,其上限是指最新质量标准规定的分析方法测定时可能达到的数值,为标准规定的限度或允许偏差,并非真实含有量;如未有规定上限时,系指不超过101.0%。制剂的含量限度以标示量的百分比来表示。标示量是指单位药品中所含纯物质的理论值(药物制剂的规格值),如异烟肼片的规格为50mg、100mg、300mg 3 种,表示每片异烟肼片中含纯异烟肼理论上分别为50mg、100mg、300mg,即标示量分别为每片50mg、100mg、300mg。标示量的百分比即单位药品的实际含量与标示量的比值,可表示为:

$$标示量(\%) = \frac{实际含量}{标示量} \times 100(\%)$$

《中国药典》规定异烟肼片含异烟肼应为标示量的95.0%~105.0%,即每片含异烟肼分别应在47.5~52.5mg、95.0~105.0mg、285.0~315.0mg 范围内。

复方制剂一般有 2 种表示方法:①用制剂中成分的实际含量限度来表示,如复方炔诺孕酮片规定每片中含炔诺孕酮0.270~0.345mg,含炔雌醇27.0~34.5μg;又如复方氢氧化铝片规定每片含氧化铝不得少于0.116g,含三硅酸镁按氧化镁计算不得少于0.020g。②以各成分的标示量百分比表示,如复方乳酸钠葡萄糖注射剂规定含乳酸钠应为标示量的93.0%~107.0%,其他成分的含量均应为各成分标示量的95.0%~110.0%。

当制剂中主药含量与标示量相等时,其标示量的百分比正好为100%。在进行制剂含量计算时,一般不需要计算出制剂的实际含量,直接计算出标示量的百分比即可。若计算结果在规定的范围内,则可判定该项含量符合标准规定。

知识考点

标示量与药品的规格异同点?常见的标示量表示形式?

第2节　片剂分析

片剂系指药物与适宜的辅料混匀压制而成的圆片状或异形片状的固体制剂。片剂的分析应先按照外观检查、鉴别、常规检查、含量测定的步骤进行分析。片剂的鉴别应以最新标准作为依据,一般进行复核即可,在此章节中不加以叙述。

一、片剂的常规检查项目

重量差异、崩解时限、溶出度、释放度、含量均匀度等为片剂的常规检查项目。片剂的外观应完整光洁,色泽均匀,应具有适宜的硬度,对于非包衣片,应进行脆碎度检查。另外阴道片应检查融变时限,阴道泡腾片应检查发泡量,缓释片和控释片均应符合相应的质量检查要求。

二、片剂含量均匀度和溶出度检查

(一) 含量均匀度

含量均匀度是指小剂量或单剂量的固体制剂、半固体制剂和非均相液体制剂的每片(个)含量符合标示量的程度。以下情况需要检查含量均匀度:标示量不大于10mg 或含量小于5%的片剂、胶囊剂或注射用无菌粉末;标示量小于2mg 或主药含量小于2%的其他药剂型;透皮贴剂;药物的有效浓度与毒副反应浓度接近,且标示量不大于25mg 的制剂;混匀工艺困难,且标示量不大于 25mg 的制剂。凡检查含量均匀度的制剂,一般不再检查装量(重量)差异。

片剂的含量均匀度检查方法:除另有规定外,取供试品 10 片,照各药品项下规定的方法,分别测定每片以标示量为 100 的相对含量 X,求其均值 $\bar{X}$ 和标准差 S,以及标示量与均值之差的绝对值 $A(A=|100-\bar{X}|)$;如 $A+1.80S \leqslant 15.0$,则供试品的含量均匀度符合规定;若 $A+S>15.0$,则不符合规定;若 $A+1.80S>15.0$,且 $A+S \leqslant 15.0$,则应另取 20 片复试。根据初、复试结果,计算 30 片的均值 $\bar{X}$、标准差 S 和标示量与均值之差的绝对值 A:如 $A+1.45S \leqslant 15.0$,即供试品的含量均匀度符合规定;若 $A+1.45S>15.0$,则不符合规定。

注意事项:①供试品若是其他剂型,则所取单位为各样品的相应最小单位;②如样品项下规定含量均匀度的限度为 ±20% 或其他值时,应将上述各判断式的 15.0 改为 20.0 或其他相应数值,但各判断式中的系数不变;③标准差 S 的计算式为 $S=\sqrt{\dfrac{\sum (X-\bar{X})^2}{n-1}}$;④如含量测定与含量均匀度检查所用方法不同时,按最新质量标准的相应规定进行;⑤复方制剂仅检查符合上述条件的组分。

知识链接　　　　　　　　**含量均匀度检查方法**

含量均匀度检查的常用方法为二次抽验法。先取一个小样本(10 片)进行检查(初试),以所得统计数据来判断是否符合规定,结果分为符合、不符合和介于二者之间。对于符合与不符合规定的,可即刻下结论;对于介于二者之间者,应重新抽取 2 倍量(20 片)样本进行复试,根据复试后所得的统计数据来判断是否符合标准规定。初试符合规定的,表示含量均匀度很好;复试符合规定的,表示含量均匀度较好。

(二) 片剂的溶出度检查

溶出度系指药物从片剂或胶囊剂等固体制剂在规定条件下溶出的速率和程度。凡检查溶出度的制剂,不再进行崩解时限的检查。

溶出度是反映药物在溶剂中溶解行为的一个最直观的数值,药物只有溶解了之后,才能被生物利用。药物在体内的吸收速度通常与溶出度成正比关系,故溶出度是评价固体药物质量的重要指标之一,同时也是生物利用度的体外观察方法。测定药物的溶出度,可以有效地控制药物的物料配比,以及反映生产过程中各因素的监控程度,可以在一定程度上反映人体使用药物之后的真实药效。目前片剂溶出度的测定主要用于难溶性药物,也可用于有效浓度与毒副反应浓度接近和制备工艺不太稳定,以及临床上疗效差异较大的口服固体制剂、控缓释制剂等。

溶出度用以下式表示:

$$溶出度 = \frac{溶出量}{标示量} \times 100\%$$

《中国药典》(2010 年版)收载的溶出度测定法有 3 种,即第一法(转篮法)、第二法(桨法)和第三法(小杯法)。其中小杯法用于测定小剂量制剂的溶出度。现将第一法(转篮法)介绍如下。

测定方法:按规定准备好仪器(溶出度测定仪),除另有规定外,量取经脱气处理的溶剂 900ml,注入各溶出杯内,加温使溶剂温度保持在 37℃±0.5℃,调整转速使其稳定。取供试品 6 片,分别投进 6 个转篮内,将转篮降入容器中,立即开始计时,除另有规定外,至 45 分钟时,在规定取样点吸取溶液适量,立即经不大于 0.8μm 微孔滤膜滤过,自取样至滤过应在 30 秒钟内完成,取滤液,照各药品项下规定的方法测定,算出每片的溶出量。

结果判断:除另有规定外,每片溶出度均应不低于规定限度 Q(除另有规定外,Q 为 70%)。如 6 片中有 1 片低于规定限度,但不低于 $Q-10\%$,应另取 6 片复试;初、复试的 12 片中仅有 2 片

低于 $Q-10\%$,且其平均溶出度不低于规定限度时,亦可判为符合规定。若供试品取用量为 $2\sim5$ 片,算出每片的平均溶出度,均不得低于规定限度(Q),不再复试。

注意事项:①溶出仪转轴应自然垂直;②溶出液体积平均误差应不超过 $\pm1\%$;③及时补充等温的溶出液;④滤膜应预泡 24 小时以上。

三、附加剂对测定的干扰与排除

片剂中常用的附加剂有淀粉、糊精、蔗糖、乳糖、硬脂酸镁、滑石粉、硫酸钙和羧甲基纤维素钠等。附加成分的存在,对药物制剂的分析会产生干扰,具体干扰与排除分述如下。

(一)糖类

附加剂中的淀粉、糊精、蔗糖、乳糖等,遇水易发生水解,酸性条件下更甚,水解的产物随水解的程度而异。例如,淀粉可依次水解为糊精、麦芽糖,最终水解为葡萄糖;蔗糖则水解为果糖和葡萄糖。葡萄糖具有较强的还原性,在一定条件下可被强氧化剂氧化为葡萄糖酸,故在用氧化还原法测定制剂含量时,该类附加剂可产生干扰,使测定的结果偏高。因此,具有还原性药物的原料药与片剂的含量测定方法不同。例如,《中国药典》(2010 年版)中硫酸亚铁原料药的含量测定方法为高锰酸钾法,而其片剂和缓释片则采用的是选择性更好的硫酸铈法。其原理是高锰酸钾既能将硫酸亚铁定量氧化,也能将还原糖氧化;硫酸铈只能将硫酸亚铁氧化,而不能将还原糖氧化。

(二)硬脂酸镁、碳酸钙、硫酸钙

硬脂酸镁、碳酸钙与硫酸钙为片剂的润滑剂、防潮剂和稀释剂。其中含有的 Ca^{2+} 和 Mg^{2+} 会对配位滴定法产生干扰,硬脂酸镁对非水滴定法也会产生干扰。但若用量小,对结果产生的干扰可以忽略不计时,可以直接滴定。

如果在片剂中以上物质含量高,在碱性溶液中,采用配位滴定法测定制剂含量时其中的 Ca^{2+} 和 Mg^{2+} 也能与乙二胺四醋酸二钠发生配位反应,消耗滴定液,使滴定结果偏高。通常采用适当的指示剂或用掩蔽剂加以消除或改用其他测定方法。

当采用非水滴定法测定制剂含量时,每 25ml 硬脂酸镁饱和的冰醋酸可消耗高氯酸滴定液 $(0.1mol/L)$ 约 0.2ml,导致测定结果偏高,引起干扰,需要采取一定措施将干扰排除或选用其他测定方法。排除干扰的方法一般有以下几种。

(1)若被测物质能溶解于有机溶剂,则采用适宜的有机溶剂如乙醚、丙酮、氯仿等加以提取,必要时蒸去溶剂,再采用非水滴定法测定。

(2)被测物质若为有机碱的盐类,则以水溶解后,用碱碱化,然后采用第一种方法处理,或直接将有机溶剂蒸干,采用重量法进行测定。

(3)若干扰物质为硬脂酸镁,加入干燥的草酸或酒石酸于醋酐溶剂中,使与 Mg^{2+} 形成沉淀,生成的硬脂酸在醋酐溶剂中不呈酸性,再用非水滴定法测定。本法适用于叔胺类或含氮杂环类药物片剂的测定。

(三)滑石粉

片剂中含有滑石粉、硫酸钙、硬脂酸镁等水中不溶物时,若采用折光法、旋光法、紫外分光光度法、比浊法等方法进行含量测定时,因其溶液有悬浮微粒而产生混浊,对以上方法的测定会产生干扰。可以根据被测物质与干扰物质的溶解性差别,采用适当的溶剂将被测物质溶解出来后,或过滤分离悬浮微粒后,再进行测定。

总之,在对制剂进行含量测定时,应考虑被测物质与干扰物质之间的关系和不同点,根据实际情况,如理化性质、被测物质与干扰物质的量比关系等,采取不同的措施,选择专属性强,附加成分无干扰或干扰可以忽略不计的方法对制剂进行含量测定。

 知识考点

片剂中常用的附加剂有哪些？附加剂的存在对制剂的鉴别和含量测定有何影响？

四、片剂的含量测定

(一) 取样方法

样品的采取必须具有代表性。片剂在生产过程中,由于配料、混料、制粒、压片等工序不可能达到百分之百可控,每一批药物之间,即使是同批药物之间,片与片之间均存在有差异。因此在分析时,一般按规定取素片 10 片或 20 片,精密称定总重量后,计算出平均片重,再将其压碎,研细,精密称取片粉适量,然后按规定的方法进行操作。如为糖衣片,则应先除去糖衣,再按素片的含量测定方法操作。

测定时,应严格按照规定方法进行,控制好每一个操作条件,使偶然误差降至最小。

(二) 片剂含量测定结果的计算

片剂含量测定最常用的方法有滴定分析法、紫外分光光度法、高效液相色谱法等。现将滴定分析法、紫外分光光度法的测定结果计算分述如下。

1. 滴定法测定结果的计算

$$每片的实际含量 = \frac{V \times T \times F \times 平均片重}{S} \times 100\%$$

$$标示量(\%) = \frac{V \times T \times F \times 平均片重}{S \times 标示量} \times 100\%$$

式中,V:所消耗滴定液的体积(ml);T:滴定度,即每 1ml 理论浓度滴定液相当于被测物质的质量(g/ml);F:校正因素,即实际浓度与理论浓度的比值;S:供试品的称样量(g)。

⬡ 案例 14-1

葡萄糖酸钙片的含量测定　取本品(规格为 0.5g)20 片,精密称定为 11.1442g,研细,精密称取片粉 1.1082g,加水约 50ml,微热使葡萄糖酸钙溶解,放冷至室温,移至 100ml 量瓶中,再用水稀释至刻度,摇匀,用干燥滤纸滤过,精密量取续滤液 25ml,加水 75ml,加氢氧化钠试液 15ml 与钙紫红素指示剂 0.1g,用乙二胺四醋酸二钠滴定液(0.0505mol/L)滴定至溶液自紫色转变为纯蓝色,消耗 11.00ml。每 1ml 乙二胺四醋酸二钠滴定液(0.05mol/L)相当于 22.42mg 的 $C_{12}H_{22}CaO_{14} \cdot H_2O$。《中国药典》(2010 年版)规定本品含葡萄糖酸钙应为标示量的 95.0% ~ 105.0%。

计算:标示量% $= \dfrac{V \times T \times F \times 平均片重}{S \times 标示量} \times 100\%$

其中,V:11.00ml;T:22.42mg/ml;F:$\dfrac{0.0505}{0.05} = 1.01$;

平均片重 $= \dfrac{11.1442}{20} = 0.5572(g)$;$S$:$1.1082 \times \dfrac{25}{100}$g;标示量:0.5g

将以上数据代入公式,计算得每片含葡萄糖酸钙为标示量的 100.2%。本品符合《中国药典》2010 年版的规定。

注意:①式中 $\dfrac{25}{100}$ 为片剂含量测定时常见的数据。100 为供试品粉末的溶解体积;25 为取续滤液体积。如溶解体积为 V_1，取续滤液体积为 V_2，则该项为 $\dfrac{V_1}{V_2}$。

②也可以利用反应方程式计算，但计算较为复杂。利用滴定度计算，是药物含量测定最常用方法，简便且不易错误。

2. 紫外分光光度法测定结果的计算

$$每片的实际含量 = \frac{\dfrac{A}{E_{1cm}^{1\%}} \times \dfrac{1}{100} \times V \times D \times 平均片重}{S}$$

$$标示量(\%) = \frac{\dfrac{A}{E_{1cm}^{1\%}} \times \dfrac{1}{100} \times V \times D \times 平均片重}{S \times 标示量} \times 100\%$$

式中，A:供试液的吸收度；$E_{1cm}^{1\%}$:百分吸收系数；V:片粉的溶解体积(ml)；D:稀释倍数；S:片粉的称样量(g)。

⭐ **案例 14-2**

对乙酰氨基酚片的含量测定

取本品(标示量为 0.3g)10 片，精密称定为 3.2450g，研细，精密称取片粉 0.4225g，置 250ml 量瓶中，加 0.4% 氢氧化钠溶液 50ml 及水 50ml，振摇 15 分钟，加水至刻度，摇匀，用干燥滤纸滤过，精密量取续滤液 5ml，置 100ml 量瓶中，加 0.4% 氢氧化钠溶液 10ml，加水至刻度，摇匀置 1cm 厚的石英吸收池中，在 257nm 的波长处测定吸收度为 0.563，按 $C_8H_9NO_2$ 的吸收系数($E_{1cm}^{1\%}$)为 715 计算。《中国药典》(2010 年版)规定本品含对乙酰氨基酚应为标示量的 95.0%~105.0%。

计算：

$$标示量(\%) = \frac{\dfrac{A}{E_{1cm}^{1\%}} \times \dfrac{1}{100} \times V \times D \times 平均片重}{S \times 标示量} \times 100\%$$

其中，A:0.563，$E_{1cm}^{1\%}$:715，V:250ml，标示量:0.3g，平均片重 $= \dfrac{3.2450}{10} = 0.3245(g)$，$D = \dfrac{100}{5} = 20$，$S$:0.4225g

将以上数据代入上式计算，计算得每片含对乙酰氨基酚为标示量的 100.8%。

本品符合《中国药典》(2010 年版)的规定。

第 3 节　注射剂的分析

注射剂系指药物制成的供注射入体内的灭菌溶液、乳状液或混悬液，以及供临床前配成溶液或混悬液的无菌粉末或浓溶液。注射剂的分析首先从检查其色泽与澄明度开始，依次进行鉴别试验、pH 检查及杂质检查，然后按最新版《中国药典》的规定进行常规检查，除另有规定外，常规检查项目有注射剂的装量、注射用无菌粉末的装量差异、无菌、热原或细菌内毒素和不溶性微粒等，最后进行含量测定。

一、注射剂的常规检查项目

(一) 澄明度

除另有规定外，按照《澄明度检查细则和判断标准》的规定检查，应符合规定。

（二）注射剂的装量

为保证注射用量不少于标示量,灌装标示装量为 50ml 与 50ml 以下的注射剂时,应适当增加装量。除另有规定外,供多次用量的注射剂,每一容器的装量不得超过 10 次注射量,增加装量应能保证每次注射用量。

检查法:注射剂的标示装量为 2ml 或 2ml 以下者,取供试品 5 支,2~10ml 者取供试品 3 支,10ml 以上者取供试品 2 支;开启时要注意避免损失,将内容物分别用相应体积的干燥注射器及注射针头抽尽,然后注入经标化的量具内,在室温下检视;测定油溶液或混悬液的装量时,应先加温摇匀,再用干燥注射器及针头抽尽后,同前法操作,放冷至室温检视,每支注射剂的装量均不得少于其标示装量。

标示装量为 50~500ml 的按最低装量检查法[《中国药典》(2010 年版)二部附录Ⅹ F]检查。

 知识链接　　　　　**50~500ml 的最低装量检查法**

除另有规定外,取供试品 3 个,开启时注意避免损失,倾入预经标化的干燥量筒中。读出每个容器内容物的装量,并求其平均装量。每个容器的装量应不少于标示装量的 97%;平均装量应不少于标示装量。如有一个容器装量不符合规定,则另取 3 个复试,应全部符合规定。

（三）注射用无菌粉末的装量差异

取供试品 5 瓶(支),除去标签、铝盖,容器外壁用乙醇洗净、干燥,开启时注意避免玻璃屑等异物落入容器中,分别迅速精密称定,倾出内容物,容器可用水、乙醇洗净,在适宜条件下干燥后,再分别称定每一容器的重量,求出每一瓶(支)的装量与平均装量。每一瓶(支)中的装量与平均装量相比较,应符合表 14-1 的规定,如有 1 瓶(支)不符合规定,应另取 10 瓶(支)复试,均应符合规定。

表 14-1　注射用无菌粉末装量标准

平均装量	装量差异限度	平均装量	装量差异限度
0.05g 及 0.05g 以下	±15%	0.15g 以上至 0.50g	±7%
0.05g 以上至 0.15g	±10%	0.50g 以上	±5%

（四）注射剂中不溶性微粒

本法系在可见异物检查符合规定后,用以检查溶液型静脉用注射剂中不溶性微粒的大小和数量通常采用 2 种方法,即电阻法和显微计数法。

如以电阻法检查,标示装量为 100ml 或 100ml 以上的静脉用注射液,除另有规定外,每 1ml 中含 10μm 以上的微粒不得过 25 粒,含 25μm 以上的微粒不得过 3 粒;标示装量为 100ml 以下静脉用注射液、静脉用无菌粉末及注射用浓溶液,除另有规定外,每个供试品容器中含 10μm 以上的微粒不得过 6000 粒,含 25μm 以上的微粒不得过 600 粒。

如以显微计数法检查,标示装量为 100ml 或 100ml 以上的静脉用注射液,除另有规定外,每 1ml 中含 10μm 以上的微粒不得过 12 粒,含 25μm 以上的微粒不得过 2 粒;标示装量为 100ml 以下静脉用注射液、静脉用无菌粉末及注射用浓溶液,除另有规定外,每个供试品容器中含 10μm 以上的微粒不得过 3000 粒,含 25μm 以上的微粒不得过 300 粒。

检查方法:按最新《中国药典》附录Ⅸ C"注射剂中不溶性微粒检查法"操作。

二、附加剂对测定的干扰与排除

注射剂是将原料药溶解于注射用水中,配成一定浓度的水溶液,经过滤、灌封、灭菌而制成。为了保证其稳定,减少对人体组织刺激等原因,常加入一些附加成分,如调节 pH 的酸或碱,调节等渗的盐,防止药物析出结晶的助溶剂,必要时还加入抗氧剂、抑菌剂和止痛剂。这些附加成分的加入,不同程度的对注射剂的鉴别、含量测定等分析产生干扰。因注射剂的处方通常比较简单,产生干扰的附加成分的种类和量成为影响注射剂分析的主要因素。一般注射剂的含量测定可分为以下几种情况。

(一) 主药含量大,附加成分与溶剂均对被测物质的分析不产生干扰

则采用与原料相同的方法直接测定。例如,用亚硝酸钠法测定盐酸普鲁卡因含量;用旋光法测定葡萄糖注射剂含量。

(二) 主药含量小,不管附加成分与溶剂对方法有无干扰

均改用仪器分析法进行含量测定。例如,马来酸氯苯那敏注射剂、盐酸多沙普仑注射剂采用紫外分光光度法;盐酸苯海拉明注射剂、维生素 B_{12} 注射剂采用高效液相色谱法。

(三) 附加成分与溶剂对测定方法产生干扰

通常采用以下方法加以排除。

1. 抗氧剂 对于具有还原性的注射剂,自然条件下会发生氧化而使其变质,产生沉淀、气体、变色等现象,常加入亚硫酸钠、焦亚硫酸钠、亚硫酸氢钠、硫代硫酸钠和维生素 C 等作为抗氧剂,这些物质的存在,主要对氧化还原法和亚硝酸钠法的测定有干扰,导致结果偏高。

(1) 加入掩蔽剂丙酮或甲醛:注射剂中含有亚硫酸钠、亚硫酸氢钠、焦亚硫酸钠等抗氧剂,测定时常常加入丙酮或甲醛与该类抗氧剂发生加成反应,使其失去还原性而排除干扰,然后根据具体情况采用碘量法、溴量法、银量法、铈量法等氧化还原法进行含量测定。丙酮和甲醛在此称为掩蔽剂。

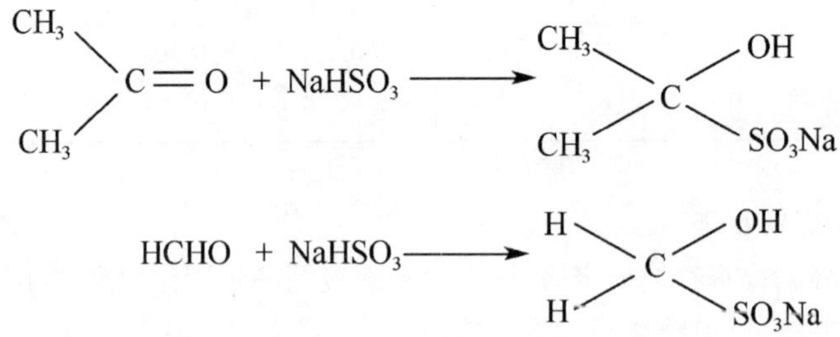

为了防止维生素 C 注射剂发生氧化而变质,在其中加入亚硫酸氢钠作为抗氧剂。当用碘量法对维生素 C 注射剂进行含量测定时,亚硫酸氢钠会消耗碘滴定液使测定的结果偏高。为了排除干扰,在测定时加入丙酮作为掩蔽剂。再如安乃近注射剂含有焦亚硫酸钠作为抗氧剂,碘量法测定其含量时加入甲醛作为掩蔽剂。

(2) 加入强酸:硫代硫酸钠、亚硫酸钠、焦亚硫酸钠、亚硫酸氢钠遇强酸可分解为 SO_2 气体,加热可全部排出。

亚硝酸钠是弱氧化剂,当用亚硝酸钠法测定盐酸普鲁卡因胺注射剂时,其中的抗氧剂亚硫酸氢钠或焦亚硫酸钠可消耗亚硝酸钠滴定液,使测定结果偏高。测定时加入盐酸,迅速煮沸,并立即放冷至室温,再依法测定。

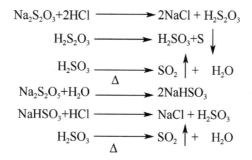

$$Na_2S_2O_3 + 2HCl \longrightarrow 2NaCl + H_2S_2O_3$$

$$H_2S_2O_3 \longrightarrow H_2SO_3 + S \downarrow$$

$$H_2SO_3 \xrightarrow{\Delta} SO_2 \uparrow + H_2O$$

$$Na_2S_2O_5 + H_2O \longrightarrow 2NaHSO_3$$

$$NaHSO_3 + HCl \longrightarrow NaCl + H_2SO_3$$

$$H_2SO_3 \xrightarrow{\Delta} SO_2 \uparrow + H_2O$$

（3）加碱后用有机溶剂提取：有机碱的盐类遇适当的碱后会析出游离有机碱，用有机溶剂（如不含过氧化物的乙醚）提取有机碱，以消除水溶性抗氧剂的干扰，再依法测定。

如盐酸阿扑吗啡注射剂以焦亚硫酸钠作为抗氧剂，测定时加入碳酸氢钠溶液使阿扑吗啡游离，然后用不含过氧化物的乙醚提取，再用盐酸酸化，最后用氢氧化钠滴定液回滴过量的盐酸。

（4）加入弱氧化剂：利用被测物质与抗氧剂的还原型强度的区别，在测定时，加入弱氧化剂，使之与抗氧剂反应，而不能氧化被测物质，故以此排除抗氧剂的干扰。

2. 助溶剂　一些药物在水中的溶解度较小，不能配制成稳定的水溶液，常加入助溶剂使之与主药形成复合物来帮助主药溶解。有些助溶剂对含量测定无影响，如安钠咖注射剂就是苯甲酸钠与咖啡因形成的复合物，《中国药典》采用碘量法对本品的咖啡因进行含量测定，苯甲酸则对其无干扰。但葡萄糖酸钙注射剂中的助溶剂乳酸钙等含钙无机盐类对用配位滴定法测定主药则产生干扰，故《中国药典》（2010 年版）规定加入的钙盐按钙（Ca）计算，不得超过葡萄糖酸钙中含有钙的 5.0%。

3. 等渗物　配制注射剂时须用氯化钠来调制等渗溶液。因其含有氯离子和钠离子，故对用银量法或离子交换法测定卤素化合物产生干扰。一般采用其他方法进行测定或在测定的结果中将氯化钠消耗量减去。例如，用离子交换法测定复方乳酸钠注射剂中乳酸钠，必须另用银量法测得氯化钠的含量，再从离子交换法中所消耗的氢氧化钠物质的量中减去氯化钠所消耗的硝酸银物质的量，求出供试品中乳酸钠的含量。

4. 溶剂水　注射剂的溶剂水会对非水滴定法产生干扰。当被测物质对热稳定时，可在测定前将一定量样品置水浴上或置 105℃ 下干燥，除去水分后，再按非水滴定法进行测定；而对热不稳定的被测物质，则可采用适当的方法将其从水溶液中提取出来，再按原料药的测定方法进行测定，或改用其他方法测定。

5. 溶剂油　作为油质注射剂的溶剂，如麻油、核桃油和茶油等，常含有甾醇和三萜类物质，对有类似结构的主药含量测定会产生干扰。常用适当的有机溶剂将其稀释，如稀释后干扰物质的干扰降到可以忽略的程度，则可直接测定；若仍有干扰，则用适当的溶媒从供试品或稀释液中将被测物质萃取出来，再行测定，如黄体酮注射剂，先加乙醚稀释，再以甲醇萃取黄体酮，最后采用高效液相色谱法测定含量。

 知识考点

常见的附加成分对注射剂的鉴别和含量测定有何影响？应如何排除其干扰？

三、注射剂的含量测定

注射剂的成分较为简单，如有干扰物质，则采取上述方法加以排除或选用其他方法即可。其含量以单位药品的实际含量占标示量的百分比表示。

(一) 滴定法测定结果的计算

$$每瓶(支)含量 = \frac{V \times T \times F \times 每瓶(支)容量}{S}$$

$$标示量(\%) = \frac{V \times T \times F \times 每瓶(支)容量}{S \times 标示量} \times 100\%$$

式中,V:所消耗滴定液的体积(ml);T:滴定度,即每1ml理论浓度滴定液相当于被测物质的质量(g/ml);F:校正因素,即实际浓度与理论浓度的比值;S:供试品的取样量(ml)。

> ◈ **案例 14-3**
>
> **硫酸镁注射液的含量测定**
>
> 精密量取本品(10ml:1g)5ml,置50ml量瓶中,用水稀释至刻度,摇匀,精密量取25ml,加氨-氯化铵缓冲液(pH=10.0)10ml与铬黑T指示剂少许,用乙二胺四醋酸二钠滴定液(0.0498mol/L)滴定,至溶液由紫红色转变为纯蓝色,消耗40.60ml。每1ml乙二胺四醋酸二钠滴定液(0.05mol/L)相当于12.32mg的$MgSO_4 \cdot 7H_2O$。《中国药典》(2010年版)规定本品应为标示量的95.0%～105.0%。

计算:

$$标示量(\%) = \frac{V \times T \times F \times 每瓶(支)容量}{S \times \frac{25}{50} \times 标示量} \times 100\%$$

其中,V:40.60ml,T:12.32mg/ml,$F = \dfrac{0.0498}{0.05} = 0.996$,$S$:5ml,每(瓶)支容量:10ml,标示量:1g。

将以上数据代入上式,计算得每支含硫酸镁为标示量的99.6%。

本品符合《中国药典》(2010年版)的规定。

(二) 紫外分光光度法测定结果的计算

$$每瓶(支)含量 = \frac{A}{E_{1cm}^{1\%}} \times \frac{1}{100} \times D \times 每瓶(支)容量$$

$$标示量(\%) = \frac{\dfrac{A}{E_{1cm}^{1\%}} \times \dfrac{1}{100} \times D \times 每瓶(支)容量}{标示量} \times 100\%$$

式中,A:供试液的吸收度;$E_{1cm}^{1\%}$:百分吸收系数;D:稀释倍数。

> ◈ **案例 14-4**
>
> **氟尿嘧啶注射液的含量测定**
>
> 精密量取本品(10ml:0.25g)1ml,置50ml量瓶中,加盐酸溶液(9→1000)至刻度,摇匀,再精密量取稀释液1ml,置50ml量瓶中,加盐酸溶液(9→1000)至刻度,摇匀,照分光光度法依法测定,在265nm波长处测定吸收度为0.558,按$C_4H_3FN_2O_2$的吸收系数($E_{1cm}^{1\%}$)为552计算。《中国药典》(2010年版)规定本品含氟尿嘧啶($C_4H_3FN_2O_2$)应为标示量的93.0%～107.0%。

计算:

$$标示量(\%) = \frac{\dfrac{A}{E_{1cm}^{1\%}} \times \dfrac{1}{100} \times D \times 每瓶(支)容量}{标示量} \times 100\%$$

其中,A:0.558,$E_{1cm}^{1\%}$:552,$D=\dfrac{50}{1}\times\dfrac{50}{1}=2500$ 每瓶(支)容量:10ml,标示量:0.25g。

将以上数据代入上式,计算得每支含氟尿嘧啶为标示量的 101.1%。

本品符合《中国药典》(2010 年版)的规定。

第4节　胶囊剂、颗粒剂和软膏剂的分析

(一) 胶囊剂

胶囊剂系指药物或加有辅料的药物充填于空心胶囊或软质囊材中的固体制剂。根据囊材不同,可分为硬胶囊和软胶囊;根据药物释放原理可分为一般胶囊剂、肠溶胶囊剂、速释、缓释与控释胶囊剂。硬胶囊内容物可以有药物粉末、药物加辅料制成的粉末或颗粒、速释小丸、缓释小丸、控释小丸等。软胶囊内容物可以是液体药物,也可以是固体药物溶解或分散在适宜的赋形剂中制备成的溶液、混悬液、乳状液或半固体状物。

胶囊剂的分析应首先观察其外观,胶囊剂应整洁,不得有粘连、变形或破裂现象,并应无异臭。然后依次进行杂质检查、鉴别试验、含量测定。

1. 常规检查项目　胶囊剂的常规检查项目:装量差异和崩解时限。

(1) 装量差异:装量差异是检查同批胶囊内容物的重量差别。《中国药典》(2010 年版)规定了胶囊剂重量差异的检查法和限度。

检查法:除另有规定外,取供试品 20 粒,分别精密称定重量后,倾出内容物(不得损失囊壳);硬胶囊用小刷或其他适宜用具拭净,软胶囊用乙醚等易挥发性溶剂洗净,置通风处使溶剂自然挥尽;再分别精密称定囊壳重量,求出每粒内容物的装量与平均装量。每粒装量与平均装量相比较,应符合规定,超出装量差异限度的胶囊不得多于 2 粒,并不得有 1 粒超出限度 1 倍。

表 14-2　装量差异限度

平均装量	装量差异限度
0.30g 以下	±10%
0.30g 或 0.30g 以上	±7.5%

装量差异限度见表 14-2。

凡规定检查含量均匀度的胶囊剂可不进行装量差异的检查。

 知识考点

　胶囊装量差异限度;凡规定检查含量均匀度的胶囊剂可不进行装量差异的检查。

---

(2) 崩解时限:胶囊剂的崩解时限检查方法与片剂的崩解时限检查方法相同。除规定检查溶出度、释放度或融变时限的胶囊剂,其他均应检查崩解时限。

如胶囊漂浮于液面,可加一块挡板。硬胶囊剂应在 30 分钟内全部崩解,软胶囊剂应在 1 小时内全部崩解。如有 1 粒不能完全崩解,应另取 6 粒进行复试,均应符合规定。软胶囊剂可以改在人工胃液中进行检查。

肠溶胶囊剂可先在盐酸溶液(9→1000)中检查 2 小时,每粒囊壳均不得有裂缝或崩解现象;而后将吊篮取出,用少量水洗涤后,每管各加挡板一块,再改在人工肠液中进行检查,1 小时内应全部崩解。如有 1 粒不能完全崩解,应另取 6 粒进行复试,均应符合规定。

2. 含量测定　胶囊剂的含量测定与片剂的含量测定相似。如内容物为纯药物,则按规定取内容物照原料药含量测定的方法进行;如内容物为混合物(有附加成分、其他药物成分等),则参照片剂的方法将干扰排除后,再进行含量测定。

胶囊剂的计算与片剂相同。

胶囊剂的含量以每粒含量占标示量的百分比表示。

（二）颗粒剂

颗粒剂系指药物与适宜的辅料制成具有一定粒度的干燥颗粒状的制剂；粉末状或细粒状称细粒剂。

颗粒剂可分为可溶颗粒剂、泡腾颗粒剂、肠溶颗粒剂、缓释颗粒剂和控释颗粒剂等。

颗粒剂的分析应首先观察其外观性状，颗粒剂应干燥，粒径应均一，色泽应一致，无吸潮、软化、结块、潮解等现象。然后进行鉴别试验、常规检查和含量测定。

1. 常规检查项目　颗粒剂的常规检查项目：粒度、干燥失重、溶化性、单剂量包装颗粒剂装量差异、多剂量包装颗粒剂装量差异。

（1）粒度：指不符合规定大小的颗粒占总颗粒重量的百分比。

检查法：按规定将一号筛（2000μm）、五号筛（180μm）和密封接受盘组合后，取单剂量包装的 5 包（瓶）或多剂量包装的 1 包（瓶），称定重量，置一号筛中，保持水平状态过筛，左右往返，边筛动边拍打 3 分钟。取不能通过一号筛的颗粒及粉末，称定重量，计算其所占比例。《中国药典》（2010 年版）规定，限度为不得超过 15%。

细粒剂采用五号筛和九号筛（75μm），其他与一般颗粒剂相同。规定限度为不得超过 10.0%。

（2）干燥失重：指药物在规定条件下，经干燥后减失的重量占供试品重量的百分比。除另有规定外，照《中国药典》（2010 年版）附录Ⅷ L 测定，于 105℃干燥至恒重，含糖颗粒剂宜在 80℃减压干燥，减失重量不得超过 2.0%。

（3）溶化性：混悬颗粒或已规定检查溶出度或释放度的颗粒剂可不检查溶化性。

可溶性颗粒剂检查法：除另有规定外，取颗粒剂 10g，加热水 200ml，搅拌 5 分钟，可溶性颗粒剂应全部溶化或轻微浑浊，但不得有异物。

泡腾颗粒剂检查法：取单剂量装的泡腾颗粒剂 6 袋，分别置盛有 200ml 水的烧杯中，水温 15～25℃，应迅速产生气体而成泡腾状。5 分钟内 6 袋颗粒剂均应全部分散或溶解在水中。

表 14-3　颗粒剂装量差异限度

平均装量或标示装量	装量差异限度
1.0g 或 1.0g 以下	±10%
1.0g 以上至 1.5g	±8%
1.5g 以上至 6.0g	±7%
6.0g 以上	±5%

（4）装量差异：单剂量包装的颗粒剂按规定方法检查应符合表 14-3 规定。

检查法：取供试品 10 袋（瓶），除去包装，分别精密称定每袋（瓶）内容物的重量，求出每袋（瓶）内容物的装量与平均装量。每袋（瓶）装量应与平均装量相比较［凡无含量测定的颗粒剂，每袋（瓶）装量应与标示装量比较］，超出装量差异限度的颗粒剂不得多于 2 袋（瓶），并不得有 1 袋（瓶）超出装量差异限度 1 倍。

（5）多剂量包装颗粒剂装量：除另有规定外，照《中国药典》（2010 年版）附录 X F 最低装量检查法测定。

检查法：除另有规定外，取供试品 5 袋（瓶），除去外盖和标签，容器外壁用适宜的方法清洁并干燥，分别精密称定重量，除去内容物，容器用适宜的溶剂洗净并干燥，再分别精密称定空容器的重量，求出每袋（瓶）中内容物的装量与平均装量，均应符合规定。如有 1 袋（瓶）装量不符合规定，则另取 5 袋（瓶）复试，应全部符合规定。平均装量应不少于标示装量，每袋（瓶）的装量不少于标示装量的 93%。

2. 含量测定　颗粒剂中最常见的辅料为淀粉、蔗糖、糊精，以及作为防潮剂的少量钙盐等。通常对氧化还原法和配位滴定法产生干扰，测定时应参照片剂的方法将干扰排除后再依法进行。

颗粒剂的含量以每袋（瓶）含量占标示量的百分比表示。

（1）滴定法

$$标示量(\%) = \frac{V \times T \times F \times 每袋（瓶）平均装量}{W \times 标示量} \times 100\%$$

式中，V：所消耗滴定液的体积（ml）；T：滴定度，即每 1ml 理论浓度滴定液相当于被测物质的质量（g/ml）；F：校正因素，即实际浓度与理论浓度的比值；W：供试品的称样量（g）。

（2）紫外分光光度法

$$标示量(\%) = \frac{\dfrac{A}{E_{1cm}^{1\%}} \times \dfrac{1}{100} \times D \times 每袋（瓶）平均装量}{W \times 标示量} \times 100\%$$

式中，A：供试液的吸收度；$E_{1cm}^{1\%}$：百分吸收系数；D：稀释倍数；W：供试品称样量（g）。

（三）软膏剂

软膏剂系指药物与适宜的基质混合制成的均匀的半固体外用制剂。常用基质分为油脂性、水溶性和乳剂型基质。用乳剂型基质制成的软膏剂亦称乳膏剂。

乳膏剂常用的基质有凡士林、石蜡、液状石蜡、硅油、羊毛脂、蜂蜡、硬脂酸、单硬脂酸甘油酯、高碳脂肪醇等亲油性材料及聚乙二醇等水溶性材料。

软膏剂的分析应首先观察其性状，乳膏剂应具有一定黏稠度，无酸败、异臭、变硬及油水分离等变质现象。继而进行鉴别试验、常规检查和含量测定。

软膏剂的常规检查项目有粒度、装量、微生物限度及无菌检查。

稳定的软膏剂的基质将主药成分包裹在其中，故含量测定时首先应先将其从包裹中释放出来，排除基质对含量测定的干扰。一般有以下几种排除基质干扰的方法。

1. 加热液化直接测定法　该方法适用于对热稳定的药物。例如，阿昔洛韦乳膏的含量测定，取供试品加氢氧化钠溶液置水浴上加热，再加氯化钠，加水稀释后，水浴加热 10 分钟，放冷后，取供试液用高效液相色谱法测定；又如硼酸软膏的含量测定，取供试品加甘露醇与新制的冷水置水浴上加热，待基质融化后，充分振摇，再用酸碱滴定法测定。

2. 溶解基质后直接测定法　该法是用适宜的有机溶剂将油脂性基质溶解后，不经分离即行测定。例如，克霉唑乳膏的含量测定，取供试品加甲醇在 50℃ 水浴上加热，待克霉唑溶解后，放冷，用高效液相色谱法测定其含量；又如氧化锌软膏的含量测定，于供试品中加入三氯甲烷，微温，使凡士林融化，再加硫酸溶液溶解氧化锌，然后用配位滴定法测定。

3. 滤除基质后测定法　将供试品的两相用适当的方法分离，滤除后，滤液再行测定。例如，氟尿嘧啶乳膏的含量测定，取供试品加氯化钠，水浴融化，再加水煮沸，放冷，滤除基质，用氮测定法测定含量；又如醋酸可的松眼膏的测定，取供试品加无水乙醇，置水浴上加热使基质融化，再置冰浴中冷却，滤过，滤液用分光光度法测定。

4. 提取分离法　将被测组分从供试品中分离出来后，再行测定。例如，红霉素软膏的测定，用石油醚溶解基质后，以磷酸盐缓冲液反复提取出红霉素，再用微生物检定法测定含量。

5. 灼烧法　该法适用于被测物质中含有金属的软膏剂。例如，氧化锌软膏，取供试品灼烧后，基质生成二氧化碳和水逸去，残渣加酸溶解，再用配位滴定法测定。

第 5 节　复方制剂分析

一、分析特点与方法

（一）分析特点

含有两种或两种以上有效成分的制剂称为复方制剂。在分析复方制剂过程中，除了一般制剂中附加成分存在的干扰外,尚有其他有效成分的干扰,因而复方制剂的分析较单方制剂分析要复杂一些。随着科学的发展,许多先进的分析方法不断运用于药物制剂的分析,使原本复杂的分析简单了许多。

(二) 分析方法

根据供试品的具体情况,采用不同的分离和分析方法,可以对大多数复方制剂进行准确的定量。

(1) 若供试品中的各有效成分之间不存在干扰,则选用直接测定法,分别测定各有效成分的含量。

(2) 若有效成分中间存在干扰,则应采用先分离后测定的方法,也可选用与原料药不同的方法,以避免干扰。分离的原理主要是利用各物质之间物理和化学性质的差异,采用溶解、萃取、离子交换、色谱分离等手段。

(3) 若复方制剂中某成分的含量太低,可采取提取、浓缩后再测定的方法进行定量。也可改用其他专属性更强、灵敏度更高的方法,如高效液相色谱法等仪器分析法。

(4) 若复方制剂中有些成分暂时无合适的方法进行定量,则对其中可以定量的成分进行测定。

目前收载于《中国药典》(2010 年版)的复方制剂有 30 多种。

二、复方制剂分析示例

(一) 不经分离直接测定法

(1) 采用专属性强的不同方法对各组分进行含量测定,如 10% 右旋糖酐 20 氯化钠注射液。

(2) 采用在不同条件下的同种方法进行测定,如复方铝酸铋片的含量测定。复方铝酸铋片的有效成分为铝酸铋、重质碳酸镁、碳酸氢钠、甘草浸膏粉、弗郎鼠李皮、茴香粉。本品中所含铝酸铋分别以铝和铋计含量,所含重质碳酸镁以氧化镁计含量,三者均采用配位滴定法测定。①铋的测定:将供试品炽灼灰化后,加硝酸回流至残渣溶解,放冷后加水,调 pH = 1.0,以二甲酚橙为指示剂,以乙二胺四醋酸二钠滴定液滴定至柠檬黄色;②铝的测定:取测定铋后的溶液,加氨试液至沉淀出现,再加稀硝酸使沉淀恰好溶解,加醋酸-醋酸铵缓冲液(pH = 6.0),加定量过量的乙二胺四醋酸二钠滴定液,煮沸,放冷,加二甲酚橙指示液,用锌滴定液滴定至橘红色,并将滴定结果用空白试验校正。③氧化镁的测定:将供试品炽灼灰化后,加稀盐酸煮沸,使残渣溶解,加水,加甲基红指示液,滴加氨试液使溶液红色消失,再加热煮沸,趁热滤过,残渣用温热的 2% 氯化铵溶液洗涤,合并滤液与洗液,加氨-氯化铵缓冲液(pH = 10.0)及三乙醇胺溶液(1→2)掩蔽少量余下铝盐,以铬黑 T 为指示剂,再用乙二胺四醋酸二钠滴定液滴定至纯蓝色。

(3) 不经分离,测定后通过计算求得含量,如复方碘口服液的含量测定。

★ **案例 14-5**

复方碘口服液的含量测定

(1) 碘的测定:精密量取本品 15ml,置 50ml 量瓶中,加水稀释至刻度,摇匀;精密量取 10ml,置具塞锥形瓶中,加乙酸 1 滴,用硫代硫酸钠滴定液(0.0996mol/L)滴定至溶液无色,消耗 12.00ml。每 1ml 硫代硫酸钠滴定液(0.1mol/L)相当于 12.69mg 的 I。

(2) 碘化钾的测定:取上述滴定后的溶液,加乙酸 2ml 与曙红钠指示液 0.5ml,用硝酸银滴定液(0.1000mol/L)滴定至沉淀由黄色转变为玫瑰红色,消耗 29.80ml。每 1ml 硝酸银滴定液(0.1mol/L)相当于 16.60mg 的 KI。试计算本品中碘与碘化钾的含量。

$$I(\%)=\frac{12.00\times\dfrac{12.69}{1000}\times\dfrac{0.0996}{0.1}}{\dfrac{10}{50}\times15}\times100\%=5.06\%$$

$$KI(\%)=\frac{\left(29.80-12.00\times\dfrac{0.0996}{0.1}\right)\times\dfrac{16.60}{1000}\times\dfrac{0.1000}{0.1}}{\dfrac{10}{50}\times15}\times100\%=9.88\%$$

（3）解析：供试品中的 I_2 可以用碘量法直接滴定，生成的 I^- 与 KI 中的 I^- 合并后，再用硝酸银滴定液滴定，从结果中将由 I_2 转变出的 I^- 减去，则可计算出 KI 的含量。

（二）经分离后测定制剂中被测物质含量

为了排除其他有效物质和附加成分的干扰，先将被测物质与干扰物质分离，而后测定，如复方甲苯咪唑的含量测定。复方甲苯咪唑的两个有效成分甲苯咪唑和盐酸左旋咪唑的溶解性有很大区别。甲苯咪唑在甲酸中易溶，在水中不溶；盐酸左旋咪唑在水中极易溶解，在甲酸中不溶。利用此性质的不同，用98%的甲酸将甲苯咪唑溶解出来后，再用分光光度法对其进行测定；用水将盐酸左旋咪唑溶解出来，经碱化后，以氯仿提取游离左旋咪唑，再以非水酸碱滴定法测定含量。

（三）只测定制剂中少数成分含量

有些有效成分尚未有合适方法对其含量测定，且通过其他项目的分析，可以保证用药的安全性。因此，有些复方制剂仅测定其中部分有效成分的含量。例如，复方十一烯酸锌软膏，只对其中的锌用配位滴定法进行含量测定；复方氯化钠注射液中含氯化钠、氯化钾和氯化钙，《中国药典》（2010 年版）中对钾盐用重量法（四苯硼钠法）测定含量，用配位滴定法测定钙盐，用银量法测定总氯量，对钠盐不做含量测定。

第 6 节　医院制剂分析

本章前几节叙述的内容及药典所收载的各种药物制剂的分析均属于药物的常规分析。由于医院药房的制剂品种多，剂型较复杂，工作量大，速度要快，所以药物的常规分析不适合医院制剂分析。医院制剂分析是在药品常规分析的基础上发展起来的，其基本理论与药物制剂部分相同。医院制剂分析是在较短时间内，利用现有可行而简易的化学分析法、物理分析法或物理化学分析法对医院制剂进行分析检验，以保证患者用药安全有效。医院制剂分析也是药品分析检验的重要组成部分。

一、医院制剂分析的意义、任务和特点

（一）医院制剂分析的意义、任务

医院制剂直接用于临床，为了保障患者用药安全有效，对医院制剂进行分析十分必要。医院制剂分析一般包括鉴别、检查和含量测定等，其分析的主要任务如下。

（1）对医院自制的一切制剂进行鉴别、检查和含量测定。

（2）检测发至病房及门诊患者的处方制剂。

（3）鉴定购入或库存的质量可疑的药物。

（4）定期抽检质量不稳定的库存药物或自制制剂。

（5）抽检药房和临床科室经常应用的贮备液和分装的各种制剂。

（二）医院制剂分析的特点

（1）医院制剂分析除要求准确外，更要求快速，以便将配好的制剂进行分装或对不合格的制剂进行处理。

（2）医院制剂分析的对象都是已知物，分析时主要是进行验证，所以分析方法比较简单，一般一个药物，只需做 1~2 项简单的鉴别试验。

（3）定性分析通常采用点滴分析，供试品取用量少，固体一般为 1~10mg，液体为 1~5 滴，所采用的是半微量操作，化学反应应是简便、灵敏、特效的反应。

（4）定量分析通常采用滴定分析法，含量测定为限度要求。为了避免临时计算结果的麻烦，一般采用预先计算好滴定液上下限用量范围，滴定时消耗滴定液的用量在规定范围内即行。

二、医院制剂分析基本内容及方法

医院制剂分析一般包括鉴别、检查、含量测定 3 个方面，下面进行简要介绍。

（一）医院制剂定性分析（鉴别）

医院制剂定性分析和药典收载的鉴别反应没有大的区别，只是快速分析仅选 1~2 个简单、可靠的反应。通常采用点滴试验，如在滤纸、点滴板上，借助试剂观察其颜色反应、沉淀反应、结晶析出或气体产生以鉴别药物的真伪或是否存在，为了能观察到上述反应，一般选用的方法灵敏度应较高，能检出微量物质。如遇有干扰物存在，应排除干扰后再进行分析。

（二）医院制剂杂质检查

一般药物制剂很少做杂质检查，个别需做检查的药物及制剂，除应符合各该药物项下的规定外，尚应符合各剂型通则要求。

（三）医院制剂含量测定

医院制剂的定量分析除少数制剂采用折光法、旋光法、分光光度法及色谱法外大多采用滴定分析法。其理论依据与常量分析相同，且结合医院制剂分析的特点和要求，建立起一套简便易行的分析方法和操作程序。

三、医院制剂定量分析

（一）概述

医院制剂定量分析是快速分析的重要组成部分，选择测定的方法前已提及，多采用滴定分析，但它与常规分析不同。

1. 供试品取样量少　一般固体药物取 0.05~0.3g，液体药物取 0.5~2.0ml，软膏类药物取 0.1~1.0g。若供试品浓度高可取一定量经稀释后，再取稀释液进行滴定；若供试品浓度太低又不宜取供试品量过大，可采取低浓度的滴定液进行滴定，供试品取量都以整数为宜。

2. 滴定液的消耗量　消耗量体积在 1~5ml，以 1.5~3.0ml 为好，剩余滴定时，滴定液的用量可超过 5ml，一般不超过 10ml。因此所用仪器小而精细，如滴定管和刻度吸管需达到能读出 0.05ml，如果供试品消耗滴定液 0.5ml，即可造成 10% 的滴定误差。滴定时在较大试管或小锥形瓶中进行。

3. 允许误差范围　目前在大多数医院所采用的允许误差范围，除《中国药典》规定外，药典未收载的注射剂、内服溶液剂、合剂、滴眼剂、酊剂等为 ±5%；软膏剂和其他外用制剂为 ±10%；散剂按包重而有区别,如 0.1~0.5g 为±10% ;0.5~1.5g 为±7% 。

4. 校正因子　快速定量分析用的滴定液,其浓度都应调整至浓度校正因子 F 值为 1。

（二）计算

医院制剂的含量测定,其所含成分与浓度均属已知,每次供试品取量相同,并用一定浓度滴定液(F=1)滴定。分析的结果只要求判断供试品中所含药物的量是否在允许误差范围内,故可事先计算出消耗滴定液的理论量(ml)及在允许误差范围内应消耗滴定液的最小量(称低限)和最大量(称高限)。实际测定供试品时,只需将滴定结果与计算值比较,即可得出符合规定与否的结论。

1. 供试品消耗滴定液的理论体积(ml)及高低限量体积(ml)计算法

（1）消耗滴定液理论体积 V_T(ml)

$$V_T = \frac{m_A}{T}$$

式中,m_A 为供试品中的拟测组分质量;T 为滴定度,即每 1ml 滴定液相当于被测组分的质量(g)。

（2）消耗滴定液体积(ml)的高低限量计算

若允许的误范围±5% ,则

$$低限 = V×(1-5\%)$$
$$高限 = V×(1+5\%)$$

2. 计算供试品含量

$$供试品(\%) = V_T \cdot F \cdot T×100\%$$

式中,V_T 为消耗滴定液的体积(ml);F 为滴定液浓度校正因子;T 为滴定度。

四、实 例 解 析

下面以实例说明医院制剂的分析,并以此与常规分析方法相对比。

例 1　碳酸氢钠注射液

【处方】　碳酸氢钠　　　　　　　50g

　　　　　注射用水　　　　　　　加至 1000ml

1. 鉴别

（1）钠盐

1）取洁净的铂丝,用盐酸润湿后,蘸取本品,在无色火焰中灼烧,火焰呈鲜黄色。

2）取本品 0.5ml,加醋酸氧铀锌试液数滴,即发生黄色沉淀。

（2）碳酸氢盐

1）取本品 1 滴,加稀盐酸 1 滴,有二氧化碳气泡产生。

2）取本品 1 滴,加硫酸镁试液 1 滴,煮沸后,产生白色沉淀。

2. 含量测定

（1）原理:$NaHCO_3 + HCl \rightarrow CO_2\uparrow + NaCl + H_2O$

（2）操作:精密量取供试品 2ml 置 25ml 量瓶中,加水至刻度,取稀释液 5ml,加甲基橙指示液 1 滴,用盐酸滴定液(0.1mol/L)缓慢滴定至溶液呈橙红色,读出所消耗滴定液的量。

（3）计算:每 1ml 盐酸滴定液(0.1mol/L)相当于 84.02mg $NaHCO_3$。

则滴定液消耗量为:

$$V_T = \frac{2 \times \frac{5}{25} \times 5\%}{84.02 \times 10^{-3}} = 2.38(\text{ml})$$

按药典规定本品含 $NaHCO_3$ 应为标示量的 95.0% ~ 105.0%

滴定液消耗量:低限 $V_{低} = 2.38 \times (1-5\%) = 2.26(\text{ml})$

高限 $V_{高} = 2.38 \times (1+5\%) = 2.50(\text{ml})$

$NaHCO_3(\%) = $ 消耗盐酸滴定液$(0.1\text{mol/L}) \times 8.402\%$

例2 复方碘溶液

【处方】
碘	50g
碘化钾	100g
水	适量
制成	1000ml

1. 鉴别

(1) 碘:取本品 1 滴,滴入淀粉指示液 1ml 与水 10ml 的混合液中,即显深蓝色。

(2) 碘化物:取本品 0.5ml 微火加热使干,缓缓炽灼,使游离碘完全挥散,残渣加蒸馏水 0.5ml 溶解为无色后,取此供试液做以下试验。

1) 碘化物:取供试液 5 滴,加氯仿试液数滴,溶液即变黄,加氯仿数滴振摇,氯仿层即显紫色。

2) 钾盐:用洁净的铂丝蘸取供试液,置无色火焰中灼烧,隔蓝色钴玻璃透视,火焰显紫色。

2. 含量测定

(1) 碘

1) 原理:$I_2 + 2Na_2S_2O_3 \rightarrow Na_2S_4O_6 + 2NaI$

2) 操作:精密量取本品 2ml,置 25ml 容量瓶中,加蒸馏水至刻度,取稀释液 5ml,乙酸 1 滴,用硫代硫酸钠滴定液(0.1mol/L)至黄色消失。

计算:

每 1ml 硫代硫酸钠滴定液(0.1mol/L)相当于 12.69mg 碘,则滴定液消耗量为:

$$V_T = \frac{2 \times \frac{5}{25} \times 5\%}{12.69 \times 10^{-3}} = 1.58(\text{ml})$$

按《中国药典》规定,本品含碘应为标示量的 4.5% ~ 5.5%

滴定液消耗量:低限 $V_{低} = 1.58 \times (1-10\%) = 1.42(\text{ml})$

高限 $V_{高} = 1.58 \times (1+10\%) = 1.73(\text{ml})$

$I(\%) = $ 消耗硫代硫酸钠滴定液(0.1mol/L)体积$\times 1.269\%$

(2) 碘化钾

1) 原理:$KI + AgNO_3 \rightarrow AgI \downarrow + KNO_3$

2) 操作:取上项测定后之溶液,加稀醋酸 4 滴,曙红钠指示液 2 滴用硝酸银滴定液(0.1mol/L)滴定,至沉淀由黄色转变为玫瑰红色,将消耗硝酸银滴定液(0.1mol/L)的量(ml)减去上述消耗硫代硫酸钠滴定液(0.1mol/L)的量(ml)后,计算。

3) 计算:每 1ml 硝酸银滴定液(0.1mol/L)相当于 16.60mg 的 KI,则滴定液消耗量为:

$$V_T = \frac{2 \times \frac{5}{25} \times 10\%}{16.60 \times 10^{-3}} = 2.41(\text{ml})$$

按《中国药典》规定,本品含碘应为标示量的 9.5% ~ 10.5%

滴定液消耗量:低限 $V_低 = 2.41 \times (1-5\%) = 2.29(ml)$

高限 $V_高 = 2.41 \times (1+5\%) = 2.53(ml)$

$KI(\%) = [$消耗 $AgNO_3(0.1mol/L)ml$ 数—消耗 $Na_2S_2O_3(0.1mol/L)ml$ 数$] \times 1.660\%$。

目 标 检 测

一、选择题

【A 型题】

1. 制剂含量的表示方法是( )

   A. 以每 1g 样品中所含有纯药品的量(g)表示

   B. 以每 1 个最小单位样品中所含有纯药品的量(g)表示

   C. 以标示量的百分比表示

   D. 以每 1ml 样品中所含有纯药品的量(g)表示

   E. 以实际测定的量表示

2. 糖类赋形剂对下列哪种定量方法产生干扰( )

   A. 非水滴定法

   B. 酸碱滴定法

   C. 紫外-可见分光光度法

   D. 氧化还原法

   E. 配位滴定法

3. 下列哪项不是片剂的常规检查项目( )

   A. 重量差异 　　　B. 崩解时限

   C. 溶出度 　　　　D. 热原试验

   E. 微生物

4. 片剂的重量差异限度规定不得超过±7.5%,表示该片剂的每片重量应为( )

   A. 0.20g 以下 　　B. 0.30g 以上

   C. 0.30g 　　　　D. 0.30g 以下

   E. 0.50 以上

5. 正常情况下,除另有规定外,片剂的溶出度限量应为标示量的( )

   A. 50% 　　　　　B. 60%

   C. 70% 　　　　　D. 80%

   E. 90%

6. 溶出度测定时应控制液温为( )

   A. 37℃±1.5℃ 　　B. 37℃±1℃

   C. 37℃±1.0℃ 　　D. 37℃±2℃

   E. 37℃±0.5℃

7. 下列除哪项外均为注射用粉针剂按规定应检查的项目( )

   A. 最低装量 　　　B. 无菌试验

   C. 热原试验 　　　D. 崩解时限

   E. 澄明度

8. 硬脂酸镁除对配位滴定法产生干扰外,还对以下哪种含量测定方法有干扰( )

   A. 酸碱滴定法 　　B. 紫外分光光度法

   C. 高效液相色谱法 　D. 非水滴定法

   E. 电位滴定法

9. 欲排除注射液中的亚硫酸钠、焦亚硫酸钠等抗氧剂的干扰,一般采用掩蔽剂与其反应,常用的掩蔽剂有( )

   A. 丙酮和甲醇 　　B. 甲醇和乙醇

   C. 乙醇和甲醛 　　D. 甲醛和氯仿

   E. 甲醛和丙酮

10. 硫酸亚铁片的含量测定应选择( )

    A. 高锰酸钾法 　　B. 硫酸铈法

    C. 溴量法 　　　　D. 碘量法

    E. 亚硝酸钠法

11. 测定硫酸镁注射液时,加入的缓冲液应是( )

    A. 氨-氯化铵缓冲液(pH8.0)

    B. 醋酸-醋酸钠缓冲液(pH3.6)

    C. 氨-氯化铵缓冲液(pH10.0)

    D. 醋酸-醋酸钠缓冲液(pH4.5)

    E. 醋酸-醋酸钠缓冲液(pH6.0)

12. 用非水滴定法测定乳酸钠含量时,其中的溶剂水应用以下哪种方法排除( )

    A. 105℃干燥 1 小时 　B. 减压干燥

    C. 干燥剂干燥 　　　D. 水浴挥干

    E. 自然挥干

13. 对离子交换法产生干扰的是( )

    A. 葡萄糖 　　　　B. 糊精

    C. 甘露醇 　　　　D. 色素

    E. 氯化钠

14. 测定硼酸软膏中硼酸含量时,消除基质干扰的方法是( )

    A. 加热液化直接测定法

    B. 溶解基质后直接测定法

    C. 滤除基质后测定法

    D. 提取分离法

    E. 灼烧法

15. 配制 10% 硫酸镁注射液,其含量应为标示量的

95.0%～105.0%。下列含量符合规定的是（　　）

A. 8.5%　　　　　　　B. 9.6%

C. 10.6%　　　　　　D. 9.4%

E. 11.0%

16. 为了消除注射液中抗氧剂硫代硫酸钠对测定的干扰，可在测定前加入哪种物质使其分解（　　）

A. 氨试液　　　　　　B. 乙酸

C. 盐酸　　　　　　　D. 丙酮

E. 中性乙醇

【B型题】

[17～21题共用备选答案]

A. 溶剂水　　　　　　B. 氯化钠

C. 甲醛　　　　　　　D. 滑石粉

E. 硬脂酸镁

17. 在分析液体制剂时被称为掩蔽剂的是（　　）

18. 可用恒温干燥法去除的干扰物质是（　　）

19. 可滤过排除的干扰物质是（　　）

20. 对离子交换法产生干扰的是（　　）

21. 既对配位滴定法，又对非水滴定法产生干扰的是（　　）

【X型题】

22. 属于《中国药典》（2010年版）二部收载的剂型有（　　）

A. 片剂　　　　　　　B. 注射剂

C. 胶囊剂　　　　　　D. 丸剂

E. 颗粒剂

23. 下列哪类药物需要做含量均匀度检查（　　）

A. 规格在10mg以下的口服单方制剂

B. 规格在10～20mg以下的口服制剂

C. 单剂中主药含量较少、辅料较多的品种

D. 主药含量略大（10～20mg），但因分散性不好难以混合均匀的品种

E. 用于急救、剧毒药物、安全范围小的品种

24. 片剂中常用的赋形剂有（　　）

A. 淀粉、糊精、蔗糖　　B. 乳糖

C. 硫酸钙　　　　　　D. 硬脂酸镁

E. 亚硫酸钠

25. 关于片剂的取样量错误的说法是（　　）

A. 为了节约成本，在一个最小包装中取得

B. 每次取样量必须是10片

C. 每次取样量必须是20片

D. 根据实际情况，可酌情任取

E. 按最新质量标准要求取量

26. 注射剂分析步骤不正确的是（　　）

A. 外观检查、鉴别试验、规定检查和常规检查、含量测定

B. 规定检查和常规检查、外观检查、鉴别试验、含量测定

C. 鉴别试验、外观检查、规定检查和常规检查、含量测定

D. 外观检查、含量测定、鉴别试验、规定检查和常规检查

E. 每一项均可无序检查

27. 属于注射剂外观检查的项目有（　　）

A. 色泽　　　　　　　B. 澄明度

C. pH　　　　　　　　D. 装量

E. 不溶性微粒

28. 属于注射剂常规检查的项目有（　　）

A. 不溶性微粒　　　　B. 热原试验

C. 无菌试验　　　　　D. 装量差异或装量

E. 色泽

29. 《中国药典》规定某注射用无菌粉末的装量差异限度为±10%，其规格可能是（　　）

A. 0.05g　　　　　　B. 0.10g

C. 0.12g　　　　　　D. 0.15g

E. 0.20g

30. 能通过加酸使其分解的抗氧剂有（　　）

A. 亚硫酸钠　　　　　B. 焦亚硫酸钠

C. 硫代硫酸钠　　　　D. 碘化钾

E. 亚硫酸氢钠

31. 胶囊剂的装量差异为±7.5%，其平均装量可能为（　　）

A. 0.30g　　　　　　B. 0.25g

C. 0.35g　　　　　　D. 0.15g

E. 0.50g

32. 下列关于胶囊剂崩解时限检查的叙述正确的是（　　）

A. 硬胶囊应在30分钟内部分崩解

B. 软胶囊剂应在1小时内全部崩解

C. 软胶囊剂可改在人工胃液中进行试验

D. 凡规定检查溶出度的胶囊剂不再检查崩解时限

E. 凡规定检查释放度的胶囊剂不再检查崩解时限

33. 软膏剂变质的表现有（　　）

A. 酸败　　　　　　　B. 异臭

C. 变色　　　　　　　D. 变硬

E. 油水分离

34. 排除软膏剂中基质干扰的方法有(　　)
    A. 加热液化
    B. 用有机溶剂溶解
    C. 破坏体系后,冷却,滤除基质
    D. 提取被测物质
    E. 灼烧

35. 下列关于复方制剂的叙述正确的是(　　)
    A. 复方制剂是指含有两种或两种以上有效成分的制剂
    B. 复方制剂不进行杂质检查
    C. 分析时须考虑各有效成分之间的干扰
    D. 复方制剂的含量测定方法不一定与原料药相同
    E. 可以通过适当的方法将辅料及其他成分的干扰排除

二、简答题

1. 取苯巴比妥片(规格:30mg)20 片,精密称定为 4.2512g,研细,精密称取片粉 1.4100g,置锥形瓶中,加甲醇 40ml 使苯巴比妥溶解后,再加新制的 3% 无水碳酸钠溶液 15ml,照电位滴定法依法测定,用硝酸银滴定液(0.1005mol/L)滴定,消耗 8.31ml。每 1ml 硝酸银滴定液(0.1mol/L)相当于 23.22mg 的 $C_{12}H_{12}N_3O_2$。试计算本品的标示量(%),并判断是否符合《中国药典》(2010 年版)规定的含量限度(93.0% ~ 107.0%)。

2. 取维生素 C 颗粒[2g(含维生素 C 100mg)]装量差异(平均装量 2.0138g)项下内容物,精密称取 4.0636g,加新沸过的冷水 100ml 与稀醋酸 10ml 使溶解,加淀粉指示液 1ml,立即用碘滴定液(0.0998mol/L)滴定,至溶液显蓝色并在 30 秒钟内不褪,消耗 22.50ml。每 1ml 碘滴定液(0.1mol/L)相当于 8.806mg 的维生素 C($C_6H_8O_6$)。计算本品的标示量(%)。

3. 精密量取维生素 B_2 注射液(2ml:10mg)4ml,置 1000ml 量瓶中,加 10% 乙酸溶液 2ml 与 14% 醋酸钠溶液 7ml,加水稀释至刻度,摇匀,照分光光度法,在 444nm 波长处测定吸收度为 0.639,按维生素 B_2($C_{17}H_{20}N_4O_6$)的吸收系数($E_{1cm}^{1\%}$)为 323 计算。试判断是否符合《中国药典》(2010 年版)规定的含量限度(90.0% ~ 100.0%)。

4. 精密量取磺胺嘧啶钠注射液(5ml:1g)3ml,照永停滴定法,用亚硝酸钠滴定液(0.1076mol/L)滴定,消耗 20.55ml。每 1ml 亚硝酸钠滴定液(0.1mol/L)相当于 27.23mg 的磺胺嘧啶钠($C_{10}H_9N_4NaO_2S$)。计算本品的标示量(%)。

5. 复方碘口服液的含量测定①碘的测定:精密量取本品 15ml,置 50ml 量瓶中,加水稀释至刻度,摇匀;精密量取 10ml,置具塞锥形瓶中,加乙酸 1 滴,用硫代硫酸钠滴定液(0.1022mol/L)滴定至溶液无色,消耗 11.55ml。每 1ml 硫代硫酸钠滴定液(0.1mol/L)相当于 12.69mg 的 I。②碘化钾的测定:取上述滴定后的溶液,加醋酸 2ml 与曙红钠指示液 0.5ml,用硝酸银滴定液(0.1007mol/L)滴定至沉淀由黄色转变为玫瑰红色,消耗 30.46ml。每 1ml 硝酸银滴定液(0.1mol/L)相当于 16.60mg 的 KI。分别求算碘与碘化钾的含量,并判断是否符合规定。《中国药典》规定碘(I)应为 4.5 ~ 5.5%;碘化钾(KI)应为 9.5% ~ 10.5%。

三、医院制剂分析

氯化钾溶液

[处方]　　氯化钾　　　　　　100g
　　　　　注射用水　　　　　加至1000ml

1. 鉴别
(1) 钾盐
1)
2)
(2) 氯化物
1)
2)
2. 含量测定
(1) 原理
(2) 操作
(3) 计算
　　滴定度:T=
　　则滴定液消耗量为:V_T =
　　本品含 KCl 的量允许误差范围为±5%
　　滴定液消耗量:低限 $V_{低}$ =
　　　　　　　　　高限 $V_{高}$ =
　　氯化钾溶液的含量 KCl(%) =

第15章 中药制剂和生物药物分析简介

学习目标

1. 掌握中药制剂中待测成分的提纯方法及常用的定量分析方法、中药制剂分析的基本程序。

2. 理解各类中药制剂质量控制项目；理解生物药物和基因工程药物的鉴别试验、杂质检查、含量测定的方法。

3. 了解中药制剂分析的特点、供试品取样与保存；了解中药制剂分析中水分、总灰分及残留农药的检查。

4. 掌握生物药物的概念，了解生物药物和基因工程药物的质量控制的特点。

第1节 中药制剂分析简介

中药制剂是以中药为原料，根据中医药学理论基础配伍、组方，按一定的制备工艺和方法制成的一定剂型，中药制剂一般又称为中成药。中药制剂是祖国医药伟大宝库的重要组成部分，具有几千年的历史，疗效显著，品种繁多，是宝贵的医药遗产。近年来，我国医药工作者应用现代科学手段，在中药的有效成分、药理、制剂和质量控制等方面进行了大量的研究工作，取得了丰硕的成果。中药制剂在品种、产量、生产规模、新产品的研制方面也有较大发展。

为了保证中药制剂的用药安全、合理、有效，必须对中药制剂进行质量分析。中药制剂分析就是以中医药理论为指导，应用现代分析理论和方法，研究中药制剂质量的一门应用学科。

一、中药制剂分析的特点

中药制剂因其组成的复杂性，使中药制剂分析与化学药物制剂分析相比，具有下列特点。

(一) 化学成分的复杂性

中药制剂中化学成分十分复杂，有产生治疗作用的有效成分，也有目前认为无生物活性的无效成分；有有机成分，也有无机成分。单味药材本身就是一个复杂的混合物，复方制剂所含的化学成分就更复杂。所以，中药制剂分析的对象是复杂的混合物。

(二) 有效成分的难确定性

中医药理论强调的是整体观念原则，中医临床用药一般由几味或几十味组成复方，产生的疗效是多种化学成分的协同作用，难以用某一种化学成分作为中医用药的疗效指标成分。值得指出的是，中药材中有效成分与无效成分的概念也是相对的，某一化学成分在一种药材中为有效成分，在另一种药材中就也可能是无效成分，如单宁，在地榆中为有效成分，有止血之功效，而在麻黄中则为无效成分。因此，对于中药制剂的质量分析应当综合分析。

(三) 中药组方的规律性

中药制剂是严格按照中医理论和用药原则而组方的，各味药材在处方中所处的地位不同。在进行中药制剂分析时，首先进行组方分析，按功能主治分出药味的君、臣、佐、使地位，首选君药、贵重药及剧毒药建立分析方法。当君药无明显特征或有效成分不明确而难以分析时，方考虑分析臣药及其他药。其次对毒药、剧毒药成分进行检测，以达到临床用药安全可靠。

（四）中药制剂中原药材的差异性

中药制剂中原药材往往差异较大,分析时应考虑药材来源与炮制等方面的影响。中药品种繁多,往往出现同名异物或同科不同种的情况。此外,药材规格、产地、生长环境、药用部位、采收季节和加工方法等均会影响到药材中有效成分的含量,从而影响到中药制剂的质量和临床疗效。

（五）剂型的多样性

中药制剂的剂型较多,传统剂型有丸、散、膏、丹、酒、汤、茶、锭等;现代新剂型有合剂、酊剂、颗粒剂、片剂、注射剂等。各种剂型由于制备方法不一,存在状态不同。含相同药材的不同中药制剂,不同生产工艺的差别,将会影响到制剂中化学成分的含量。所以,在分析方法上除考虑方法的专属性、灵敏性外,尚须注意药材在制剂中的存在形式、辅料对测定的影响及各成分间的干扰。剂型的多样性,决定了分析方法的多样性。若制剂中含有药材粉末,保留有植物组织特征,可用显微法鉴别;进行化学成分分析时,则须将被测成分从植物细胞中提取出来。若制剂是由药材提取物、浸出物制成,则理化分析法是其主要的分析方法。此外,中药制剂所用辅料,如蜂蜜、糯米粉、植物油等,对质量分析均有一定的影响,大多需要进行提取、分离、净化等繁琐的预处理,以排除干扰,才能获得准确的分析结果。

（六）分析方法的先进性

由于中药制剂的组成十分复杂,各种成分的含量高低不一。许多成分的含量比较低,有的成分含量很低,甚至为十万分之几、百万分之几,所以要求其分析方法专属性强、灵敏度高。目前,主要运用先进的科学技术进行分析,以色谱法应用最多。

二、中药制剂分析的基本程序及方法

（一）中药制剂分析的基本程序

中药制剂分析的基本程序包括取样、供试品溶液的制备与纯化、鉴别、检查和含量测定等项目。

1. 取样　取样是从整批成品中抽取一部分具有代表性的供试品。取样要有科学性、真实性和代表性。取样的原则是均匀、合理。一般应从每个包装的四角和中间 5 处取样。袋装可从袋中间垂直插入取样,桶装可在桶中央取样,深度可达 1/3～2/3 处。取得的样品要妥善保管,同时注明品名、批号、数量、取样日期及取样人。

各类中药制剂的取样量至少为检测用量的 3 倍,贵重药可酌情取样。

（1）固体中药制剂(片剂、丸剂、胶囊):一般片剂取量 200 片,未成片前已制成颗粒者可取 100g,丸剂一般取 10 丸。胶囊按药典规定取样不得少于 20 个胶囊,倾出其内容物并仔细将附着在胶囊上的药物刮下,合并,混匀,并称定空胶囊的重量,由原来的总重量减去,即为胶囊内药物的重量,一般取样量为 100g。

（2）粉状中药制剂(散或颗粒剂):一般取样 100g,可在包装的上、中、下三层或间隔相等部位取样若干。将取出的供试品混匀,然后按"四分法"从中取出所需供试量。

（3）液体中药制剂(口服液、酊剂、酒剂、糖浆):一般取样数量为 200ml,同时须注意容器底是否有沉渣,应彻底摇匀,均匀取样。

（4）注射剂:取样要经过 2 次,配制后在灌封、熔封、灭菌前进行一次取样,经灭菌后的注射剂按原方法进行,分析检验合格后方可供药用。已封好的安瓿取样量一般为 200 支。

2. 供试品溶液的制备　中药制剂的组成是非常复杂的,除含有附加剂外,原料药材和提取物中,还含有众多的化学成分。因此,在测定前需提取待测组分,有的还需要做进一步的纯化处理。

(1) 提取方法:由于中药制剂的剂型较多,所以在制备供试品溶液时,必须考虑中药剂型及被测成分的理化性质,才能决定提取分离的方法。常用的提取方法有萃取法、冷浸法、回流提取法、连续回流提取法、水蒸气蒸馏法、超声提取法和超临界流体萃取法等。

1) 萃取法:是利用溶质在两种互不相溶的溶剂中溶解度的不同,使物质从一种溶剂转移至另一种溶剂中,经过多次萃取,将待测组分提取出来的方法。萃取法主要用于液体制剂中测定组分的提取分离,多用有机溶剂将制剂中的有机组分萃取出来,以便进行分析。萃取通常在分液漏斗中进行。加入溶剂后振摇,放置,待完全分层后分取有机相。若提取液用作鉴别,一般只提取一次;若用作含量测定,应提取完全,一般需提取 3～4 次。待测组分提取是否完全可通过测定提取回收率来考查。

萃取用溶剂应根据组分的溶解性来选择,测定组分在其中的溶解度应大,杂质在其中的溶解度应小。溶质在有机相和水相的分配比越大,萃取效率越高。根据相似相溶的原理,极性较强的有机溶剂正丁醇等适用于提取皂苷类成分,乙酸乙酯多用于黄酮类成分的提取,氯仿多用于生物碱类成分的提取,挥发油等非极性成分则宜用非极性溶剂乙醚、石油醚等提取。

萃取时要注意水相的 pH。酸性有机组分在酸性条件下不电离,在有机相中溶解度增大而有利于提取;碱性有机组分则在碱性条件下不电离,易被有机溶剂提出。溶液的 pH 应根据组分的 pKa 来确定,酸性组分提取的 pH 一般应比其 pKa 低 1～2 个 pH 单位,碱性组分提取的 pH 一般应比其 pKa 高 1～2 个 pH 单位。

萃取过程中应注意防止和消除乳化。酒剂和酊剂在萃取前应先挥去乙醇,否则乙醇可使有机溶剂部分或全部溶解于水中。

2) 冷浸法:是将溶剂加入样品粉末中,室温下放置一定时间,组分因扩散而从样品粉末中浸出的提取方法。冷浸法适用于固体制剂中待测组分的提取。样品需先粉碎成细粉后再提取,否则内部的组分不易浸出。进行鉴别时,待测组分的大部分被浸出即可;测定含量时,扩散需达平衡后方能分取浸取液。一般方法为精密称取一定量样品粉末,置具塞锥形瓶中,精密加入一定体积的溶剂,密塞,称定重量,室温下放置一定时间(一般为 8～24 小时),并时时振摇,浸泡后再称量,并补足减失重量,摇匀,滤过,精密量取一定量续滤液备用。浸泡时间的确定可取同一样品,加溶剂后分别浸取不同时间,测定溶液中浸出组分的含量,当浸出量不再随放置时间的延长而增加时,说明扩散已经达到平衡,此时所需时间即是浸泡时间。

冷浸法操作简便,适用于遇热不稳定组分的提取,但所需时间较长,溶剂量大,提取率低。

3) 回流提取法:是将样品粉末置烧瓶中,加入一定量有机溶剂,加热进行回流提取的方法。在加热条件下组分溶解度增大,溶出速度加快,有利于提取。用于含量测定时,可更换溶剂,多次提取,至组分提取完全,合并各次提取液供分析用。也可精密加入一定体积溶剂至供试品中,称定重量,加热回流至组分浸出达到平衡,放冷后称重,补足减失重量,滤过,取续滤液备用。

回流提取法主要用于固体制剂的提取。提取前样品应粉碎成细粉。提取溶剂沸点不宜过高,对热不稳定或具有挥发性的组分不宜用回流提取法提取。回流提取法提取速度快,但操作较繁琐。

4) 连续回流提取法:使用索氏提取器,利用遇热易挥发的溶剂进行反复回流提取。该法操作简便,节省溶剂,蒸发的溶剂经冷凝流回样品管,其中不含测定组分,提取效率高。使用本法时应选用低沸点的溶剂,如乙醚、甲醇等,提取组分对热应稳定。

5) 水蒸气蒸馏法:部分具挥发性可随水蒸气蒸出的组分,可采用水蒸气蒸馏法提取,收集馏出液供分析用。挥发油、一些小分子的生物碱如麻黄碱、槟榔碱,某些酚类化合物如丹皮酚等可以用该法提取(图 15-1)。用本法提取的组分对热应稳定。

6)超声提取法:超声波是频率高于 20000Hz,人耳听不到的高频声波。超声波具有助溶作用,因此可用于样品中待测组分的提取。提取时将供试品粉末置具塞锥形瓶中,加入一定量的提取溶剂,再将锥形瓶置超声振荡器(或超声清洗机)槽内,槽内应加有适量水,开启超声振荡器,进行超声振荡提取。由于超声波的助溶作用,超声提取较冷浸法速度快,一般仅需数十分钟浸出即可达到平衡。

超声提取法简便,不需加热,提取时间短,适用于固体制剂中测定组分的提取。用于药材粉末提取时,由于组分是由细胞内逐步扩散出来,速度较慢,加溶剂后宜先放置一段时间,再超声振荡提取。

7)超临界流体萃取:超临界流体是指压力和温度达到物质的临界点时,所形成的单一相态。超临界流体萃取(supercritical fluid extraction,SFE)是利用流体在超临界状态时具有密度大、黏度小、扩散系数大等优良的传质特性来进行萃取,它具有提取率高、产品纯度好、能耗低等特点。

最常使用的超临界流体是 CO_2,因为 CO_2 具有较低的临界温度和临界压力,同时还具有惰性、无毒、纯净、价格低廉等优点。

(2)纯化方法:纯化是指组分被提出后,还需要做进一步的处理,以除去干扰组分的干扰。纯化时应根据待测组分的理化性质,选择性除去干扰组分,而又不损失待测组分。常用的纯化方法有以下几种。

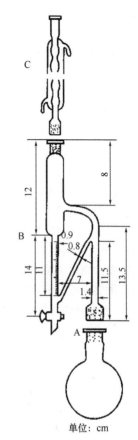

图 15-1 挥发油测定、提取装置图
A. 圆底烧瓶;B. 挥发油提取器;
C. 冷凝管

1)萃取法:不仅用于待测组分的提取,也可用于纯化处理。即采用适宜的溶剂直接除去杂质,如用乙醚、石油醚等非极性溶剂提取除去脂溶性色素。也可以利用待测组分的性质,经处理而转溶于亲脂、亲水性溶剂之间,如测定制剂中总生物碱的含量,一般先用酸性水溶液从提取液中萃取出生物碱,生物碱成盐在水中溶解度增大而被提出,分取水相,加浓氨溶液使成碱性后,再用有机溶剂(如氯仿)将生物碱从水相提出。萃取 2 次可分别除去中性、酸性脂溶性杂质及水溶性杂质,达到纯化的目的。还可以利用被测成分与某些试剂反应而改变溶解度,使之提取,如生物碱可与酸性染料结合形成离子对而被有机溶剂提取。

2)沉淀法:有些待测组分可与一些试剂反应生成沉淀,过滤使杂质存在于溶液中而得到纯化,也可使杂质沉淀析出而使被测物质保留在母液中。

3)色谱法:为目前常用的纯化分离方法之一,有柱色谱、薄层色谱、纸色谱、离子交换色谱、聚酰胺色谱及凝胶色谱等。柱色谱大多数情况是将待测组分保留于柱上,将杂质洗去,再用适当溶剂将待测组分洗脱下来;也可将待测组分洗下而将杂质保留于柱上,达到纯化的目的。

📖 **知识链接**

人参皂苷类成分可用大孔吸附树脂纯化,先用水洗去糖等水溶性杂质,再用 70% 乙醇洗脱人参皂苷。

---

3. 供试品分析 供试品分析包括鉴别、检查和含量测定。

(1)鉴别:中药制剂的鉴别主要是根据中药制剂的性状、组织学特征及所含化学成分的理化性质,采用一定的分析方法来判断中药制剂的真伪。中药制剂组成复杂,少则几味,多则十几味药,一般不要求对所含有的每种中药都进行鉴别。选择鉴别哪种中药,应遵循处方的原则,首选君药与臣药进行鉴别;贵重药虽然量少,但有时起重要作用,也应加强质量监督;毒、剧毒药物也需要鉴别。鉴别的方法一般包括显微鉴别、理化鉴别和色谱鉴别。

(2) 检查:中药制剂的杂质检查是制剂安全性评价的重要保证。除杂质检查外,辅料的质量检查、与剂型相关的一般项目检查也属此项内容。主要包括:①一般理化检查项目,包括水分测定、相对密度测定、浸出物及总固体测定、乙醇含量测定、旋光度测定、折光率测定和干燥失重测定等;②杂质检查,包括杂质限量检查、灰分测定、酸碱度检查、氯化物检查、特殊杂质及掺伪物检查等;③重金属检查,包括铅盐、砷盐、铁盐及其他重金属的限量检查。

此外,国际上对中药制剂中有机溶剂残留及农药残留量检查日趋严格。

(3) 含量测定:中药制剂成分十分复杂,大部分中药制剂的有效成分尚不十分清楚,其药效是多种化学成分协同作用的结果。目前难以做到对中药制剂的全面质量控制。但根据中医药理论,结合现代科学研究,选择其适宜的有效成分或特征性成分,确立含量测定项目和方法来评价药物的内在质量仍然具有重要的意义。对中药制剂的含量测定要在选定测定项目的前提下进行。含量测定项目选定的原则如下。

1) 首先选择君药及贵重药建立含量测定方法。如含有毒性药,也应建立含量测定项目,若含量太低无法测定,则应在检查项下规定限度检查项目。若上述药物基础研究薄弱或无法进行含量测定时,也可依次选臣药及其他药测定含量。

2) 有效成分或指标成分清楚的,可以测定有效成分或指标成分的含量。有效成分类别清楚的,可测定某一类总成分的含量,如总黄酮、总生物碱、总皂苷等。

3) 所测成分应归属于某一单味药,若两味或两味以上药材均含有的成分,则不应选为定量指标。如处方中有黄连和黄柏,最好不选小檗碱作为定量的成分。

4) 待测组分应尽量与中医用药的功能主治相近。若山楂在制剂中若以消食健胃功能为主,应测定其有机酸含量,若以治疗心血管病为主,则应测定其黄酮类成分。

5) 若确实无法进行含量测定的,可选适当溶剂,测定浸出物含量以间接控制其质量,如挥发油和脂溶性成分可测定醚浸出物含量,含皂苷类成分可用正丁醇为溶剂测定浸出物含量。溶剂的选择应有针对性,一般不采用水或乙醇,因其溶出物量太大。

中药制剂含量测定的方法,主要有化学分析法、分光光度法、薄层扫描法和高效液相色谱法等。

(二) 中药制剂分析的方法

1. 鉴别试验

(1) 显微鉴别:是利用显微镜来观察中药制剂中原药材的组织、细胞或内含物等特征来进行鉴别的一种方法。鉴别特征如薄壁细胞、木栓组织、分泌细胞和分泌腔、纤维及淀粉粒、花粉粒、碳酸钙结晶等。凡以药材粉碎后直接制成制剂或添加有粉末药材的制剂,由于其在制备过程中原药材的显微特征仍保留在制剂中,因此均可用显微鉴别法进行鉴别。显微鉴别应选择专属性的特征进行鉴别,处方中多味中药共同具有的显微特征不能作为鉴别的特征。

(2) 化学鉴别:化学鉴别法是通过药材中的特定成分与一定试剂发生化学反应来进行鉴别的方法,一般有荧光法、显色法、沉淀法、升华法、结晶法等。所鉴别的成分应是已知的有效成分或其他特征成分,还应是处方中某一味药所单独含有的成分。鉴别反应须专属性强、灵敏、简便。有的反应,如泡沫反应、三氯化铁反应等,在植物中所含类似成分较多,专属性不强,不宜采用。其他成分是否有干扰,应做阴性对照试验。阴性对照试验是取不含鉴别药物的制剂(阴性对照),在相同的条件下反应,若不显正反应,则说明其他药物和辅料不干扰鉴别。

◈ **案例 15-1**

牛黄解毒片中黄芩的显色反应鉴别

方法:取本品 6 片(包衣者除去包衣),研细,加乙醇 10ml,温热 10 分钟,滤过,取滤液 5ml,加少量镁粉与盐酸 0.5ml,加热,即显红色。

解析:黄芩中含多种黄酮类化合物,主要为黄芩苷,黄芩素等化合物,可发生盐酸-镁粉还原反应显色。

(3) 色谱鉴别:色谱法分离效能好、灵敏度高、应用范围广,特别适合中药制剂的鉴别。其中薄层色谱法不需要特殊的仪器设备,操作简便,有多种专属的检测方法和丰富的文献资料,是目前中药制剂分析中应用最多的鉴别方法。该法是将中药制剂样品和对照品在同一条件下进行分离分析,观察样品在对照品相同斑点位置上是否有同一颜色(或荧光)的斑点,来确定样品中有无要检出的成分。常用鉴别方法有下列几种。

1) 对照品对照法:用中药制剂中某一药材所含有效成分的对照品制成标准对照液,与样品液点于同一薄层板上,展开,显色后,比较与对照品相同 R_f 值位置上有无同一颜色(或荧光)的斑点,来鉴别制剂中这种有效成分。

2) 阴、阳对照:将制剂中要鉴别的某味药材,按制剂的制法处理后,以制剂相同的比例条件、方法提取,所得提取液称为该味中药的阳性对照液。而将制剂处方中要鉴别的药物除去,剩下的各味药,按制剂方法处理后,按制剂相同的比例、条件、方法提取,所得提取液称为该味药的阴性对照液。将阴、阳对照液及样品溶液点于同一薄层板上,展开,显色后,若样品溶液与阳性对照液在相同 R_f 值位置上有相同色泽斑点,而阴性对照液无此斑点,则可用此斑点鉴别该味中药。

3) 对照药材对照:将制剂中某味中药的对照药材制成标准对照液,与样品溶液同时点于薄层板上,展开,显色后,观察样品溶液在与标准对照液相应位置上斑点的有无及颜色是否一致,来确定该味药材的有无。

◈ **案例 15-2**

安神补心丸中丹参的薄层色谱法鉴别

取本品 4g,研碎,加石油醚(30~60℃)20ml,超声处理 20 分钟,滤过,滤液蒸干,残渣加石油醚(30~60℃)0.5ml 使溶解,作为供试品溶液。另取丹参对照药材 1g,同法制成对照药材溶液。再取丹参酮ⅡA对照品,加石油醚(30~60℃)制成每 1ml 含 2mg 的溶液,作为对照品溶液。照薄层色谱法(2010 版中国药典附录ⅥB)试验,吸取上述三种溶液各 5μl,分别点于同一硅胶 G 薄层板上,以苯-乙酸乙酯(19:1)为展开剂,展开,取出,晾干。供试品色谱中,在与对照药材色谱相应的位置上,显相同颜色的斑点。

中药制剂鉴别的方法,除以上方法外,还可以采用光谱法进行鉴别,如紫外分光光度法、红外分光光度法等。由于光谱法专属性不如色谱法强,供试品需经提取、纯化处理,确能排除干扰组分干扰时,才能使用,所以应用较少。

2. 杂质检查 中药制剂中杂质的一般检查项目主要有水分、灰分、酸不溶性灰分、重金属和砷盐等。

(1) 水分检查:固体中药制剂多数要检查水分,因为水分含量过高,可引起制剂结块、霉变或有效成分的分解。因此,水分是丸剂、散剂、颗粒剂、胶囊剂等固体制剂的常规检查项目,在《中国药典》(2010 年版)制剂通则中规定有水分的限量。《中国药典》(2010 年版)一部附录收载的水分测定法有烘干法、甲苯法和减压干燥法及气相色谱法共 4 种方法。

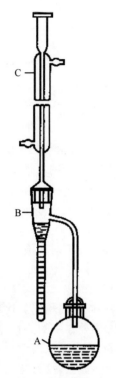

图 15-2　甲苯法测定水分
装置图
A. 圆底烧瓶;B. 水分测定管;
C. 冷凝管

知识链接
　　甲苯法测定含挥发性成分的药品中的水分,是利用水可与甲苯在69.3℃共沸蒸出,收集馏出液,待分层后由刻度管测定出所含水的量(图 15-2)。

(2) 总灰分和酸不溶性灰分:总灰分是指药材或制剂经加热炽灼灰化遗留的无机物。总灰分除包含药物本身所含无机盐(称生理灰分)外,还包括泥土、砂石等药材外表黏附的无机杂质。因此,测定灰分的目的主要是控制药材中泥土、砂土的量,同时还可以反映药材生理灰分的量。《中国药典》(2010 年版)一部收载有植物药的总灰分检查。

有的中药生理灰分的差异较大,特别是组织中含草酸钙较多的药材,如大黄的总灰分由于生长条件不同可有从 8% ~ 20% 以上的差别。此类药材的总灰分就不能说明外来杂质的量,因此需要测定酸不溶性灰分。

知识链接
酸不溶性灰分的测定方法
　　取药材或制剂的灰分,在坩埚中小心加入稀盐酸约 10ml,用表面皿覆盖坩埚,置水浴上加热 10 分钟,表面皿用热水 5ml 冲洗,洗液并入坩埚中,用无灰滤纸滤过,坩埚内的残渣用水洗于滤纸上,并洗涤至洗液不显氯化物反应为止。滤渣连同滤纸移至同一坩埚中,干燥,炽灼至恒重。根据残渣重量,计算供试品中酸不溶性灰分的含量(%)。

中药制剂以合格的药材为原料,原则上可以不再进行杂质检查。但由于某些以根、茎等原药材粉末为原料的制剂,为控制外来杂质的量,仍需检查。

(3) 重金属:药材由于环境污染和使用农药等原因,容易引入重金属杂质,所以中药制剂中重金属的量同样需要控制,特别是新研制的中药制剂和出口的中药制剂。《中国药典》(2010 年版)一部收载有重金属检查法,具体操作方法可参见本教材"药物的杂质检查"中的有关内容。由于中药制剂组成复杂,部分制剂含药材粉末,因此需进行有机破坏后方能检查。有机破坏的方法有干法破坏和湿法破坏。

知识链接
　　干法破坏是将供试品置坩埚中,先缓缓加热至炭化,再在 500~600℃炽灼至完全灰化,加酸处理后用硫代乙酰胺法检查。

(4) 砷盐:中药制剂的原料药材由于受除草剂、杀虫剂和化学肥料的影响,容易引入砷,因此控制砷盐的量是控制制剂纯度的一个非常重要的方面。《中国药典》(2010 年版)一部收载的砷盐检查法有古蔡法和二乙基二硫代氨基甲酸银法。由于中药制剂在检查前必须对样品进行有机破坏,《中国药典》多采用碱融法破坏。

砷盐的检查也可采用原子吸收分光光度法,用砷空心阴极灯,在 193.7nm 波长处检测,方法专属性强、灵敏度高。

(5) 残留农药:药用植物在栽培过程中,为减少虫害,常需喷洒农药,土壤中残存的农药也可能引入药材中。多数农药的残留期短,但有机氯类如六六六、DDT 等及少数有机磷农药能长期残留,所以需要加以控制。接触农药不明的样品,一般可测定总有机氯量和总有机磷量。《中国药典》(2010 年版)一部规定了有机氯类、有机磷类、拟除虫菊酯类的测定方法,除另有规定外,均采用气相色谱法测定有关农药残留量。

应用实例:气相色谱法测定黄芪甘草中有机氯农药残留量。

色谱条件为弹性石英毛细柱 Rtx-225(30m * 0.32mm * 0.10μm),进样口温度 250℃,检测器温度 250℃,载气为高纯氮,载气流量 240KPa. Range = 0,Current = 1.0,不分流进样,进样量 1μl。程序升温:第一阶段初始温度 120℃,升温速率 10℃/min,终止温度 190℃,终温保持时间 2 分钟;第二阶段初始温度 190℃,升温速率 2℃/min,终止温度 230℃,保持时间 2 分钟。在以上条件下,对照品 α-BHC,γ-BHC,β-BHC,δ-BHC,PP/-DDE,PP/-DDT,OP/-DDT,PP/-DDD,五氯硝基苯溶液色谱图见图 15-1。

本法中各对照品在一定浓度范围内峰高与浓度的线性关系良好,方法的精密度及回收率测定符合要求。作者应用此法测定了黄芪甘草中有机氯农药残留量。在以上条件下,有机氯混合对照品溶液色谱图见图 15-3。

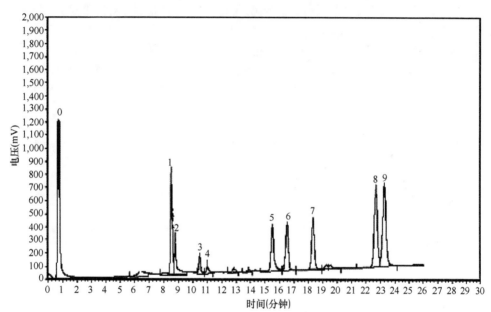

o-溶剂峰:1-PCNB;2-α-BHC;3-γ-BHC;4-PP-DDE;5-β-BHC;6-PP-DDT;7-δ-BHC;
8-OP-DDT;9-PP-DDD

图 15-3　有机氯混合对照品溶液色谱图

3. 含量测定　是控制中药制剂质量的重要内容。目前,中药制剂的常用含量测定方法应用最多的是色谱法和光谱法,高效毛细管电泳法(HPCE)在中药制剂分析方面的应用日益增加。其他方法如化学分析法、电化学分析法等也有应用。

(1) 高效液相色谱法:HPLC 法是在经典的液相色谱基础上发展起来的一种分离效能高、分析速度快、灵敏度高、应用范围广的分析方法,是中药制剂含量测定的首选方法。《中国药典》(2010 年版)一部收载的中药制剂,大多采用 HPLC 法测定含量。

1) 色谱条件的选择

a. 固定相:中药制剂分析中,多采用反相高效液相色谱法(RP-HPLC),即使用非极性的固定相,极性的流动相,其中以十八烷基硅烷键合硅胶(ODS)最常用。

b. 流动相:甲醇-水或乙腈-水的混合溶剂。使用反相色谱,制剂中极性的附加剂及其他干扰组分先流出,不会停留在柱上污染色谱柱。若分离酸性组分,如黄芩苷、丹参素、甘草酸等,可在流动相中加入适量酸,如乙酸、磷酸,以抑制其离解;对酸性较强的组分,也可使用离子对色谱法,常用的反离子试剂有氢氧化四丁基铵等。若分离碱性组分,如小檗碱、麻黄碱等,多采用反相离子对色谱法,在酸性流动相中加入烷基磺酸盐、有机酸盐,也可使用无机阴离子,如磷酸盐作为反离子。

c. 检测器:HPLC 法应用最普遍的检测器是紫外检测器。其灵敏度高,线性范围宽,适宜于在紫外、可见光区具有吸收物质的测定。

2) 含量测定方法

a. 外标法:若标准曲线过原点,测定组分含量变化不大,可使用外标一点法。由于中药制剂中待测组分含量的波动范围较大,所以最好采用标准曲线法定量。

b. 内标法:中药制剂组成复杂,若使用内标法,会增加分离的难度,其他组分很容易干扰内标峰,所以中药制剂含量测定中,当组成相对简单,杂质不干扰内标峰时,才能使用内标法。

3) 供试品溶液的制备:中药制剂组成复杂,成分的性质差异较大,待测组分的含量较低,在进行 HPLC 分析前,一般需对样品进行提取分离、纯化、浓集等预处理。对组成复杂的制剂,仍需采用萃取、柱色谱等预处理方法对供试品进行纯化处理。

4) 实例:复方感冒颗粒中绿原酸的含量测定。

色谱条件:ZORBAX S B C$_{18}$分析柱(416mm×250mm,5μm);流动相乙腈、0.04% 磷酸(13:87);检测波长 327nm;流速 110ml/min;柱温 40℃。按以上色谱条件得到样品、对照、阴性对照液分离色谱图见图 15-4。

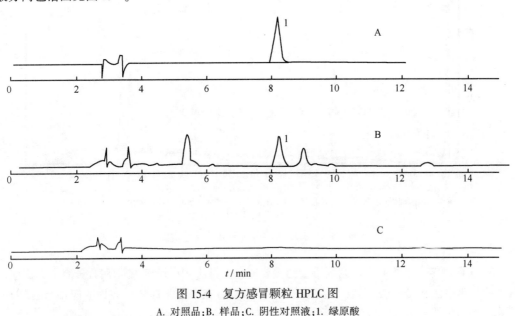

图 15-4　复方感冒颗粒 HPLC 图
A. 对照品;B. 样品;C. 阴性对照液;1. 绿原酸

绿原酸在 0.044~0.442μg 范围内,峰高与浓度的线性关系良好,$Y = 3.03×10^3 X - 2.53$($r = 0.9998$),方法的精密度及回收率测定符合要求。

(2) 气相色谱法:主要用于中药制剂中挥发油及其他挥发性组分的含量测定,也可用于中药制剂中含水量或含醇量的测定。

1) 色谱条件的选择

a. 固定相:气相色谱中固定相由固定液和载体组成。固定液的选择按极性相似或化学官能团相似的原理进行选择,对复杂样品的分析可使用混合固定液。载体为一定粒度,经酸洗并硅烷化处理的硅藻土或高分子多孔小球。

　　b. 柱温:是分离条件选择的关键,对分离度影响很大。柱温要低于固定液的最高使用温度,在使各分离组分有符合要求分离度的前提下,尽可能采用较低的柱温,但以保留时间适宜及不拖尾为宜。

　　c. 载气:氦、氮和氢可用作载气。载气的选择主要从对柱效、柱压降和检测器灵敏度的影响3 方面考虑。氢火焰和电子捕获检测器常用载气为氮气,热导检测器常用载气为氢气。

　　d. 检测器:适合气相色谱法的检测器有火焰离子化检测器(FID)、热导检测器(TCD)、氮磷检测器(NPD)、电子捕获检测器(ECD)、质谱检测器(MS)等。火焰离子化检测器对碳氢化合物响应良好,适合检测大多数药物的分析;氮磷检测器对含氮、磷元素的化合物灵敏度高;火焰光度检测器(FPD)对含磷、硫元素的化合物灵敏度高;电子捕获检测器适于含卤素元素原子的化合物;质谱检测器还能给出供试品某个成分相应的结构信息,可用于结构确证。除另有规定外,一般用火焰离子化检测器。

　　2) 含量测定方法:气相色谱常用的定量方法有内标法、外标法、归一化法等。

　　内标法对进样量的一致性、进样速度等操作要求不高,可抵消仪器稳定性差、进样量不够准确等原因带来的误差。内标法又分为内标加校正因子法、内标对比法和内标工作曲线法。

　　外标法操作简便,计算方便,要求进样准确及实验条件恒定。外标法又分为工作曲线法及外标一点法等。

　　归一化法的定量结果与进样的重复性无关,操作条件略有变化对结果影响较小。但其要求所有组分均要产生色谱峰,不适于微量杂质的含量测定。

　　(3) 薄层扫描法:是用一定波长的光照射在薄层板上,对薄层色谱有吸收紫外光和可见光的斑点,或经激发后能发射出荧光的斑点进行扫描,将扫描得到的图谱及积分数据用于药品的鉴别、检查和含量测定的方法。凡在一定的薄层条件下,能得到很好分离的,具有紫外-可见吸收或经显色后有可见吸收和具有荧光的化合物,均可用本法进行含量测定。薄层扫描法具有分离效能高、简便快速等特点,是中药制剂分析中常用的方法之一。

　　1) 试验条件的选择

　　a. 薄层色谱条件:要根据被测成分和干扰组分的性质,选择合适的色谱条件,使被测成分能完全分离,斑点对称,均匀,不拖尾。常用的薄层板为硅胶板,若被测成分具有颜色、具有荧光或虽不具有颜色但可用适当的显色剂显色的化合物,可用普通硅胶板;若被测成分具有紫外吸收,可用硅胶 GF_{254} 荧光板。

　　b. 检测方法:有吸收测定法和荧光测定法两种。在可见、紫外区有吸收的组分,可在 200~800nm 范围内采用吸收测定法测定。有荧光的组分,可选择好激发光波长(λ_{ex})和发射光波长(λ_{em}),用荧光法测定。

　　c. 测量方法:根据光测定方式分为反射法和透射法。反射法是将光束照射到薄层斑点上,测量反射光的强度;透射法则是测量透射光的强度。在薄层扫描法中大多采用反射法。

　　d. 扫描方式:根据光学系统不同,分为单波长扫描和双波长扫描两种。双波长是用两束不同波长的光,一束测量样品称测定波长(λ_{s});另一束作为对照,称参比波长(λ_{R})。两束光通过斩光器交替照射到斑点上,以吸收度之差 $\triangle A$ 定量。单波长法通常用于斑点吸收光谱的测定。

　　2) 定量方法的选择

　　a. 外标法:为薄层色谱扫描法最常用的测定方法。测定时,供试品溶液和对照品溶液应交叉点于同一薄层板上,供试品点样不少于 4 个,对照品每一浓度不少于 2 个。

　　b. 内标法:是将内标加入供试品溶液和对照品溶液中,以其峰面积的比值作为定量的依据,目前应用较少。

3）实例：脑得生丸中人参皂苷的含量测定。

精密称取供试品 2g，加硅藻土 2g，置索氏提取器中，先用乙醚除去脂溶性杂质，再用甲醇连续回流提取出人参皂苷，挥干甲醇，残渣加水溶解后，用正丁醇提取纯化，减压回收正丁醇液后，残渣加甲醇溶解，转移至 5ml 量瓶中，加甲醇至刻度，摇匀，作为供试品溶液；另取人参皂苷 Rg_1 对照品，精密称定，加甲醇制成每 1ml 含 0.5mg 的溶液，作为对照液。精密吸取供试品溶液 2~4μl，对照品溶液 2μl 和 4μl，分别交叉点于同一高效硅胶 G 薄层板上，以氯仿-乙酸乙酯-甲醇-水（1∶40∶22∶10）5~10℃放置 12 小时的下层液为展开剂，展开，取出，晾干，喷以 10% 硫酸乙醇溶液，110℃加热至斑点颜色清晰，取出，在薄层板上盖同样大小的玻璃板，用胶布固定，照薄层扫描法测定，波长：$\lambda_s = 525nm$，$\lambda_R = 700nm$，测定供试品和对照品吸收度积分值，计算，即得。本品每丸含三七以人参皂苷 Rg_1（$C_{42}H_{72}O_{14}$）计，不得少于 6.0mg。

该法使用两点校正法，标准曲线可用计算器作线性回归处理，也可按下式计算：

因 $$m = a + bA$$

故 $$b = \frac{m_1 - m_2}{A_1 - A_2}, a = m_1 - bA_1$$

（4）分光光度法：分光光度法灵敏、简便，在中药制剂分析中也有应用。但由于中药制剂成分复杂，不同组分的紫外吸收光谱往往彼此重叠、干扰，因此在测定前必须经过提取、纯化等步骤，以排除干扰。同时应取阴性对照品在相同条件下测定，应无吸收。常用的几种形式如下。

1）对照品法：用被测组分的对照品制成对照液，与样品溶液在相同条件下测定，根据下列公式计算样品含量。

$$C_{样} = \frac{C_{对} \times A_{样}}{A_{对}}$$

2）吸收系数法：利用被测组分对照品的 $E_{1cm}^{1\%}$ 计算样品含量。

$$样品（\%） = \frac{A_x}{E_{1cm}^{1\%} \times D \times W_x}$$

式中，A_x：样品的吸收度；D：稀释度，即稀释倍数的倒数；W_x：供试品取量。

3）液-液萃取比色法：某些被测成分可与一些试剂反应，生成有色物而被有剂溶剂提取，分取有机层后用比色法测定其含量。

⬡ 案例 15-3　　　万氏牛黄清心丸中黄连总生物碱的含量测定

取本品约 4g，剪碎、精密称定，置索氏提取器中，加盐酸-甲醇（1∶100）适量，于水浴加热回流至提取液无色，提取液移至 50ml 量瓶中，加盐酸-甲醇（1∶100）稀释至刻度，摇匀。照柱色谱法试验，精密量取 5.0ml，置已处理好的氧化铝柱（内径约 0.9cm，中性氧化铝 5g，湿法装柱，用乙醇 30ml 预洗）上，用乙醇 25ml 分次洗脱，收集洗脱液，置 50ml 量瓶中，加乙醇稀释至刻度，摇匀，精密量取 2.0ml，置 50ml 量瓶中，加硫酸液（0.05mol/L）稀释至刻度，摇匀，照分光光度法，在 345±1nm 处测定吸收度，按盐酸小檗碱（$C_{20}H_{18}ClNO_4$.）的吸收系数（$E_{1cm}^{1\%}$）为 728 计算即得。

解析： 万氏牛黄清心丸中黄连为君药，黄连中主要有效成分为小檗碱，尚含有少量其他的生物碱如黄连素、药根碱、甲基黄连素等，均属于季铵类生物碱，该法采用柱色谱分离，分离出较纯的生物碱。在酸性条件下，在小檗碱的最大吸收波长 345nm 处，按盐酸小檗碱的吸收系（$E_{1cm}^{1\%}$）为 728 计算含量。本品每丸含黄连总季铵碱，以盐酸小檗碱计，用吸收系数法测定含量。

（5）化学分析法：包括容量法和重量法。主要用于测定中药制剂中含量较高的一些成分及

含矿物药制剂中的无机元素。化学分析法的精确度高,但不如光谱法等仪器分析方法灵敏、专属,当测定组分含量较高时方可应用,且多用于组成较简单的制剂,测定前一般都需要进行提取、纯化等处理过程,以排除干扰。

⚛ **案例 15-4**   **苦参片中苦参总碱的含量测定**

方法:取苦参片 10 片(每片相当于生药粉 1g),精密称定(m_1)后研细,再称约 1/2 量(m_2),计算出相当的片数,加入少量 20% NaOH 碱化至潮湿状,置索氏提取器中加氯仿 200ml,水浴上回流提净生物碱。蒸发氯仿至干,用稀盐酸(1→25)溶解,过滤,移至 100ml 量瓶中,加稀盐酸至刻度。精密量取 40ml 置小烧杯中,加热煮沸,稍放冷,逐滴加入 10% 硅钨酸至沉淀完全。静置至溶液澄清,用恒重的 G_4 垂熔玻璃漏斗滤过,沉淀用 1% 盐酸和蒸馏水各冲洗 3 次,并在 100℃ 干燥至恒重,精密称定总沉淀。

解析:本法采用氯仿将苦参片中苦参总碱萃取出来,再根据生物碱在酸性条件下可与沉淀试剂(硅钨酸)定量生成沉淀,利用沉淀重量计算样品中的生物碱含量。

三、中药制剂分析的进展

由于中药制剂的化学成分极为复杂,且中医药理论与现代医学不同,因此,对中药制剂的分析不能完全套用合成药物的分析方法。应该在中医药理论的指导下,运用现代先进的科学技术,逐步探明中药制剂的作用机制,寻求评价和控制其质量的新方法、新途径。目前,中药制剂分析有以下进展。

(一) 新方法的研究进展

1. 计算药物分光光度法   中药制剂进行质量分析时,一般都需要经过提取、分离、纯化等处理过程,样品容易损失,且操作麻烦、费时。近年来,利用分光光度法通过适当的数学处理,可不经分离直接测定某些中药制剂的含量,如双波长分光光度法、三波长分光光度法、差示分光光度法、导数分光光度法、吸收倍率法、卡尔曼滤波法、正交函数分光光度法等。

2. 模式识别法   是以标准中药材为模式,将其提取物经色谱(薄层色谱、气相色谱、高效液相色谱)及光谱(紫外吸收光谱、红外吸收光谱、核磁、质谱等)分析获得化学信息,经数量化后,将全部数据输入计算机进行数据处理,经特征抽取,聚类分析,再建立判别函数。将被测样品数据与标准模式同样数据比较,就可以对同类中药进行模式识别。

(二) 新技术的研究进展

1. 多维色谱及联用技术   色谱法是目前较为理想的分离方法,但中药制剂的化学成分十分复杂,因此,使用二维或多维色谱能更有效地提高分离效能。例如,二维薄层色谱用于鉴别;气-质联用用于挥发成分的测定;裂解气相色谱-聚类分析法用于鉴别。

2. 药理、生物测定技术   根据中医药理论及药物的综合效应来设计与临床效果平行的生物测定方法控制中药制剂的质量,而暂时不必过多地考虑复方制剂组成的复杂性,同时测定样品也可不需要提取和分离。例如,含蒽醌类药物的生物测定,用大黄导泻法控制中药制剂质量,用豚鼠回肠法控制藿香正气水的质量,结果与临床疗效平行。

3. 中药指纹图谱研究技术   中药指纹图谱是指中药材、提取物或中药制剂等经过适当处理后,采取一定的分析手段,得到能够标示该中药材、提取物或中药制剂特性的共有峰的图谱,即运用现代分析技术对中药化学信息以图形(图像)的方式进行表征并加以描述。

通过指纹图谱的特异性,能有效鉴别样品的真伪或产地;通过指纹图谱主要特征峰比例的制订,能有效控制样品的质量,确保质量的相对稳定。

第 2 节　生物药物分析简介

生物药物(biopharmaceutics 或 biopharmaceuticals)系指利用生物体、生物组织或组成生物体的各种成分,综合运用生物学、生物化学、微生物学、免疫学、物理化学和药学的原理与方法制得的一大类药物。一般意义上的生物药物应该包括从动物、植物和微生物等生物体中提取的各种天然生物活性物质,以及人工合成或半合成的天然物质的类似物。

早期的生物药物是由利用生物材料加工制成的含有某些天然活性物质与混合成分的粗提物制剂,称为第一代生物药物,如甲状腺粉及其片剂、垂体后叶粉及其注射剂等;第二代生物药物是指利用近代生化分离纯化技术从生物体提取的具有针对性治疗作用的生物活性物质,如胰岛素、人免疫球蛋白等;第三代生物药物是应用生物技术生产的天然生理活性物质及经过生物工程手段改造的具有比天然物质更高药理活性的新物质。

生物药物按来源和生产方法分类,主要包括生化药物(biochemical drugs)、生物合成药物(biosynthetic drugs)和生物制品(biological products)。

生化药物是指从动物、植物及微生物中提取的,或采用生物化学合成和现代生物技术制得的生命基本物质及其衍生物、降解产物及大分子的结构修饰物等,如氨基酸、多肽、蛋白质等。

生物合成药物是利用现代生物技术研制的一类药物,包括基因工程药物。基因工程药物:在确定对某种疾病具有预防和治疗作用的蛋白质,进而控制该蛋白质合成过程的基因进行分离、纯化或人工合成,利用重组 DNA 技术加以改造,最后将该基因导入可以大量生产的受体细胞中,在受体中不断繁殖和表达,进而生产大规模具有复方和治疗疾病的蛋白质。

生物制品是应用普通的生物技术获得的微生物、细胞及组织等生物材料制备用于人类疾病预防、治疗和诊断的药品。人用生物制品包括:细菌类疫苗(含类毒素)、病毒类疫苗、抗毒素及抗血清、血液制品、细胞因子、体内及体外诊断制品及其他活性制剂,如毒素、抗原、变态反应原、单克隆抗体、重组 DNA 产品、抗原-抗体复合物、免疫调节剂及微生态制剂等。

一、生物药物分析的特点

(一) 分子量的不确定性

生物药物除氨基酸、核苷酸、辅酶及甾体激素等化学结构明确的小分子化合物外,多为大分子的物质,其具有复杂的结构,有的分子量不是定值,甚至化学结构也不确定,给质量分析带来很大的困难。对大分子的药物,即使组分相同,往往由于分子量不同而产生不同的生理活性,如酸性黏多糖肝素,能明显延长血凝时间,而低分子量肝素抗凝活性低于肝素。因此,此类药物常需要进行纯度测定及分子量测定。

(二) 化学结构式难以确认

在大分子生物药物中,由于有效结构或分子量不确定,其结构的确证很难采用 X 射线衍射法、紫外法、红外法和核磁共振法等物理方法证实,往往还要用生化法如氨基酸组分分析、氨基酸序列分析等方法加以确证。

(三) 需检查生物活性

此类药物对热、酸、碱、重金属及 pH 都比较敏感,各种理化因素的变化易对生物活性产生影响。在制备多肽或蛋白质类药物时,有时因工艺条件的变化,导致失活。因此,对这些生物药物,除采用理化法检验外,还需采用生物检定法进行检查,以证实其生物活性。

（四）需进行安全性检查

由于此类药物的性质特殊，生产工艺复杂，易引入特殊杂质和污染物，故需进行安全性检查，如热源检查、过敏实验、异常毒性实验、致突变实验和生殖毒性实验等。

（五）效价（含量）测定

生物药物除应用一般化学方法或理化分析进行有效成分含量测定外，还应根据产品的特异生理效应或专一生化反应拟定其专属的生物效价测定方法，以表明其所含生物活性成分含量的高低。

二、生物药物分析的方法

（一）鉴别

鉴别是利用化学法、物理法及生物学方法来确证生物药物的真伪。通常，需要标准品或对照品在同一条件下进行对照实验。常用的鉴别方法有以下几种。

1. 化学反应法　利用药物与某试剂在一定条件下反应，生成有颜色的产物或沉淀进行鉴别。例如，硫酸鱼精蛋白的鉴别采用呈色法，鱼精蛋白由多种氨基酸组成，含有—CONH—结构，在浓碱溶液中与硫酸铜发生双缩脲反应，生成紫红色。胃蛋白酶是具有高效、专一催化活性的特殊蛋白质，易受酸、碱、重金属或有机溶剂等的作用，破坏蛋白质肽链的空间结构，引起蛋白质变性，生成不溶性的沉淀，可采用沉淀法进行鉴别。

2. 紫外分光光度法　利用生物药物中的共轭系统在紫外光区有特征吸收进行鉴别。例如，辅酶 A 的结构中含腺嘌呤，有紫外吸收，其水溶液在 259nm 波长处有最大吸收，在 230nm 波长处有最小吸收。

3. 高效液相色谱法　利用对照品溶液和供试品溶液色谱图的保留时间和肽图谱的一致性进行鉴别。常用反相液相色谱和分子排阻色谱。

4. 酶法　酶是一种专一性强、催化效率高的生物催化剂。利用酶对底物特异性的催化活性，可以作为酶类药物简便、快速、灵敏的鉴别方法。例如，尿激酶是专属性较强的蛋白水解酶，根据尿激酶能激活牛纤维蛋白溶酶原，而具有相同作用的链激酶不能激活牛纤维蛋白溶酶原而加以区别，并用直接观察溶解纤维蛋白作用的气泡上升法作为判断指标。

5. 电泳法　应用电泳技术如等电聚焦电泳、SDS-聚丙烯酰胺凝胶电泳等，根据目的产品电泳图谱和数据的一致性、同一性，对蛋白类生物药物进行鉴别。例如，肝素的鉴别采用糖凝胶电泳法，肝素是由 D-硫酸氨基葡萄糖和葡萄糖醛酸分子间组成的酸性黏多糖，其水溶液带强负电荷，于琼脂凝胶板上，在电场作用下，向正极方向移动，与肝素国家标准品对照，其移动位置相对应。

6. 生物鉴别法　利用生物体进行试验来鉴别药物。即利用生物体对生物药物特定的生物活性的反应为基础进行的鉴别。例如，用家兔惊厥试验来鉴别胰岛素，是通过胰岛素的降血糖作用进行鉴别的，当剂量过大，血糖降低至一定水平（约 30%），家兔即发生惊厥，迅速静脉注射 50% 葡萄糖注射液，补充血糖，惊厥停止，说明惊厥是胰岛素所致低血糖而引起的。

（二）杂质检查

生化药物分子较大，结构复杂，有时成分并非单一，纯化工艺较难，因此生物药物的杂质检查非常必要。

1. 一般杂质检查　生物药物的一般杂质检查项目包括氯化物、硫酸盐、磷酸盐、铵盐、铁盐、重金属、酸度、溶液的澄清度或溶液的颜色、水分及干燥失重、炽灼残渣。其检查的原理及方法与化学药物中的一般杂质检查相同。

2. 特殊杂质检查 许多生物药物是从生物组织中提取或用微生物发酵法制得,易残存一些特殊杂质污染物或其他成分。例如,胰蛋白酶是从动物胰脏中提取制得的一种蛋白水解酶,在制备过程中,易引入杂质糜蛋白酶,《中国药典》(2010 年版)规定要检查此酶。

> **知识链接** **分子杂交技术测定外源性 DNA**
>
> 分子杂交技术的基本原理是基于 DNA 探针检测变性而且固定在硝酸纤维膜上的宿主细胞 DNA。供试品中的外源性 DNA 经变性为单链后吸附于固相膜上,在一定温度下可与相匹配的单链 DNA 复性而重新结合成为双链 DNA。用于探针标记和阳性对照的 DNA,由生产供试品用的传代细胞、工程菌或杂交瘤细胞提取纯化获得。将特异性单链 DNA 探针标记后,与吸附在固相膜上的供试品单链 DNA 杂交,并使用与标记物相应的显示系统显示杂交结果,与已知含量的阳性 DNA 比对后,可测定供试品中外源性 DNA 的含量,灵敏度可达 10pg 以下。

(三) 安全性检查

1. 热原检查 热原是由微生物所分泌的某一种代谢产物,一般认为是内毒素,能使恒温动物(包括人)的体温升高。热原并不包括某些也能引起致热的化学物质。《中国药典》(2010 年版)采用家兔法,系将一定剂量的供试品,静脉注入家兔体内,在规定时间内,观察家兔体温升高的程度,判定该供试品中所含热原是否符合规定。

2. 细菌内毒素检查 是利用鲎试剂来检测或量化由革兰阴性菌产生的细菌内毒素,以判断供试品中细菌内毒素的限量是否符合规定的一种方法。其检查包括两种方法:凝胶法和光度测定法。供试品检测时,可使用其中任何一种方法进行实验。当测定结果有争议时,除另有规定外,以凝胶法结果为准。

3. 异常毒性检查 异常毒性试验是将一定剂量的药物按指定的操作方法和给药途径给予规定体重的某种试验动物,观察其急性毒性反应。反应的判断以试验动物死亡与否为终点。生物制品的异常毒性检查为生物制品的非特异性毒性的通用安全试验,检查制品中是否污染外源性毒性物质及是否存在意外的不安全因素。异常毒性试验一般包括小鼠试验和豚鼠试验。

4. 过敏反应检查 是一种检查异性蛋白的实验方法,是将一定量的供试品溶液注入豚鼠腹腔或皮内,间隔一定时间后静脉或皮内注射供试品进行攻击,观察动物出现过敏反应的情况,以判断供试品是否引起动物全身过敏反应。药物中若夹杂有异性蛋白,在临床使用时易引起患者多种过敏反应,轻者皮肤出现红斑或丘疹,严重者可出现窒息、发绀、血管神经性水肿、血压下降,甚至休克及死亡。因此,有可能存在异性蛋白的药物,应做过敏试验。如《中国药典》(2010年版)规定细胞色素 C 溶液及细胞色素 C 注射液应做过敏试验。

5. 降压物质检查 降压物质是指某些药物中含有的能导致血压降低的杂质,包括组胺、类组胺或其他导致血压降低的物质。在用动物脏器或组织为原料制备生化药物的过程中,正常组织内存在的组胺及部分氨基酸脱羧形成的组胺、酪胺等胺类物质,均为这类杂质的来源。因此,除了从生产工艺上采取有效措施以减少可能的污染外,对有关药品中的降压物质进行检查并控制其限度是非常必要的。《中国药典》(2010年版)采用猫(或狗)血压法检查药物中所含的降压物质。

6. 无菌检查 是对药品及敷料等是否染有活菌的检查。由于许多生物药物是在无菌条件下制备的,且不能高温灭菌。所以,无菌检查就是非常必要的。若供试品符合无菌检查法的规定,仅表明供试品在该检验条件下未发现微生物污染。

(四) 含量(效价)测定

为了确保药物的疗效,必须对生物药物进行定量分析。生化药物的含量表示方法有两种,一种是用含量百分比表示,适用于化学结构明确的小分子药物或经水解后变成小分子的药物。另一种是用生物效价或酶活力单位表示,适用于酶类、蛋白质类等药物。常用的定量方法包括理化分析法、生化测定法(酶法、电泳法与免疫法)和生物检定法等。

1. 理化法

(1) 重量法:根据样品中分离出的单质或化合物的重量测定所含成分的含量。依据被测组分分离方法的不同,可分为提取法、挥发法、沉淀法。

1) 提取法:用适宜的溶剂提取出样品中的某种成分,再蒸去溶剂进行测定。例如,胰酶中脂肪含量测定是用乙醚提取后挥散乙醚,残渣在105℃干燥2小时,然后称重并计算。

2) 挥发法:是利用被测组分具有挥发性,或将其转化为挥发性物质来进行含量测定的方法。"炽灼残渣"为直接挥发法的一种特殊方式;"干燥失重"为间接挥发法。

3) 沉淀法:是利用沉淀反应,将被测组分转化成难溶物,以沉淀形式从溶液中分离出来,然后经过过滤、洗涤、烘干或炽灼,最后称重并计算其含量的方法。

(2) 滴定法:根据样品中某些成分与标准溶液能定量地发生酸碱中和、氧化还原或络合反应等进行测定。例如,胰酶的淀粉酶测定是利用氧化还原反应,以淀粉为底物,经淀粉酶水解后产生还原糖,在碱性溶液中还原糖又将斐林试剂中的 Cu^{2+} 还原成 Cu^+,多余的 Cu^{2+} 在酸性溶液中与 KI 作用析出碘,然后用硫代硫酸钠滴定所析出的碘,来推算糖的含量,进而标定淀粉酶的效价。

(3) 比色法:样品中某些成分与显色剂可发生颜色反应,依据颜色反应的强度测定含量,如蛋白质的含量测定,可利用蛋白质与双缩脲试剂发生颜色反应,而进行定量测定。

(4) 紫外分光光度法:样品或转化后的产物在某一波长处有最大吸收,在一定的浓度范围内,其浓度与吸收度成正比,则可进行定量测定,如核苷酸在 260nm 处有最大吸收,糜蛋白酶与底物 N-乙酰-L-酪氨酸乙酯作用后的产物在 237nm 处有最大吸收,根据其吸收度可进行定量分析。

(5) 高效凝胶过滤色谱法:可用于多肽和蛋白质等生化药物的分离及其分子量的测定。高效凝胶过滤色谱法柱上填充着微粒状的具有亲水性表面组成的有机物载体或表面性质得到改造的硅胶类物质。高效凝胶过滤色谱法具有以下特点。

1) 分离是根据蛋白质或多肽在溶液中相应的有效粒径而进行的。当蛋白质具有相同的形状(如球状或纤维状)时,通常可以根据分子量来预示组分的洗脱顺序,所以能用来测定蛋白类药物的分子量。

2) 分离是在固定比例的水溶液中进行的。流动相通常是缓冲液。为了提高分离能力,可加入少量的能与水互溶的有机改性剂或表面活性剂。

3) 活性蛋白质可得以回收。填料和样品间的相互作用在所有的液相色谱技术中,本法是最温和的。因此,活性蛋白质几乎可以全部回收,除非流动相中含有变性剂,如尿素等。

(6) 高效离子交换色谱法:是蛋白质、多肽分离分析中常用的方法之一,具有以下特点。

1) 蛋白质、多肽的分离是根据其相应的离子化程度而进行的。暴露在外的带电荷的氨基酸残端的数量(如天冬氨酸、赖氨酸)将影响洗脱过程。

2) 分离过程是以盐浓度增大的梯度洗脱法进行的。样品溶液必须和进样前的流动相保持相同的 pH 和离子强度。为获得良好的重现性,样品进样前,柱必须充分平衡。典型的分离梯度是缓冲液为 0.3~1.0mol/L 的盐酸溶液。如有可能应尽量避免使用卤素类盐,以延长不锈钢柱的寿命。

3) 分离中在阴离子和阳离子交换之间呈现出很大的差异。如果以阴离子交换来代替阳离子交换,蛋白质样品的洗脱次序将出现差异。这样可在相同的 pH 下实行不同的分离。如果蛋白质对 pH 敏感,分离条件的优化可通过在限定的 pH 范围内选择最适的交换而实现。

4)柱效中等并具有较高质量的活性回收。通常获得的峰比反相色谱更宽,但活性回收更佳。活性蛋白质的回收可通过不同强弱交换类型的选择而优化。对于一些敏感蛋白质,如果回收有问题,弱型离子交换剂可获得更好的活性和质量回收。

2. 酶法 酶法通常包括两种类型:一种是以酶为分析对象的分析,即酶活力测定法,用于测定样品中某种酶的活力或活性;另一种是以酶为分析工具或分析试剂的分析,即酶分析法,主要用以测定样品中酶以外的其他物质的含量。二者检测的对象虽有所不同,但原理和方法都是以酶能专一而高效地催化某化学反应为基础,通过对酶反应速度的测定或生成物等浓度的测定而检测相应物质的含量。

(1)酶活力测定法:酶活力是指酶催化一定化学反应的能力。酶活力的测定实质是测定一个被酶所催化的化学反应的速度。酶反应的速度可以用单位时间反应底物的减少或产物的增加来表示,酶反应的速度愈快所表示的酶活力愈高。酶的活性单位(国际单位 IU):是指在 25℃下,以最适宜的底物浓度、最适宜的缓冲液离子强度及最适宜的 pH 等条件下,每分钟能转化一微摩尔底物的酶量定为一个活性单位。酶的比活性以每一毫克蛋白质所含的酶单位数表示。常用的测定方法有取样测定法和连续测定法。

1)取样测定法:是将酶与底物混合后,让其反应一定时间,然后从反应系统中取出一定量的反应液,并用适当的方法停止其反应后,再根据产物和底物在化学性质上的差别,选用适当的检测方法进行定量分析,求得单位时间内酶促反应变化量的方法。停止酶反应通常采用添加酶的变性剂的办法,如加 5% 的三氯乙酸、3% 的高氯酸或其他酸、碱、醇类。另一种停止酶反应的办法是加热使酶失效。在取样测定法中使用何种具体的检测方法要根据具体的酶反应而定。常用的检测方法有可见-紫外分光光度法、荧光分析法等。

2)连续测定法:是将酶和底物混合后,基于底物和产物在物理化学性质上的不同,在反应过程中对反应系统进行直接连续检测的方法。常用的检测方法有可见-紫外分光光度法、荧光分析法、旋光度法、酶偶联测定法、离子选择电极测定法等。

在确定酶促反应条件时应考虑底物浓度、pH、温度和辅助因子的影响。

(2)酶分析法:是一种以酶为分析工具(或试剂)的分析方法。分析的对象可以是酶的底物、辅酶活化剂甚至抑制剂。在进行这类分析时,先要根据分析对象选择适宜的"工具酶",然后再通过酶反应的测定,并借助相应的校正曲线来测定其浓度或含量。本法有动力学分析法和总变量分析法两种。

1)动力学分析法是通过条件控制,分别使底物、辅酶活化剂或抑制剂的浓度在酶反应中起决定反应速度的主导作用,这时酶反应速度和上述相应因素的浓度间将具有确定的比例关系,测定酶反应的速度就可求出其浓度。

2)总变量分析法:又称为平衡法或终点法,是根据被测物质的性质,选择适宜的分析工具酶对该物质进行作用,然后在反应完成后,借助物理化学方法测出其总变化量,并参考反应的平衡点,计算出被测物的实际含量或浓度的一种分析方法。本法仅适用于底物物质的测定,应用时应考虑工具酶的用量与反应的平衡点。

3. 电泳法 是指带电微粒如蛋白质、核苷酸和其他微粒分子在电场的作用下,向其对应电极方向按各自的速度泳动,而使组分分离,再进行检测或计算百分含量的方法。电泳法具有灵敏度高、重现性好、检测范围广、操作简便并兼备分离、鉴定、分析等优点,已成为生物药物分析的重要手段之一。

电泳分离是基于溶质在电场中的迁移速度不同而进行的。一个离子在电场中的迁移速度为:

$$v = \mu_e E$$

式中，v：离子迁移速度；μ：为电泳迁移率；E：为电场强度。

根据电泳的分离特点及工作方式，电泳可分为三大类：①自由界面电泳：在一根 U 形管里的溶液中，同种分子的构型及荷电情况基本一致，在电场影响下，逐渐密集而与其他电泳迁移率不同的物质之间形成明显的界面。由于自由界面电泳不受支持物的影响，分离效果较好。适用于蛋白质组分的鉴别、含量测定和电泳迁移率的测定。②区带电泳：在电泳过程中，应用各种不同的惰性支持介质(如纸、醋酸纤维素、聚丙烯酰胺凝胶等)，在电场作用下，使具有不同泳动速度的组分形成各自区带的电泳。根据所用支持物不同可分为：纸电泳法、醋酸纤维素薄膜电泳法、聚丙烯酰胺凝胶电泳法和十二烷基硫酸钠(SDS)聚丙烯酰胺凝胶电泳法。③高效毛细管电泳：是在一根内径约 $50\mu m$ 的毛细管中，在高压电场下进行样品分离分析的一种新型电泳技术。

根据所用支持物的不同，电泳法可分为：纸电泳法、醋酸纤维素薄膜电泳法、聚丙烯酰胺凝胶电泳法(PAGE 法)和 SDS-聚丙烯酰胺凝胶电泳法等。

李响等进行了毛细管 SDS 无胶筛分电泳测定小分子多肽分子量的研究，多肽分子量标准的蛋白电泳图谱见图 15-5。

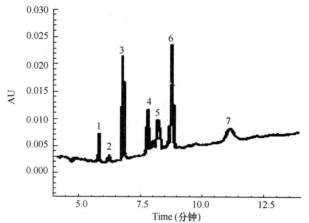

1.OG;2.Glob in Ⅲ(Mr2 512)；3.Glob in Ⅱ(Mr2 214)；4.Glob in Ⅰ(Mr8 159)；
5.Glob in Ⅰ+Ⅲ(Mr0 700)；6.Glob in Ⅰ+Ⅱ(Mr14 404)；7.Glob in(Mr16 949)

图 15-5 　多肽分子量标准的蛋白电泳图谱

4. 生物检定法 　是利用药物对生物体(整体动物、离体组织、微生物等)的作用以测定其效价或生物活性的一种方法，是以药物的药理作用为基础、生物统计为工具，运用特定的实验设计，通过供试品和相应的标准品或对照品在一定条件下比较产生特定生物反应的剂量比例，来进行供试品效价的测定。主要用于药物的效价测定、微量生理活性物质的测定、中药质量的控制、某些有害杂质的限度检查等。

生物检定法包括整体和离体测定。整体测定直接反映药物对生物的综合作用，但需要动物、供试品用量多，试验耗时长、精密度和灵敏度较差。离体测定个体差异小，试验时间较短，精密度和灵敏度较高，能在一定程度上保留药理作用特性，缺点是不一定能反映供试品在整体动物上的作用。

三、生物药物分析的进展

生物药物的化学本质多为生物大分子，其质量及效价测定以前多采用生物检定法，既不经济又费时，准确性也较差。目前，由于新的分析技术的相继出现，除少数仍在使用生物检定法外,逐步向理化分析和仪器分析发展,如气相色谱、高效液相色谱、紫外分光光度法、红外分光光度法、质谱、磁共振、氨基酸自动分析、超离技术、放射免疫和酶免疫技术,生化试纸、酶试剂和酶电极检测等。

近年来,现代生物技术在生物药物的分析中已经有多方面的应用。应用细胞培养技术可对生化药物进行活力分析和效价检测,如干扰素、白细胞介素-2 都是用细胞培养技术进行定量。另外,单克隆抗体免疫分析技术及基因分析技术的应用使生化药物的检测限量和检测灵敏度获得了极大的提高,如应用基因杂交技术可以分析医药品中 1pg 水平的外源 DNA,从而保证了用药的安全可靠。随着生物药物研究的不断深入,分析技术的不断发展,生物药物的分析将会有更新的进展。

目 标 检 测

一、名词解释

1. 中药制剂
2. 生物药物

二、填空题

1. 生物药物鉴别方法有 _____、_____、_____。

2. 药制剂分析的基本程序为 _____、_____、_____、_____、_____。

三、选择题

【A 型题】

1. 对中药及其制剂进行残留农药检查时,当接触农药不明时,一般可测定(　　)
   A. 总有机氯量
   B. 总有机磷量
   C. 总有机溴量和总有机氯量
   D. 总有机溴量
   E. 总有机氯量和总有机磷量

2. 化学分析主要用于测定中药制剂中的(　　)
   A. 含量较高的一些成分
   B. 含矿物药制剂中的无机成分
   C. 含贵重药制剂中的无机成分
   D. 含量较高的一些成分和含矿物药制剂中的无机成分
   E. 含量较高的一些成分和含贵重药制剂中的有机成分

3. 对中药制剂进行含量测定时,首先应当选定的含量测定项目是(　　)
   A. 君药及贵重药
   B. 臣药及其他药
   C. 一类总成分的含量
   D. 浸出物含量
   E. 中医用药的功能主治相近的成分

4. 挥发油的提取,适宜用的方法是(　　)
   A. 萃取法
   B. 冷浸法
   C. 回流提取法
   D. 连续回流提取法
   E. 水蒸气蒸馏法

5. 薄层色谱鉴别中使用最多的是(　　)
   A. 硅胶 G 板
   B. 硅藻土板
   C. 聚酰胺板
   D. 氧化铝板
   E. 纤维素板

6. 中药制剂分析中农药残留量定性定量分析的最常用方法为(　　)
   A. 高效液相色谱法
   B. 分光光度法
   C. 化学分析法
   D. 气相色谱法
   E. 薄层扫描色谱法

7. 中药制剂分析首选的含量测定方法为(　　)
   A. 高效液相色谱法
   B. 气相色谱法
   C. 薄层扫描色谱法
   D. 分光光度法
   E. 化学分析法

8. 生物药物一般不包括(　　)
   A. 生化药物
   B. 生物技术药物
   C. 基因工程药物
   D. 维生素
   E. 生物制品

9. 下列关于生物药物和基因工程药物质量控制的特点叙述错误的是(　　)
   A. 是生物体基本生化成分
   B. 结构确证难
   C. 常需进行生物活性检查
   D. 均为大分子的化合物
   E. 生产中易引入特殊杂质和污染物,如残留 DNA

10. 下列酶类和蛋白质类等药物的活性单位的表示正确的是(　　)
    A. U/mg
    B. IU/mg
    C. I/mg
    D. I/g
    E. U/g

11. 下列广泛适合于具有生物活性生物药物的理化分析方法是( )
    A. 重量测定法
    B. 容量测定法
    C. HPLC 法
    D. 酶法
    E. 紫外-可见分光光度法

【B 型题】

[12~16 题共用备选答案]

    A. 氧化铝板　　　　　B. 硅胶 H 板
    C. 聚酰胺板　　　　　D. 硅胶 G 板
    E. 纤维素板

12. 用薄层色谱法鉴别生物碱类成分常用( )

13. 在薄层色谱法鉴别中,鉴别黄酮类化合物时常用( )

14. 在薄层色谱法鉴别中,鉴别酚类化合物时常用( )

15. 在薄层色谱法鉴别中,鉴别氨基酸成分常用( )

16. 在薄层色谱法鉴别中,使用最多的固定相是( )

[17~20 题共用备选答案]

    A. 冷浸法　　　　　　B. 萃取法
    C. 超临界流体萃取法　D. 水蒸气蒸馏法
    E. 索氏提取法

17. 主要用于液体制剂中有效成分的提取( )

18. 主要用于遇热不稳定组分的提取( )

19. 主要用于固体制剂中有效成分的提取( )

20. 主要用于有挥发油的有效成分的提取( )

【X 型题】

21. 中药及其制剂分析和一般程序是( )
    A. 取样与样品的保存
    B. 鉴别
    C. 检查
    D. 含量测定
    E. 检验记录与报告

22. 中药及其制剂的纯化方法有( )
    A. 沉淀法　　　　　　B. 萃取法
    C. 比色法　　　　　　D. 蒸馏法
    E. 色谱法

23. 中药及其制剂的杂质检查项目有( )
    A. 水分
    B. 灰分和酸不溶性灰分
    C. 重金属
    D. 砷盐
    E. 残留农药

24. 中药及其制剂分析的定性鉴别的主要方法有( )
    A. 性状鉴别　　　　　B. 理化鉴别
    C. 显微鉴别　　　　　D. 色谱鉴别
    E. 显微化学鉴别

25. 中药制剂分析常用的定量测定方法有( )
    A. 化学分析法　　　　B. 分光光度法
    C. 高效液相色谱法　　D. 薄层扫描色谱法
    E. 红外光谱法

26.《中国药典》(2010 年版)收载的人用生物制品包括( )
    A. 疫苗
    B. 抗毒素
    C. 血液制品
    D. 细胞因子
    E. 体内及体外诊断制品

27. 下列属于生物药物和基因工程药物质量控制项目的是( )
    A. 来源与种类　　　　B. 干燥失重或水分
    C. 肽图　　　　　　　D. 生物活性
    E. 热原试验

28. 生物药物和基因工程药物的安全性检查项目有( )
    A. 无菌检查
    B. 降压物质试验
    C. 过敏试验
    D. 异常毒性试验
    E. 致突变试验和生殖毒性试验

四、简答题

1. 中药及其制剂分析的特点是什么?

2. 中药制剂分析常用的提取方法、纯化方法有哪些?

3. 简述电泳法测定生物药物和基因工程药物的原理,根据所用支持物的不同电泳法可分为哪些类型?

4. 生物药物和基因工程药物的含量(效价)如何表示?

5. 简述酶法分析生物药物和基因工程药物的原理,主要有哪些方法?

第 16 章　体内药物分析简介

学习目标

1. 掌握体内药物分析样品的种类、采集与贮存、样品的制备。
2. 理解常用体内药物分析方法与应用。
3. 了解体内药物分析的性质、重要性、任务与特点。

第 1 节　概　　述

为了达到药物临床使用的安全、合理和有效,人们越来越要求了解和提供药物在体内的更多信息。因此需要对药物及其制剂的体内吸收、分布、代谢和排泄过程、作用机制及药物效应等进行研究,进而促进药物动力学、生物药剂学、临床药理学等一些新兴边缘学科的发展与建立。这些新兴学科在实际工作中,需要解决的关键问题就是建立体内微量药物及其代谢物的分类、分析方法,以此进行治疗药物检测(TDM)、药物的生物利用度及生物等效性评价、药物毒副反应与药效学阐述,以及前体药物和新药的研发等,因此,给药物分析提出了新的任务,而体内药物分析方法学的完善与提高是上述学科的实验手段及技术支撑,由此也促使体内药物分析迅速成为一门独立的新兴学科。

一、体内药物分析的性质

体内药物分析是指通过各种分析手段,了解药物在体内的数量和质量的变化,获得各种药物代谢动力学的各种参数,药物在体内的生物转化、代谢的方式和途径等信息,从而为药物生产、实验研究、临床医疗等方面对所研究的药物做出估计与评价,以及对药物的改进和发展作出贡献。

> **知识链接**
>
> 在临床应用中,即使摄入相同的剂量,由于生理、病理、遗传和环境等因素引起的个体差异,常常导致体液中药物浓度差别很大。某些药物为达到一定的治疗效果,用药剂量可相差 10~20 倍之多,明显地存在着"化学上等价而生物学上不等价"的情况。

二、体内药物分析的任务

(1) 进行体液和组织中药物及其代谢物的测定,为临床药物监测、药物动力学等方面提供数据与信息。

(2) 进行方法学研究,提供合理的最佳分析条件;探讨各种方法应用于体内药物分析中的规律性问题。为临床药学的研究提供准确、灵敏、快速的分析方法。

(3) 参与临床和药理研究,对所获得结果进行阐明工作。

三、体内药物分析的特点

根据体内药物分析的任务和分析的对象,体内药物分析的特点可归纳为以下几点。

（1）样品复杂,干扰杂质多。体液和组织中的内源性物质不仅能与药物及其代谢物结合,而且还常干扰测定。因此,样品要经过分离、纯化后才优能准确地测定。

（2）样品量少,不易重新获得。尤其是在连续测定过程中,很难再度获得完全相同的样品。样品中待测定的药物及其代谢物浓度很低,活性极低,所以分离提取后常用浓缩方法以浓集待测组分。

（3）供临床用药监护的检测分析方法,要求简便、快速、准确,以便迅速为临床提供设计合理的用药方案及中毒解救措施。

（4）实验室要拥有多种仪器设备,拥有样品冷贮、萃取、浓集及多种检测条件,可进行多项分析工作。

（5）工作量大,测定数据的处理和阐明有时不太容易,需要相关学科的参与。

第 2 节　样品的种类、采集与贮存

一、样品的种类

体内药物分析采用的生物样品种类包括体内的各种体液和组织。由于血样能较好的反映药物浓度和治疗作用之间的关系,因此最常被用。尿液常用来测定尿药浓度或药物的代谢产物,尿液同时可用于药物生物利用度、尿液排泄及毒代动力学的测定。唾液采集最方便,且有时与血浆游离药物浓度具有相关性而时有使用。毛发可用于检测药物滥用及测定微量元素的含量。考察药物的分布时常需采集生物的组织样本。在一些特定情况下也有采用乳汁、泪液、脊椎液、汗液、胆汁、羊水、精液、粪便及各种组织或其他接近有关药物作用点的检体。

二、样品的采集

原则上任何体液和组织均可用于分析,但一般情况下,样品的选取可依据以下原则:①根据不同的分析目的和要求进行选取;②所取样品应能正确反应药物浓度与效应之间的关系;③样品应易于获取,便于处理、分析。

(一) 血样

体内药物分析中最常用的血样包括血浆、血清和全血,其中选用最多的是血浆。一般认为,当药物在体内达到稳定状态时,血浆中的药物浓度与药物在作用点的浓度紧密相关,反映了药物在体内的状况,可以作为作用部位药物浓度的可靠指标。血药浓度测定通常是指测定血浆或血清中的药物浓度。

1. 采集方法　供分析的血样应能代表整个血药浓度,应待药物在血液中分布均匀后取样。通常采用静脉取血,有时根据血药浓度和分析方法的灵敏度,也可从毛细血管取血。由采集的血液制取血浆或血清。

2. 血样制备

（1）血浆:将采取的血液置于含有抗凝剂(肝素、枸橼酸或草酸盐等)的试管中,混合,以2500~3000rpm(转/分)离心 5 分钟,分取上清液即得,其量约为全血的一半。实际工作中制备血浆时最常用的抗凝剂为肝素。

（2）血清:将采取的血液在室温下放置 30 分钟至 1 小时,待血块凝结析出后,2000~3000rpm 离心 5~10 分钟,分取上清液即得。其量为全血的 30%~50%。

血清与血浆基本成分相同,血清是除去纤维蛋白原的血浆。

（3）全血:也应加入抗凝剂并混匀,防止凝血。

对大多数药物来说血浆浓度与血细胞中的浓度成正比,测定全血不能提供更多的数据,而全血的净化较血浆或血清麻烦,特别是溶血后,血色素等会妨碍测定。对一些可与红血球结合的药物,或药物在血浆中和在红血球中的分配比因人而异的情况下,则宜采用全血。

3. 血样采集的量 血样的取样量受到一定限制,尤其是间隔时间较短的多次取样。一般取血量为 1~3ml,随着高灵敏度的分析方法的建立,取样量可减少到 1ml 以下,或改用手指取血,此时取样量往往仅需 0.1ml,从而易为受试者接受。

4. 血样的取样时间间隔 血样的取样时间间隔随测定目的不同而异。例如,进行动力学参数测定时,需给出药物在体内的药物浓度-时间曲线,应根据动力学曲线模型与给药方式确定取样间隔和次数,主要在曲线首尾与峰值附近取样。又如,在测定血药浓度,进行治疗药物监测(TDM)时,则应在血中药物浓度达到稳定(一般为连续给药,经过 5 个半衰期)后才有意义。由于每种药物的半衰期不同,所以取样时间也不同。

(二) 尿液

尿药浓度测定主要用于药物剂量回收、肾清除率和生物利用度的研究及药物代谢类型的测定。体内药物清除主要是通过尿液排出,药物以原型或代谢物及其缀合物形式排出。

通常,尿液中药物浓度较高,但浓度变化也较大。所以在尿液测定时宜测定用药后一定时间内(8 小时或 12 小时或 24 小时或更长时间)尿液中药物的总量。尿液取样后应即时测定。实际工作中如收集一定时间内的尿样而不能立即测定时,应将尿样置冰箱冷藏或加入适当的防腐剂(常用的有氯仿、甲苯等)保存。尿液中的药物大多呈结合状态;如与体内某些内源性物质葡萄糖、醛、酸等结合,或与药物本身的某些代谢物结合。所以,无论直接测定或萃取分离之前,都必须将结合的药物游离。游离的方法多采用加入无机酸进行水解,对遇酸或受热不稳定的药物,也可加入特定的酶进行水解。加酸或碱同时也可改变尿液的酸碱性,抑制微生物生长。

尿中药物浓度的改变与血浆中药物浓度相关性较差,且受试者肾功能正常与否直接影响药物排泄。此外,尿样采集时也存在排尿时间(尤其是婴儿)较难掌握,尿液不易采集完全和不易保存等问题。

(三) 唾液

唾液作为样品的优点是样品容易获得,取样是无损性的,易为受试者(尤其是儿童患者)接受;唾液中某些药物的浓度与血浆相关,可从唾液中药物浓度推定血浆中药物浓度。

唾液是由腮腺、颌下腺、舌下腺和口腔黏膜内许多散在的小腺体分泌的,在口腔内并合成混合唾液。唾液的 pH 为 6.9±0.5。唾液的分泌量每日为 1~1.5L,其个体差异较大,同一人也有变化。此外尚受到一些其他因素,如有无刺激、刺激类型、强度与持续时间,年龄、性别、疾病、药物等的影响。唾液中主要的有机成分是黏液质和淀粉酶。

只有唾液中药物浓度与血浆中药物总浓度间具有较恒定的比值时,唾液中药物药物浓度监测才有意义。

三、样品的贮存与稳定性

(一) 贮存

体内药物分析所采用的生物样品是处于变化之中的,所采用的样品只代表当时所处平衡状态时的情况。因此,取样后应立即进行分析测定。若不能立即测定时,应予冷藏(4℃)或冷冻(-20℃)保存,即使这样也不能保证样品不起变化,只是延缓变化的速度。

1. 血浆或血清 应在采血后及时分离,分离后再进行冰冻保存,若不预先分离,则因冰冻,有时易引起细胞溶解,阻碍血浆或血清的分离,或因溶血而影响药物浓度变化。

2. 尿液　主要成分是水、尿素及盐类,是很好的细菌生长液,所以常采取冷藏方法或加防腐剂,以及改变尿液酸碱性来抑制微生物生长。

3. 组织性样品　多在-20℃速冻,无需加防腐剂。

某些药物在生物样品中是不稳定的,生物样品的贮存应考虑:样品的贮存条件;样品在贮存期间是否稳定;对分析结果有何影响;样品若不稳定,应如何预防或校正分析结果。

(二) 稳定性

生物样品中药物的稳定性往往涉及两种情况:一种是待测样品贮存中的稳定性;另一种是添加对照品和标准品的使用期限。

常用的检测稳定性的方法有两种:一是重复测定(将样品在 4℃ 下贮存,每隔 2 周测定 1 次)样品法;二是在预期的范围内配制标准系列样品,然后贮存,与所贮存样品一起分析,以观察其变化。

第 3 节　样品的制备

在进行体内药物及其代谢物测定时,除了极少数情况是将体液经简单处理后直接测定外,大多通常是在最后一步测定之前,采取适当的方法进行样品制备,即进行分离、纯化与浓集,必要时还需对待测组分进行化学改性处理,然后进行测定。

样品制备是体内药物分析极其重要的一个环节,往往也是分析中最难、最繁琐的步骤。这是由生物样品的特点所决定:①药物在生物样品中常以多种形式存在,如游离型药物、药物与蛋白质结合物、代谢物,其葡萄糖醛酸苷及硫酸酯缀合物等,需要分离后测定;②生物样品的介质组成比较复杂,有大量的内源性物质,如蛋白质、多肽、脂肪酸、类脂及色素等。这对检测痕量的药物或代谢物干扰很大,需要净化、浓集后测定。

生物样品中待测物类型众多,性质各异,很难就其样品处理规定一个固定的程序和方式,需根据实际要求和情况运用各种方法和手段来解决遇到的问题。

一、制备方法的选择

在样品制备时,方法的选择应考虑以下几个方面。

(一) 生物样品的类型

不同的生物样品处理方法不同。血浆或血清常需去除蛋白后提取分离待测成分;唾液含有大量黏蛋白,需离心除去;尿液中药物大多呈缀合状态,常需采用酸或酶法使药物从缀合物中游离后提取;头发样品需进行有机破坏,使微量元素释放出来。

(二) 药物的理化性质和浓度范围

1. 药物的理化性质　样品的分离、净化依赖于待测药物及代谢物的理化性质。

(1) 药物的酸碱性、溶解度等:涉及药物的提取分离手段。

(2) 药物的化学稳定性:涉及样品制备时条件的选择。

(3) 药物的光谱性及官能团性质:涉及分析仪器的选择。

2. 浓度范围　生物样品中药物的浓度相差很大:对药物浓度大的样品,处理要求可稍低;药物浓度越小,则样品制备要求就越高。

此外,药物在体内常产生许多代谢物,其中一项代谢物仍具有药理活性,需要与原形药物分别测定,因而也要了解药物的药理学性质和药代动力学特性。

（三）药物测定的目的

药物测定的目的不同,样品制备的要求也不同。对急性中毒病例,要求快速提供中毒物及其浓度情况,这对样品制备的要求可放宽些;对测定药物及其代谢物,要求使药物及其代谢物从结合物或缀合物中释放出来,并加以分离后测定,这对样品制备的要求就应全面考虑。

（四）样品制备与分析技术的关系

样品制备和需分离、净化的程度与所用分析方法的专属性、分离能力、检测系统对不纯样品玷污的耐受程度及测定效率等密切相关。

二、蛋白质的去除

在测定血浆、血清、全血和组织匀浆等样品中药物浓度时,首先的处理步骤是去除蛋白质。大多数药物进入体内很快与蛋白形成结合物,为了测定体液中药物的总浓度,也常需要去除蛋白质。同时,除去蛋白质可预防提取过程中蛋白质的干扰,保护仪器性能和延长仪器使用期限。

（一）加入沉淀剂和变性试剂

通常除去蛋白质的方法是加入沉淀剂或变性试剂。其作用机制是使蛋白质形成不溶性盐而沉淀。

1. 加入中性盐　样品中加入中性盐,如硫酸铵、硫酸钠、硫酸镁、枸橼酸盐、磷酸盐等,能成功地与蛋白质分子竞争系统中的水分子,使蛋白质脱水而析出沉淀(盐析)。

> **知识链接**
>
> 血样中加入 2 倍量的饱和硫酸铵后,离心(1000rpm)1~2 分钟,即可去除 90% 以上的蛋白质。

2. 加入酸　阴离子型蛋白质沉淀剂常为一些酸,如三氯醋酸、高氯酸、磷酸、苦味酸、钨酸等,可在低于等电点 pH 的溶液中与蛋白质阴离子形成不溶性盐。

> **知识链接**
>
> 含药物的血清与 10% 的三氯醋酸(1∶0.6)混合后,离心(1000rpm)1~2 分钟,可去除 90% 以上的蛋白质。

3. 加入金属离子　含铜盐、锌盐、汞盐等阳离子型沉淀剂,可在高于等电点 pH 的溶液中与蛋白质分子中带阴离子的羧基成不溶性盐,离心后即可除去蛋白质。

应注意蛋白沉淀方法对于与蛋白质结合力强的药物回收率较差。

（二）加入可与水混溶的有机溶剂

能与水混溶的有机溶剂如甲醇、丙酮、乙腈、四氢呋喃等,当过量存在时,可使多数药物从蛋白质结合物中游离出来。通常用 1~3 倍体积的有机溶剂时可使 90% 以上的蛋白质沉淀析出。这样处理对保护高效液相色谱的柱效较其他方法为好。

此法可使蛋白质沉淀,但不能解决样品的净化问题。同时,由于较大体积有机溶剂的加入也使样品受到稀释,而使检测限增大,方法灵敏度下降。

（三）酶消化法

具有高度催化活力的蛋白水解酶,在温和的理化条件下,可有效水解生物蛋白,将与蛋白结合的药物释放出来。此法可避免药物在强酸下水解和较高温度时降解,对蛋白结合率强的药物可显著改善回收率。当采用高效液相色谱法进行检测时,无需再进行过多的净化操作。最常用的酶是蛋白水解酶中的枯草菌溶素,枯草菌溶素是一种细菌性碱性蛋白分解酶,可在较宽的 pH

范围(pH. 7. 0~11. 0)内使蛋白质的肽链降解。

知识链接

酶消化法操作简便,先将待测组织加 Tris-缓冲液(pH10. 5)和酶,60℃培养 1 小时,随后用玻璃棉过滤,得澄清滤液,即可供药物提取之用。

三、提 取 净 化

生物样品经除去蛋白质等处理后,接着是从样品中分离提取药物。提取方法可分为液-液提取和液-固提取。

(一) 液-液提取

液-液提取即溶剂提取率受诸多因素的影响,主要讨论以下几个方面。

1. 溶剂的 pH 调节　溶剂提取时,水相的最佳 pH 选择,主要与药物的 pKa 有关,从理论上讲,对于碱性药物的最佳 pH 要高于 pKa 1~2 个 pH 单位;对于酸性药物则要低于 pKa 1~2 个单位。这样可使得 90% 以上药物以非电离形式存在,易为溶剂提取。一般规则是:碱性药物在碱性条件下提取,酸性药物在酸性条件下提取,而对中性药物则可在近中性件下提取。

知识链接

实际上,提取时往往是在碱性条件的环境下提取较好,因为多数药物为亲脂性的碱性物质,而体液中的干扰物(内源性物质)多为酸性。所以,在碱性条件下干扰物质不易被同时提出,这样有利于碱性药物的提取。

对于高度电离的极性化合物,如季铵盐、两性化合物、易形成两性离子的化合物等,很难用有机溶剂从水相中定量提取,可采用"离子对"技术提取。

在溶剂提取中,溶液 pH 多采用缓冲溶液调节,这样可维持提取效率的重现性。

2. 提取溶剂的选择　仔细选择第一个提取溶剂可减少以后的净化操作。在液-液提取中第一个溶剂的一般选择原则是:在满足提取需要的前提下,尽可能选用极性小的溶剂。这样既可得到合适的提取回收率,又可使干扰物的提取量减至最小。

知识链接

烷烃类溶剂是较常用的提取溶剂,该类溶剂极性较小,但存在提取能力弱和药物易被容器表面吸附的不足,可加入少量的醇类改善,如庚烷加 1% 乙醇后则在 pH 10. 2 时有较高的提取能力。

许多情况下,采用单一溶剂不能有效地提取待测成分时,可采用不同极性的混合溶剂。

3. 提取技术

(1) 提取次数与内标:提取时通常不反复提取,大多进行 1 次(至多 2 次)提取,在用酸碱回提时也只进行 1 次,一般不考虑"提取尽药物"。因此要达到样品定量测定,提取溶剂必须精确加入,提取液也要定量分出,各步操作均应与建立标准曲线时的操作完全一致,使各份样品提取率一致。但这在实际操作中难以达到,故在提取之前,于各样品和标准品中加入等量的内标,以待测组分的响应值与内标响应值之比对浓度作标准曲线,可避免由于各样品间的提取率不同引入的误差。

(2) 混合:可在密塞情况下,将试管平置于振荡器内振荡混合样品与提取溶剂。振荡时间和强度由被测组分和萃取溶剂的情况而定。对易乳化的样品振荡宜轻缓,但时间可适当延长。也可将试管竖直放在涡动混合器上旋摇混合。

（3）提取溶剂的蒸发：提取所得溶剂通常有数毫升，往往不能直接供气相色谱法和高效液相色谱法测定，需将提取液浓集。浓集最常用的方法为真空蒸发或在氮气流下使溶剂挥散。蒸发溶剂所用试管应为尖底试管，这样可使最后的数微升溶剂沿管壁流下集中在管尖。

（二）固相萃取

亦称液-固提取法，是将具有吸附分配或离子交换性质的、表面积大的担体作为填充剂，装于小分离管中，使生物样品中的干扰物或药物保留在担体上而进行分离的方法。此法是近年来在生物样品的制备中经常采用的分离纯化的有效方法。常用于填充柱的担体可分为以下两类。

（1）亲水性担体：常用的硅藻土可捕集全部样品，样品全部吸附在固相担体颗粒表面，形成一薄层，即使样品中含有水也能如此。然后采用一种与水不相混溶的有机溶剂（如氯乙烷）倾入柱中，即可洗涤提取药物，使其与干扰物分离。

（2）疏水性或离子交换树脂担体：常用的有活性炭、聚苯乙烯、十八烷基键合硅胶等，可从样品中吸附亲脂性药物，然后用有机溶剂将药物洗脱分离。离子交换柱适用于高极性、可电离的药物，如庆大霉素的分离。此外，大孔网格树脂及各种葡聚糖凝胶等，在药物和代谢物的分离中使用也日趋广泛。

知识链接

目前，已有商品化的微型柱，如填充物为硅胶或十八烷基键合硅胶的 SEP-PAK 小柱；填充物为苯乙烯-二乙烯苯共聚物的 XAD-2 小柱。这种微型柱操作简便、使用溶剂量少、节省时间及费用。这种柱用后弃去，故又名"可弃性柱"。

固相提取法避免了溶剂提取时，蛋白质沉淀引起的药物损失和乳化，得到的洗脱液（样品）较干净，如检测灵敏度足够的话，可供直接分析。

四、样品的浓集

生物样品在萃取过程中，不仅待测组分得到纯化，而且还有可能被初步浓集。在实际工作中，微量待测组分往往分布于较大体积的萃取溶剂中，不能直接供气相色谱法和高效液相色谱法测定。因此必须采取相应措施，使被测组分浓集，实际工作中常用的浓集方法有两种：一种方法用尽量少的萃取液，使被测组分萃取到小体积溶剂中，然后直接吸取适量进样分析测定；另一种采用挥去溶剂的方法，但应避免直接加热浓缩，因为直接加热可能破坏被测组分或引起被测组分挥发损失。挥去萃取溶剂常用的方法是将萃取液置离心试管中，缓缓通入气体，一般可通入压缩空气，遇氧不稳定的组分可改用氮气。

对热稳定的被测组分，为加快溶剂的挥发可将离心试管置一定温度的水浴中；对热不稳定或易随气流挥发的被测组分，可采用减压法挥去溶剂，可将萃取液的离心试管置玻璃真空干燥器内缓缓抽气，减压下使溶剂挥干。

五、生物样品中待测组分的衍生化

大多数生物样品经过适当预处理或经萃取浓集之后即可供测定。但有些药物采用色谱法测定时，必须经过衍生化反应制备成衍生物后才能进行测定。目前衍生化处理在气相色谱法中应用最普遍，在高效液相色谱法中有时也采用柱前或往后衍生化；当用荧光法测定生物样品中不具备天然荧光的药物及其代谢物时，也可使用荧光试剂进行衍生化后测定；当测定生物样品中药物左旋体和右旋体的浓度时，可加入不对称试剂使外消旋混合物衍生化为非对映异构体，然后再用适当方法测定。

第 4 节　常用体内药物分析方法、基本要求与应用

一、常用体内药物分析方法

生物样品中药物及其代谢产物定量分析的专属性和灵敏度,是体内药物分析的关键。首选色谱法,如 HPLC、GC,以及 GC-MS、LC-MS、LC-MS-MS 联用技术,一般采用内标法定量。必要时也可采用生物学方法或生物化学方法。

色谱技术具有分离分析双重功能,并且有很高的选择性和较高的灵敏度,一直是研究体内药物及其代谢物最强有力的手段。色谱中以高效液相色谱法最为常用,特别是反相高效液相色谱法具有试剂廉价、方法简单和适用范围广等优点,现已成为体内药物分析法中最重要的方法。气相色谱法在药物分析方法中也占有重要地位,虽然该法只限于高挥发性热稳定的化合物,但通过化学衍生化技术可使应用范围大大增加。毛细管气相色谱法,由于其柱效高,可分析复杂的混合物(如兴奋剂的检测),因而在体内药物分析中具有很好的应用前景。

联用技术中,色谱与质谱联用是应用于体内药物分析中最活跃的技术,能使样品的分离、定性、定量一次完成。色谱技术为质谱分析提供了纯化的试样,质谱则提供准确的结构信息。液相色谱-质谱联用(LC-MS)是目前最重要的分离分析方法之一,HPLC 的高分离性能和 MS 的高选择性、高灵敏度及丰富的结构信息相结合,已成为体内药物分研究中强有力的工具。气相色谱-质谱联用(GC-MS)技术已经是一门成熟的分析鉴定技术,适合于挥发性强、热稳定性好的药物的分离。

二、分析方法的基本要求

由于生物样品取样量少、药物浓度低、内源性物质(如无机盐、脂质、蛋白质、代谢物)及个体差异等多种因素影响生物样品测定,所以根据待测物的结构、生物介质和预期的浓度范围,建立适宜的分析方法,并对方法进行验证,证明采用的方法适合于相应的检测要求,验证内容如下。

(一) 专属性

必须证明所测定的物质是原形药物或特定的活性代谢物,内源性物质和相应的代谢物不得干扰样品的测定。对于色谱法至少要提供空白生物样品色谱图,空白生物样品外加对照物质色谱图(注明浓度)及用药后的生物样品色谱图。对于复方制剂应特别加强专属性研究,以排除可能的干扰。对于 LC-MS 和 LC-MS-MS 方法,应着重考察基质效应。

(二) 标准曲线与线性范围

根据所测定物质的浓度与响应的相关性,用回归分析方法获得标准曲线。标准曲线高低浓度范围为线性范围,在线性范围内浓度测定结果应达到试验要求的精密度和准确度。

必须至少用 6 个浓度建立标准曲线,应使用与待测样品相同的生物介质,线性范围要能覆盖全部待测浓度,不允许将线性范围外推求算未知样品浓度。标准曲线不包括零点。

(三) 精密度与准确度

要求选 3 个浓度的质控样品,同时进行方法的精密度和准确度考察。低浓度接近定量下限(LLOQ),在 LLOQ 的 3 倍以内;高浓度接近于标准曲线的上限;中间选一个浓度。每一浓度至少测定 5 个样品。

精密度用质控样品的日内和日间相对标准偏差(RSD)表示,RSD 一般应小于 15%,在 LLOQ 附近 RSD 应小于 20%。

准确度是指用特定方法测得的生物样品浓度与真实浓度的接近程度,通常用相对回收率(也称为方法回收率)来表示。一般应在85%~115%,在LLOQ附近应在80%~120%。

(四) 定量下限(LLOQ)

定量下限是标准曲线上的最低浓度点,要求至少能满足测得3~5个半衰期后样品中的药物浓度,或C_{max}的1/20~1/10时的药物浓度,其准确度应为真实浓度的80%~120%,RSD应小于20%,信噪比应大于5。

(五) 样品稳定性

根据具体情况,对含药生物样品在室温、冰冻和冻融条件下不同存放时间进行稳定性考察,以确定生物样品的存放条件和时间。

(六) 提取回收率

从生物样本基质中回收得到分析物质的响应值与标准品产生的响应值的百分比即为分析物的提取回收率(extraction recovery)。应考察高、中、低3个浓度的提取回收率,其结果应当精密和可重现。提取回收率也称绝对回收率(absolute recovery),反映了提取或处理过程中待测药物的丢失情况。

(七) 基质效应

基质指的是样品中被分析物以外的组分。基质常对分析物的分析过程有显著的干扰,并影响分析结果的准确性。FDA在生物样品分析方法确证中对基质效应的规定:凡是使用LC-MS建立生物样品分析方法时,必须考察基质效应对化合物测定的影响。当基质的影响控制在LLOQ的20%以下时,这个方法才能被接受。

1. 基质效应的产生 以液-质联用为例,在生物样品中,引起基质效应的内源性物质随同待测物从色谱柱上一起被洗脱下来,经离子源气化,进入质谱进行检测。在液滴气化、发生库仑爆炸变成小液滴至产生气体离子的过程中,这些内源性物质由于极性较大,会同待测物离子竞争液滴表面,从而导致待测物的离子化效率降低或增强,引起响应降低或增高,继而产生基质抑制或基质增强效应。

2. 基质效应的评价方法 配制3组不同的标准曲线。每组包括5条标准曲线,每条标准曲线包括从低到高的7个浓度点。第1组用流动相配制,制成含系列浓度待测组分和内标的标准曲线;第2组是将5种不同来源的空白生物样品(如血浆)经提取后加入与第1组相同浓度的待测组分和内标后得到;第3组采用与第2组相同的5种不同来源的空白生物样品在提取前加入与第1组相同系列浓度的待测组分和内标后经提取后制得。通过比较3组标准曲线待测组分的绝对影响值、待测组分与内标的响应值比值和标准曲线的斜率,可以确定基质效应对定量的影响。第1组测定结果可评价色谱系统和检测器的性能及整个系统的重现性。第2组测定结果同第1组结果相比,若待测组分响应值的相对标准偏差明显增加,表明存在基质效应的影响。对第3组测定结果同第1组结果相比,若待测组分响应值的相对标准偏差明显增加,则表明存在基质效应和提取回收率因血浆来源不同而不同的共同影响。

3. 基质效应的消除或降低方法 ①样品处理技术;②色谱条件的优化;③质谱条件的选择;④内标物的选择。

(八) 质控样品

质控样品系将已知的待测药物加入到生物介质中配制的样品,用于质量控制。

(九) 质量控制

应在生物样品分析方法验证完成之后开始测试未知样品。每个未知样品一般测定1次,必要时可进行复测。生物样品每个分析批测定时应建立新的标准曲线,并随性测定高、中、低 3 个浓度的质控样品,每个浓度多重样本。每个分析批质控样品数不得少于未知样品数的 5%,且不得少于 6 个。质控样品测定结果的偏差一般小于 15%,低浓度点偏差一般小于 20%。最多允许33%的质控样品结果超限,且不得均在同一浓度。如不合格,则该分析批样品测试结果作废。

(十)测试结果

应详细描述所用的分析方法,引用已有的参考文献,提供每天的标准曲线、质控样品及未知样品的结果计算过程。还应提供全部未知样品分析的色谱图,包括全部相关的标准曲线和质控样品的色谱图,以供审查。

三、应　　用

(一)荧光分光光度法测定体液中氨苄青霉素

氨苄青霉素为 β-内酰胺类抗生素,体液中氨苄青霉素的测定方法可采用紫外分光光度法、荧光分光光度法、高效液相色谱法、微生物法、薄层色谱法、放射免疫法和极谱法等。下面介绍荧光分光光度法测定体液中氨苄青霉素。

1. 测定原理　氨苄青霉素在酸性溶液中加热水解得到荧光产物,最大激发波长和发射波长分别为 360nm 和 430nm。反应液加入乙二醇单甲醚可增加荧光强度。本法血清中氨苄青霉素浓度在 0.5~10μg/ml 时线性关系好;最低检测浓度为 0.016μg/ml(当信噪比 $S/N=3$ 时);方法平均回收率为 90.5%;批内变异系数为 3.7%($n=10$)。

2. 测定方法　精密取待测血清样品 1.0ml,加 10% 三氯醋酸溶液 1.0ml,振荡 30 秒,离心(5000rpm)5 分钟,精密取上清液 1ml,置内含 0.1mol/L 盐酸溶液 1.0ml 的试管中,振荡 30 秒,置沸水浴中加热 90 分钟,冷却至室温,加乙二醇单甲醚 2ml,在 360nm/430nm(激发/发射)波长处测定。以空白血清为空白对照、内加氨苄青霉素标准品血清为标准对照,同法操作。

还可采用依据荧光产物具有有机酸的性质,采用酸水解后,用丙酮-氯仿(1∶1)提取后,再经 1mol/L 氢氧化钠提取后,在 346nm/422nm 波长处测定。

(二)反相高效液相色谱法测定血清中对乙酰氨基酚的浓度

该法快速简单,可用于中毒危急情况下的患者的血药浓度测定,且具有足够的灵敏度,专属性较好,也可测定服用治疗量药物后血清中药物的浓度。

1. 色谱条件

(1)色谱柱:25cm×4.6mm,内填 Partisil-10ODS。

(2)流动相:乙腈磷酸钾溶液(乙腈 50ml,加 0.1mol/L pH=2.7 磷酸钾溶液),流速 1.0ml/min。

(3)柱温:40℃。

(4)检测器:紫外检测器,检测波长 250nm。

(5)内标:N-丙酰基-p-氨基苯酚(贮备液 N-丙酰基-p-氨基苯酚 20mg 溶于 10ml 甲醇。工作溶液:取贮备液 0.25ml,加入乙醇 100ml)。

(6)保留时间:对乙酰氨基酚为 5.1 分钟;内标为 6.2 分钟。

2. 测定方法　取血清样品或标准溶液(10g/L 对乙酰氨基酚甲醇液,再用不含药物的血浆稀释至一定浓度)0.5ml 于 15ml 的具塞试管中,加固体氯化钠 0.25~0.5g 和内标 5ml,用手振摇 50~100 次进行提取,离心分层,将醚液转移入尖底的离心管中,于室温在空气流中蒸发除去乙醚,将残渣溶于 50ml 的甲醇,每次进样 5μl。

> **知识链接**　　　血药浓度监测(TDM)最新进展——遗传药理学
>
> 　　在临床工作中常会遇到两个患者诊断相同,一般状况相同,用同一药物治疗时,产生的疗效却相差甚远,毒副作用也不一样,即有明显的个体差异。对此用传统药动学、药效学是无法解释的。研究显示,遗传决定药物的代谢转化,个体及家系或种族人群中药效学和药动学存在差异,人们通过探讨相关酶的特性,而提出了遗传药理学的概念。药动学是由药物代谢酶所决定,而药效学则受药物目标蛋白的控制。随着 TDM 和遗传药理学等药学监护模式的进一步发展,我们不仅能监测患者药物浓度是否在治疗范围,还可以前瞻性地用患者特异性遗传信息来监测药物治疗,即根据患者的基因分型来制定个体患者的用药剂量,从而进一步提高临床治疗效果,减少不良反应的发生,使药物监测又走上一个新的台阶。

目标检测

一、名词解释

1. 体内药物分析
2. 固相分离法

二、填空题

1. 体内药物分析采用的生物样品种类包括体内的 _____ 和 _____。
2. 生物样品中除去蛋白质的方法主要有 _____、_____、_____。
3. 常用体内药物分析方法包括 _____、_____、_____和高效液相色谱法等。

三、选择题

【A 型题】

1. 以下样品中,常用于生物利用度研究的是(　　)
   A. 血浆　　　　　　B. 血清
   C. 全血　　　　　　D. 尿液
   E. 唾液

2. TDM 的意思是指(　　)
   A. 临床监护　　　　B. 种药物代谢酶
   C. 相对标准差　　　D. 治疗药物监测

3. 表示生物样品测定方法准确度的是(　　)
   A. 相对回收率　　　B. 定量限
   C. 精密度　　　　　D. 线性范围

4. 表示生物介质中药物最低可测度的是(　　)
   A. 线性范围　　　　B. 定量限
   C. 检测限　　　　　D. 可信限

5. 衍生化处理在下列分析方法中应用最普遍的是(　　)
   A. 气相色谱法　　　B. 液相色谱法

   C. 紫外-分光光度法　　D. 薄层色谱法
   E. 荧光法

【X 型题】

6. 体内药物分析方法的专属性主要考察(　　)
   A. 辅料　　　　　　B. 共服药
   C. 有关物质　　　　D. 内源性杂质
   E. 代谢物

7. 尿药浓度测定主要用于(　　)的研究
   A. 药物剂量回收　　B. 肾清除率
   C. 生物利用度　　　D. 药物代谢类型
   E. 半衰期

8. 影响液-液提取的因素有(　　)
   A. 水相 pH　　　　 B. 提取溶剂
   C. 离子强度　　　　D. 流速
   E. 装样量

9. 下列方法中可用于生物样品中去除蛋白质的为(　　)
   A. 加入中性盐
   B. 加入酸
   C. 加入金属离子
   D. 加入可与水混溶的有机溶剂
   E. 酶消化法

四、简答题

1. 生物样品中蛋白质的去除有哪些方法?
2. 生物样品制备时,方法的选择应考虑哪几个方面?
3. 什么是基质效应?

第17章 药品质量标准的制订

学习目标

1. 掌握药品质量标准制订的主要内容。
2. 熟悉制订药品质量标准的原则。
3. 熟悉药品质量标准的起草说明。
4. 了解制订药品质量标准的目的与意义。

第1节 概　　述

一、制订药品质量标准的目的与意义

药品是指用于预防、治疗、诊断人的疾病,有目的地调节人的生理功能并规定有适应症或者功能主治、用法和用量的物质,是特殊的商品。药品质量的优劣直接影响到药品的安全性和有效性,关系到用药者的健康与生命安全。因药品质量受生产厂家的生产工艺、技术水平、设备条件等因素的影响,为了加强对药品质量的控制与管理,确保用药的安全和有效,必须制订一个统一的药品质量标准。制订并贯彻执行药品质量标准,对指导药品生产、提高药品质量、保证用药安全有效、促进对外贸易等方面均具有非常重要的意义。

药品的质量标准在经过一定时间的应用后,因科学技术的发展、生产水平的提高,可根据具体情况,修订原有质量标准,如《中国药典》每5年修订1次,《美国药典》每1年修订1次。

二、制订药品质量标准的原则

药品质量标准是否科学、合理、可行,直接关系到药品质量的可控性,以及安全性和有效性。研发药物需对其质量进行系统的、深入地研究,制订出合理的、可行的质量标准,并不断地修订和完善,以控制药品的质量,保证药品的安全有效。

药品质量标准地制订,是药品科研、生产、经营及临床应用等的综合成果。一个完整、合理、具有科学性的药品质量标准的制订,需要各个方面、各个环节的精心配合、通力协作,既要切合我国实际情况,又要借鉴国外有益的先进成果。制订药品质量标准必须坚持质量第一,充分体现"安全有效、技术先进、经济合理、不断完善"的总原则,制订出既符合我国国情,又具较高水平的药品质量标准。具体地说,制订药品质量标准应遵循安全有效、先进性、针对性和规范性4项原则。

(一) 安全有效

药品质量标准必须能够有效地控制药品的质量,保证用药的安全和有效。这是制订药品质量标准的最基本的原则。

药物的毒副反应,一方面是由药物本身造成的,另一方面可能是由引入的杂质所造成的。因此,对毒性较大的杂质应严格控制,以保证用药的安全。药物的晶型及异构体可能对药品生物利用度及临床疗效影响大,尤其对难溶性药物,其晶型如果有可能影响药品的有效性、安全性及稳定性时,则必须进行晶型的研究。

(二) 先进性

在制定药品质量标准过程中,应在我国国情允许的情况下尽可能采用较先进的方法与技术。并注意应用新方法、新技术来解决药品质量控制中提出的新问题。如果研制的新药国外已经有质量标准,那么国内的质量标准应尽可能达到或超过国外的质量标准。同时,药品质量标准也将随着科学技术不断的发展而相应地提高,原有的质量标准不足以控制药品质量时,可以进行修订、补充,增删某些项目,修订某些指标,改进一些检测技术,对于一些由于医疗水平和生产技术的发展而显得陈旧落后的品种,则可以删除。

(三) 针对性

制订药品质量标准要有针对性,要根据药物的理化性质,从生产工艺、贮藏使用等各个环节了解影响药品质量的因素,有针对性地规定检测的项目。要充分考虑使用的要求,针对不同剂型规定检测项目及确定合理的限度。一般而言,对内服药品要求严格,注射用药和麻醉用药更严格,而对外用药品的要求可以适当放宽。

(四) 规范性

制订药品质量标准,尤其是新药的质量标准时,要依据国家药品监督管理部门规定的基本原则、基本要求和一般格式规范地进行制订,以保证药品质量标准的规范性。

综上所述,对药品质量标准的制订,必须树立"药品质量第一"的观念,充分体现"安全有效,技术先进,经济合理,不断完善"的基本要求,使药品质量标准起到提高药品质量,保证择优发展和促进对外贸易的作用。

第 2 节　药品质量标准制订的主要内容

一、名　　称

药品的名称是区别不同药品的标志,因而在制订药品质量标准时,首先要确定药品的法定名称。药品的名称要求明确、简短、科学,不用代号,不用政治性名词,不用容易混同或夸大疗效的名称。既便于国内广大医务工作者及患者熟悉和使用,又有利于与各国名称统一。

二、性　　状

药品的性状是药品质量的重要标志之一,主要包括药品的外观、臭味、溶解度及物理常数等。性状除具有鉴别意义外,还在一定的程度上反映药品的纯杂程度。

(一) 外观与臭味

外观性状是对药品的色泽和外表感观的规定。《中国药典》(2010 年版)对本项目没有严格的检测方法和判断标准,仅用文字对正常的外观性状作一般性的描述,如"葡萄糖酸亚铁"的性状描述为"本品为灰绿色或微黄色粉末或颗粒;有焦糖臭,味涩"。

臭是药品本身所固有的,如葡萄糖酸亚铁有"焦糖臭",但不包括因混入不应有的残留有机溶剂而带入的异臭。药品如出现不应有的异臭则说明其质量有问题。

味是指药品具有的特殊味觉,如葡萄糖酸亚铁"味涩"。但毒、剧、麻药则不作"味"的记述,如盐酸可卡因为"本品为白色结晶或结晶性粉末;无臭",对味不作记述。

外观、色泽、臭、味、结晶性等为药物的一般性状,应予以考察,并应注意在贮存期内是否发生变化,如有变化,应如实描述,如遇光变色、易吸湿、风化、挥发等情况。

(二) 溶解度

溶解度是药品的一种物理性质。各药品项下选用的部分溶剂及其在该溶剂中的溶解性能,可供精制或配制溶液时参考;对在特定溶剂中的溶解性能需做质量控制时,在该品种检查项下另作具体规定。

溶解度的排列次序按溶解度的大小排列,如极易溶解、易溶、溶解等;溶解度相同的溶剂,按其极性大小依此排列,如水、甲醇、乙醇、丙酮等;在酸性或碱性溶液中的溶解度放在最后。

知识链接　　　　　　　**药物的溶解度**

药品的近似溶解度以下列名词术语表示:

极易溶解	指溶质 1g(ml) 能在溶剂不到 1ml 中溶解;
易溶	指溶质 1g(ml) 能在溶剂 1~不到 10ml 中溶解;
溶解	指溶质 1g(ml) 能在溶剂 10~不到 30ml 中溶解;
略溶	指溶质 1g(ml) 能在溶剂 30~不到 100ml 中溶解;
微溶	指溶质 1g(ml) 能在溶剂 100~不到 1000ml 中溶解;
极微溶解	指溶质 1g(ml) 能在溶剂 1000~不到 10 000ml 中溶解;
几乎不溶或不溶	指溶质 1g(ml) 在溶剂 10 000ml 中不能完全溶解。

试验法:除另有规定外,称取研成细粉的供试品或量取液体供试品,于 25℃±2℃ 一定容量的溶剂中,每隔 5 分钟强力振摇 30 秒钟;观察 30 分钟内的溶解情况,如无目视可见的溶质颗粒或液滴时,即视为完全溶解。

(三) 物理常数

物理常数是药物的物理性质特征常数,在一定条件下是一个定值,不同药物因分子结构及聚集状态不同,反映出的物理常数亦不同。

《中国药典》(2010 年版) 在附录中收载的物理常数包括相对密度、馏程、熔点、凝点、比旋度、折光率、黏度、吸收系数、碘值、皂化值和酸值等;其测定结果不仅对药品具有鉴别意义,也可反映药品的纯度,是评价药品质量的主要指标之一。

三、鉴　别

鉴别试验是指用理化方法或生物方法来判断药品的真伪,而不是对未知物进行定性分析。因此,要求制订的鉴别方法具有专属性强、重现性好、灵敏度高、操作简便及快速等特点。常用的鉴别方法有化学法、分光光度法和色谱法等。

(一) 化学鉴别法

化学鉴别法是根据药物与化学试剂在一定条件下发生的化学反应所产生的颜色、沉淀、气体、荧光等现象,鉴别药物真伪的方法,简称化学法。其包括呈色法、沉淀法、呈现荧光法、生成气体法、衍生物制备法及特异焰色法。

化学鉴别法操作简单、快速,实验成本低,应用广,但专属性较差。如果供试品按质量标准中的鉴别项目的要求进行鉴别,若反应现象相同,则认定为同一种药物。化学鉴别法对无机药物主要是根据阴、阳离子的特殊反应进行鉴别,对有机药物则多选用官能团反应进行鉴别。

在制订化学鉴别试验时,还必须控制试验条件,如温度、溶液的酸碱性、供试品及试剂的用量、反应时间等。

(二) 色谱鉴别法

用于鉴别的色谱法主要包括气相色谱法(GC)、高效液相色谱法(HPLC)和薄层色谱法

(TLC)等。可采用 GC 法、HPLC 法的保留时间及 TLC 法的比移值(R_f)及颜色等进行鉴别。薄层色谱法主要用于无其他更好方法验证的原料药的鉴别和主药含量低微、不能照原料药项下进行鉴别的制剂。高效液相色谱法或气相色谱法主要用于在含量测定项下已采用该法的药品,以其主峰的保留时间与对照品比较进行鉴别。

选用色谱法进行鉴别试验时,必须要求色谱条件能保证其与同类药品有良好的分离。

(三) 分光光度鉴别法

分光光度法是通过测定被测物质在特定波长处或一定波长范围内的吸光度或荧光强度,对该物质进行定性或定量分析的方法。常用的分光光度鉴别法有紫外-可见分光光度法(UV-Vis)和红外分光光度法(IR)。

紫外-可见分光光度法主要利用某些药物在可见光区或紫外光区有特征吸收进行药物的鉴别。

红外分光光度法是利用分子的振动-转动光谱进行药物的鉴别,其特征性强,主要用于鉴别组分单一或结构明确的原料药,尤其适用于用其他方法不易区分的同类药物的鉴别。

四、检　查

《中国药典》(2010 年版)检查项下包括药品的安全性、有效性、均一性、纯度要求等 4 个方面的内容。

(一) 安全性

安全性检查的目的是在正常用药情况下,保证用药安全。安全性检查的项目主要有"异常毒性检查"、"热原检查"、"细菌内毒素检查"、"升压物质检查"、"降压物质检查"、"无菌检查"及"微生物限度检查"等。

(二) 有效性

药品的有效性,是以动物试验等为基础,最终以临床疗效来评价的。有效性检查主要是控制某些药物中,除真伪、纯度及有效成分含量等因素以外的,其他可能影响药物疗效的因素,如炔雌醇中的"乙炔基"检查。

(三) 均一性

药品的均一性,主要是指制剂含量的均一性、溶出度或释放度的均一性、装量差异及生物利用度的均一性的情况,目的是更有效地控制药品制剂质量,确保用药的安全有效。

(四) 纯度

药品的纯度主要是指对各类杂质的检查及主药的含量测定。而影响纯度最主要的因素是药品中存在的杂质,所以药品的纯度检查,又称药品杂质检查。对于规定中的各种杂质检查项目,系指药品在按既定工艺进行生产和正常贮藏过程中可能产生并需要控制的杂质,以保证药品的安全有效。

药品按既定的工艺生产和正常贮藏过程中可能产生需要控制的杂质,包括工艺杂质、降解产物、异构体和残留溶剂等,改变生产工艺时需另考虑增加修订有关项目,因此要进行质量研究,并结合实际制订出能真实反映药品质量的杂质控制项目,以保证药品的安全有效。

总之,要根据药物的生产工艺、药品的性质、杂质对药品质量和安全、有效用药的影响等方面,制订合适、合理的检查项目和限度。

除了杂质检查,药品的含量测定也能从另一个角度反映药品的纯度。

五、含　量　测　定

含量测定是测定药品中有效成分的含量。药品的含量是评价药品质量、保证药品疗效的重要手段之一。含量测定必须在鉴别无误、杂质检查符合规定的基础上进行。

药品含量测定的方法很多，包括化学测定法、仪器测定法及生物测定法等，下面主要讨论常用方法的特点和含量限度的确定方法，以供制订药品的质量标准时选用。

(一) 含量测定常用的方法及其特点

1. 容量分析法　也称滴定法。常用的容量分析法有酸碱滴定法、非水溶液滴定法、银量法、碘量法、亚硝酸钠法、络合滴定法、高锰酸钾法、溴酸钾法等，这些方法具有操作简便、快速，测定结果准确、精密等优点，是化学原料药含量测定的首选方法。缺点是制剂中的辅料、基质等常有干扰，专属性较差。

2. 重量分析法　为经典的分析方法，具有准确度高、精密度好等优点，但操作繁琐、耗时、专属性较差。因此在药物分析中一般尽量避免采用。少数原料药，无其他方法可用时，方考虑选用。

3. 分光光度法

(1) 紫外-可见分光光度法：本法具有准确度较高、精密度较好、操作简便、快速、样品用量少等特点，主要用于原料药、单方制剂的含量测定及含量均匀度与溶出度的检查。

(2) 荧光分析法：本法应用远不如紫外分光光度法，但其专属性比紫外分光光度法要高，故利血平片、洋地黄毒苷片、布美他尼片的含量测定仍选用荧光分析法。

(3) 原子吸收分光光度法：本法的专属性强、灵敏度高，适用于目前尚无更简便、可靠的定量方法的含金属元素的药品选用，如甘油磷酸钠注射液、口服补液盐Ⅱ、氯化钾缓释片、复方乳酸钠葡萄糖注射液等。

4. 色谱法

(1) 高效液相色谱法：本法灵敏度高，分离度和重现性好，广泛用于药物制剂、复方制剂及含杂质较多的原料药的含量测定。《中国药典》(2010 年版) 采用该法测定含量的品种较多。

(2) 气相色谱法：气相色谱法也具有灵敏度高、分离度好等优点，但由于许多样品难以气化，操作较繁琐，因此，《中国药典》仅收载维生素 E 及其制剂采用该法测定含量。

5. 其他方法　微生物检定法是抗生素类药品的主要含量测定法之一，酶分析法用于酶类药品效价测定，生理活性强的药品首选生物检定法。

(二) 含量限度的确定

药品没必要也不可能绝对纯净，其含量的高低是保证药品疗效的重要依据之一，因此，应遵循既能保证药品质量，又能满足实际生产的原则确定药品的含量限度。含量限度的制订一般可从下列情况来情况综合考虑。

1. 根据不同的剂型制订　一般来说，不同的药物含量限度要求不同；同一药物，因剂型不同，含量限度要求亦不同。如维生素 C，原料药的含量不得少于 99.0%，片剂的含量应为标示量的 93.0%～107.0%，注射液的含量均为标示量的 90.0%～110.0%。

2. 根据实际的生产水平制订　在保证药品质量的前提下，对易制纯的药物含量限度要求较严格，对难制纯的药物可稍宽，如洋地黄毒苷生产时不易提取纯化，故原料药含量规定为不得少于 90.0%，其片剂含量应为标示量的 90.0%～110.0%；硫酸长春碱的含量限度为 95.0%～105.0%。

3. 根据主药含量多少制订　以《中国药典》收载的片剂为例，主药含量最大的为 0.5g (阿司匹林片)，主药含量最小的为 5μg (炔雌醇片)，两者相差高达 10 万倍。主药含量高的片剂，其片粉所含辅料较少,主药重量与片剂重量的比值接近于1,因此主药分布均匀,又因每片重量较大,标准中规定的片重量差异较小,故含量限度规定较严;主药含量低的片剂,含有大量的辅料,主药重量与片剂重量的比值可低至 10^{-4},主药较难均匀分布,且因片剂重量小,片重量差异较大,含量限度的规定较宽。因此在制订药品的含量限度时,应考虑主药含量的多少。标准太高,药品生产难于达到,标准太低,药品质量无法保证。

4. 根据含量测定方法制订 制订含量限度时应考虑所选测定方法能够达到的精密度。一般原料药采用容量分析法测定含量时,如无特殊情况,其下限约为98.5%,紫外-可见分光光度法测定原料药含量时,含量限度一般为97.0%~103.0%,气相色谱法和高效液相色谱法测定含量时,含量限度一般为96.0%~104.0%。制剂的含量限度较宽,一般为标示量的90.0%~110.0%。

六、贮　藏

根据药品的稳定性试验来确定药品的贮藏条件,以避免或延缓在正常贮藏期内的变质。

知识链接　　　　　　　　**贮藏项下的名词术语**

贮藏项下的规定,系对药品贮存与保管的基本要求,以下列名词术语表示。

避光	指用不透光的容器包装,如棕色容器或黑纸包裹的无色透明、半透明容器;
密闭	指将容器密闭,以防止尘土及异物进入;
密封	指将容器密封以防止风化、吸潮、挥发或异物进入;
熔封或严封	指将容器熔封或用适宜的材料严封,以防止空气与水分的侵入并防止污染;
阴凉处	指不超过20℃;
凉暗处	指避光并不超过20℃;
冷处	指2~10℃;
常温	指10~30℃。

第3节　药品质量标准的起草说明

药品质量标准的起草说明是药品质量标准制订过程中制订各种项目的理由及规定各项指标的依据,也是对该药从历史考证、处方来源或依据、生产工艺、鉴别、检查、含量测定、类别、规格、贮藏等全面资料的总汇。其中有关检定优劣的各项应重点详细说明,名称、处方、制法等,在申报资料中各有要求,故在起草说明中可以简要概述,但不可从略。起草说明所要写的实际内容即为质量标准中介绍的详细研究资料。起草说明的书写格式应按质量标准项目依次予以说明。

一、起草说明的编写细则

(一) 新增原料药质量标准的起草说明

1. 概况 须说明药品的临床用途、我国投产历史、目前国内生产情况和质量水平、有关的工艺改革及重大科研成就及国外药典收载情况等。

2. 生产工艺 用化学反应式表示合成路线或用工艺流程表示生产工艺;需说明成品的精制方法及可能引入成品的杂质。若为保密的品种,其生产工艺也应列入起草说明,以便药品监督管理部门能监督生产,保证药品质量。

3. 标准制订的意见或理由　按标准内容依次说明。对鉴别、含量测定方法,除已载入药典附录的以外,要根据现有资料(引用文献)说明其原理。

4. 对比评价　与原标准及国外药典进行比较,并对本标准的水平进行评价。

5. 列出起草单位和复核单位对本标准的意见。

6. 列出主要的参考文献。

(二) 新增制剂标准的起草说明

1. 处方　说明该药品处方来源,列出附加剂的品名和用量。若有多种处方尽可能分别列出,并说明生产厂家。

2. 制法　列出简要的制备方法。生产用质量标准应与已批准临床用质量标准的制法保持一致,如有更改,应详细说明并提供试验数据。

3. 标准制订的意见和理由　除了与新增原料药要求相同外,还应有制剂的稳定性考察材料,提供有效期建议的说明。

(三) 对原标准的修订说明

1. 对原标准有实质性修改的项目　应说明新方法对药品进行考核的结果,并列出具体数据。

2. 对原标准的检验方法进行修改的项目或新增的检验项目　应说明修改或新增的理由和方法来源,并列出药品的检验数据,含量测定方法的修改应附有专题研究材料。

3. 对原标准限度的修订　对修改部分应说明修订理由,列出药品的检验数据,并与国外药典本项目进行比较。对不修订部分,应写出综合材料阐明不修订的理由。

二、质量标准起草说明举例

《中国药典》(2010 年版)二部收载的重酒石酸去甲肾上腺素的质量标准与 2005 年版相比,在检查项下增订"有关物质"的检查。而 1995 年版、2000 年版与 2005 年版药典相同,是在 1990 版药典的基础上作了一处修订,即将 1990 年版中的"拉丁名"修订为"英文名"。1990 年版药典又是在 1985 年版药典的基础上作了两处修订:①将酮体检查项目中的配制溶液的浓度由"每 1ml 中含 2mg 的溶液"修订为"每 1ml 中含 2.0mg 的溶液";②将"作用与用途"项目修订为"类别"项目。现以重酒石酸去甲肾上腺素原料药为例,介绍其质量标准起草说明的编写方法。

(一) 概况

重酒石酸去甲肾上腺素为受体激素药,具有收缩血管、升高血压的作用,国内于 1959 年开始生产,主要用于外周循环衰竭时低血压的急救。目前《中国药典》(2010 年版)及《美国药典》、《英国药典》等均有收载。

(二) 生产工艺

重酒石酸去甲肾上腺素最初由家禽肾上腺提取物中发现,现已采用合成法制备。其合成路线是以儿茶酚为原料,在 $POCl_3$ 催化下,与氯乙酸缩合,生成氯乙酰儿茶酚;与氨水进行胺化反应,生成去甲肾上腺酮;加盐酸成盐后,生成盐酸去甲肾上腺酮;再用钯-碳进行催化,还原成盐酸去甲肾上腺素;加氨水,游离后得消旋体;最后用酒石酸拆分得盐酸去甲肾上腺素左旋体。左旋体的药效为右旋体的 27 倍。

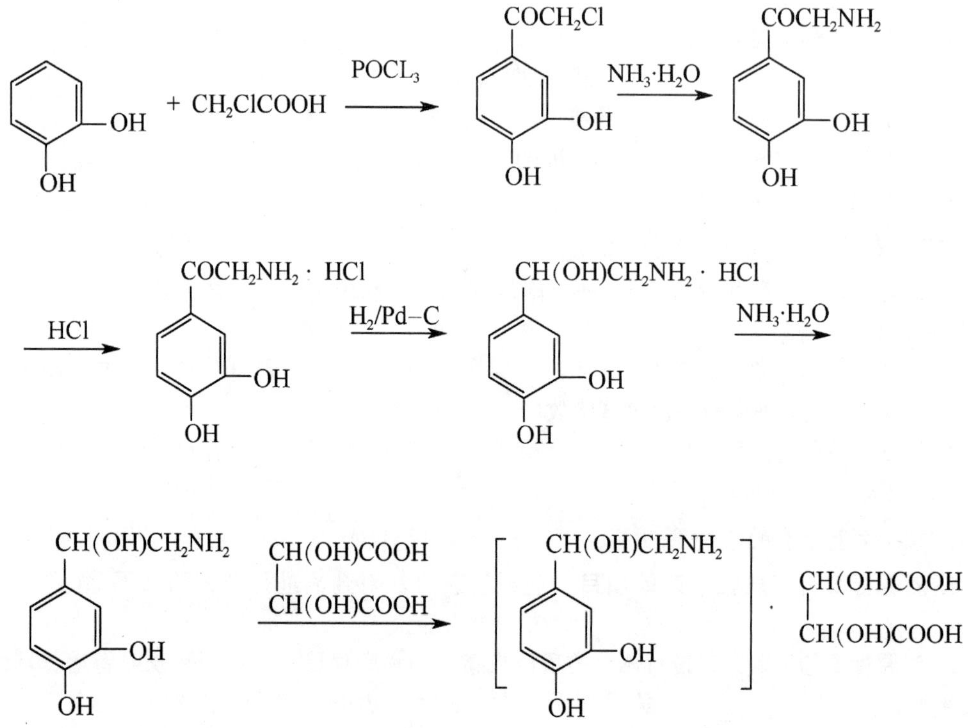

在生产中,若还原过程中氢化不完全,则引入去甲肾上腺酮杂质。若在制备中拆分不完全还可能引入右旋体杂质,而影响比旋度的大小。

(三) 修订意见和理由

1. 中文名称　本品名称为重酒石酸去甲肾上腺素。以前曾用过重酒石酸去甲肾、正肾上腺素等名称。

2. 外文名　自《中国药典》(1995 年版)起将外文名称由拉丁名改为英文名,重酒石酸去甲肾上腺素英文名为"Noradrenaline Bitartrate"。外文名称曾用过拉丁名"Noradrenalini Bitartras",英文名"Noradrenaline acid Tartrate"、"Noradrenaline Hydrogen Tartrate"等。接头语 Nor-是德语 Nohne Radikale 的缩写,意思是氮(N)上没有基团,故以前把"Nora-drenalinum"译为"正肾上腺素"是错误的。

3. 结构式　重酒石酸去甲肾上腺素的结构式为:

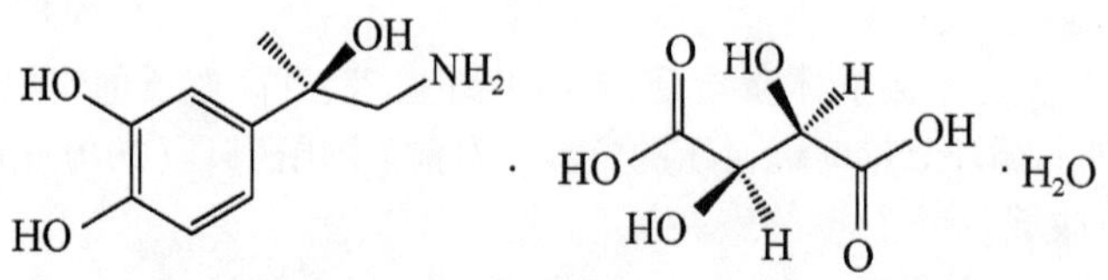

化学名称(R)-4-(2-氨基-1-羟基乙基)-1,2-苯二酚重酒石酸盐一水合物。以前曾用过 L-1-(3,4-二羟苯基)-2-氨基乙醇的重酒石酸盐一水化合物。

4. 分子量　根据 1969 年国际化学元素周期表计算,修改为 337.28($C_8H_{11}NO_3 \cdot C_4H_6O_6 \cdot H_2O$)。

5. 含量限度　按无水物计算,含 $C_8H_{11}NO_3 \cdot C_4H_6O_6$ 不得少于 99.0%。

6. 性状　重酒石酸去甲肾上腺素为白色或类白色的结晶性粉末;无臭,味苦;遇光和空气易变质。

因本品具有邻苯二酚基,遇光、空气或弱氧化剂易氧化变质,先氧化为红色的去甲肾上腺素红,继而氧化为棕色的多聚体。碱、铜、铁、锌等离子或某些盐类均可加速其氧化变质。

本品熔点为 100~106℃,熔融时同时分解,并显浑浊。其原因是产品分解后无气泡产生,或气泡不能全部上升。如按常规以全部分解液透明,气泡全部消失判断,则熔点可达 128~130℃,《中国药典》(2010 年版)规定熔融后显浑浊的温度为其熔点。

本品的比旋度要求每 1ml 约含 50mg 的溶液,比旋度为-10.0°~-12.0°。由于本品左旋体,由合成法制得,在制备中所得到的消旋体需进行拆分,拆分不完全会引入右旋体,而影响比旋度的大小。

7. 鉴别

(1) 取本品约 10mg,加水 1ml 溶解后,加三氯化铁试液 1 滴,振摇,即显翠绿色;再缓缓加碳酸氢钠试液,即显蓝色,最后变成红色。其原因是重酒石酸去甲肾上腺素分子结构中具有邻苯二酚,极易被高价铁离子氧化所致,碱性条件氧化加剧,产物颜色变深。

(2) 取本品约 1mg,加酒石酸氢钾的饱和溶液 10ml 溶解后,加碘试液 1ml,放置 5 分钟后,加硫代硫酸钠试液 2ml,溶液为无色或仅显微红色或淡紫色(与肾上腺素或异丙肾上腺素的区别)。其原因是此条件下,去甲肾上腺素较稳定,肾上腺素和异丙肾上腺素易被碘氧化产生红色。

(3) 取本品约 50mg,加水 1ml 溶解后,加 10%氯化钾溶液 1ml,在 10 分钟内应析出结晶性沉淀。其原因是重酒石酸可与氯化钾作用,生成酒石酸氢钾结晶性沉淀。

$$K^+ + HC_4H_4O_6^- \longrightarrow KHC_4H_4O_6$$

8. 检查

(1) 溶液的澄清度与颜色:取比旋度项下的溶液检查,应澄清无色。其原因是本品极易氧化变色,并生成有色的不溶性聚合物质。

(2) 酮体:取本品,加水制成每 1ml 中含 2.0mg 的溶液,照紫外-可见分光光度法(附录Ⅳ A),在 310nm 的波长处测定,吸光度不得过 0.05。此酮体为合成过程中的中间体去甲肾上腺酮,其酮体的酒石酸水溶液在 310nm 的波长处有最大吸收,而去甲肾上腺素在该波长处几乎无吸收,故可利用杂质与药物对紫外光的吸收不同进行检查,从而控制杂质的限量。《中国药典》自 1990 年版始,将 1985 年版检查项目中的配制溶液的浓度由"每 1ml 中含 2mg 的溶液"修订为"每 1ml 中含 2.0mg 的溶液",提高了精确度标准。

(3) 有关物质:取本品,加流动相 A 溶解并稀释制成每 1ml 中含 5mg 的溶液,作为供试品溶液;精密量取适量,加流动相 A 稀释制成每 1ml 中含 15μg 的溶液,作为对照溶液;另取本品 10mg,加 0.1mol/L 盐酸溶液 5ml 使溶解,量取 1ml,加浓过氧化氢溶液 0.1ml,在紫外光灯(254nm)下照射 90 分钟,用流动相 A 稀释至 10ml,摇匀,作为系统适用性试验溶液。照高效液相色谱法(附录 V D)测定,用十八烷基硅烷键合硅胶为填充剂,以 0.05%庚烷磺酸钠溶液(用磷酸调节 pH 至 2.2)

表 17-1　样品梯度洗脱方法

时间(分钟)	流动相 A(%)	流动相 B(%)
0	98	2
1	98	2
20	70	30
25	50	50
25.1	98	2
35	98	2

为流动相 A,0.05%庚烷磺酸钠溶液-乙腈(1:1)(用磷酸调节 pH 至 2.4)为流动相 B,照表 17-1 进行梯度洗脱,检测波长为 280nm,流速为 1.5ml/min。量取系统适用性试验溶液 20μl,注入液相色谱仪,记录色谱图,主成分峰的保留时间应为 11 分钟左右,主成分峰后应出现一个未知降解产物峰与去甲肾上腺酮峰,去甲肾上腺酮峰对主成分峰的相对保留时间约为 1.3,理论板数按去甲肾上腺素峰计算应不低于 5000,主成分峰与相邻杂质峰之间的分离度应符合规定。取对照

溶液 20μl 注入液相色谱仪,调节检测灵敏度,使主成分色谱峰的峰高约为满量程的 20%,再精密量取供试品溶液和对照溶液各 20μl,分别注入液相色谱仪,记录色谱图。供试品溶液色谱图中如显去甲肾上腺酮峰,其峰面积乘以 0.3 后不得大于对照溶液主峰面积的 1/3(0.1%),其他单个杂质峰的峰面积不得大于对照溶液主峰面积的 1/3(0.1%);所有杂质总量不得过 0.3%(供试品溶液中任何小于对照溶液主峰面积 1/6 倍的峰可忽略不计)。

此部分为《中国药典》(2010 年版)最新增订项目。此检查项运用高效液相色谱法进一步控制去甲肾上腺酮及其他杂质的限量,以保证其用药的安全性。

(4)水分:取本品 50mg,照水分测定法(附录Ⅷ M 第一法 A)测定,水分应为 5.0% ~ 6.0%,是因本品为一水合物。

(5)炽灼残渣:不得过 0.1%(附录Ⅷ N)。

9. 含量测定 取本品 0.2g,精密标定,加冰醋酸 10ml,振摇(必要时微温)溶解后,加结晶紫指示液 1 滴,用高氯酸滴定液(0.1mol/L)滴定至溶液显蓝绿色,并将滴定的结果用空白试验校正。每 1ml 高氯酸滴定液(0.1mol/L)相当于 31.93mg 的 $C_8H_{11}NO_3 \cdot C_4H_6O_6$。

去甲肾上腺素分子结构中具有酚羟基和脂肪伯胺,因而显酸碱二性,用冰醋酸作溶剂,可增强其碱性,能被高氯酸滴定,故可采用非水溶液滴定法测定其含量。在滴定过程中,溶液的颜色由紫→蓝→蓝绿→绿→黄绿色。经电位滴定法测试,当滴定至溶液显蓝绿色时,有最大电位突跃,故规定滴定至蓝绿色为终点。

10. 类别 为肾上腺素受体激素药。《中国药典》自 1990 年版始,将此项由以前的"作用和用途"项目修订为"类别"项目。

11. 贮藏 遮光,充惰性气体,严封保存。因本品易氧化变质。

12. 制剂 重酒石酸去甲肾上腺素注射液。

目标检测

一、选择题

【A 型题】

1. 制定药品质量标准的最基本的原则( )
   - A. 安全有效
   - B. 先进性
   - C. 针对性
   - D. 规范性
   - E. 科学性

2. 在药品标准中,药品的外观、臭、味等内容归属的项目为( )
   - A. 性状
   - B. 鉴别
   - C. 检查
   - D. 含量测定
   - E. 类别

3. 下列不属于物理常数的是( )
   - A. 相对密度
   - B. 旋光度
   - C. 吸收系数
   - D. 酸值
   - E. 熔点

4. 下列哪项不属于安全性检查的项目( )
   - A. 异常毒性
   - B. 热原
   - C. 降压物质
   - D. 微生物限度
   - E. 含量

5. 化学原料药含量测定的首选方法为( )
   - A. 容量法
   - B. 重量法
   - C. 分光光度法
   - D. 生物检定法
   - E. 色谱法

6. 生理活性强的药品首选( )
   - A. 容量法
   - B. 重量法
   - C. 分光光度法
   - D. 生物检定法
   - E. 色谱法

7. 适用于用其他方法不易区分的同类药物的鉴别方法为( )
   - A. 紫外-可见分光光度法
   - B. 荧光分析法
   - C. 红外分光光度法
   - D. 高效液相色谱法
   - E. 微生物检定法

8. 制剂的含量测定方法首选( )
   - A. 容量法
   - B. 重量法
   - C. 分光光度法
   - D. 生物检定法
   - E. 色谱法

【X 型题】

9. 制订药品质量标准的原则是( )

A. 安全有效　　　B. 先进性

C. 针对性　　　　D. 规范性

E. 可操作性

10. 含量限度的制订一般可从哪些方面考虑(　　)

　　A. 剂型　　　　　B. 生产水平

　　C. 主药含量多少　D. 规格

　　E. 含量测定方法

11. 对于容量分析法,说法正确的有(　　)

　　A. 操作简便　　　B. 操作繁琐

　　C. 测定结果准确　D. 耗时

　　E. 专属性较差

12. 新增原料药质量标准的起草说明一般包括(　　)

A. 概况　　　　　B. 生产工艺

C. 对比评价　　　D. 制订意见或理由

E. 参考文献

二、判断题(正确的打"√",错误的打"×")

1. 药品标准越高越好(　　)

2. 药品含量测定方法首选容量分析法(　　)

3. 臭是药品本身所固有的,包括混入不应有的残留有机溶剂而带入的异臭(　　)

4. 毒、剧、麻药的"味"必须描述(　　)

5. 制剂的含量限度一般比原料药较宽(　　)

三、简答题

1. 简述药品质量标准制定的目的及基本原则。

2. 简述药品质量标准的主要内容。

目标检测题参考答案

第2章

【A 型题】

1. C 2. B 3. B 4. C 5. A 6. E 7. C 8. B

【B 型题】

9. E 10. D 11. C 12. A 13. B 14. C

15. D 16. B 17. E 18. A 19. E 20. D

21. B 22. C 23. A

【X 型题】

24. A B C D 25. A D E 26. A D 27. B C

第3章

【A 型题】

1. D 2. A 3. C 4. B 5. B 6. E 7. B 8. A

9. E 10. E 11. C

【B 型题】

12. C 13. D 14. A 15. E 16. B

【X 型题】

17. A B E 18. B D 19. C D 20. B C D

21. B C 22. A D E

第4章

【A 型题】

1. A 2. C 3. B 4. B 5. A 6. C 7. D

8. D 9. B 10. C 11. D 12. B

【B 型题】

13. C 14. B 15. D 16. A 17. E

【X 型题】

18. ABCD 19. ABCE 20. ACE 21. ABE

22. AE 23. ACE 24. DE

第5章

【A 型题】

1. E 2. C 3. B 4. B 5. A 6. C 7. E

【B 型题】

8. E 9. E 10. C 11. E 12. D

【X 型题】

13. ABC 14. ACD 15. CDE 16. AC 17. ABCDE

第6章

【A 型题】

1. E 2. D 3. A 4. A 5. B 6. E 7. D 8. D

9. E 10. D 11. E 12. C 13. E 14. E 15. B

【B 型题】

16. B 17. D 18. C 19. D 20. E 21. C

22. B 23. D 24. A 25. D

【X 型题】

26. ADE 27. AD 28. CE 29. ABD

30. ABCE 31. BCD 32. BCDE 33. ABCE

34. ABE 35. ACE 36. ABCE

第7章

一、选择题

【A 型题】

1. A 2. C 3. C 4. B 5. C 6. C 7. C 8. B

9. E 10. E 11. C 12. E 13. E 14. C

15. D 16. E 17. D

【B 型题】

18. E 19. B 20. D 21. C 22. A 23. E

24. A 25. B 26. C 27. D

【X 型题】

28. ABCDE 29. ACDE 30. ABCDE

31. ABCE 32. ABC

二、简答题

1~3 略

4. 98.90%

5. 99.97%

第8章

【A 型题】

1. A 2. C 3. A 4. B 5. D 6. B 7. C

8. D 9. C 10. D 11. A 12. E

【B 型题】

13. C 14. D 15. C 16. A 17. B

【X 型题】

18. BCE 19. ACE 20. ABE

第9章

【A 型题】

1. C 2. C 3. B 4. B 5. B 6. C 7. B 8. D

9. B 10. B 11. A 12. D 13. B 14. C

15. E 16. B 17. E 18. C

【B 型题】

19. E 20. A 21. A 22. A 23. B 24. A

25. D　26. D　27. D　28. B　29. A　30. B
31. E　32. C　33. D
【X 型题】
34. AC　35. ABDE　36. BC　37. BCE

第 10 章
【A 型题】
1. E　2. E　3. B　4. E　5. A　6. C　7. A　8. D
9. C　10. D　11. B　12. C　13. E　14. D
15. E　16. C
【B 型题】
17. C　18. E　19. B　20. A　21. D　22. C
23. B　24. A　25. E　26. D　27. A　28. A
29. A　30. A　31. C　32. D
【X 型题】
33. BCDE　34. BCE　35. DE　36. BD
37. ABCE　38. BCD

第 11 章
【A 型题】
1. D　2. A　3. E　4. C　5. C　6. B　7. A
8. D　9. A　10. E　11. D　12. E
【B 型题】
13. D　14. A　15. B　16. B　17. D　18. C
19. E　20. A　21. D　22. B
【X 型题】
23. BCD　24. ACE　25. ACD　26. ABDE
27. AD　28. DE

第 12 章
【A 型题】
1. C　2. B　3. A　4. C　5. B　6. C　7. A　8. A
9. A　10. A　11. C　12. D　13. A　14. E
15. E
【B 型题】
16. A　17. B　18. D　19. E　20. C
【X 型题】
21. ACD　22. AD　23. CD　24. ADE　25. ABCD

第 13 章
【A 型题】
1. A　2. E　3. B　4. E　5. C　6. E　7. B　8. A

9. B　10. B
【X 型题】
11. AC　12. ABD　13. AD　14. ACD

第 14 章
【A 型题】
1. C　2. D　3. D　4. B　5. C　6. A　7. D
8. D　9. E　10. B　11. C　12. A　13. E　14. A
15. B　16. C
【B 型题】
17. C　18. A　19. D　20. B　21. E
【X 型题】
22. ABCE　23. ACDE　24. ABCD　25. ABCD
26. BCDE　27. AB　28. ABCD　29. BC
30. ABCE　31. ACE　32. ABCDE　33. ABCDE
34. ABCDE　35. ACDE

第 15 章
【A 型题】
1. E　2. D　3. A　4. E　5. A　6. D　7. A
8. D　9. D　10. B　11. C
【B 型题】
12. A　13. C　14. C　15. E　16. D　17. B
18. A　19. E　20. D
【X 型题】
21. ABCDE　22. ABDE　23. ABCDE　24. ABCDE
25. ABCD　26. ABCDE　27. ABCDE　28. ABCDE

第 16 章
【A 型题】
1. D　2. D　3. A　4. C　5. A
【X 型题】
6. BDE　7. ABCD　8. ABC　9. ABCDE

第 17 章
【A 型题】
1. A　2. A　3. B　4. E　5. A　6. D　7. C　8. E
【X 型题】
9. ABCD　10. ABCE　11. ACE　12. ABCDE
判断题:1. ×　2. ×　3. ×　4. ×　5. √

《药物分析》教学大纲

　　《药物分析》大纲是根据"十二五"国家规划教材,编写委员会制订的药学专业教学计划制订的。教学计划中规定《药物分析》教学共计108学时,其中理论课72学时,实验课36学时。各章的教学时数分配仅供参考,其他专业可根据不同专业的不同要求,对内容做适当调整。

课程教学目标

　　药学专业教学计划设置药物分析课程是十分必要的,目的是使学生具备强烈的药物质量观念。学生学习药物分析的过程,应该围绕药物质量问题,通过对药物的鉴别、检查和含量测定,全面地控制药物的真伪优劣;同时也应掌握制造药物的原料、中间体、成品和制剂,以及药物的研究生产、供应和使用,全程地控制药物的质量。中心问题是如何运用必要的技术与方法来进行药物质量分析,研究探讨药物的化学结构、理化特性与分析方法选择之间的关系。

　　在药物分析课程的学习过程中,要求学生掌握我国药典中常用药物的分析的分析原理(鉴别、检查、含量测定)、操作方法及操作技能,应能正确理解并准确执行药典,具备独立完成药品全检的实际工作能力;熟悉药物结构、性质与分析方法之间的关系;了解现代分析技术在药物分析中的应用;了解常用国外药典。

教学内容和要求(仅包括理论课部分)

教学内容	教学要求			教学内容	教学要求		
	了解	理解	掌握		了解	理解	掌握
第1章　药物分析概况				一、药物的杂质及其来源			√
一、药物分析的性质与主要任务			√	二、杂质限量的检查和计算			√
二、药品的质量和质量标准		√		三、一般杂质检查			√
三、药品检验工作的基本程序			√	四、特殊杂质检查			√
四、药物分析中常用的分析方法	√			第5章　芳酸及其酯类药物的分析			
五、药物分析课程的学习要求		√		一、水杨酸类药物的分析			√
第2章　药典概况				二、苯甲酸类药物的分析			√
一、《中国药典》沿革	√			三、其他芳酸类药物的分析			√
二、《中国药典》的内容			√	第6章　胺类药物的分析			
三、主要国外药典简介		√		一、对氨基苯甲酸酯类药物的分析			√
四、科学地全面控制药品的质量及管理		√		二、酰胺类药物的分析			√
第3章　药物的鉴别				三、苯乙胺类药物的分析			√
一、鉴别试验项目		√		四、丙胺类药物的分析		√	
二、鉴别方法			√	第7章　巴比妥类药物的分析			
三、鉴别试验条件		√		一、结构与性质			√
四、鉴别试验的专属性和灵敏度		√		二、鉴别试验		√	
第4章　药物的杂质检查				三、杂质检查		√	

续表

教学内容	了解	理解	掌握	教学内容	了解	理解	掌握
四、含量测定			√	四、维生素 B₁ 的分析			√
第8章 磺胺类药物的分析				五、维生素 C 的分析			√
一、结构与性质			√	第13章 抗生素类药物的分析			
二、鉴别试验		√		一、概述	√		
三、含量测定			√	二、β-内酰胺类抗生素的分析			√
第9章 杂环类药物的分析				三、氨基糖苷类抗生素的分析			√
一、吡啶类药物的分析			√	四、四环素类抗生素的分析			√
二、吩噻嗪类药物的分析			√	五、氯霉素类抗生素的分析		√	
三、苯并二氮杂䓬类药物的分析			√	六、大环内酯类抗生素的分析		√	
四、喹诺酮类药物的分析		√		第14章 药物制剂的分析			
五、咪唑类药物的分析		√		一、概述		√	
第10章 生物碱类药物的分析				二、片剂分析			√
一、苯烃胺类	√			三、注射剂的分析			√
二、托烷类			√	四、胶囊剂、颗粒剂和软膏剂的分析			√
三、喹啉类		√		五、复方制剂分析			√
四、异喹啉类		√		六、医院制剂分析		√	
五、吲哚类		√		第15章 中药制剂和生物药物分析简介			
六、黄嘌呤类		√		一、中药制剂分析简介		√	
七、含量测定			√	二、生物药物分析简介		√	
第11章 甾体激素类药物的分析				第16章 体内药物分析简介			
一、结构特点与性质	√			一、概述	√		
二、鉴别试验		√		二、样品的种类、采集与贮存		√	
三、特殊杂质检查		√		三、样品的制备		√	
四、含量测定			√	四、常用体内药物分析方法基本要求与应用		√	
第12章 维生素类药物的分析				第17章 药品质量标准的制订			
一、维生素 A 的分析			√	一、概述	√		
二、维生素 D 的分析		√		二、药品质量标准制订的主要内容		√	
三、维生素 E 的分析		√		三、药品质量标准的起草说明		√	

《药物分析》学时分配建议(72 学时)

章节	教学内容	理论课学时数
第1章	药物分析概况	2
第2章	药典概况	4
第3章	药物的鉴别	4
第4章	药物的杂质检查	8

续表

章节	教学内容	理论课学时数
第 5 章	芳酸及其酯类药物的分析	6
第 6 章	胺类药物的分析	4
第 7 章	巴比妥类药物的分析	4
第 8 章	磺胺类药物的分析	2
第 9 章	杂环类药物的分析	8
第 10 章	生物碱类药物的分析	6
第 11 章	甾体激素类药物的分析	4
第 12 章	维生素类药物的分析	4
第 13 章	抗生素类药物的分析	4
第 14 章	药物制剂的分析	6
第 15 章	中药制剂和生物药物分析简介	2
第 16 章	体内药物分析简介	2
第 17 章	药品质量标准的制订	2
总计		72